작업치료의 이론 개정3판

Conceptual Foundations *of* Occupational Therapy THIRD EDITION

작업치료의 이론

개정3판

양영애 외 옮김

Conceptual Foundations *of* Occupational Therapy

THIRD EDITION

Gary Kielhofner, DrPH, OTR/L, FAOTA
Professor and Wade/Meyer Chair
Department of Occupational Therapy
College of Applied Health Sciences
University of Illinois at Chicago
and
Visiting Professor
London South Bank University

영 문 출 판 사

■ 옮긴이 (가나다순)

김미점	청양대학 작업치료과 교수	**오혜원**	우석대학교 작업치료학과 교수
김영근	대구보건대학 작업치료과 교수	**이미자**	경복대학 작업치료과 교수
박수정	서라벌대학 작업치료과 교수	**양영애**	인제대학교 작업치료학과 교수
박수희	춘애대학 작업치료과 교수	**이항숙**	대전보건대학 작업치료과 교수
박주형	성덕대학 작업치료과 교수	**최혜숙**	동남보건대학 작업치료과 교수

Conceptual Foundations of Occupational Therapy, Third Edition
by Gary Kielhofner, DrPH, OTR/L, FAOTA

작업치료의 이론 개정3판

2010년 3월 25일 초판인쇄
2010년 3월 31일 초판발행

지은이 : Gary Kielhofner
옮긴이 : 양 영 애 외
발행인 : 박 병 조
발행처 : 도서출판 영문출판사
등　록 : 1987년 12월 21일 제2-419호
주　소 : 서울시 강남구 삼성동 69-1
전　화 : (02) 514-5590, 776-5590
팩　스 : (02) 756-8943
E-mail : yeongmunsa@empal.com
정　가 : 25,000원
ISBN 978-89-7224-224-6 93510

※ 파본은 교환해 드립니다.

웨이드(Beatrice D. Wade)와 빙(Robert. Bing)에게

그들이 남긴 유산에 대한 기억과 감사를 위하여.
웨이드 여사는 일리노이대학 시카고분교(UIC) 작업치료학과를 설립하여 지도하였다.
빙 박사는 UIC의 졸업생이며, 역사가, 학자 그리고 그 전문직의 지도자였다.
두 사람 모두 이 책에서의 관점에 영향을 미친 훌륭한 지도자였다.

서 문

이 책의 제2판과 3판을 저술하는 동안 나는 작업치료에서의 나 자신의 개인적인 여정이 생각났다. 30년 전 나는 양심적 병역거부의 대체복무 의무를 이행하기 위해 처음으로 조수로서 작업치료 클리닉에 입소하였다. 원래는 임상심리학의 길을 2년간 우회할 뿐이라고 약속이 계획했으나, 이것은 나의 평생직업의 길이 되어버렸다. 나는 작업치료에서의 지원과 실행의 조합에 이끌렸고, 이것은 심리학에서 사용되는 주로 이야기 지향적인 접근방법보다도 훨씬 설득력이 있다고 생각하였다. 1년이 끝날 무렵 나는 탄력적인 작업 예정표를 편성하여 수업에 맞춰주신 현장 주임의 지원에 의해서 작업치료 과정의 입학허가를 받았다.

그 교육과정은 작업치료에 대한 나의 첫 번째 큰 실망이었다. 내가 클리닉에서 본 모든 것은 나에게 감명을 주었다. 그러나 교실에서는 나만이 아니라 동급생도 모두가 허둥대게 하고 일관성이 없다는 것을 발견하였다. 교실에서 제공된 특정 사실과 개념이 충분히 도움이 되지 않았고 또한 수업 자체도 도움이 되지 않았다. 나는 인체해부학, 무의식이 어떻게 작용하는가, 그리고 신경근육의 생리학의 복잡성을 이해하기 시작하였고, 또한 많은 실행하는 기술을 몸에 익히고 있었으나, 보다 기본적인 무엇인가를 간과하고 있다고 느꼈다. 간단히 말해 나는 정말 작업치료를 학습하고 있지 않는 것처럼 생각되었고, 커리큘럼 중의 모든 중요한 지식이 다른 분야에서부터 온 것처럼 생각되었다. 작업치료의 내용은 막연한 것이었다. 몇 사람의 교수에 의해서 제공된 모든 것이 임상실습에서 "함께 될" 것이라는 애매한 희망뿐이었다. 나는 자주 최고의 것이 왜 마지막까지 간직되는 것인가라는 의문이 생겼다.

나의 불안은 많은 발표가 작업치료에서의 정체성의 문제에 집중되고 있었던 미국작업치료협회의 연차총회에 참석함으로써 심화되었다. 이 분야의 회원이 마치 집단적인 정체성의 위기를 공유하고 있는 것처럼 생각되었다. 우리들 전원이 작업치료사이거나, 작업치료사가 되고 있는 중이었으나, 누구 한 사람 그것이 의미하는 바에 대해서 자신감이 있는 것처럼 생각되지 않았다. 그 같은 학회에서 나는 작업치료사들이 작업치료를 다른 학문분야의 이론적 구성개념에 의존하는 것이 아니라, 자기 자신의 말로 설명하는 개념적 방법을 제안하고 있었던 많은 발표에 고무되었다. 이러한 노력은 남캘리포니아 대학(USC)의 Mary Reilly 박사와 그녀의 학생이나 동료의 연구에서 두드러졌다. 이 경험은 나에게 영향을 미쳤다. 나는 내가 시행하고 있던 작업치료 과정을 연도 말에 그만두고 USC에서 다시 공부를 시작하였다. 거기서 나는 작업치료의 특성에 관한 보다 포괄적인 개념화를 개발한다는 자극적인 기획에 참여할 기회를 가졌다.

이 경험과 나의 작업치료 개념에 대한 보다 명확한 표현을 추구하는 욕구의 결과로서 나는 풋내기 작업치료사로서 바로 저술하기 시작하였다. 나는 일을 시작한 해에 개념적 틀, 모델 그리고 패러다임이라는 구성하고 있는 다양한 나의 아이디어를 제시하였다. 나는 이들 상이한 용어가 의미하는 것에 관해서 처음부터 어떠한 명확한 생각을 갖고 있었고, 또는 더 적절하게 말하면, 나는 지식이 어떻게 생겨났고 전문직에서 조직화되었는가에 대해서 명백히 체계화된 생각을 갖고 있었다고 말하는 것이 적절할 것이다. 그러나 상황은 그렇지 않았다. 오히려 나는 우리들이 어떻게 작업치료에서의 지식의 범위에 대해서 적절하게 생각하고 있는가의 문제를 갖고 나의 전문가로서의 인생에서 내내 몸부림쳐 왔다. 그리고 나는 어떤 지식이 연관성이 있고 연관성이 없는지 그리고 가장 중요한지에 대해서 관련된 질문에 대해서 심사숙고하였다. 논제(topic)에 대해서 자기 설을 고집하는 경향은 회화와 문헌의 양쪽에서 나에게 수많은 좋고 비판적인 피드백을 제공해 주었다. 나는 나와는 의견이 맞지 않는다고 내가 말한 것에 대해서 충분히 배려해준 사람들의 덕분이라는 마음의 부담을 점점 실감하였다.

이 제3판은 작업치료의 지식기반에 관한 나의 현재의 생각을 제시하고 있다. 즉, 무엇이 존재하는가를 해독하고 무엇이 될 수 있는가와 무엇을 해야 하는가에 대해서 생각하는 나의 최선의 시도이다. 작업치료에서 명백한 사고와 테마를 반영하는 시도 속에서 나는 이들 요소의 나 자신이 파악한 전망과 이 분야에서의 경험의 개인적 경력을 통해서 발전시킨 특정의 관념적 입장을 끼워 넣었다. 결국은 이 안에 포함되는 논의의 강점과 약점의 양자일 것이다.

내가 대부분의 독자에게 반향을 시키고 싶은 것은 이 분야의 개념적 기초가 실행의 서비스 안에 있어야 한다는 나의 관심이다. 우리들이 작업치료에서의 "작업"을 무시할 수 없다는 이 분야의 인식에 의해서 나는 오랜 세월에 걸쳐서 고무되어 왔다. 나는 어떤 사람이 작업치료에서의 "치료"를 남겨두고 오거나 또는 잊고 있는 것처럼 보이는 것에 대해서 똑같이 당황하였다. 마지막으로는 나는 이 책에서 어떤 종류의 균형을 달성하기를 희망하고 있다.

나는 세계에서의 질서를 인식하고 싶기 때문에 이 책에서 지식기반에서의 조직적 구조를 인식하는 명백한 경향이 있으며 한편, 보다 무질서한 현실을 인정하여 논리적으로는 일치하지 않을지도 모른다. 그러나 나의 접근이 작업치료의 지식에 대해서 생각하는 가치 있는 방법을 제공한다고 나는 믿는다. 이것은 상이한 사고와 개념의 비교를 허용하고 우리들이 상이한 방법과 상이한 목적으로 사용한다는 사실을 인정한다. 이와 같이 나는 작업치료의 지식을 보는 수많은 방법 중의 하나를 제공하지만, 내가 희망하는 방법은 작업치료에 들어가는 사람들을 위해서 그리고 자기들의 전문직을 한발 뒤로 물러나서 새로운 관점에서 본다는 이 분야의 사람들을 위해서 도움이 된다는 것을 증명할 것을 희망한다.

이 책의 목적의 일부는 수사적이다. 즉, 독자

를 설득하여 작업치료의 상이한 견해를 갖게 하는 것이다. 그럼에도 불구하고, 그것이 이 분야의 지식에 관한 한층 더 중대한 사고와 그것이 실행에서 어떻게 사용되는가의 계기가 된다면 이 책은 독자를 위해 가장 적합한 것이 될 것이다. 마찬가지로 그것이 작업치료의 본질에 관한 더 한층 대화와 비판적 사고와 그것을 정의하여 설명하는 지식의 본질을 자극한다면, 이 책은 이 분야를 위해 가장 적합한 것이 될 것이다. 마지막으로, 나는 나 자신의 생각을 계속 전개하는 것을 돕는 비판적인 피드백이 있기를 기대한다.

Gary Kielhofner

역자 서문

나는 저자의 서문을 읽으면서 온몸에 진한 전율을 느꼈다. 저자의 고백은 솔직하고도 진지하였고 그동안 내 마음속에서만 간직했던 정체성의 문제를 다시 한번 생각하게 만들었다. 이 책의 훌륭한 점은 바로 작업치료의 부족함을 인식했던 그 순간에서부터 우리가 발전해온 지금까지의 모든 과정과 이론을 하나의 책으로 엮었다는 데에 있었다. 책의 구성은 작업치료의 정체성, 작업치료의 개념, 작업치료의 발전, 작업치료의 모델 등 새로운 패러다임을 제시하고 있어 도전과 역동성을 발견할 수 있었다.

한국전쟁 이전부터 시행되어 온 작업치료의 역사는 이제 전국 50개가 넘는 작업치료학과가 생길 만큼 발전했다. 또한 작업치료의 실제 현장도 병원을 벗어나 지역사회, 직업재활, 학교 등 다양한 분야로 확장되고 있다. 바로 이러한 발전의 시기에 우리는 학생들에게 전문직으로서의 작업치료사의 정체성과 책임을 논하고 가르쳐야 할 것이다. 그리하여 미래사회의 전문인으로서 능력과 책임을 겸비한 작업치료 모델을 개발하는 역할을 수행해야 할 것이라고 생각한다. 이 책을 통하여 우리는 미래의 변화까지 바라볼 수 있을 것으로 기대한다.

책이 완성되도록 도와주신 최혜숙, 이미자, 김영근, 이향숙, 오혜원, 김미점, 박수희, 박수정, 박주형 교수님들에게 감사드린다. 또한 작업치료 발전을 위해 좋은 책을 항상 만들어 주시고 "작업치료의 이론"의 발행을 허락해주신 영문사 박병조 사장님과 편집장님께 머리 숙여 감사한다.

2010년 3월

역자 대표 양영애 올림

감사의 글

이 책에 대한 논의는 상당한 기간 진행 중이었다. 도중에서 내가 생각해낼 수 있는 것보다 많은 사람들이 이 책의 3개의 판에 영향을 주어 왔다. 나는 그들 모두에게 감사드린다. 그러나 내가 여기서 올리는 감사의 글은 이 제3판에 직접적으로 영향을 준 사람들을 위한 것이다.

Kirsty Forsyth, Lynn Summerfield-Mann 그리고 Renee Taylor의 각각은 지식 생산과 실행과의 관계에 관한 나의 생각을 형성하는 데에 큰 역할을 수행하였다. 그들의 통찰력은 이 책의 몇 가지 부분에서 공명하고, 나의 논의에 대한 그들의 피드백은 가장 도움이 되었다.

나는 일리노이대학 시카고분교에서 이 분야에서의 중요한 역사에 관한 연구논문을 써준 아래의 대학원생에게 신세를 졌다. Eynat Shevil, Anna Blazevic, Jessica Carr, Michelle Query, Melissa Ross, Orit Schwartz, Emily K. Simpson, Wendy Roberts 그리고 Chaula Badiani의 여러 분이다. 그들의 논문은 제3장에서 간결한 전기(biographies)를 적을 때에 훌륭한 배경이 되는 정보를 제공해 주었다. 또한 Susan Anthony는 그녀의 조상인 Herbert Hall에 관한 중요한 정보를 제공해 주었다.

나는 장애 연구에 관한 단원에 도움이 되는 고찰과 비판을 제공해준 Amy Paul-Ward와 David Mitchell 박사에게 감사드린다. Jeff Hall은 이 책에서 나온 개념에 대해서 훌륭한 시각적 해석을 제공해주었다.

나의 연구조수인 Judith Abelelenda, Lisa Jacobson 그리고 Shilpa Desphande는 이 교과서, 사진, 이 책의 다른 시각적 요소를 조직화하는 데에 다할 나위 없이 소중한 기여를 해주었다. Jessica Keller는 신임 연구조수로서 이 책의 제작 초기에 여러 측면에 대한 책임을 맡았다. 그녀의 조직적 기능, 사려가 깊은 입력과, 항상 변함없는 온화한 태도로 나에게 상기시켜준 조언은 내가 말할 수 있은 것 이상으로 공헌하였다.

F.A. Davis사는 이 책과 이전의 작품인 "Health Through Occupation"을 좋은 것이라 믿고 항상 지지를 해주었다. 제1판으로 거슬러 올라가면 F.A. Davis사의 Jean-François Vilain과 Lynn Borders Caldwell은 이 책의 계획에 변함없는 지지를 해주었다. 나는 항상 그들의 신념, 인내, 지속성에 대해서 감사드린다. 내가 이 제3판을 만들어낼 때 Margaret Biblis, Michelle Clarke, Susan Rhyner는 지도, 열의, 정신적 지원과 이 책을 출판하는 것에 기쁨을 제공한 도덕적 지원을 제공해주었다.

이 판의 이미지는 이 책에 대한 중요한 증보

였다. 장애연구의 단원을 신설하는 것에 대한 우리들의 개념에 대한 Riva Lehrer의 지지는 매우 평가되고, 그녀의 작업은 매우 칭송되고 있다. 일리노이대학 시카고 분교 의료 센터의 스태프와 환자는 작업치료의 의미 있는 이미지를 제공하기 위해 무한한 시간을 제공해주었다. Sarah Skinner, Kathy Preissner, Michael Littleton, Supriya Sen, Joan Bourgeois, Stephanie Krieger 그리고 Jennifer Steiner에게 감사드린다. 이에 더해서 온 세계에서 수집한 훌륭한 사진은 아래의 사람들의 공헌에 의한 것이었다. Carmen Gloria de la Heras와 Reencuentros, Sue Parkinson과 Carter's Cafe, Bolsover 지역정신보건 팀, Genevieve Pepin과 Laval대학의 Julie Godin, Cheyenne Smythe와 Connections 클럽하우스, Karen Rebeiro와 Northeast 저인건강 센터, Mary Binderman과 미국작업치료협회 자료관, Junko Hayashi와 Takatoshi Ono, Franciscan 지역 가정간병, Helen Hayes 병원, 영국 성과연구 · 교육 센터, Bror Karlsson과 Banzai, Frank Kronenberg, 시카고 활동장애 연구자 Sharon Snyder, Mike Ervin 및 Sharon Lamp의 여러분과 기관이다.

차 례

제 I 부

제1장

서론 (Introduction) 3

작업치료의 실행 (Occupational Therapy Practice) 5

동일성과 유능성 (Identity and Competence) 7

정체성과 유능성에 대한 개념적 기초의 관계 (The Relationship of Conceptual Foundations to Identity and Competence) 8

이 책의 계획 (The Plan of This Book) 9

제2장

지식의 조직화와 이용 (The Organization and Use of Knowledge) 13

실행과 지식의 관계 (The Relationship of Knowledge to Practice) 14

실행의 학문 (A Scholarship of Practice) 15

지식의 동심원 층으로서의 개념적 기초 (Conceptual Foundations as Concentric Layers of Knowledge) 18

패러다임 (The Paradigm) 19

개념적 실행 모델 (Conceptual Practice Models) 24

관련지식 (Related Knowledge) 27

개념적 기초의 역동성 (Dynamics of Conceptual Foundations) 28

결론 (Conclusion) 29

제3장

작업치료 지식의 발전 (The Development of Occupational Therapy Knowledge) 31

패러다임의 발전 (Paradigm Development) 33

도덕적 치료 전패러다임 (The Moral Treatment Preparadigm) 35

작업 패러다임 (The Preparadigm of Occupation) 35

핵심적 구성개념 (Core Constructs) 36

초점을 맞춘 관점 (Focal Viewpoint) 40

가치 (Values) 46
요약 (Summary) 47
작업치료의 위기 (Crisis in Occupational Therapy) 48
의학에서의 환원주의 (Reductionism in Medicine) 49
기계론의 패러다임 (The Mechanistic Paradigm) 51
초점을 맞춘 관점 (Focal Viewpoint) 52
핵심적 구성개념 (Core Constructs) 52
가치 (Values) 59
요약 (Summary) 59
두 번째 위기 (The Second Crisis) 61
새로운 패러다임을 요구하는 목소리 (The Call for a New Paradigm) 63
결론 (Conclusion) 63

제4장

현대의 패러다임 : 전문직의 핵심인 작업으로의 회귀 69

(The Contemporary Paradigm: A Return to Occupation as the Professional Core)

초점을 맞춘 관점 (Focal Viewpoint) 70
작업을 이해하기 위한 시스템 접근 (The Systems Approach to Understanding Occupation) 71
핵심적 구성개념 (Core Contructs) 72
인간의 작업적 특성 (The Occupational Nature of Humans) 72
작업의 문제와 도전 (Occupational Problems/Challengs) 73
작업과 작업치료의 역동성 (Occupation and thc Dynamics of Therapy) 73
가치 (Values) 75
결론 (Conclusion) 76

제 Ⅱ 부

제5장

개념적 실행 모델(Conceptual Practice Models) 81

개념적 실행 모델의 특성과 목적 (The Nature and Purpose of Conceptual Practice Models) 82
모델의 구성요소와 역동적 과정 (Components and Dynamic Processes of Models) 82
여러 학문분야에 걸친 기반 (Interdisciplinary Base) 83
이론 (Theory) 84
응용의 기술 (Technology for Application) 84
연구 (Research) 85
실행 모델의 개발 (Development of Models of Practice) 85
모델을 전체로서 보면 (Models in Perspective) 86
작업치료에서의 현재의 모델 (Current Models in Occupational Therapy) 86

제6장

생체역학 모델(The Biomechanical Model) 89
여러 학문분야에 걸친 기반 (Interdisciplinary Base) 90
이론 (Theory) 90
조직화 (Organization) 90
운동능력의 역동성 (Dynamics of Movement Capacity) 91
근골격계의 자기유지 (Self-Maintenance of the Musculoskeletal system) 92
문제와 도전 (Problems and Challenges) 92
유지와 예방 (Maintenance and Prevention) 93
회복 (Restoration) 93
보상 (Compensation) 94
응용의 기술 (Technology for Application) 94
평가 (Assessment) 94
중재 (Intervention) 95
유지, 예방, 회복에서의 작업의 역할 96
(Role of Occupation in Maintenance, Prevention and Restoration) 96
보상적 기술 (Compensatory Technology) 97
워크 하드닝 (Work Hardening) 98
연구 (Research) 99
고찰 (Discussion) 100
요약 : 생체역학 모델 (Summary: The Biomechanical Model) 101

제7장

캐나다 작업수행 모델(The Canadian Model of Occupational Performance) 105
여러 학문분야에 걸친 기반 (Interdisciplinary Base) 106
초점 (Foci) 107
이론 (Theory) 107
조직화 (Organization) 107
문제와 도전 (Problems and Challenges) 110
치료적 중재 (Therapeutic Intervention) 110
응용의 기술 (Technology for Application) 112
캐나다 작업수행 측정 (The Canadian Occupational Performance Measure) 113
연구 (Research) 114
임상에서의 클라이언트 중심적 원칙의 이용과 성과 116
(Use and Outcomes of Client-Centered Principles in Practice)
고찰 (Discussion) 117
요약 : 캐나다 작업수행 모델 (Summary: The Canadian Model of Occupational Performance) 119

제8장

인지장애 모델(The Cognitive Disabilities Model) **123**

여러 학문분야에 걸친 기반 (Interdisciplinary Base) 124
이론 (Theory) 125
조직화 (Organization) 125
문제와 도전 (Problems and Challenges) 127
치료적 중재 (Therapeutic Intervention) 127
응용의 기술 (Technology for Application) 129
클라이언트 평가 (Client Assessment) 129
평가 데이터의 사용 (Use of Assessment Data) 131
과제분석 (Task Analysis) 132
치료의 응용 (Treatment Applications) 133
응용의 기술 (Technology for Application) 133
고찰 (Discussion) 134
요약 : 인지장애 모델 (Summary) 136

제9장

인지-지각 모델(The Cognitive-Perceptual Model) **141**

지각과 인지의 정의 (Definitions of Perception and Cognition) 142
여러 학문분야에 걸친 기반 (Interdisciplinary Base) 144
이론 (Theory) 144
조직화 (Organization) 144
문제와 도전 (Problems and Challenges) 148
치료적 중재 (Therapeutic Intervention) 150
응용의 기술 (Technology for Application) 153
평가 (Assessment) 153
치료 (Treatment) 154
작업치료에서 사용되는 수단 (Modalities Used in Therapy) 155
연구 (Research) 156
고찰 (Discussion) 157
요약 : 인지-지각 모델 (Summary: The Cognitive-Perceptual Model) 158

제10장

인간작업 모델(The Model of Human Occupation) **163**

여러 학문분야에 걸친 기반 (Interdisciplinary Base) 164
이론 (Theory) 164
의지 (Volition) 164
습관화 (Habituation) 166

수행능력 (Performance Capacity) 167
환경 (The Environment) 167
작업의 조직화 (Organization of Occupation) 168
참여, 수행과 기능 (Participation, Performance and Skill) 168
작업적응, 작업정체성, 작업유능성 (Occupational Adaptation, Identity and Competence) 169
요약 (Summary) 170
문제와 도전 (Problems and Challenges) 170
치료적 중재 (Therapeutic Intervention) 173
응용의 기술 (Technology for Application) 173
평가도구 (Assessment Tools) 174
중재와 프로그램의 형식화된 전략 (Formal Strategies for Intervention and Programs) 178
연구 (Research) 178
고찰 (Discussion) 179
요약 (Summary) 181

제11장

운동조절모델(The Motor Control Model) 189

여러 학문분야에 걸친 기반 (Interdisciplinary Base) 190
전통적인 여러 학문분야에 걸친 개념 (Traditional Interdisciplinary Concepts) 190
현대의 여려 학문분야에 걸친 개념 (Contemporary Interdisciplinary Concepts) 192
신경발달적 접근의 응용을 위한 이론과 기술 (Theory and Technology for Appli-cation of the Neurodevelopmental Approaches) 193
루드의 접근법 (The Rood Approach) 194
보바스의 신경발달적 치료 (Bobaths' Neurodevelopmental Treatment) 195
브룬스트롬의 운동치료 (Brunnstrom' Movement Therapy) 197
고유수용성신경근육촉진법 (Proprioceptive Neuromusclar Facilitation) 198
신경발달적 접근법의 요약 (Summary of Neurodevelopmental Approaches) 199
오늘날의 운동조절 접근의 응용에 대한 이론과 기술 (Theory and Technology for Appli-cation of the Contemporary Motor Control Approach) 201
이론 (Theory) 202
신경발달적 접근과 오늘날의 운동조절 접근의 요약과 비교 (Summary and Comparison of the Neurodevelopmental and the Contemporary Motor Control Approaches) 205
연구 (Research) 205
고찰 (Discussion) 206

제12장

감각통합 모델(The Sensory Integration Model) 215

여러 학문분야에 걸친 기반 (Interdisciplinary Base) 216
이론 (Theory) 217

조직화 (Organization) 217
문제와 도전 (Problems and Challenges) 221
치료적 중재 (Therapeutic Intervention) 223
응용의 기술 (Technology for Application) 224
평가 (Assessment) 225
치료 접근 (Treatment Approach) 226
이 모델의 적용을 위한 오늘날의 가이드라인 (Conteporary Guidelines for Application of This Model) 227
연구 (Research) 228
고찰 (Discussion) 229
요약 : 감각통합 모델 (Summary: The Sensory Integration Model) 229

제13장

개념적 실행 모델 : 예술적 측면(Conceptual Models of Practice: The State of the Art) 235

모델이 다루는 현상 (Phenomena Addressed by the Models) 236
사람과 관련된 현상 (Phenomena Related to the Person) 236
환경에 관련된 현상 (Phenomena Related to the Enviornment) 238
문제 인식과 작업치료의 관점 (Problems Identified and View of Therapy) 240
모델이 제공하는 이론 (Theory Offered by the Models) 242
주로 서술적인 모델 (Predominantly Descriptive Models) 243
서술적이고 설명적인 모델 (Descriptive and Explanatory Models) 243
연구 (Research) 244
결론:모델의 개발을 위한 방향성 (Conclusion: Further Directions for Model Development) 246

제 Ⅲ 부

제14장

관련지식의 특성과 이용(The Nature and Use of Related Knowledge) 249

관련지식의 형태 (Types of Related Knowledge) 250
3개의 관련지식의 전형적인 모체 (Three Exemplary Bodies of Related Knowlege) 250
고찰 (Discussion) 251

제15장

의학 모델(The Medicine Model) 253

여러 학문분야에 걸친 기반 (Interdisciplinary Base) 254
이론 (Theory) 254
조직화 (Organization) 254
문제와 도전 (Problems and Challenges) 255
행위의 연관성 (Action Implications) 256

연구 (Research) 257
고찰 (Discussion) 258
요약 (Summary) 259

제16장

장애 연구(Disability Studies) 263

여러 학문분야에 걸친 기반 (Interdisciplinary Base) 264
장애의 개념을 해체하고 재건하는 것 265
(Deconstructing and Reconstructing Conceptions of Disability) 265
    기능장애에 근원을 가진 의학적 문제로서의 장애 265
    (Disability as a Medical Problem Rooted in Impairment) 265
    사회적 조절의 도구로서의 기능장애 모델 (The Impairment Model as a Tool of Social Control) 266
    경제적 문제로서의 장애 (Disability as an Economic Problem) 267
    억압으로서의 장애를 다시 공식화하는 것 (Reformulating Disability as Oppression) 268
    장애의 사회적 구조 (Social Constructions of Disability) 270
    요약 (Summary) 271
활동의 의미 (Action Implications) 272
    능력의 부여와 시민권 (Empowerment and Civil Rights Advocacy) 273
    장애의 정체성, 문화, 자존심 (Disability Identity, Culture, and Pride) 273
    변화하고 있는 사회적 인식 (Transforming Social Perceptions) 274
연구 (Research) 274
고찰 (Discussion) 275
요약 (Summary) 277

제17장

개인 내 및 대인관계의 개념(Intrapersonal and Interpersonal Concept) 281

여러 학문분야에 걸치는 기반 (Interdisciplinary Base) 282
조직화 (Organization) 282
문제와 도전 (Problems and Challenges) 284
행위의 적용 (Action Implications) 285
연구 (Research) 287
고찰 (Discussion) 287
요약 (Summary) 288

제 Ⅳ 부

제18장

전문직의 정체성과 유능성(Professional Identity and Competence) 293

전문직의 정체성 (Professional Identity) 294

작업치료에서의 전문직의 정체성에 대한 역사적 도전 294
(Historical Challenges to Professional Identity in Occupational Therapy) 294
전문직의 유능성 (Professional Competence) 295
문제에 이름을 붙이고 틀을 만드는 것 (Naming and Framing Problems) 295
행동방침의 결정 (Deciding a Course of Action) 297
임상에서 개념적 기초를 사용함에 있어서 작업치료사의 책임 298
(Therapist' Responsibilities in Using the Field' s Conceptual Foundations) 298
결론 (Conclusion) 300

제19장

작업치료의 개념적 기초의 발전을 위한 미래의 방향 303
(Future Directions for the Development of Occupational Therapy's Conceptual Foundations)

패러다임의 발전 (Paradigm Development) 304
작업과학(Occupational Science) 305
이론과 임상의 격차 (The Theory-Practice Gap) 306
실행의 학문을 통해서 모델을 개발하는 것 (Developing Models Through a Scholarship of Practice) 309

찾아보기 312

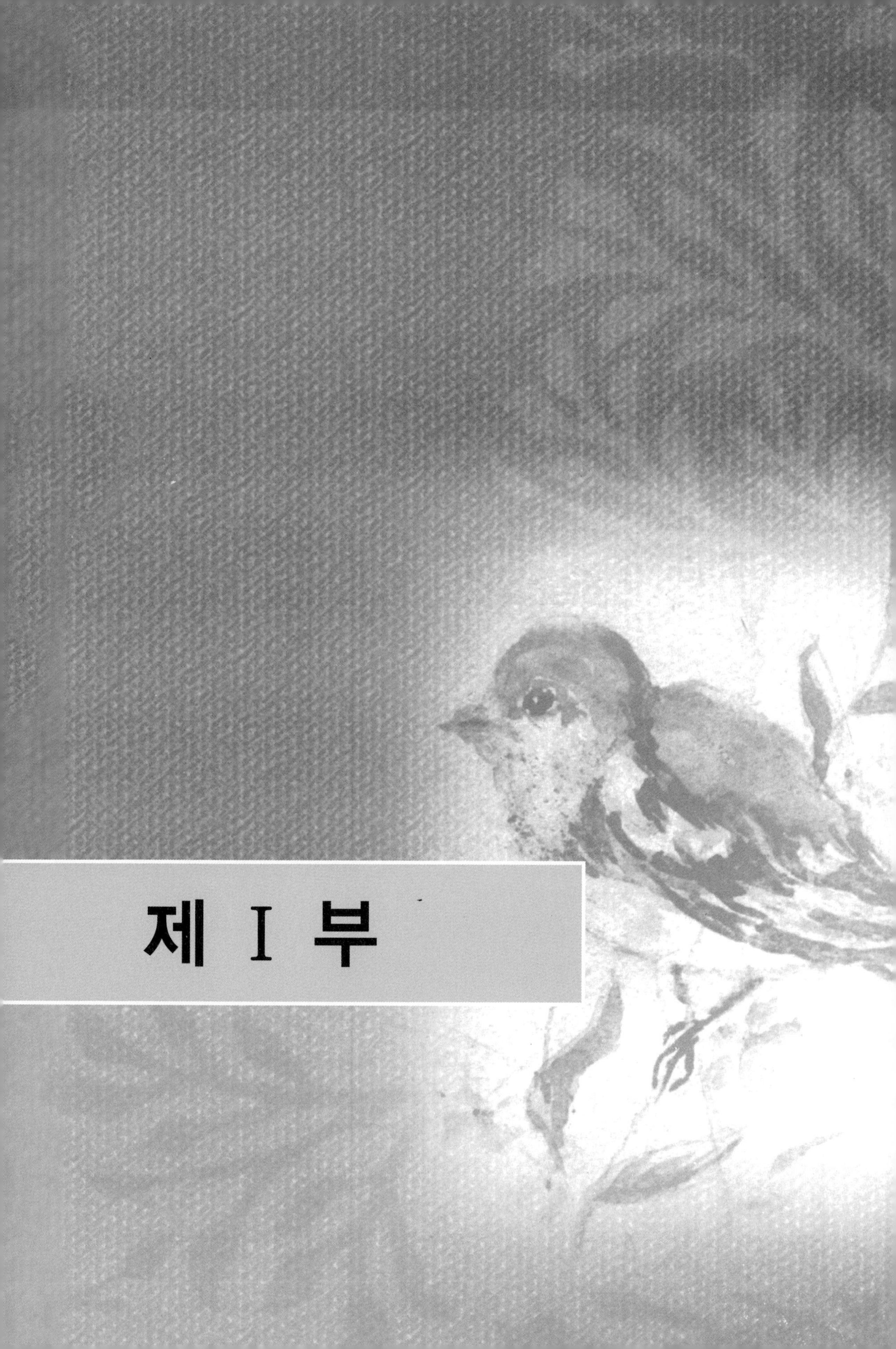

제 I 부

제 1 장

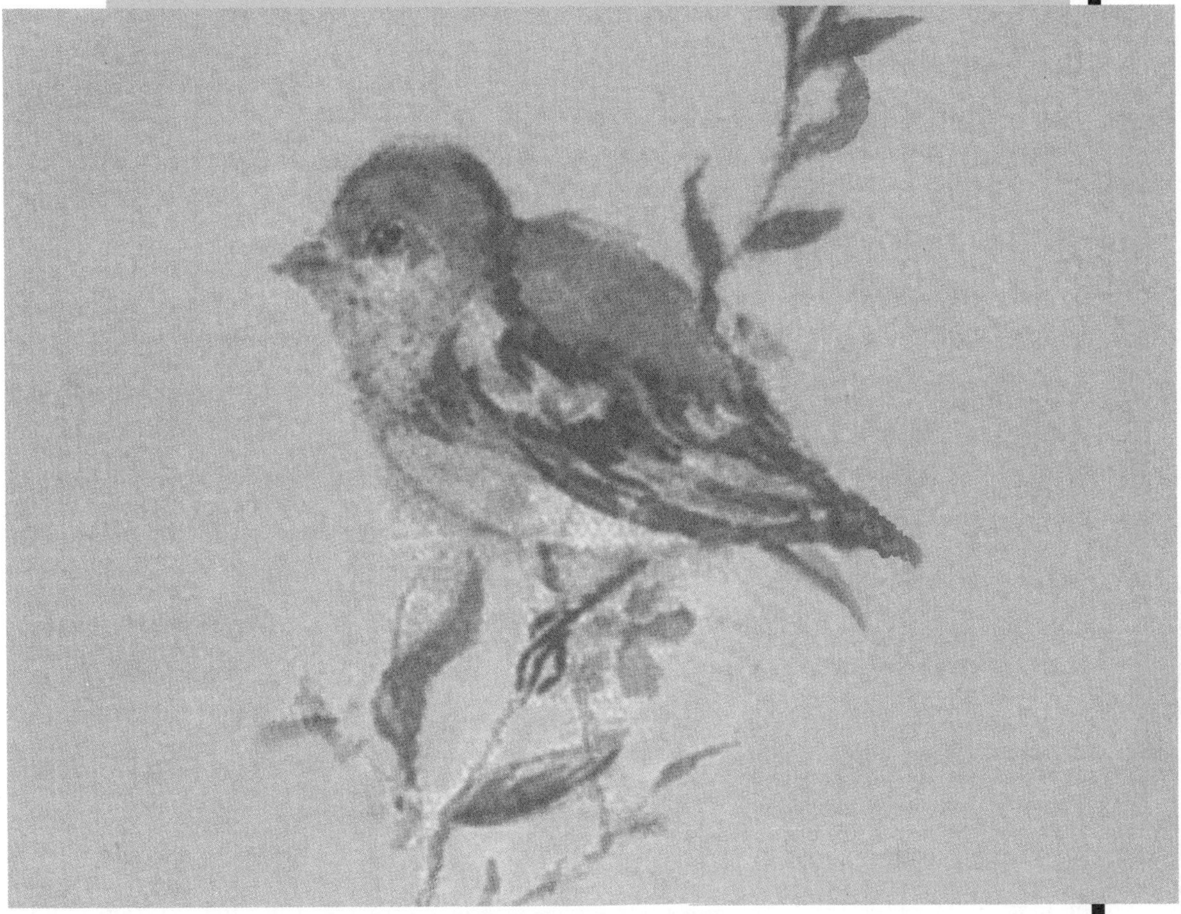

서 론(Introduction)

20세기의 초기에 북미의 작업치료의 창시자의 한 사람인 Susan Tracy는 또 한사람의 작업치료사인 Jennie K. Allen에게 인사장을 보냈다. 카드의 표지에는 꽃이 핀 나뭇가지에 앉아있는 푸른 새의 수채화가 멋지게 그려져 있었다. 카드의 뒷면에는 "(정신과 의사로부터) "전혀 집중할 수 없다고" 라벨을 붙여서 보내진 환자가 다른 사람의 도움 없이 그린 것입니다"라는 Tracy의 설명이 적혀 있었다. Tracy는 그 이상의 상세한 설명을 하지 않았으나 Allen이 관련되는 이야기의 의미를 바로 파악할 것이라고 분명히 기대하고 있었다.

내가 이 카드를 처음 보았을 때 작업치료사에 의해서 이야기된 이러한 종류의 이야기를 들은 적이 있다는 것이 생각났다. 예컨대, 타이완의 작업치료사인 Chin-Kai Lin은 중증의 머리의 외상을 입은 여성에 대한 이야기를 나에게 들려주었다. 그녀의 얼굴은 안면신경마비와 미래에 대한 어두운 중압감 때문에 일그러져 영원히 찌푸린 얼굴로 고정된 것처럼 보였다. 어느날 Chin-Kai Lin은 이 클라이언트에게 전통적인 중국의 합창단에 가입하도록 설득하였다. 이 클라이언트가 고대의 신성한 시를 읊기 시작하더니 그녀의 얼굴은 서서히 주름살이 펴지고 쾌활한 미소로 변화하였다. 같은 종류의 이야기가 시간과 문화를 가로질러 작업치료의 체험 지식 안에 계속 살아있다는 것은 작업치료사가 자기들의 실행에 대해서 매우 중요하다고 인정하는 무언가를 일깨운다는 것을 시사한다.

가정, 가치, 이론, 연구는 실행의 관점, 전략, 도구와 함께 이 분야의 개념적 기초의 일부이다.

궁극적으로 Tracy와 Chin-Kai Lin의 이야기는 같은 종류의 다른 이야기와 함께 능력을 불러일으키기 위한 이 분야의 치료적 도구인 작업의 힘에 관한 것이다. 이 이야기는 작업치료에서의 클라이언트의 수행을 클라이언트가 다른 사람에 의해서 어떻게 수행능력이 평가되고 있는지와 또는 클라이언트의 이전의 수행과를 전형적으로 대비시키고 있다. 이들의 이야기는 명확하지 않은 능력, 동기 또는 감정이 작업에 의해서 어떻게 불러일으켜지는가를 알려주고 있다.

15년 이상 전에 Nelson(1988)은 작업형태라는 개념을 소개한 이론적 논문을 발표하였다. 이 개념은 작업(수채화는 그러한 작업의 무수한 예의 하나이다)이 형태 또는 형식을 갖는다고 가정하였다. 이 작업형태는 정황, 사용되는 물건, 시행되는 것의 사회적 정의 또는 의미 그리고 사회나 문화 속에서 알려져 있는 시행하는 방법으로 구성된다. 넬슨과 다른 사람들은 현재 작업형태가 수행과 경험을 끌어내어 형성함으로써 사람들에게 중요한 영향을 발휘한다는 가설을 갖고 있다. 작업치료사에 의한 연구는 이 가설을 지지하고 있다. 예컨대, 연구는 작업형태를 바꾸는 것은 사람들이 자기의 몸을 어떻게 움직이고 자기가 얼마만큼의 노력을 하고 있는가, 자기가 무엇을 경험하고 있는가, 자기가 나타내는 장애의 정도조차도 바꿀 수 있다는 것을 보여주었다(LaMore & Nelson, 1993 ; Mathiowetz, 1994 ; Wu, Trombly, & Lin, 1994 ; Yoder, Nelson, & Smith, 1989). 나와 동료는 사람의 기능에 대한 작업형태의 영향에 관한 정보를 편입시키는 평가를 개발하여 검증하였다 (de las Heras, Geist Kielhofner, & Li, 2002). 우리들은 또한 사람의 생활에 대한 관점과 작업치료에서 사용되는 작업형태 사이의 상호작용을 연구하였다(Helfrich & Kielhofner, 1994 ; Kielhofner & Barrett, 1998).

Tracy와 Chin-Kai Lin의 이야기, 작업형태라는 이론적 개념, 작업형태가 어떻게 수행과 경험에 영향을 주는가의 연구 그리고 이 개념의 실행적인 평가에의 편입은 작업치료의 개념적 기초의 모든 측면이다. 즉, 이들의 모두는 이 전문직을 만들어내는 관점, 지식, 실행의 도구의 부분을 대표한다. 가정, 가치, 이론, 연구는 실행의 관점, 전략, 도구와 함께 이 뷴여의 개념적 기초의 일부이다.

이들은 함께 작업치료의 특성과 실행에 관한 복잡한 전개되고 있는 회화의 일부를 만들어낸다. 클라이언트에 대한 작업치료의 영향에 관한 이야기를 포함하는 구술의 전통은 작업치료의 특성의 특정 견해를 영속시킨다. 출판물에 의한 이론적 개념의 소개는 이 분야에서의 실행의 일부인 현상의 보다 나은 이해를 제공한다. 실행 도구의 발전은 작업치료사가 자기의 일을 수행할 수 있는 기술적 전문지식을 높여준다. 작업치료를 생각하는 또는 수행하는 이들의 매우 상이한 방법은 작업치료의 어떤 측면에 물질, 깊이, 명쾌성, 타당성, 실행성을 준다. 각각은 특정 관심사에 대해서 표명한다.

유감스럽게도 이들의 표명은 항상 시종일관하게 전체에 통합되어 있는 것은 아니다. 즉, 실행적 지식과 관점, 이론적 개념 그리고 연구식견은 각각이 이 분야에서 별개의 존재를 유도하는 방법을 갖고 있다. 따라서 이 분야의 개념적 기초에 대한 가장 강제적인 도전의 하나는 이들 요소를 요약하는 방법을 발견하는 것이다. 이 책의 주제의 하나는 이 분야가 우리들의 개념적 기초의 이들의 상이한 구성요소를 어떻게 보다 잘 서로 관계부여를 할 수 있는가이다.

작업치료의 실행 (Occupational Therapy Practice)

작업치료의 실행(practice)은 5페이지에서 볼 수 있는 것처럼 많은 형태를 취한다. 짐바브웨의 불라와요 병원에서 소년을 대상으로 하고 있는 작업치료는 손상 후의 손의 근력과 손재주를 회복하기 위해 의미가 있는 작업으로서 직조기계를 사용하고 있다. 스톡홀름의 작업치료사는 최근에 척수손상을 입은 클라이언트가 팔의 근력과 조절을 훈련하는 동안에 재활 프로그램으로서 개인적 능력과 흥미의 감각을 구축하는 것을 돕는 양궁(archery)을 도입한다. 과테말라의 거리의 소년은 지역사회에 근거를 둔 작업치료사에 의해서 조직화된 공적인 수행에 참여하고 의미 있는 역할과 적절한 사회적 상호작용을 탐색하는 기회가 주어진다. 일본에 있는 외래정신과 주간센터(day center)에서는 인지적이고 감정적인 장애를 가진 클라이언트가 작업치료사에 의해서 감독을 받는 전통적인 다도(tea ceremony)의 공적 기능(skill)훈련에 참여하여 연습하고 있다. 미국의 작업치료사는 뇌혈관장애를 경험한 은퇴한 수녀의 여자 수도회에 가서 적응적인 착탈의 기술을 지도한다.

이들의 모든 상황에서 작업치료사는 그 장애가 일상적 작업에의 참여를 방해하는 사람에 대해서 서비스를 제공한다. 소년이 문화적으로 관련된 활동에서 손의 기능을 회복하는 것을 돕는 것, 클라이언트가 기능(skill)을 학습하여 개발하는 것을 돕는 것, 어린이들의 능력과 창조력을 연습하는 것을 가르치거나 어른에게 전통적인 의식에 참여하는 것을 가르치는 것, 착탈의에서 자립을 유지하기 위해 고령자를 지도하는 것은 이들의 모든 작업치료사가 사람들의 욕구와 상황에 맞춰서 전념하는 것을 가능케 하고 있다.

이들의 작업치료사는 아래와 같은 것에 대한 전문적 지식을 갖는다.

- 발달에 대한 놀이의 중요성
- 기능을 최대로 할 수 있는 전문기기와 환경의 변경에 의해서 활동에서의 운동을 위한

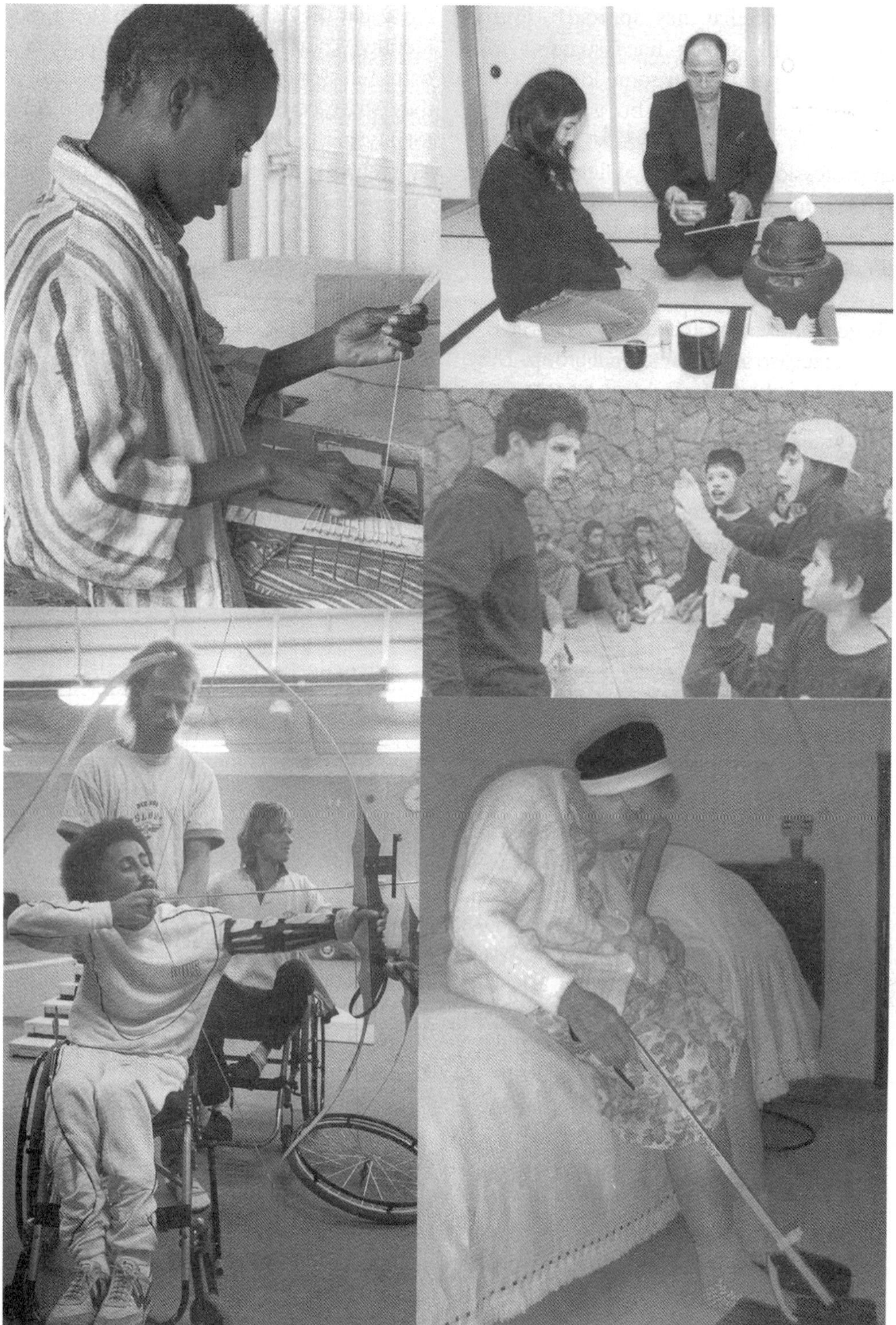

아프리카, 아시아, 미국 및 유럽(왼쪽 위의 사진부터 시계방향)에서의 작업치료.
(Photos courtesy of Bror Karlsson/Banzai Archive or Frank Kronenberg)

한정된 능력을 어떻게 증가시킬 수 있는가에 대한 것

- 개인적 능력에 대한 사람의 신념과 사물을 시행하는 것에 대한 흥미의 중요성과 결과
- 사람의 외상적 사건 후의 인생을 재건하는 것에 어떤 활동이 어떻게 가장 중요한가를 확인하는 것

이들의 작업치료사는 또한 의미 있게 전념하는 것이 웰빙(well-being)의 기본이라는 공통의 신념을 갖는다. 그들은 개인적 특유한 욕구와 능력에 대한 존경을 강조하는 철학적 지향성을 공유하고 있다. 이들의 작업치료사는 상이한 문화나 건강관리 시스템 안에서 서비스를 제공하지만 그런데도 그들의 관점이나 실행에는 현저한 유사성이 있다. 언어, 문화, 사회적 정치적 시스템, 지역사회의 상황이 상이함에도 불구하고, 작업치료는 항상 본질적으로는 같은 것이다.

이들의 작업치료사가 자기들의 클라이언트로서 중요한 것에 관한 공통의 견해를 공유하는 것, 그리고 그들이 유사한 선을 따라서 다양한 문제에 접근하는 것은 모두 무언가의 공통의 대화에 참여하였다는 것을 시사한다. 사람은 어떠한 집합적인 대화가 그들의 전문적인 견해와 능력을 형성한다고 결론을 내리지 않을 수 없다. 이것을 틀로 만드는 또 하나의 방법은 그들이 정체성과 유능성을 공유한다는 것이다.

동일성과 유능성 (Identity and Competence)

정체성(identity)과 유능성(competence)은 함께 어떠한 전문가의 그룹에도 특유한 각인을 찍는다. 이들은 작업치료와 같은 영역의 구성원이 공통으로 가지는 것이기도 하다. 이들은 구성원을 함께 결부시키는 것이기도 하다.

정체성이란 사람을 식별하는 것과 그 사람이 사물을 보는 방법의 양자를 가리킨다. 예컨대 사람이 자기가 보수적이라든가, 자유주의적이라 말할 때 그들은 자기가 누구이고 또한 그들이 가지는 일련의 신념과 관점을 이야기하고 있는 것이다. 이와 같이 정체성은 인식할 수 있는 특징 또는 사람의 측면, 그리고 동시에 사람의 관점을 가리킨다. 이것은 전문직 정체성에 있어서도 확실히 진실이다. 작업치료사에게 본질에 대한 시종일관한 견해와 그들의 일의 의미를 갖게 하는 것, 그리고 어떤 특정 종류의 전문가로서 자기 자신을 다른 사람에게 나타내어 보이는 것은 전문직의 정체성이다.

전문직의 정체성은 사람이 실질적으로 다음과 같이 말하는 것을 가능케 한다. "작업치료사로서 이것이 나의 견해입니다. 이것은 내가 중요하다고 생각하는 것입니다. 이들은 내가 다루는 문제입니다. 그리고 이것은 내가 그것들을 해결하려고 하는 방법입니다" 게다가 이 전문직의 정체성은 작업치료라는 집합적 분야를 특정 종류의 전문직으로 하는 것을 원조한다(즉, 사람의 특정의 것을 강조하거나 집중하거나 하는 것, 특정 종류의 문제를 해결하는 것, 이들의 문제를 해결하기 위해 특정 종류의 방법을 사용하는 것이다). 이 정체성은 다른 전문직이나 문외한이 작업치료사란 어떤 사람인가, 그리고 그들은 무엇을 하는가에 대해서 알게 한다.

세계적으로 작업치료사가 매우 같은 것처럼 보이는 하나의 이유는 그들이 공통의 전문적 정체성을 공유하고 있기 때문이다. 그들은 그 전

문직의 본질과 목적에 대한 이해를 갖고 있으며 그리고 그들은 전체적으로 작업치료사로서 특유한 특정 견해를 공유하고 있다. 작업치료의 공유된 이해와 관점은 작업치료사 세계의 공동체(community)를 하나의 전문직의 공동체에 결부시킨다. 이러한 의미에서 이 전문직은 각각의 나라 또는 문화에서의 국가조직, 특유한 교육기관, 특정의 전문직이라는 차이를 초월하게 된다.

유능성(competence)은 작업치료사가 특정 클라이언트의 특정 문제에 사용하기 위해 도입하는 지식과 능력이다. 유능성은 클라이언트가 직면하는 일정한 문제를 명백히 하고 이해할 수 있는 것을 포함한다. 그것은 또한 이들의 문제에 어떻게 대처하는가를 아는 것을 포함한다(예컨대, 문제를 효과적으로 해결하기 위해 작업치료의 경과 중에서 적절한 전략, 기술, 기기, 기타의 자원을 어떻게 사용하는가).

정체성이 작업치료사에게 세계적으로 유사한 특징과 관점을 주는 것과 마찬가지로 공유된 유능성은 작업치료사에게 세계적으로 여러 자기 상황에서 유사한 종류의 서비스를 제공하는 것을 가능케 한다.

정체성과 유능성에 대한 개념적 기초의 관계

(The Relationship of Conceptual Foundations to Identity and Competence)

이 책의 중심 테마는 개개의 작업치료사의 정체성과 유능성이 이 분야의 공유된 개념적 기초로부터 초래된다는 것이다. 이미 언급한 것처럼 나는 "개념적 기초"라는 용어를 이 분야의 집합적인 지식과 노하우를 만들어내고 있는 신념, 가정, 가치, 개념, 기술의 집합을 가리켜서 사용한다.

이들의 개념적 기초는 집필, 실행, 교육, 논의, 이론화, 연구, 이야기를 이야기는 것에 의해서 형성된다. 어떤 분야의 개념적 기초는 책과 잡지로 대표되며 그리고 이들은 연구를 통해서 발달하고 진보한다. 중요한 것은 이들의 개념적 기초는 작업치료사가 어떻게 실행하고, 자기의 행위에 대해서 생각하고, 자기의 일에 대해서 이야기하거나 쓰거나 하는 것을 통해서 표현을 발견하고 검증되고 다듬어진다. 모든 작업치료사는 이와 같이 이 분야의 개념적 기초 만들기에 참여한다. 각각의 작업치료사는 자기 자신의 방법으로 개념적 기초의 메시지를 받아서 운반한다.

논의를 이와 같이 정리하는 가운데 나는 이론, 관념론, 논증(reasoning), 행위가 이 분야 안에서 어떻게 상호작용을 하는가의 특정 견해를 제안한다. 예컨대, 개념적인 것은 작업치료사의 일상의 실행 속에서 갖는 역할에 대해서 상당히 많은 질문이 제기된다. 몇 사람인가의 필자(Mattingly & Fleming, 1994; Schon, 1983)는 작업치료사가 이론이 상세하게 서술할 수 있는 것을 능가하는 방법으로 실행할 것을 강조하였다. 많은 실행가(practitioner)는 이론이 실행 환경의 변화하는 요구에 항상 보조를 맞추지 않거나 또는 실행에서 마주치는 모든 상황과 문제에 대해서 말해주는 것은 아니라고 한탄하고 있다. 따라서 스스로의 실행을 유도하기 위해 이론을 사용하는 대신에 작업치료사는 자주 경험과 상식에 의존하게 된다. 한편 이론가와 교육가는 때때로 실행가가 이론에서의 변화와 보조를 맞추지 않거나, 연구를 이용한다고 말한다. 이들 주장의 각각은 어떠한 타당성을 갖는다. 개념은 때로는 실행을 알릴 수 없고, 실행은 때로는 이론과 연구가 제시하는 것에 도달하지 못한다.

그럼에도 불구하고, 실행과 이론은 서로를 높이는 가능성을 갖는다. 이론적 관점에서부터 의식적이고 자성적으로 일하는 작업치료사는 자신의 경험에서부터 보다 많은 것을 얻는다. 실행적인 경험은 우리들의 이론의 이해를 심화시킬 수 있고, 이론의 발전과 연구의 새로운 선으로 연결될 수 있다. 개념적이고 실행적인 관심이 작업치료에 과한 일반적인 대화의 서로 관계가 있는 부분으로 될 때, 그 분야는 보다 쉽게 진보한다. 그래서 이것이 내가 논의, 집필, 임상적 의사결정, 연구가 이 분야의 개념적 기초의 서로 작용하는 부분이 되어야 한다고 주장하는 이유이다.

이 책의 계획 (The Plan of This Book)

이 책은 작업치료의 개념적 기초를 설명하고 기술하는 것을 목적으로 하고 있다. 나는 작업치료의 개념적 기초에 대해서 생각하는 방법을 제안하는 것부터 시작한다. 이 견해는 내가 이미 소개한 관점 위에 입각하고 있으며 전문직이 무엇을 하고 있는 것인가, 그 지식과 실행을 진행시키기 위해 무엇을 할 수 있는가라는 양자를 생각한다.

작업치료의 개념적 기초를 이해하려고 하는 것은 사람들의 광범위한 모임 안에서 복수의 회화를 계속하려 하는 것과 조금 유사하다. 새로운 테마는 이야기의 선에서부터 나와서 갑자기 커지고 어떤 논의는 차츰 시들해지며 다른 가지는 회화의 별개의 선에 싹이 튼다. 그 이야기가 어떻게, 그리고 어떤 방향으로 가는가는 누가 이야기에 반응하고 있는가, 화제를 독특하게 전개하는가, 그리고 어떤 테마가 흥미를 끄는가라는 것에 달려 있다. 사람이 어떠한 분야의 개념적 기초를 검토하는 경우, 이들 안에 명확한 상태를 보는 것은 어렵다. 부분적으로는 지식이 발달함에 따라 그것이 많은 사람들의 복수의 회화와 비교하여 깔끔하게 정돈되지 않기 때문에 이 분야의 개념적 기초의 요소를 정리하는 것은 어렵다.

이 명백한 일관성이 없다는 것은 지식을 정리하는 어떤 수단이 도움이 될 것이라는 것을 지적하고 있다. 이 분야의 지식을 이해하고 이용하기 위해서 사람은 그 부분의 모두가 어떻게 관계하고 있는가를 보는 방법을 갖고 있어야 한다. 다음으로 이 책의 목표의 하나는 어떤 질서를 발견하여 어느 정도까지 전달하는 것이다. 그러므로 이 책에서 독자에게 그 모든 표명에서 이 분야의 지식을 확인하고 이해하고 비교하여 비평하는 것을 허용해야 한다는 방법으로 나는 이 분야의 개념적 기초를 제시한다.

구체적으로는 나는 다양한 신념, 가정, 가치, 이론, 연구결과, 노하우가 서로 연관성이 있는 개념적 기초를 어떻게 만들어내고 있는가를 생각하게 될 것이다. 나는 또한 이 분야의 개념적 기초를 만들어내고 있는 요소의 모두가 어떻게 존재하게 되고 시간과 더불어 변화하였는가를 탐구할 것이다. 이와 함께 나는 어떠한 종류의 과정(예컨대, 공개적 토론, 이론의 발전, 연구, 실행에서의 생각의 응용)이 그 분야의 개념적 기초를 유지하고 바꿀 것인가를 생각할 것이다.

마지막으로 나는 그들이 어떠한 종류의 정체성과 유능성을 작업치료사를 위해 제공하는가에 초점을 맞춰서 작업치료 개념적 기초의 현재의 내용을 검토한다.

이 책의 구성은 다음과 같다. 제1부의 제2장에서 나는 작업치료 지식의 조직화를 보는 특정의 방법을 정체성과 유능성이라는 개념에 관계부여를 하여 개략적으로 해설한다. 간략히 서술하지만, 이 단원은 작업치료의 개념적 기초가 지식의 3개의 동심원의 층으로 구성된다고 제안한다. 안쪽의 핵심은 이 분야와 개개의 작업치료사에게 정체성의 감각과 특유한 관점을 제공하는 패러다임이다. 이 안쪽의 핵심을 에워싸는 것은 한 무리의 개념적 실행 모델이다. 이들의 모델은 작업치료사에게 특유한 유능성을 주는 지식을 제공한다. 이 모델은 작업치료사가 실행에서 다루는 상이한 현상을 설명하는 이론을 편입시킨다. 이들은 또한 이론적 근거, 가이드라인, 작업치료를 실시하기 위한 도구를 제공한다. 가장 외부의 층은 관련되는 지식이다. 이 지식은 작업치료 특유의 것은 아니지만 그러나 그것이 실행의 특정 분야에 필요한 정보를 제공하기 때문에 작업치료사의 유능성을 지지한다. 그러므로 그것은 작업치료의 개념적 기초의 일부로서 가르쳐지고, 저술되고 사용된다.

제3장에서는 나는 작업치료의 개념적 기초의 가장 깊숙한 층인 패러다임의 발달의 역사를 분석한다. 이 전문직이 20세기에 발달하였기 때문에 이 역사는 작업치료의 지식의 발생을 추적한다. 제4장은 이 분야의 현대의 패러다임의 고찰에 바친다. 이것은 작업치료에 현재의 정체성과 관점을 제공하는 지식을 검토한다.

제5장은 실행의 개념 모델이 무엇인가, 그리고 내가 이 분야의 현재의 모델이 어떻게 되어 있는가를 거듭 상세하게 밝히고 고찰함으로써 제2부를 시작한다. 이후의 단원은 이들의 실행의 개념 모델을 제시해간다. 이들 단원의 각각은 모델을 소개하고 비평하기 위해 같은 형식을 사용한다. 이것은 독자가 모델을 비교하고 대비하는 것을 가능케 할 것이며 그리고 궁극적으로는 모델이 실행에서 어떻게 상호관계가 있고 함께 사용하는가를 결정시키게 된다. 각각의 단원의 마지막에 나는 모델의 주된 개념과 정의의 일람표를 제공한다. 이들의 단원은 독자에게 실행의 개념 모델을 소개하도록 계획되어 있고, 모델을 바로 비교할 수 있도록 하였다. 그러나 나의 모델의 고찰은 일반적이고 따라서 독자에게 상세한 이론과 각각의 모델의 실용적인 요소를 이해하는 데에 충분한 깊이의 지식을 제공하기에는 불충분하다. 그러므로 특정의 모델을 깊이 학습하려고 하는 독자는 각각의 단원의 마지막의 문헌을 참조하여 이들의 원래의 자료를 이용하기 바란다. 제2부의 마지막 단원은 패러다임과 모델의 관계를 고찰하여 장래의 모델의 발전을 예측하면서 전체로서의 모델의 발전의 상태를 생각한다.

제3부는 작업치료에 의해서 사용되는 관련지식의 고찰에 바친다. 제14장은 관련지식이 작업치료사에 의해서 어떻게 선정되고 사용되는가에 대해서 생각한다. 제15장에서부터 제17장은 예로서 관련지식의 3개의 주요한 모체에 대해서 논의한다. 이들의 단원은 의학 모델, 장애 연구, 개인 내와 대인관계의 개념을 논의한다.

끝을 맺는 제4부는 전체로서 개념적 기초를 반영하고 작업치료에서의 지식 발전과 실행의 장래를 검토한다. 제18장은 개념적 기초(모델과 패러다임)가 작업치료사의 정체성과 유능성에 어떻게 영향을 주는가를 생각한다. 이 단원은 내가 앞에서 개략적으로 해설한 개념적 기초의 견해에 입각하여 고찰을 시행한다. 마지막으로, 제19장은 작업치료의 개념적 기초에 관한 다른 관점과의 관계에서 이 책의 고찰을 생각한다. 이 매듭짓는 단원은 내가 논의하여 온 것의 상황을 설명하는 데에 도움이 될 것임에 틀림없다.

전체로서, 이 책은 독자에게 작업치료의 개념적 기초라는 넓은 개요를 제공할 예정이다. 이 관점으로부터 독자는 이 분야를 전체로서 볼 수 있어야 하며 작업치료의 개념적 기초의 다양한 부분이 어떻게 함께 어울리는지를 인지해야 한다. 또한 이 책은 개념적 기초가 어떻게 발전하여 왔는가, 그리고 그들이 장차 선두에 설지도 모른다는 것에 대한 관점을 주어야 한다.

나의 희망은 각각의 독자가 이 책을 작업치료를 보다 완전히 파악하고 작업치료의 개념적 기초에 어떻게 관여하는가 라는 감각으로 읽어주기를 바라는 것이다. 그리고 나는 특히 독자가 이 전문직의 저널을 읽은 새로운 논문을, 작업치료의 교과서에서 만나는 각각의 새로운 개념을, 소개된 각각의 새로운 기술이나 도구를, 그리고 또 다른 치료사에 의해서 이야기되는 온갖 새로운 임상적 이야기를 작업치료의 개념적 기초의 계속과 전개를 대표하는 것으로 인식하기를 바라고 있다.

참고문헌

de las Heras, CG, Geist, R, Kielhofner, G & Li, Y. (2002). The Volitional Questionnaire (VQ) (Version 4.0). Model of Human Occupation Clearinghouse, Department of Occupational Therapy, College of Applied Health Sciences, University of Illinois at Chicago.

Helfrich, C & Kielhofner, G. (1994). Volitional narratives and the meaning of therapy. American Journal of Occupational Therapy, 48, 319-326.

Kielhofner, G & Barrett, L. (1998). Meaning and misunderstanding in occupational forms: A study of therapeutic goal-setting. American Journal of Occupational Therapy, 52, 345-353.

LaMore, KL & Nelson, DL. (1993). The effects of options on performance of an art project in adults with mental disabilities. American Journal of Occupational Therapy, 47, 397-401.

Mathiowetz, V. (1994). Informational support and functional motor performance. Paper presented at the American Occupational Therapy Association National Conference, Boston.

Mattingly, C & Fleming, M. (1994). Clinical Reasoning: Forms of Inquiry in a Therapeutic Practice. Philadelphia: F.A. Davis.

Nelson, D. (1988). Occupation: Form and performance. American Journal of Occupational Therapy, 42, 633-641.

Schon, D. (1983). The Reflective Practitioner: How Professions Think in Action. New York: Basic Books.

Wu, CY, Trombly, C & Lin, KC. (1994). The relationship between occupational form and occupational performance: A kinematic perspective. American Journal of Occupational Therapy, 48, 679-687.

Yoder, RM, Nelson, DL & Smith, DA. (1989). Added purpose versus rote exercise in female nursing home residents. American Journal of Occupational Therapy, 43, 581-586.

제 2 장

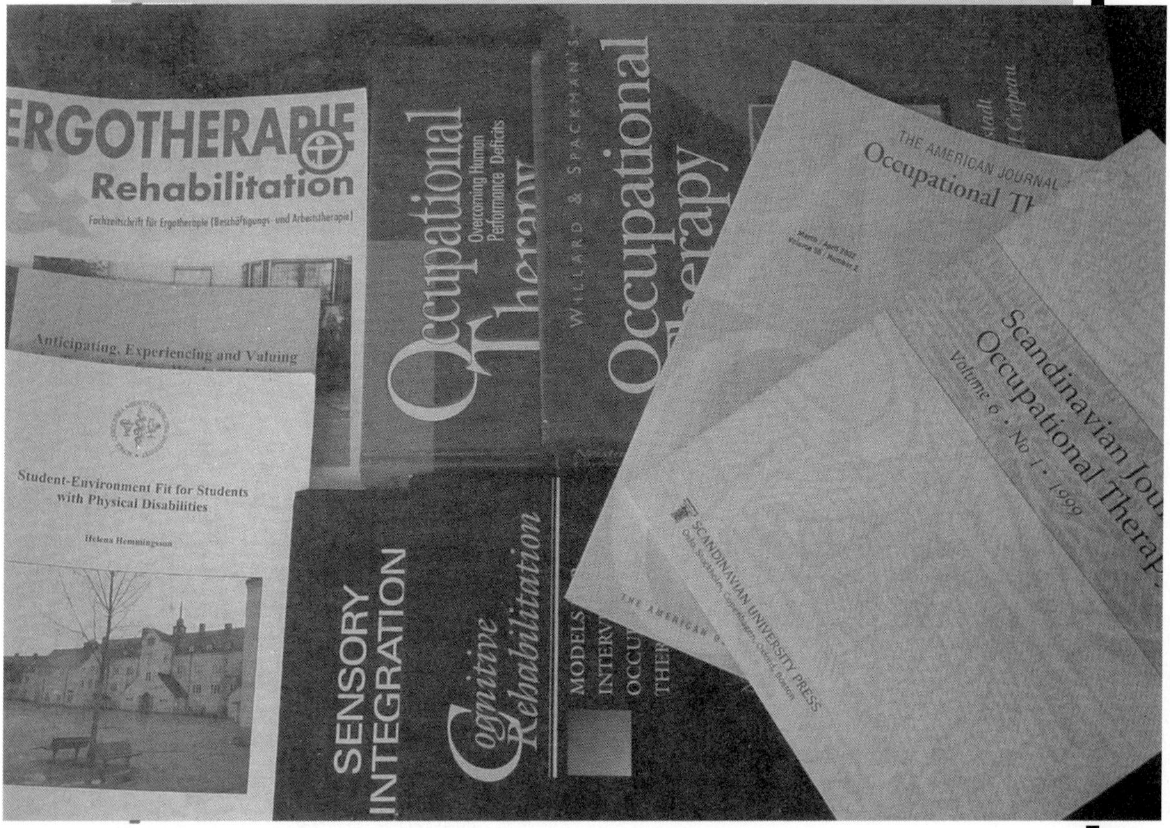

지식의 조직화와 이용(The Organization and Use of Knowledge)

이 단원에서는 작업치료의 개념적 기초를 보는 방법을 제안한다. 이 견해는 다른 분야의 지식개발에 관심을 가지는 저자들과 작업치료의 지식기반에 대한 공헌자의 관념의 영향을 받고 있다. 나의 최초의 목표는 이 분야의 개념적 기초의 이러한 견해를 형성하는 가운데에서 사람들이 이들의 기초를 세우는 일을 어떻게 보고 있고 어디로 향하는가라는 타당한 특징을 만들어내는 것이다. 두 번째는는 작업치료에서의 현재의 개념, 틀 구조, 기술의 집적 안에서 일관성을 발견하는 것이다.

때로는 이들의 두 개의 목표가 양립하지 않는 것처럼 보였다. 나는 작업치료의 문헌에서 목적, 과정, 패턴을 찾는 과정에 저자들이 논하고 개발하고 또는 응용하고 있는 지식을 표현하는 데에 상이한 용어를 사용하고 있다는 것을 알아차렸다. 그들은 자기들의 일을 "이론" "과학" "개념적 틀" "관계의 틀" 등이라 기술하고 있다. 이것은 단순히 의미론의 문제만은 아니다. 사람들은 자기들이 작업치료의 개념적 기초를 어떻게 생각하는가라는 점에서 순수하게 다른 것이다.[1]

나는 작업치료의 개념적 기초에 대해서 생각하는 유용한 방법을 구축하고 그것을 기존의 지식을 조직화하여 해석하는 수단으로서 사용하려고 하였다. 개념적 기초를 보는 이 방법은 부분적으로는 서술적이고(descriptive 즉, 그것은 지식이 어떻게 발달하였는가를 설명한다) 부분적으로는 규범적이다(prescriptive 즉, 그것은 지식적 발전이 장차 어떻게 유리하게 진행될지도 모른다는 것을 제시한다). 아마도 나의 도식(schema)은 문헌에서 이용 가능한 것보다도 보다 일관성을 명백히 하는 부분적인 픽션을 만들어낼지도 모른다. 이 접근의 방어책은 작업치료의 광범위에 걸친 사고의 필요한 비교와 통합을 고려하는 것이다.

실행과 지식의 관계 (The Relationship of Knowledge to Practice)

앞의 단원에서 나는 작업치료의 개념적 기초는 이론, 연구, 실행 사이의 논설을 포함해야 한다고 주장하였다. 작업치료에서의 다른 사람들도 실행과 이론의 관계를 논하고 있다. 나는 이 교과서에서 채택하는 관점을 비교하여 보다 분명히 하기 위해 그들의 관점을 고려할 것이다.

Mosey(1992)는 현상(phenomena)의 설명을 제공하는 이론과 이론의 실행을 위한 응용을 구별한다. 그녀는 작업치료의 역할은 이론의 응용에 한정되어 있다고 주장하고 이론을 전개하여 타당하게 하는 일은 그 관심이 기본적 지식에 있고 응용에는 없는 아카데믹한 학문분야(생물학, 사회학, 물리학, 철학 등의 분야)에 속하는 것이라 보고 있다.

또 하나의 견해는 작업과학을 만드는 운동으로 대표된다. 작업과학은 원래 제안되었을 때 "작업적 존재로서의 인간의 연구(Clark 외, 1991, p.306)"라 정의되었다. 그것은 새로운 학문분야로서 계획되고 작업치료와는 분리되지만 그럼에도 불구하고 작업치료를 지지하는 것이라 하였다. 이것은 생물학이나 사회학과 같이 되는 것을 계획하여 적용가능성에 대한 즉시적 관심 없이 지식을 개발한다는 사고를 채택하였

[1] 나는 지식발전에 관한 이들 모든 상이한 견해에 초점을 맞추려 하지 않았다. 그러나 이 단원에서는 나는 현재의 논의에서 중요한 의견의 차이를 인정한다. 그리고 제19장에서는 나는 작업치료에 관한 지식발전의 두 가지 중요한 대체적 견해와 이 책에서 내가 가진 관점을 비교한다.

[2] 어떤 저자들은 작업과학이 마찬가지로 응용적 일을 받아들인다고 주장하였다(Clark, 1993; Zemake & Clark, 1996). 이와 같이 포함시키는 것이 견딜 수 없기 때문에 작업과학의 주된 강조점은 작업에 관한 지식을, 그리고 그러한 지식으로부터 실행이 이익을 얻을 것이라는 생각을 만들어내는 데에 그친다.

다.[2] 그럼에도 불구하고 이것이 만들어낸 작업에 관한 통찰이 실행가에게 도움이 되기 때문에 작업과학은 실행에 도움이 되는 것이라 생각되었다.

Mosey도 작업과학의 제안자도 이론의 전개와 실행을 이 전문직이 통합적 활동이라고는 제안하고 있지 않다. 즉, Mosey는 작업치료의 일이 지식의 응용에만 관계된다고 주장하고 그리고 작업과학의 제안자는 실행과는 별개의 기초과학을 전개하는 것을 제안한다. 뒤에 이어지는 것처럼 나는 이들의 양 접근에 대한 대체 안을 제안할 것이다.

실행의 학문 (A Scholarship of Practice)

기초과학과 응용과학의 구별은 지식이 어떻게 발전해야 하는가 라는 시대에 뒤떨어진 관점을 반영하고 있다. 이들의 구별은 "지적 진보는 인간적 진보 또는 사회적 진보와 분명히 분리되지 않으면 안된다. 전자는 지식에서의 진보이고 후자는 좋은 사회적 세계의 진보이다(Maxwell, 1992, p 209)"라는 관점에 우선 첫째로 근거를 두고 있다. 이 구별은 전통적으로 실행적 관심의 방해물 또는 편견이 없는 진실을 밝히기 위해 학문을 고려한다는 흥미 속에서 이루어졌다. 기초학문과 응용학문의 구별은 또한 순수과학 또는 기초과학이 전통적으로 보다 높은 지위가 주어지고, 응용적 일이 보다 낮은 위치가 주어진다는 계층적 관계에로 유도하였다.

나의 관점은 이론 발전과 실제문제의 해결을 분리하는 것은 불합리하고 문제가 되는 실행 가치의 많은 이론을 가져온다는 논의에 의해서 영향을 받고 있으며 한편, 많은 긴급한 인간적 문제가 해결이 되지 않고 있다. (Maxwell, 1992). 결과적으로 전통적인 이론은 "엘리트의 활동을 완전히 제거하였다"는 것 즉, "두뇌에 의해서 내몰리고 있고 세계에 의해서는 내몰리고 있지 않다(MacKinnon, 1991, p.22)"는 것이다.

Mosey의 주장 및 작업과학 관점에서 본 실행과 분리된 과학의 개념은 과학이 실행단계에서 이뤄져야 하는 것을 형성하는 특권을 지닌다는 (즉, 과학이 실행의 상위 개념이라는) 것을 전제로 한다. MacKinnon(1991)이 논하는 것처럼 그러한 관점은 "마치 이론이 그 자체에의 영역인 것처럼 방법론적으로도 규범적으로도 실행에 앞서서 이론을 둔다는 이론과 실행의 관계(p.13)"를 가정한다. "기술적 합리성"(Schon, 1983)으로서 알려져 있는 것 즉, 지식이 실행과 어떻게 관계하는가라는 이 관점은 기초과학이 만들어낸 지식이 그 지식의 응용으로 당연히 유도할 것이라고 가정하고 있다. 달리 말하면 실행은 자연의 작용을 명백히 하는 이론과 연구의 응용으로 구성된다고 가정한다(Higgs & Titchen, 2001 : Schon, 1983). 이 관점은 그 전문적 지식은 "'일반적 원칙'이 최고의 수준을 차지하고 그리고 '구체적 문제해결'이 최저의 수순을 차지하는 계층성(hierarchy)"을 의미한다(Schon, 1983, p.24). 그림 2-1에 나타낸 것처럼 기술적 합리성은 지식을 발견하는 것이 이론가와 연구자의 일이라고 가정한다. 그 다음에 응용 또는 실행을 위한 지식의 밀접한 관계가 유도된다. 마지막으로 실행가는 이들의 원칙을 어떻게 실행에 응용하는가를 찾아내야 한다.

그러나 과학은 응용을 어떻게 알리는가라는 이 관점은 실행에서 의사결정을 유도하는 지식

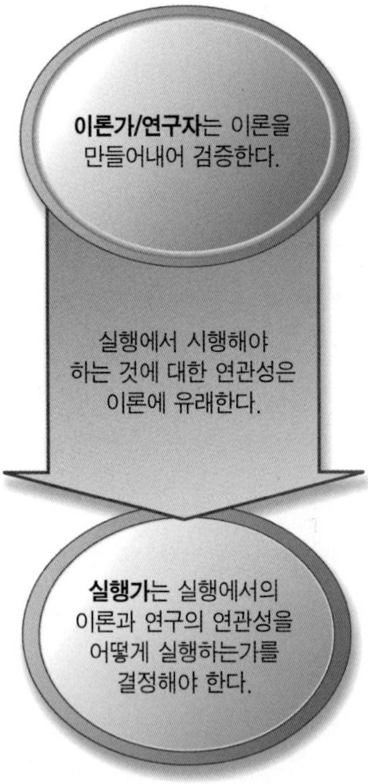
이론가/연구자는 이론을 만들어내어 검증한다.
실행에서 시행해야 하는 것에 대한 연관성은 이론에 유래한다.
실행가는 실행에서의 이론과 연구의 연관성을 어떻게 실행하는가를 결정해야 한다.

그림 2-1. 기술적 합리성의 계층적 모델.

의 구조와 종류가 단순히 현상을 설명하기 위해 만들어내어진 이들과는 다르기 때문에 비현실적이리 히여 비펀올 받았다(Barnett, 1997; Higgs & Titchen, 2001, MacKinnon, 1991; Schon, 1983). 작업치료의 저자들은 무언가에 대해서 아는 것과 실행을 어떻게 이끄는가를 아는 것을 구별하는 것의 차이를 강조하였다(Mattingly & Fleming, 1994; McGoll, Law, & Stewart 1993). 이것은 중요한 구별이다. 단순히 무언가에 대해서 안다는 것은 그 지식을 어떻게 사용하는가를 안다는 것과는 같지 않다.

이론적인 학문분야 또는 연구자/이론가가 이론을 만들어내어 검증하고 치료사가 그 전문직의 실행을 시행한다는 노동의 분할이라는 생각은 이론과 응용의 불필요한 비생산적 분할을 영속시킬 뿐이다.

실제로 Schon(1983)이 논하고 있는 것처럼 현상을 설명하기 위해 만들어진 이론과 그 관련된 연구는 사람들이 그들의 현상과 관련된 문제해결에 있어서 다루어져야 하는 복잡성에는 도달하지 못하는 일이 자주 있다.

이론과 실행 사이의 격차를 경감하기 위해 현대의 저자들은 과학과 학문의 특성과 목적을 재고할 것을 제안하고 과학과 학문이 단순히 진실을 추구하는 대신에 참의 문제를 해결하기 위해 전진해야 한다고 제안하였다(MacKinnon, 1991; Maxwell, 1992; Barnett, 1997). 이러한 관점은 단순히 무언가에 대해서 안다는 것에서부터 대신에 무언가를 어떻게 하는가를 안다는 것으로 초점을 맞춘다는 과학에서의 전환을 요구한다. 이와 같이 지식의 생성은 그 이용과 결부된다. 이 응용의 학문은 기초연구 대 응용연구라는 낡은 계층성을 지식과 그 응용 사이의 대화로 대체할 것을 필요로 한다.

이들의 사고가 작업치료에 응용될 때 이론의 생성과 잇달아서 일어나는 연구와 실행은 전자가 후자를 형성하는 따로따로의 활동으로서 시행되어서는 안된다는 것을 의미한다. 오히려 그림 2-2에 나타낸 것처럼 한편에서는 이론과 연구를 생성하는 것과 다른 한편에서는 실행을 전개하는 것의 사이에는 상호작용이 있어야 한다. 이 개념은 실행의 학문(scholarship of practice)이라 일컬어지고(Hammel et. al., 2002; Kielhofner, 2002). 작업치료의 이론과 연구를 만들어내기 위해, 그리고 실행을 진행시키기 위

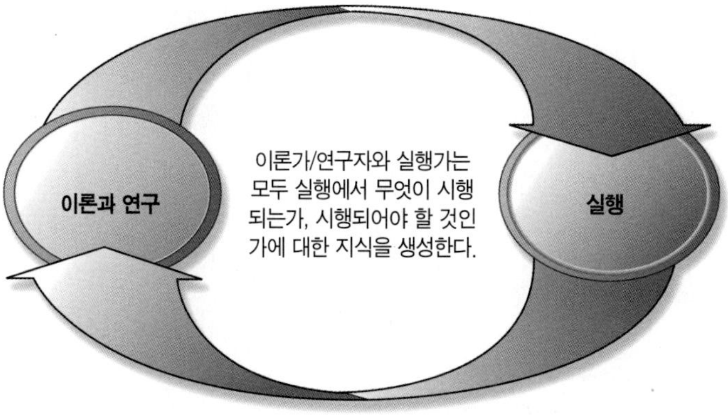

그림 2-2. 실행의 학문.

해서는 연구자나 이론가가 실행가와 함께 일하도록 요구한다. 이것은 이 전문직에서 설명할 필요가 있다는 것과 그것이 어떻게 설명되는가는 실행의 조건으로부터 나와야 한다는 것을 의미한다(Dickoff, James & Wiedenbach, 1968).

그러므로 작업치료에서 지식을 추구하는 것과 실행에서 보다 좋은 방법은 추구하는 것을 분리하는 일은 바람직한 일은 아니다. 이론적인 학문분야 또는 연구자/이론가가 이론을 만들어내어 검증하고 치료사가 그 전문직의 실행을 시행한다는 노동의 분할이라는 사고는 이론과 응용의 불필요하고 비생산적인 분할을 영속시킬 뿐이다. 기초과학을 추구하는가, 작업치료과학을 기존의 단순한 응용에 맡기는가는 이론적 설명과 실행 사이의 분할을 강조하는 데에 도움이 될 뿐이다. 그 대신에 이 책에서 나는 이론적 설명과 실행을 결부시키는 방법으로 지식을 조직화하여 개발하는 것의 필요성을 강조한다.

따라서 내가 취하는 관점은 이 전문직에서의 이론과 행동을 결부시키는 도전을 두드러지게 부각시키는 것을 의도하고 있다. 이 관점은 아래의 3가지 전제조건에 의해서 결정된다.

1. 이론발전과 이론응용은 양자 모두가 이 전문가의 책임이다.
2. 이론적 설명과 실행의 행동 사이에 자주 볼 수 있는 격차는 대부분이 지식이 어떻게 발전하고 조직화되는가이다.
3. 설명과 실행의 문제해결 사이의 대화의 일부로서 지식이 개발되고 조직화될 때, 이론과 실행 사이의 격차를 제거할 수 있다.

이들의 3가지 신념은 작업치료의 개념적 기초를 해명하고 기술하는 나의 시도를 유도하였다. 나는 기초적 또는 응용적인 일 사이의, 그리고 작업치료에서의 이론과 실행 사이의 불필요한 구별과 분리를 피하려고 하여 왔고 그 대신에 이들의 상호작용과 상호의존을 강조하였다. 이론은 실행에 필요한 이해의 방법을 제공한다. 실행은 우리들이 알아야 할 것을 제시하고, 이론을 실생활에 응용함으로써 우리들의 이론의 이해와 전개를 풍부하게 한다. 이론적인 것과 실행적인 것은 서로 조화를 이룰 수 있고, 또한 조화를 이루어야 한다.

지식의 동심원 층으로서의 개념적 기초 (Conceptual Foundations as Concentric Layers of Knowledge)

제1장에서는 작업치료의 개념적 기초는 전문직의 정체성(identity)과 유능성(competence)에 초점을 맞춘다고 주장하였다. 정체성은 작업치료가 제공하는 서비스의 본질과 작업치료사가 채택하는 견해와 관계가 있다. 유능성은 작업치료사가 서비스를 어떻게 제공해야 하는지를 알고 있다는 것을 말한다. 따라서 실행은 실행을 위한 도구를 제공하는 지식과 마찬가지로 실행의 일반적 견해 또는 관점을 제공하는 지식의 양자를 필요로 한다.

> **이론은 실행에 있어서 필요한 이해의 방법을 제공한다. 실행은 우리들이 알아야 할 것을 제시하고 이론을 실생활에 응용함으로써 우리들의 이론의 이해와 전개를 풍부하게 한다.**

정체성과 유능성이 이 분야가 다루어야 할 두 가지의 기본적이고 실행적인 문제라는 점에서 지식의 전개는 이들의 문제를 다루는 선을 따라서 진행되어야 한다. 작업치료에서 지식의 전개는 이들의 두 가지 문제를 충족시킨다.

우선 작업치료사는 작업치료가 무언인지를 정의하고 밝힐 목적으로, 그리고 작업치료사에게 자기의 일을 보는 특유한 방법을 제공할 목적으로 지식을 만들어낸다. 이 두 가지 형태의 지식은 작업치료사에게 특정 클라이언트의 문제를 어떻게 이해해야 하는가, 그리고 이들에 대해서 무엇을 해야 하는지를 알게 하는 정보를 제공한다. 이 분야의 구성원은 작업치료사가 무엇을 해야 하는지를 이해하기 위해 이들 두 가지 형태의 지식을 만들어내었다.

이들 두 가지 지식의 영역에 더하여 작업치료사는 실행의 상이한 영역에 대한 필요한 배경을 제공하기 위해 어떤 범위의 지식을 필요로 한다. 이러한 지식은 작업치료에서 만들어지는 것이 아니라 보조지식 또는 관련지식으로서 개념적 기초에 편입된다. 따라서 그림 2-3에 나타낸 것처럼 작업치료의 개념적 기초는 지식의 3개의 동심원 층으로서 마음에 그릴 수 있다.

- 가장 안속 깊은 부분의 핵심, 패러다임
- 주위의 층의 개념적 실행 모델
- 밖의 영역의 관련지식

그것이 가장 직접적으로 이 분야의 정체성과 견해에 초점을 맞추기 때문에 나는 가장 안속 깊은 부분의 핵심을 패러다임이라 부른다. 몇 가지의 개념적 실행 모델은 패러다임을 에워싸고, 실행 안에서 만들어지고, 검증되어 응용되는 다양한 개념을 명료하게 표현한다. 이 분야의 관련지식

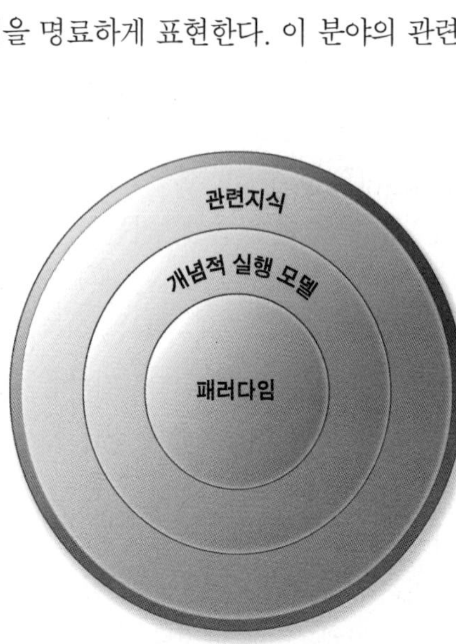

그림 2-3. 개념적 기초에서의 지식의 동심원 층.

표 2-1. 지식의 계층(layer)의 특징

계층	내용	목적
패러다임	폭넓은 전제와 관점	• 분야를 통합 • 작업치료의 특성과 목적을 정의
개념적 실행 모델	다양한 개념이 특유한 작업치료 이론으로 조직화 됨	• 이론을 전개 • 실행에 대한 합리적 이유를 제공하고 실행을 유도함
관련지식	다른 학문분야에서부터 차용한 개념, 사실, 기술	• 그 분야의 특유한 지식을 보완 • 실행 속에서 응용

은 작업치료의 실행에서 사용되는 다른 분야의 개념, 사실, 기술의 수집이다. 패러다임이나 모델과 달리 지식을 계층대로 쌓는 이러한 것은 작업치료에 독특한 것은 아니다. 오히려 작업치료사가 시행하는 일의 연관성 때문에 이 분야에 모은 것이다. 다른 온갖 분야와 마찬가지로 작업치료는 스스로의 독특한 지식(즉, 그 패러다임과 모델)과 지식을 추구하는 실행의 요구와의 격차를 메우기 위해 관련지식을 사용한다. 표 2-1은 지식의 이들의 3개 층의 특징을 요약하였다. 아래에 나는 더욱 상세하게 각각의 층에 대해서 논한다.

패러다임(The Paradigm)

여기서 제안하는 전문직의 패러다임이라는 개념은 Kuhn(1970)의 연구, 그리고 그의 생각을 비평하여 응용한 다른 연구자에 그 기초를 둔 것이다. Kuhn은 물리학에서 지식이 어떻게 발전하였는가의 검토를 하는 가운데에서 어떤 학문분야의 구성원이 공유하는 견해에 의해서 함께 결부되어 있다는 것을 관찰하였다. 더욱이 그는 이 집합적인 견해는 그 학문분야의 구성원에 의해서 공유된 특유한 전망을 구성하는 일련의 견해, 사고, 가치라고 주장하였다. 이들의 견해, 사고, 가치는 그 학문분야의 일의 정황을 만들어낸다. Kuhn은 이 공통의 견해를 패러다임이라 불렀다.

이 책에서는 우리들은 2개의 서로 관계가 있는 방법으로 패러다임이라는 개념을 사용하게 될 것이다. 첫 번째는 그것은 개념적 관점이며 문헌에서 기본적으로 표현되는 것으로 구성되고 그 분야의 본질과 목적을 정의하려고 하는 사람들에 의해서 논의된다. 두 번째로 그것은 학문분야의 문화적인 핵심이다.

Tornebohm(1985, 1986)은 패러다임이 그 전문직의 어떤 구성원이 관심을 갖는가라는 것과 그들이 관심을 갖는 현상을 어떻게 보는가 라는 것을 반영한다고 주장한다. 그는 또한 패러다임이 그 구성원에게 그 전문직을 정의하고 어떻게 실행하는가에 관한 사고를 나타낸다고 주장한다. 이와 같이 그는 패러다임이 실행의 정의, 실행을 특징짓는 관점 그리고 실행이 어떻게 이루어져야 하는가에 대한 사고를 편입시킨 개념적 관점을 제안한다고 기록하고 있다.

Macintyre(1980)는 전문직의 문화를 공유하는 것은 전문직의 행동을 이해하고, 유도하거나 조정하거나 한다는 공통의 신념과 관점을 갖는다는 것이라 주장한다. 이 전문직의 문화로서, 패러다임은 매우 폭넓은 방법으로 작업치료사가 실행할 때에 무엇을 하고 있는가를 이해하는 것을 가능케 한다. 즉, 이것은 그들에게 일의 특징, 그 주요 관심과 방법, 그리고 그 가치에 대한 이해를 제공한다. 패러다임의 요소는 그 전문직에게 관점과 자기 이미지를 제공한다. 요컨대, 패러다임은 전문직의 정체성을 제공한다.

전문직의 패러다임 요소
(Elements of the Profession's Paradigm)

Kuhn(1970), Macintyre(1980) 그리고 Tornebohm(1985, 1986)의 견해는 일반적으로 패러다임이란 무엇인가를 생각하는 데에 도움이 된다. 그러나 패러다임을 만들어내고 있는 요소에 대해서 생각하는 것도 필요하다. 따라서 어떤 전문직으로서 작업치료를 생각하는 것은 중요하며 아래의 것을 질문한다. 즉, 그 패러다임이란 무엇으로 구성되는가, 그리고 어째서인가?

패러다임이 통합된 문화로서 기능하기 때문에 그것은 그 전문직의 구성원이 그들의 기본적 관심사로서 보는 핵심적인 테마 또는 생각을 포함한다. 나는 패러다임의 이 요소를 핵심적 구성개념이라 부른다. 두 번째로 패러다임이 특정 관점 또는 견해를 제공해야 하기 때문에 이것은 또한 전문직의 구성원이 관심을 갖는 것을 보는 방법을 포함할 필요가 있다. 내가 초점을 맞춘 견해라 부르른 것은 패러다임의 이러한 측면이다. 마지막으로 어떠한 통합된 문화도 그 집단의 구성원의 대부분에게 중요한 사고와 견해를 제공한다. 따라서 패러다임의 제3의 요소는 그 전문직의 가치이다. 그러므로 그림 2-4에서 보여주는 것처럼 작업치료의 패러다임은 핵심적 구성개념, 초점을 맞춘 견해 그리고 가치로 구성된다.

핵심적 구성개념. 작업치료는 실행의 전문직으로서 그것이 제공하는 서비스에 대한 아래의 본질적인 질문에 대처해야 한다.

- 이 서비스는 어떠한 인간적 필요성에 대처하는가?
- 그것은 어떠한 종류의 문제를 해결하는가?
- 그것은 이들의 문제를 어떻게 해결하는가 (즉, 그 서비스의 본질은 무엇인가)?

이들은 패러다임의 핵심적 구성개념에 초점이 맞춰진 문제이다. 작업치료사가 책임을 가진 인간의 건전한 상태의 측면을 명백히 함으로써 그 분야는 그들이 해결하는 문제의 종류와 이들의 문제를 해결하기 위해 그들이 사용하는 방법, 그 분야 자체를 정의한다. 이들의 3개 요소는 모두 그 분야의 핵심적 구성요소인 테마 또는 사고의 집합 안에서 전개된다.[3]

핵심적 구성개념이라는 사고를 설명하기 위

---

[3] 핵심적 구성개념이라는 개념은 전체로서는 그 분야에 있어서 광범위한 것이며 따라서 패러다임의 일부인 구성개념을 가리킨다. 이것은 실행 모델의 범위 내에서의 이론적 논의의 일부로서 사용되는 개념과는 다르다. 핵심적 구성개념은 실행 모델의 이론적 논의 속에 볼 수 있는 개념의 종류에 영향을 주지만, 그들이 이들의 특정의 모델을 초월하여 이 분야에서의 사고의 보다 일반적인 방법을 대표하다. 실제로 몇 가지의 실행 모델과 유사한 개념이 발견될 때 이들의 개념이 패러다임에서의 핵심적 구성개념을 반영하거나, 파생하거나 하는 일은 있을 수 있다.

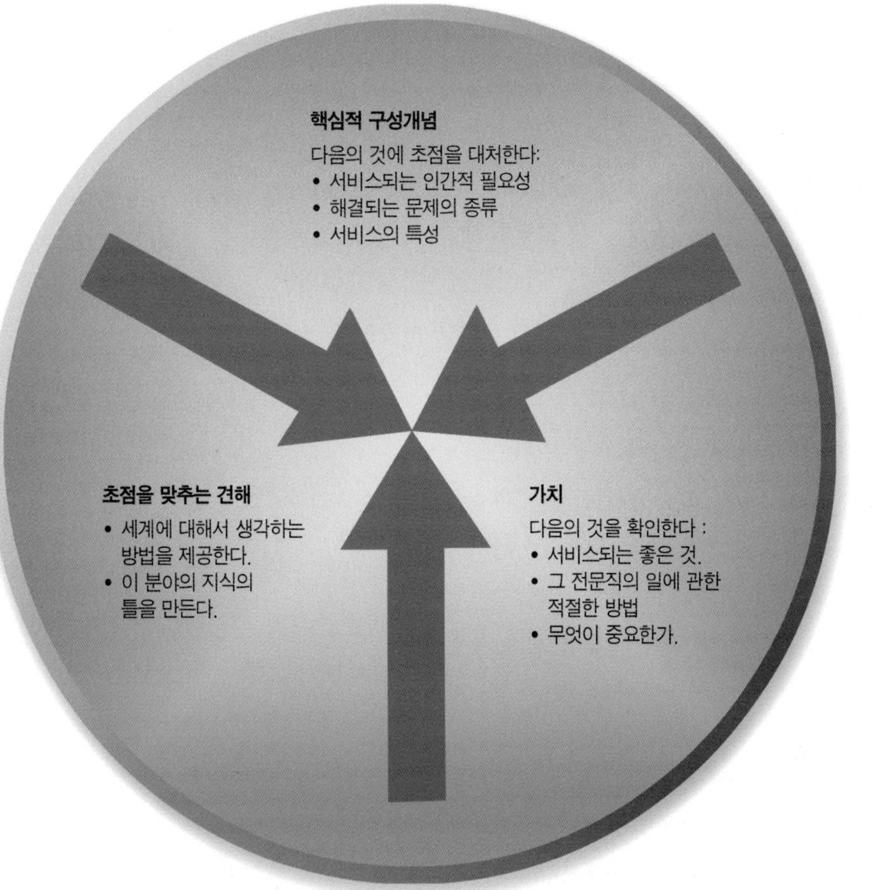
핵심적 구성개념
다음의 것에 초점을 대처한다:
• 서비스되는 인간적 필요성
• 해결되는 문제의 종류
• 서비스의 특성
초점을 맞추는 견해
• 세계에 대해서 생각하는 방법을 제공한다.
• 이 분야의 지식의 틀을 만든다.
가치
다음의 것을 확인한다 :
• 서비스되는 좋은 것.
• 그 전문직의 일에 관한 적절한 방법
• 무엇이 중요한가.

그림 2-4. 패러다임의 요소.

해 의학의 전문직을 생각해보자. 의사는 생물학적으로 건전한 상태와 생존이라는 인간적 필요성에 초점을 맞춘다. 의학의 실행가(의사)는 생존과 건전한 상태를 위협하는 문제(질병과 외상)를 해결한다. 그들은 손상을 회복하는 것, 그리고 병의 진행을 억제하거나 최소로 하거나 근절한다. 무엇이 정상인가의 지식(예컨대 혈압, 체온, 생리학)은 몸이 어떻게 작동하는가 라는 그림(상황)을 제공한다. 이 정상적 상태에 대한 방해가 의학이 다루는 문제이다. 의학은 진단 시스템을 통해서 이들의 문제를 정의하고 분류한다. 더욱이 의사는 약과 수술을 포함하는 치료를 통해서 이들의 문제를 해결하려고 한다.

의학에 있어서의 이 실행의 견해는 질병의 진단과 약이라는 핵심적 구성개념을 통해서 명료하게 표현된다. 의사가 하는 모든 것이 그러한 핵심적 구성개념에 말끔하게 적합하여 있는 것은 아니지만 그러나 그들은 의학에 일반적 정체성을 부여한다. 나중의 단원에서 우리들은 작업치료에 눈을 돌려서 어떠한 테마와 사고가 그 핵심적 구성개념을 만들어내고 있는가를 묻는다. 이들의 테마와 사고는 의학의 것과는 다르고 작업치료를 의학과 구별하는 것을 돕는다. 예컨대, 의학이 질병과 진단에 초점을 맞추는 것에 반해서 작업치료는 질병이나 다른 요인에 의해서 사람의 작업적 생활이 어떻게 혼란되는가라는 것에 초점을 맞춘다. 이러한 견해의 차이는 상이한 정체성을 부여하는 각각의 전문직의 패러다임이 반드시 필요한 요소이다.

> **작업치료사가 책임을 가진 인간의 건전한 상태의 측면을 명백히 함으로써 그 분야는 그들이 해결하는 문제의 종류와 이들의 문제를 해결하기 위해 그들이 사용하는 방법, 그 분야 자체를 정의한다.**

초점을 맞춘 관점. 전문직은 자기들이 다루는 인간적 필요성과 자기들이 무엇을 시행하는가를 확인하기 위해 개념 이상의 것을 필요로 한다. 그들은 지식을 개발하여 사용하기 때문에 지식을 체계화하여 이론과 실행에서 다루는 현상에 대해서 사고방법을 주는 관점을 필요로 한다. 의학적인 관점은 신체를 부품과 과정으로 구성되는 복잡한 기계로 간주한다(Leder, 1990; Toombs, 1993). 의학은 이 인간기계의 내부를 볼 수 있다는 것에 기초를 두고 있다. 즉 이것은 신체적 검사, X선, 실험실검사, 생체검사에 의해서 가능케 한다.

또한 의학의 관점의 기초는 인과관계의 법칙이라는 사고이다. 의학은 신체를 발견할 수 있는 법칙에 따라서 작동하는 구성부품으로 구성되는 것이라 간주한다. 질병 또는 외상을 이해하는 것은 그들이 정상적 구조와 기능에 어떻게 혼란(disruption)을 일으키는가를 이해하는 것을 의미한다. 이 인과관계의 개념은 또한 질병 또는 외상의 영향에 대항하는 변화를 일으키기 위해 생화학적 그리고 다른 물리적 개입이라는 의학적 사용으로 유도한다. 이와 같이 의학은 (a)기계와 유사한 인체의 특성을 강조하고, (b)신체에서의 구조와 기능 사이의 인과관계의 연관성을 찾으며 (c)신체를 위협하는 상태의 원인을 이해하고 그리고 d)질서의 회복을 일으키도록 계획된 치료를 응용한다는 관점으로 이해된다.

의학과는 대조적으로 작업치료의 관점은 사람과 환경과의 복잡한 연관성과 수행을 제한하는 장애에 의해서 이들이 어떻게 영향을 받는가를 이해하는 것이다. 그러므로 예컨대 작업치료사는 신체 또는 정신의 영속적 장애에도 불구하고, 사람과 환경 사이의 관계에서 질서를 회복하려고 한다.

전문직의 패러다임은 어떤 분야의 특정 사실이 무엇을 의미하는가를 확인하고, 이 상황에 틀을 만드는 초점을 맞춘 관점의 모든 것을 포함한다. 초점을 맞춘 관점은 그 전문직을 그 자신의 방법으로 세계로 향하도록 하여 해석시킨다. 이 관점은 또한 이 분야의 어떠한 종류의 지식이 그 일에 관련된다고 생각되는가에 영향을 준다. 예컨대, 의학은 문화가 인과관계 또는 질병의 치료에서 강력하게 관련이 있다고는 생각되지 않기 때문에 문화의 개념에는 흥미를 갖고 있지 않다. 한편 작업치료에서 문화는 사람이 기능하는 환경의 필수적인 요소라 생각한다.

가치. 마지막으로 전문직이 실제적인 행동에 관여하기 때문에 그들에게 도움이 되는 이익과 그들이 하는 것에 열중하는 적당한 방법에 대한 사고를 필요로 한다. 그러므로 각각의 전문직은 그 관점에서부터 중요하다는 것을 강조하는 독자적인 특유의 가치를 갖는다. 의학에서는 생명의 보존은 중요한 가치로서 작동한다. 의사는 자기의 일을, 그것이 생명을 보존하고 연장하기 때문에 기본적으로 좋은 것으로 간주한다. 작업치료에서는 그 사람이 매일 작업에 참여함으로써 달성되는 것과 같은 생활의 질을 중심적으로 고려한다.

이 분야의 패러다임의 표명
(Expression of the Field's Paradigm)

Kuhn(1970)이 지적한 것처럼 패러다임은 대부분이 암묵적인 것이다. 패러다임은 특히 두드러진 방법으로 그려지는 원형(exemplar)의 사용을 통해서 자주 가르쳐지고 보강된다. 원형은 학문분야의 일이 어떻게 이루어질 수 있고, 이루어지지 않으면 안되는가의 간결한 실연(demonstration)이다. 작업치료에서의 실행에 관한 이야기는 작업치료로서 본질적인 무언가를 나타내고, 이 분야의 패러다임을 그려내는 원형이다.

그가 주의집중을 할 수 없다는 의사의 판단에도 불구하고, 훌륭한 수채화를 그려낼 수 있었던 정신과의 클라이언트에 관한 Susan Tracy의 이야기를 예로 들 수 있다. 이 이야기는 작업치료의 패러다임이 의학의 그것과는 어떻게 다른지를 설명해주고 있다. Tracy의 이야기는 클라이언트의 상이한 관점을 보여주었다. 더욱이 이 이야기는 클라이언트를 내부에서부터 수정하기 위해 무엇이 어떻게 이루어졌는가에 대해서는 이야기하지 않았다. 오히려 그것은 환경상황이 올바를 때 클라이언트로부터 행동이 끌어내어진다는 것을 보여주었다. 이것은 클라이언트에 대해서 무언가를 할 수 있었다는 것보다 오히려 무언가를 클라이언트에게 시키는 것을 강조하였다. 우리들이 다음 단원에서 볼 수 있는 것처럼 이 이야기에는 특정의 핵심적 개념, 관점, 가치가 암시되어 있다. 실행에 대한 이야기는 항상 패러다임의 어떤 측면을 반영하고 있다.

> **전문직의 구성원은 그들의 행동에서 패러다임에 공헌하고 동화하고 표현을 한다. 패러다임은 차례로 구성원에게 특유한 전문직의 정체성을 준다.**

물론 패러다임은 다른 방법으로도 명료하게 표현되고 예시된다. 그 분야의 핵심적 구성개념 또는 초점을 맞춘 관점을 소개하거나 확대하거나 하는 이론적 논문, 저서, 전문직의 발표는 패러다임에 대해서 중요한 공헌을 한다. 작업치료의 가치를 개략적으로 해설하고 논의하고 토의하는 공문서와 전문직의 출판물은 이 분야의 통합하는 가치의 중요한 표현이다. 더욱이 패러다임은 사람들이 작업치료의 정체성과 관점을 학습하고 경험하고 행동으로 옮김에 따라 교육에서 또한 실행에서 가르쳐지고 보강되고, 다시 만들어진다.

패러다임 : 요약
(The Paradigm: Summary)

어떤 분야의 패러다임은 개념적 관점으로서, 또한 문화로서 기능한다. 이것은 핵심적 구성개념, 관점, 가치로 구성된다. 패러다임의 이들의 요소는 전체 전문직에게 정의를 내리고 일관성 또는 완전성을 주며 그리고 이 분야를 통일하는 것이다.[4] 그 요소는 모두 그 학문분야가 그 기본적 성격과 목적을 무엇이라 보는가, 그 패러다임이 실행에서 다루는 현상을 어떻게 상상하는가, 그리고 그것이 실행에서 무엇을 중요하다고 생각하는가를 명백히 한다.

핵심적 구성개념은 전체 분야의 기초를 이루는 서로 관계하는 테마이다. 이들은 그 분야의 문헌에서 구성원이 그 분야에 대해서, 그리고 그들의 실행에 대해서 기본적으로 무엇을 알고 믿고 있는가를 발견할 수 있다. 이들의 개념은 작업치료가 서비스를 하는 인간적 필요성은 무엇인가, 그것이 다루는 문제는 무엇인가, 이들의 문제를 해결하는 방법은 무엇인가를 명료하게 표현한다. 이 분야의 초점을 맞춘 관점은 이 분야의 구성원이 흥미를 갖는 현상의 일반적으로 공유된 관점이다. 이것은 작업치료사가 관심을 가진 세계의 측면을 어떻게 집단적으로 상상하는가 라는 것이다. 이것은 "영역의 지도(map of the territory)"로서 도움이 되고, 작업치료사는 그들의 관심의 세계가 어떻게 한데 모아지는가에 대한 관점을 제공한다. 가치를 통합하는 것은 전문직의 가치에 관한 학문분야의 깊이 간직된 신념과 그것이 그 사업을 어떻게 실시해야 하는가이다. 이들의 가치는 실행이 왜 중요한가, 그리고 무엇이 실행에서 이루어져야 하는가를 확인한다. 전문직의 구성원은 그들의 행동에서 패러다임에 공헌하고 동화하고 표현을 한다. 패러다임은 구성원에게 특유한 전문직의 정체성을 준다.

이러한 관점에서 패러다임은 구성원이 개별적으로, 또는 집단적으로 전문직을 이해하는 문화이다.

개념적 실행 모델
(Conceptual Practice Models)

패러다임은 작업치료는 무엇을 의미하는가에 대한 이해를 제공하지만, 그것은 실행에 어떻게 관여하는가라는 특정적 세부사항을 제공하지 않는다. 작업치료의 개념적 기초에서의 지식의 제2층을 만들어내는 개념적 실행 모델은 보다 상세한 지식을 제공한다.

개념적 실행 모델은 작업치료사가 일에서 사용하는 이론을 제시하고 조직화한다. 작업치료에서 각각의 모델은 어떠한 특정 현상 또는 인간의 기능의 영역에 초점을 맞춘다. 예컨대, 하

---

[4] 작업치료의 개념적 기초의 토론은 지식의 모체에서 통일성 대 다양성의 상대적인 장점에 대한 진행 중의 논의를 일으켰다. 나는 다른 사람들과 함께 작업치료가 그 자체의 일관성을 위해서 그리고 사회적 지지를 유지하기 위해서 특유한 통일모체(unified body)를 필요로 한다고 주장하였다(Fleming, 1987; West, 1984; Wiemer, 1979). 게다가 지식의 통일모체의 제안자는 이 분야를 위한 정체성을 명료하게 표현하고, 전문직을 초월한 실행을 결부시키고 이 분야에서의 누적적인 지식발전을 촉진할 필요성을 지적하였다(Christiansen, 1981; Kielhofner & Gillette, 1979; West, 1984).

이들의 논의와는 대조적으로 다른 사람들은 작업치료의 통일이론(unified theory)이 너무 한정되어 있어 창조력을 차단하고 그 범위 내에서 잘 적합하지 않는 생각을 부정한다는 관심을 야기하였다((Labovitz & Miller, 1986; Mosey, 1985). 이 반론은 이 분야가 너무나도 한결같이 될 수 없거나 그 방향성에서 좁아질 수 없다고 주장한다.

따라서 일관되고 통일된 개념적 기초를 달성할 필요성과 개방성, 창조성, 독창성을 유지할 필요성의 사이에 갈등이 있는 것처럼 생각된다. 그러나 나는 이 갈등이 진실이라고는 생각하지 않는다. 다양성과 통일성은 실행의 전문직의 개념적 기초에 맞출 수 있고 맞추지 않으면 안된다. 사실상 하나가 통일성으로 향하고 또 하나가 다양성으로 향하는 두 가지 경향은 지식기반이 개발됨에 따라 서로를 계속 억제하는 보완적인 힘이다. 즉, 이 분야의 개념적 기초는 정의하여 통일하는 핵과 다양한 지식이 에워싸는 관련되는 수집품의 양자로부터 성립되는 것이어야 한다.

나의 모델은 운동의 기초를 이루는 생체역학(즉, 근골격계의 구조와 기능)에 초점을 맞춘다. 다른 모델은 감각의 처리, 지각과 인지 그리고 동기부여와 같은 현상에 대해서 초점을 맞춘다. 각각의 모델은 기능하는 영역을 설명하고 그 영역에서의 특정 종류의 문제에 중재를 설명한다. 각각의 모델이 특정의 영역에 초점을 맞추고 있기 때문에 작업치료의 관심의 범위에 초점을 맞추기 위해서는 이 분야는 하나 이상의 모델을 필요로 한다.

개념적 실행 모델의 구성요소 (Components of Conceptual Practice Model)

모델은 아래의 구성요소를 갖는다.

- 여러 학문분야에 대한 개념적 기초
- 관심 영역의 조직화와 기능에 대한 이론
- 관심 영역에서의 문제 또는 도전
- 보존하도록 계획된 치료적 개입, 그리고/또는 그 모델이 관여하는 현상의 조직화와 기능의 변화
- 응용을 위한 기술(예컨대 평가 프로토콜, 도구, 치료적 방법)
- 모델의 경험적인 상세한 조사(즉, 이론적 논의를 검증하는 연구, 모델이 실행에서 어떻게 기능하는가를 보여주는 연구)

그림 2-5에 나타낸 것처럼 이들의 구성요소는 지식발전의 역동성을 지니고 있고, 진행 중인 과정의 부분이다.

이 과정이 어떻게 일어나는지를 더 상세하게 조사해보자. 개념적 실행 모델의 저자들은 그 분야 안으로부터의 개념과 마찬가지로 다른 학문분야로부터의 개념의 지식을 토대로 한다. 예컨대, 감각통합(제12장에서 검토)은 운동행동을 위한 감각정보의 뇌에서의 처리에 관한 개념적 실행 모델이다. 이 모델은 신경학과 신경심리학으로부터의 지식에 기초하고, 작업치료에서 전개된 감각운동치료의 개념에 기초하고 있다. 인간작업 모델(제10장 참조)은 시스템이론, 심리학, 사회심리학, 사회학, 인류학으로부터의 지식을 종합하며, 한편 이전의 작업치료의 지식을 기초로 하고, 동기부여와 작업의 패턴화를 설명한다. 모델이 만들어지는 여러 학문분야에 걸친 기초는 이론과 그들의 이론을 지지하는 연구를 포함한다.

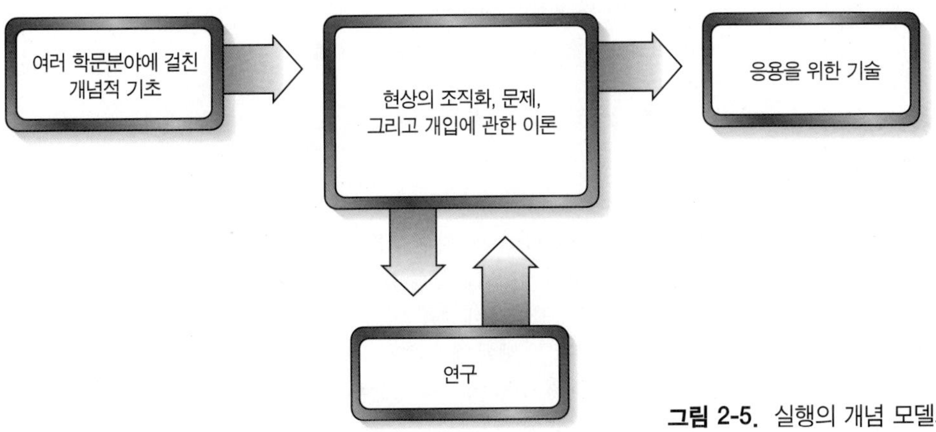

그림 2-5. 실행의 개념 모델의 구성요소.

개념적 실행 모델의 저자는 그 모델이 초점을 맞추는 작업의 어떤 측면을 조직화하는 기능을 설명하기 위해 이론을 만들어낸다. 마찬가지로 그 모델은 문제 또는 도전에 관한 이론적 논의를 제공한다. 마지막으로 이들은 작업치료가 어떻게 기능을 유지하기 위해서, 또는 기능을 바꾸기 위해서 사용되는가의 이론적 설명을 제공한다. 개념적 실행 모델에서의 이론은 작업치료의 주된 이론적 활동이다. 성숙한 개념적 실행 모델은 이 전문직의 패러다임을 반영하는 특유한 이론에로 이 분야의 내외로부터의 개념을 조직화한다. 이와 같이 모델은 이론의 응용을 유도하기 위한 단순한 구조 이상의 것이다.[5] 각각의 모델의 이론은 모델이 제공하는 실행의 응용에 논리와 일관성을 준다.

모델이 발달함에 따라서 실제의 응용을 위한 기술은 끊임없이 확장되고 세련된다. 모델의 범위 내에서 일하는 이론가와 실행가는 평가를 만들고, 사례를 축적하고 응용을 위한 가이드라인 또는 실시요령을 적어서 그 모델에 기초한 프로그램을 개발한다. 잡지, 교과서, 발표 안에서 이들의 실질적 응용의 보급은 모델을 실행에서 한층 더 도움이 되도록 한다. 마찬가지로 실행에서 조우하는 문제와 통찰은 그 모델의 변화를 유도할지도 모른다.

모델은 작업치료사가 클라이언트를 보고 계획을 전개하고 문제를 해결하는 전문적 안목을 제공한다.

연구는 경험적으로 상세한 실행 모델의 조사를 가능케 한다. 연구는 설명하려고 하는 현상에 관계할 때 이론적 논의의 정확성을 검증한다. 연구는 또한 이론을 공들여 만드는 데에 도움이 되는 서술적(descriptive) 데이터를 만들어 낸다. 연구는 이론에 기초하는 응용을 위한 기술(technology)의 효과를 검증한다. 실행 모델은 응용연구와 기초연구의 양자를 위한 배경을 제공한다. 기초연구는 조직화와 기능장애에 관한 모델의 이론적 논의를 검토한다. 응용연구는 유지와 변화에 관한 논의와 실제 응용의 유용성을 검토한다. 두 가지 형태의 연구는 보완적이고 양자 모두 필요하다.

실행 모델이 제공하는 응용의 수와 적절성은 그것이 그 분야 안에서 어떻게 널리 채용되는가에 영향을 주지만, 그 모델의 경험적 지지만이 생존을 보장할 것이다. 실행가는 실행 모델이 얼마만큼 용이하고, 응용을 위해 도움이 되는 가이드라인을 제공하는가에 분명하게 관여한다. 그러나 결국은 서비스의 효과성을 정당화하거나 나타내기 위해 압력을 가했을 때 작업치료는 진실에 대한 경험적인 지지와 그 개념적 실행 모델의 유용성을 제시해야 한다.

내가 이전에 언급한 것처럼 각각의 개념적 실

[5] 실행 모델의 이 정의는 Mosey(1981)의 기준 틀(frame of reference)의 특성을 공유하지만, 이 모델이 작업치료에 독특한 이론을 표현한다는 것이 큰 차이이다(Leder, 1990). Mosey는 기준 틀을 실행을 위한 이론적 개념을 조직화한다고 본다. 많은 경우 기준 틀(예컨대, 발달적 획득의 기준 틀이나 분석적 대상의 기준 틀)은 다른 학문분야로부터 이론을 빌려서 특유한 작업치료이론을 만들지 않고 그것을 작업치료의 실행에 응용한다. 이러한 기준 틀은(여기서 정의되는 것처럼) 실행의 모델로서의 자격은 없다. 나는 이러한 기준 틀을 관련지식이라 생각한다. 이 점은 제14장에서 상세하게 기술한다.

행 모델은 지식의 개발과 이론화, 응용, 경험적인 상세한 조사, 개정을 통해서 사용되는 다이내믹한 과정을 대표한다(그림 2-3 참조). 모델의 이론은 관여하는 현상의 설명을 제공한다. 이들의 설명은 연구를 통해서 확인되거나 위조되거나 세련되는 등의 것이 가능하다. 이론은 또한 실제적인 응용을 설명하고 지시한다. 기초와 응용의 연구는 모델에 피드백을 가져오고, 과학적 증거가 축적됨에 따라 이론을 수정하고 정밀하게 마무르게 한다. 마찬가지로 실행에서의 응용은 이론의 변화와 마무리를 유도하는 비판적인 피드백을 제공할 수 있다. 여러 학문분야에 걸치는 기초로부터의 입력의 이 다이내믹한 과정과 실행과 연구로부터의 피드백 루프(feedback loop)는 모델을 활력에 넘치게 해두는 데에 필요하다. 마지막으로 모델의 범위 내에서 이루어지는 이론적이고 경험적인 일은 모델의 근저를 이루는 개념이 가져온 여려 학문분야에 걸치는 영역에 공헌할지도 모른다.

개념적 실행 모델은 이 분야의 구성원의 노하우의 일부이다. 작업치료사가 이 분야의 지식을 사용할 때 그들은 개념적 실행 모델을 사용하는 활발한 추론(reasoning)의 과정에 관여하고 있다. 모델은 작업치료사가 클라이언트를 보고 계획을 전개하고 문제를 해결하는 전문직의 특별한 렌즈를 제공한다.

관련지식(Related Knowledge)

개념적 모델은 실행을 시행하기 위해 많은 지식을 제공하지만, 작업치료사는 일상적으로 더 많은 지식을 필요로 한다. 예컨대, 실행은 작업치료에 특유한 것이 아니고 작업치료의 개념적 실행 모델에는 포함되지 않는 개념과 기능(skill)의 이용을 필요로 할지도 모른다. 예컨대 지원하는 모든 전문직은 자기의 치료적 이용에 관여한다. 따라서 작업치료사는 관련지식으로서 자기의 치료적 이용에 관한 이론과 기술을 사용할 것이다. 관련지식은 또한 작업치료의 실행에 유용하고 그리고 필요한 또 다른 전문직에 속하는 정보를 포함할 것이다. 예컨대, 작업치료가 의학과는 매우 다르다고 해도 질병의 과정에 대한 의학의 지식은 작업치료의 실행으로서도 매우 중요하다. 심리학의 분야로부터의 또 하나의 예는 행동변용이론이며 그 원칙과 기술은 때로는 작업치료의 실행에 도움이 된다. 이들의 예에서 작업치료사는 작업치료 실행의 주된 요소를 정하고 유도하는 지식을 보충하기 위해 관련지식을 사용한다. 관련지식의 또 하나의 예는 장애 연구에 대한 여러 학문분야의 문헌의 발달이다(예컨대 Albrecht, Seelman, & Bury, 2001; Longmore, 1995; Oliver, 1996; Scotch, 1988; Shapiro, 1994). 장애를 연구하는 학자는 장애를 가진 사람의 관점으로부터의 장애에 대한 이해를 강조한다. 그들은 장애를 가진 사람이 직면하는 문제의 대부분이 신체적인 장벽에서부터 비난하는 태도 그리고 명백한 차별에 이르기까지의 모두에서 보다 적절하게 환경에 자리매김을 할 수 있다고 주장한다. 장애연구로부터의 사고는 작업치료사를 가르치기 위한 많은 교훈을 가지며 따라서 중요한 관련지식을 구성한다. 관련지식은 또한 연구, 관리, 정치, 그 분야의 다른 활동에서 사용된다(예컨대, 과학적 조사를 실시하는 방법에 대한 지식과 건강관리 시스템의 작용에 관한 정보).

관련지식은 실행, 연구 그리고 이 분야의 다른 활동을 지지하기 위해 필요하다. 이론가와

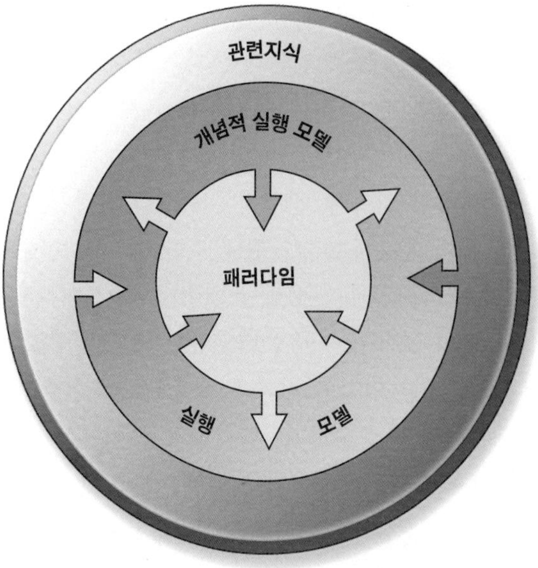

그림 2-6. 지식 기반의 역동성.

다른 저자가 작업치료의 관심사를 논의함에 있어서 그러한 지식을 사용하지만, 그것은 그 분야에 의해서 개발된 지식은 아니다. 관련지식은 작업치료에게 특유한 것은 아니다. 그 분야가 사용하는 관련지식과 그 자체의 특유한 지식을 구별하는 것은 중요한 일이다.

개념적 기초의 역동성 (Dynamics of Conceptual Foundations)

패러다임, 개념적 실행 모델, 관련지식은 모두 작업치료의 개념적 기초를 구성한다. 패러다임과 실행 모델은 그 분야의 특유한 지식을 구성한다.

패러다임과 모델의 관계는 상호영향의 하나이다(그림 2-6). 패러다임은 세계적 관점이고, 모델은 그 관점을 실행에 이행하기 위해 계획된 지식의 실행적인 모체(practical bodies)이다. 패러다임의 핵심적 구성개념, 초점을 맞춘 관점 그리고 통합하는 가치는 개념적 실행 모델을 개발하고 다듬는 사람들의 관점의 일부이다. 더욱이 새로운 모델이 개발되고 사용됨에 따라 그들은 패러다임에 도전하고 패러다임을 형성할 것이다. 실행 모델을 개발하여 사용하는 경험은 패러다임이 의문시될지도 모르고, 세련될지도 모르며 그리고/또는 공들여 만들어실시도 모르는 방법을 제시할지도 모른다.

패러다임이 학문분야의 가장 안정된 요소이기는 하지만 그것이 공들여 만들어지고 수정됨에 따라 그 요소는 시간과 더불어 서서히 변화할지도 모른다. 때로는 패러다임의 변화는 급진적 변환에 관여하고 Kuhn(1970)은 그것을 대혁명(revolution)이라 불렀다. 이것이 일어나는 것은 핵심적 구성개념, 관점, 가치가 주된 재 정의를 경험할 때이다. 이러한 패러다임의 전체적인 변화는 전문직의 깊은 문화에서의 변환을 의미한다. 즉, 신념, 전망, 전문직의 구성원에서의 가치 변화이다. 이하의 단원에서 나는 그러한 급진적 변환이 어떻게 작업치료의 역사 속에 일어났는가에 대해서 논의한다.

한편, 실행의 개념 모델은 끊임없이 변화한다. 실행에의 모델의 응용과 연구는 모델의 끊임없는 변경을 가져오는 피드백을 제공한다. 모델은 클라이언트의 모집단(population)의 변화, 건강관리 공급 상황의 변화, 연구의 결과, 치료적 일에서부터 나오는 기타의 실제적 요구에 반응하기 위해 패러다임보다 빨리 변화할 필요가 있다.

패러다임은 이 변화의 한가운데에서 이 분야가 안정성을 유지하도록 한다. 즉, 이 분야는 새로운 개념을 발전시키고 그 기술을 확대하는 동안에 그 가장 중요한 특징을 유지할 수 있다. 새로운 지식은 발달할 수 있고, 패러다임이라는 보다 크고 보다 안정된 문화의 범위 내에서 사고는 변화할 수 있다. 이와 같이 패러다임과 모델은 모두 그 학문분야 안의 변화를 완화시킨다. 그 모델이 항상 바뀌고 있는 동안에도 그 분야의 핵심적 문화는 비교적 일정하다.

결론 (Conclusion)

이 단원에서 나는 이 분야의 개념적 기초가 작업치료에 관련되는 3개의 상이한 종류의 지식에 반영되고 각각 상이한 목적을 위해 사용된다고 주장하였다. 작업치료의 패러다임은 이 분야의 기본적 관점이다. 그것은 그 전문직의 구성원이 공유하는 전제, 관점, 가치에 의해서 명백해지는 전문직의 문화를 구성한다. 개념적 실행 모델은 이론을 구축하고 실행을 유도한다. 다양한 모델은 어떤 범위의 현상에 초점을 맞추고 다양성(diversity)을 제공하는 것에 반해서 패러다임은 통일(unity)을 위한 힘이다. 패러다임과 모델은 서로 영향을 준다. 패러다임은 안정성과 항상성을 제공한다. 그것은 연구와 실행으로부터의 정보를 이용할 수 있게 됨에 따라 끊임없이 개정되고 모델보다도 매우 천천히 바뀐다. 관련지식은 그 분야의 특유한 패러다임과 모델에 기초한 지식을 보완한다.

다음 단원에서 나는 이 분야의 패러다임 발전의 역사를 연대순으로 기록하고 그 기원으로부터 그 전문직의 이야기를 하게 된다. 제4장에서는 작업치료 분야의 현대 패러다임을 본다. 이후의 단원은 몇 가지의 실행의 개념모델을 설명하고 비평하도록 할 것이다. 이 단원에서 서술된 지식의 조직화가 그 틀로서 사용된다.

참고문헌

Albrecht, GL, Seelman, KD & Bury, M. (eds.). (2001). Handbook of Disability Studies. Thousand Oaks, CA: Sage Publications.

Barnett, R. (1997). Higher Occupational Education: A Critical Business. The Society for Research into Higher Education. UK: Open University Press.

Christiansen, C. (1981). Toward resolution of crisis: Research requisites in occupational therapy. Occupational Therapy Journal of Research, 1, 115–124.

Clark, F. (1993). Occupation embedded in a real life: Interweaving occupational science and occupational therapy. American Journal of Occupational Therapy, 47(12), 1067–1078.

Clark, FA, Parham, D, Carlson, ME, et al. (1991). Occupational science: Academic innovation in the service of occupational therapy's future. American Journal of Occupational Therapy, 45(4), 300–310.

Dickoff, J, James, P & Wiedenbach, E. (1968). Theory in a practice discipline. Nursing Research, 17, 415–435.

Fleming, MN et al. (1987). Occupational Therapy: Directions for the Future. Rockville, MD: American Occupational Therapy Association.

Hammel, J, Finlayson, M, Kielhofner, G, et al. (2002). Educating scholars of practice: An approach to preparing tomorrow's researchers. Occupational Therapy in Health Care, 15(1/2), 157–176.

Higgs, J & Titchen, A. (eds.). (2001). Practice Knowledge and Expertise in the Health Professions. London: Butterworth Heinemann.

Kielhofner, G. (2002). Knowledge development in occupational therapy: Directions for the new millennium. Keynote address at the World Federation of Occupational Therapy Conference, Stockholm, Sweden.

Kielhofner, G & Gillette, N. (1979). The impact of specialization on the professionalization or the survival of occupational therapy. American Journal of Occupational Therapy, 33(1), 20–28.

Kuhn, T. (1970). The structure of scientific revolutions (2nd ed.). Chicago: University of Chicago Press.

Labovitz, DR & Miller, RJ. (1986). Commentary: Organization of knowledge in occupational therapy: A proposal and a survey of the literature. Occupational Therapy Journal of Research, 6, 85–92.

Leder, D. (1990). The Absent Body. Chicago: University of Chicago Press.

Longmore, PK. (1995). The second phase: From disability rights to disability culture. The Disability Rag and Resource, Sept/Oct, 4–11.

Macintyre, A. (1980). Epistemological crises, dramatic narrative, and the philosophy science. In Gutting, G. (ed.). Paradigms and revolutions; appraisals and applications of Thomas Kuhn's philosophy of science (pp 54–74). South Bend, IN: University of Notre Dame Press.

MacKinnon, C. (1991). From practice to theory, or what is a white woman anyway? Yale Journal of Law and Feminism, 4 (13), 13–22.

Mattingly, C & Fleming, MH. (1994). Clinical Reasoning: Forms of Inquiry in a Therapeutic Practice. Philadelphia: F.A. Davis.

Maxwell, N. (1992). What kind of inquiry can best help us create a good world? Science, Technology, and Human Values, 17, 205–227.

McColl, MA, Law, M & Stewart, D. (1993). Theoretical Basis of Occupational Therapy. Thorofare, NJ: Slack, Inc.

Mosey, AC. (1981). Occupational Therapy: Configuration of a Profession. New York: Raven Press.

Mosey, AC. (1985). A monistic or a pluralistic approach to professional identity. American Journal of Occupational Therapy, 39(8), 504–509.

Mosey, AC. (1992). Applied Scientific Inquiry in Health Professions. Rockville, MD: American Occupational Therapy Association.

Oliver, M. (1996). Understanding Disability: From Theory to Practice. London: St. Martin's Press.

Schon, DA. (1983). The Reflective Practitioner: How Professionals Think in Action. New York: Basic Books.

Scotch, R. (1988). Disability as a basis for a social movement: Advocacy and the politics of definition. Journal of Social Issues, 44(1), 159–172.

Shapiro, J. (1994) No Pity: People With Disabilities Forging a New Civil Rights Movement. New York: Times Books.

Toombs, SK (1993). The Meaning of Illness: A Phenomenological Account of the Different Perspectives of Physician and Patient. Boston: Kluwer Academic Publishers.

Tornebohm, H. (1985). Reflections on practice-oriented research. Goteborg, Sweden: University of Goteborg.

Tornebohm, H. (1986). Caring, Knowing and Paradigms. Goteborg, Sweden: University of Goteborg.

West, W. (1984). A reaffirmed philosophy and practice of occupational therapy for the 1980's. American Journal of Occupational Therapy, 38(1), 15–23.

Wiemer, R. (1979). Traditional and nontraditional practice arenas. In Occupational Therapy: 2001, pp. 42–53 [monograph]. Rockville, MD: American Occupational Therapy Association.

Zemke, P & Clark, F. (eds.). (1996). Occupational Science: The Evolving Discipline. Philadelphia: F.A. Davis.

제 3 장

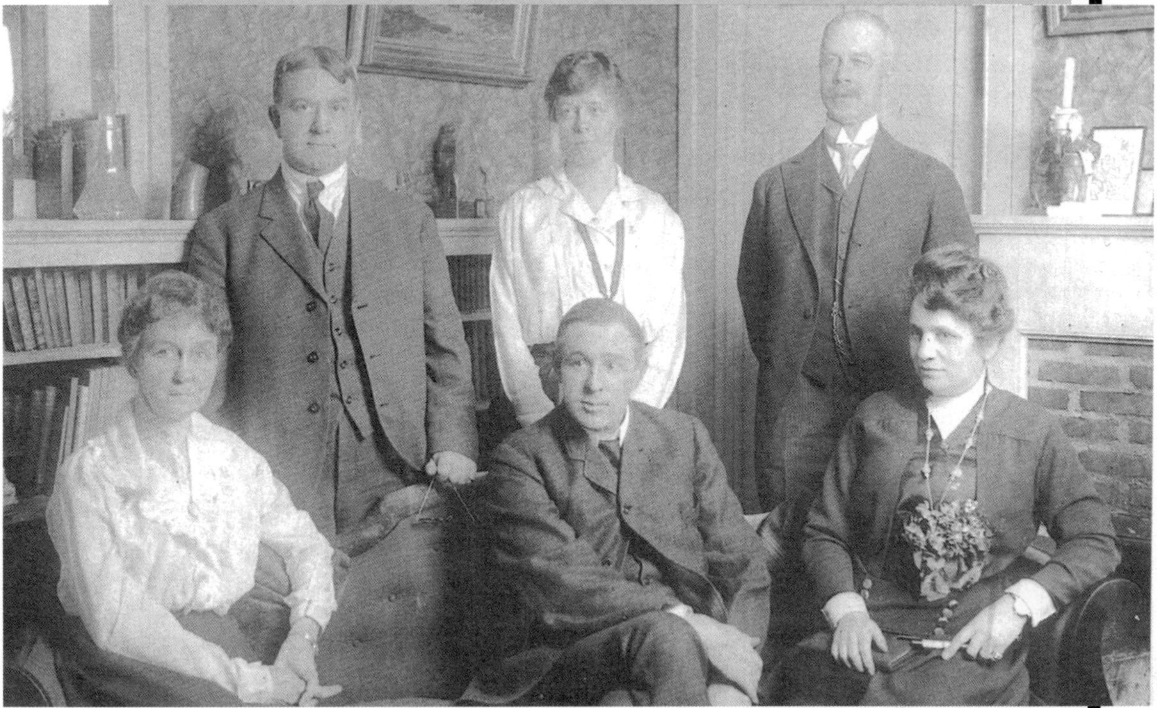

작업치료 지식의 발전
(The Development of Occupational Therapy Knowledge)

1917년에 소수의 사람들이 전미국 작업치료 추진협의회를 결성하기 위해 모였다. 이 사건은 일반적으로 북미에서의 작업치료의 공적인 출발점이라고 보고 있다. 실제로는 이 회합에 앞서서 다른 중요한 성과가 이룩되어 있었다. 이미 작업치료 서비스는 병원이나 다른 영역에서 제공되고 있었다. 작업치료사의 양성은 이미 시작되고 있었다. 작업치료에 관한 몇 권의 책과 다수의 논문이 이미 저술되고 있었다. 이 모임은 작업치료 실행의 발전과 실적에 관한 공적인 의미에서의 지식의 공유를 위해서 만들어졌다. 하나의 통일적인 사고를 통해 작업치료사가 된 다양한 전문적 배경을 가진 사람들이 한데 모였다. 이 사고는 이 분야의 초기의 문헌 중에서 많은 형태로 명료하게 표현되었고 그 실행에서 표현되었다. 1915년의 "우리들의 손의 작업(The Work of Our Hands)"이라 이름 붙여진 책은 초기의 작업치료의 관점을 깔끔하게 제시하고 있었다.

클라이언트가 자신의 손으로 어떠한 일에 수행할 때 그녀는 발견한다. 그녀는 새로운 경로를 따라서 자기의 길을 발견한다. 그녀는 일의 존엄성과 만족감에 대해서 무언가를 배우고 전체적으로 보다 단순하고 보다 건강한 생활이라는 사고를 얻는다. 이것은 그 자체로는 좋지만 보다 양호하고, 열린 마음은 새로운 관점, 새로운 희망 그리고 신뢰를 갖게 한다. 아주 진정한 의미에서 (인간의) 창조자를 만들고……, 그들을 세계의 위대한 힘을 가진 일족(kin)으로 만든다는 양손으로 단순하고 효과적인 일을 하는 것에서 그 의미를 찾을 수 있다. 존엄성과 단순성의 그러한 기초로부터 무언가를 가능하게 한다. 많은 빈곤한 굶주림에 고통 받는 자연은 풍요롭고 충만한 것이 된다. 이 모두는 새로운 근육활동으로부터 나올지도 모르는 실제의 신체적 이득 이외에 있다(Hall & Buck, 1915, pp. 57-58).

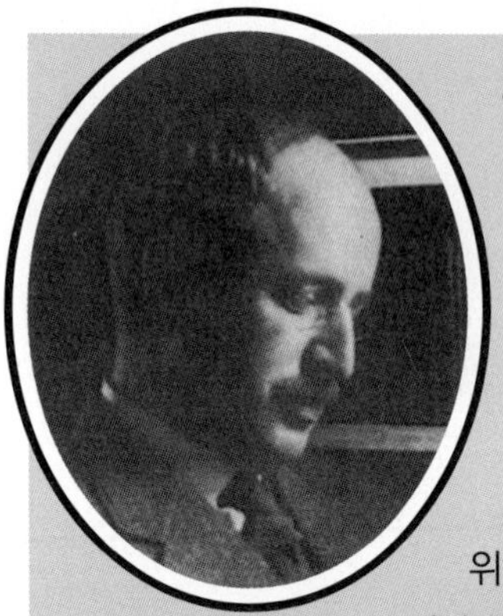

허버트 제임스 홀(HERBERT JAMES HALL)

허버트 제임스 홀(Herbert James Hall)은 1870년에 뉴햄프셔에서 태어났고 1895년에 하버드대학 의학부를 졸업하여 일반 개업의가 되었다. 그는 매사추세츠주 마블헤드에서 개인 개업의가 되었으나 머지않아 다양한 형태의 정신장애를 가진 사람들의 문제에 관심을 보였다. 1904년에 홀과 여류 공예가 제시 루터(Jessie Luther)는 "Handcraft Shops"라 불리는 요양소(sanatorium)를 시작하였다. 1905년에 홀은 작업의 치료적 사용을 연구하기 위해 하버드대학으로부터 조성금(grant)을 얻었다(Peloquin, 1990; Presidents of the AQIA, 1967). 이 조성금은 신경쇠약에 걸린 사람들에 대한 홀의 일에 바탕을 두었었는데 이것은 현대생활의 과도한 긴장과 관련된 부적절하거나 잘못 유도된 습관으로부터 초래된 것이라고 홀은 생각하였다(Creighton, 1993; Hall, 1915; Quiroga, 1995). 홀은 연구를 통해서 신체적, 정신적 및 도덕적인 건강은 작업을 통해서 회복되고 유지할 수 있다는 것(즉, 건강한 활동패턴과 연관성이 있다)을 제시하였다(Quiroga, 1995).

1912년에 홀은 요양소를 마블헤드의 데보 맨션으로 옮겨서 이전의 연구를 작업치료사와의 공동으로 발전시키고, 그의 원칙을 계속 응용하였다(Presidents of the AQIA, 1967; Quiroga 1995). 이 요양소는 그 주된 치료적 접근으로서 미술과 공예를 사용하였다. 홀은 치료적인 사용을 위해 뜨게질, 도예 제작, 시멘트작업이라는 예술적인 공예를 선호하였다(Hall & Buck, 1915; Hall & Buck, 1916). 홀은 신체적 및 정신적인 자극의 최적의 수준을 나타내기 위해서는 환자에게 수공예에 참여시켜 게으름과 고립에 빠지거나 회피하고 낙담하는 것을 방지하는 것이라 생각하였다(Quiroga, 1995).

홀은 휴식과 정렬적인 일이 신경쇠약과 같은 정신장애의 증상을 효과적으로 경감하는 것은 아니라고 생각하였다.

그는 궁극적으로 일, 놀이, 휴식의 시기를 교체하는 일상의 일(routine)을 달성하기 위해 점진적으로 큰 노력을 요하는 작업을 사용하였다(Creighton, 1993; Hall & Buck, 1916; Quiroga, 1995). 그는 과제의 요청에 기초하여 수공예에 단계를 부여함으로써 그 분류 시스템을 개발하였다. 환자는 주의집중시간, 협동성, 수공예의 숙달에서 개선을 보인 것처럼 향상되어갔다(Creighton, 1993). 이와 같이 홀은 점진적이고 단계적인 작업을 사용하므로써 환자가 좌절에 빠지거나 지루함이 없이 서서히 정신상태를 개선시키게 되었다. 홀은 또한 작업이 환자의 사고를 병으로부터 벗어나게 하도록 도움이 되는 도구라고 주장하였다. 그는 그들의 좌절감을 바꿔놓은 수공예를 통해서 환자가 창조라는 성공을 경험한다고 제안하였다. 단계 부여된 과제, 균형이 잡힌 일상, 그리고 기분전환이라는 개념은 초기의 작업치료의 중심적 테마가 되었다.

홀은 작업치료의 책을 세 권 출판하였으나 그 중 두 권은 교사이고, 여류 공예가인 메르티스 벅(Mertice M. C. Buck) 여사와의 공동 집필이었다. 그는 이 전문직을 촉진하기 위한 견인차로서 "Modern Hospital" 지에 "Occupational Therapy and Rehabilitation"(작업치료와 재활) 편집부를 만들었다(Presidents of the AOTA, 1967). 이후 홀은 1918년 보스턴에 작업치료 양성소를 만들었다(Hall & Buck, 1915; Hall & Buck, 1916; Presidents of the AOTA, 1967; Quiroga, 1995).

1921년에 홀은 전미국 작업치료 추진협회장으로 선출되었고 임기 중에 미국작업치료협회(AOTA)라 이름을 바꾸게 되었다. 1923년에 홀은 오랜 병환 끝에 53세로 별세하였다(Quiroga, 1995).

과학적인 실행으로서 또한 하나의 전문직으로서 작업치료의 진보에 더하여 이 분야의 최초의 작업 패러다임이라는 지식기반과 이론적 의견에 크게 공헌하였다. 1920년대에 그는 작업치료의 분야를 합법화하는 것을 지원하고 전통적인 정신병원 밖에서의 그 이용을 촉진하였다.

초기의 작업치료의 실행에서의 관점과 실현은 중요한 정체성을 주었다. 그들은 능력에 장애가 있는 사람들의 문제를 보고 다루는 새로운 특유한 방법을 반영하였다. 더욱이 이 분야가 그 자체를 유용한 서비스라 정의를 내리고 그것에 의해서 건강관리 시스템에서의 장을 발견하게 되었다. 작업치료가 성취한 것은 최초의 패러다임의 구축이었다.

이 단원에서는 작업치료 패러다임의 전개를 탐구한다. 그렇게 함으로써 작업치료의 이론과 실행이 출현한 이야기와 그 주류의 사고의 변천을 이야기한다. 다음에서 설명할 것은 정체성의 변화에 관한 것이다.

패러다임의 발전 (Paradigm Development)

최근 작업치료의 구성원이 패러다임을 만들려고 착수한 것은 아니다. 오히려 그들은 기본적인 사고를 조작하여 그들이 하고 있는 것의 가치를 설명하고 지원을 얻어 그들이 어떻게 하는가를 알고 있다는 것을 다른 사람들에게 알리려고 하였다. 그럼에도 역시 패러다임의 구축은 사람들이 위에서 언급한 과제를 달성할 때에 결과로서 일어난다.

Kuhn(1970)은 물리학의 연구로부터 패러다임은 확인할 수 있는 여러 단계에서 성장한다고 결론을 내렸다(그림 3-1 참조). 전패러다임(preparadigm) 기간 동안에 어떤 분야의 형성을 유발하는 생각이 처음으로 나타난다. 학문분야의 구성원이 공통의 생각을 명료하게 표현하고 동의함에 따라 나중에 패러다임은 형성된다.

패러다임은 시간과 더불어 바뀔지도 모른다. Kuhn(1970)에 따르면 하나의 패러다임으로부터 또 다른 패러다임으로의 전환은 학문분야의 구성원이 낡은 패러다임의 지도적 원리를 거부하는 가운데 위기라는 중간적인 상태를 초래한다는 것이다. 패러다임의 거부는 강력한 제3자

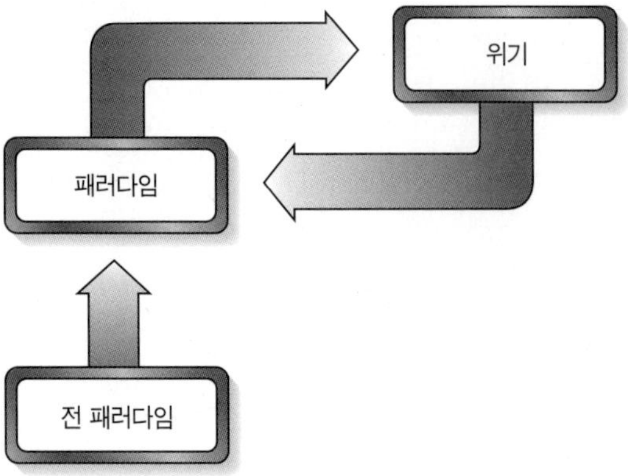

그림 3-1. 패러다임의 발전 단계.

에 의한 비평이나 그 분야 내에서 새로운 문제를 다루는 기존 패러다임의 무능력이라는 이유로 일어날 수 있다. 패러다임이 어떤 분야의 기본적 문화와 관념적 관점이기 때문에 구성원은 그 패러다임이 제공하는 사고방법과 시행방법을 포기하도록 동요된다. 일상적인 언어에서는 우리들은 패러다임의 전환은 정신과 마음의 변화를 나타낸다고 말할 수 있을 것이다. 이것이 전환의 위기라 불리는 이유이다.

새로운 패러다임이 명료하게 표현되고 받아들여졌을 때 위기는 끝난다. 중요한 것은 전문직에서의 패러다임의 전환은 구성원이 공유하는 실행의 정체성감과 관점을 바꾸는 것이다. Kuhn(1970)은 이 개념상의 전환을 일으키는 극적이고 관념적 재구성을 의미하는 용어로 "혁명(revolution)"이라 했다. 작업치료는 그 자체의 혁명을 시행한 것이다.

패러다임의 변화에 관한 Kuhn의 명제는 과학 또는 지식이 천천히 점증적으로 발달하며 새로운 사실은 이미 존재하는 지식의 바탕에 축적된다는 생각에 반론을 제기하였다. 오리려 근본적인 관점에서 볼 때, 어떤 분야는 급진적인 변화를 겪을 수 있다. 이것이 일어날 때 그 분야는 이전의 지식을 재해석해야 한다. 즉, 그 분야의 구성원(전문가)들이 옳다고 생각했던 사실이나, 적절하다고 여긴 관점이 어떤 이유에서건 오류가 있다는 점을 인정한다는 것이다. 낡은 패러다임으로부터 새로운 패러다임으로의 변화는 이 분야의 구성원에게 이른바 새로운 관점으로의 전환을 거쳐 신념의 비약을 필요로 한다. Macintyre(1980)는 낡은 관점에서부터 새로운 관점으로의 변화가 하나의 스토리로 구성된다고 지적한다. 즉, 어떤 학문분야의 구성원이 사물을 보는 하나의 기본적인 방법을 또 다른 것을 위해 포기할 때 그것은 낡은 방법으로 세계를 보는 동시에 새로운 방법이 우수하다고 보는 것이 어떻게 가능한지를 이해하기 위해서이다. 따라서 어떤 분야에서의 일련의 패러다임을 이해하기 위해 사람은 전문직의 본질, 목적, 실행적인 관심, 가치에 대한 관점 바꾸는 것에 대한 연결성을 파악해야 한다. 그 패러다임의 발전 중에서 작업치료의 정체성이 발견될지도 모른다. 그러므로 이 역사는 작업치료의 본질을 추적하는 것이다.

도덕적 치료 전패러다임 (The Moral Treatment Preparadigm)

18세기와 19세기에 최초로 유럽에서 일어나고, 다음으로 북미에서 일어난 정신장애인에 대한 치료적 접근을 도덕적 치료(moral treatment)라 한다. 이 접근은 계몽주의의 인도주의적 철학의 영향을 받고 있었다(Magaro, Gripp, & McDowell, 1978). 도덕적 치료의 중심적 전제는 다양한 일상생활 과제와 일상생활에서의 일어난 일에 참여하는 것이 사람을 보다 건강하고 만족스런 기능상태로 회복할 수 있다는 것이었다. 작업치료의 가장 중요한 뿌리는 도덕적 치료에서 발견되었다(Bing, 1981; Bockoven, 1972; Dunton, 1915; Licht, 1948). 초기의 작업치료사는 도덕적 치료의 저서로부터 기본적인 개념이 유도되고 그리고 초기의 작업치료의 실행은 그 치료적인 개념과 실행을 반영하고 있다. 우리들은 도덕적 치료을 작업치료의 전 패러다임(preparadigmn)이라 생각할 수 있다.

도덕적 치료의 제안자는 사람들이 정신장애를 갖게 된 것은 그들을 생활의 주류에서부터 벗어나게 한 잘못된 생활습관을 채택함으로써 외압에 굴복하였기 때문이라고 생각하였다. 더욱이 그들은 사회가 정신장애인이 만족할 수 있는 생활패턴으로 복귀하는 것을 지원할 의무가 있다고 생각하였다. 치료적 접근은 정신질환을 가진 사람이 자기조절의 수단을 보유하도록 하고, 치료가 자신의 행위에 달렸다는 가정에 기초를 두고 있었다. 이와 같이 "다양한 작업의 참여는 환자가 자기의 장애에 대한 조절을 유지할 수 있도록 하였다(Bing, 1981, p.504)". 도덕적 치료은 환경요법이었다. 신체적, 시간적, 사회적인 환경은 그 사람의 생활의 잘못된 습관을 고치기 위해 설계되었는데 그것은 정신장애의 중심 요인이라 생각되었다. 교육, 일상생활 과제, 일, 놀이라는 작업에의 참여는 사람을 건강한 생활습관으로 회복하기 위해 사용되었다(Bockoven, 1972).

19세기의 중엽에 이르러서는 도덕적 치료가 위기를 맞게 되었다. 이민의 커다란 물결에 의한 급속한 인구증가는 주립병원의 과도한 혼잡으로 연결되었다. 사회적 다윈주의(social Darwinism)와 그 "적자생존"이라는 사고는 정신병원 안의 그 사람들에 대한 편견과 결부되어 정신장애인을 치료하기 위한 사회의 관심이 감소되기 시작하였다. 주립병원이 과밀해지고 자금이 부족해짐에 따라 도덕적 치료은 사람들을 주로 입원실에 수용하게 된 보호적 모델(custodial model)로 전락하였다(Bockoven, 1972; Magaro, Gripp, & McDowell, 1978).

도덕적 치료의 중심적 전제는 다양한 일상생활 과제와 일상생활에서의 일어난 일에 참여하는 것이 사람을 보다 건강하고 만족스런 기능상태로 회복할 수 있다는 것이었다.

작업 패러다임 (The Paradigm of Occupation)

20세기 초에 다양한 사람들(예컨대 의사, 간호사, 건축가, 수공예가)이 질병이나 장애를 가진 사람들에 대한 치료에 있어 도덕적 치료의 원리를 다시 사용하기 시작하였다. 그들은 작업치료로서 알려지게 된 새로운 치료를 탄생시켰다. 이들의 초기의 리더들이 질병

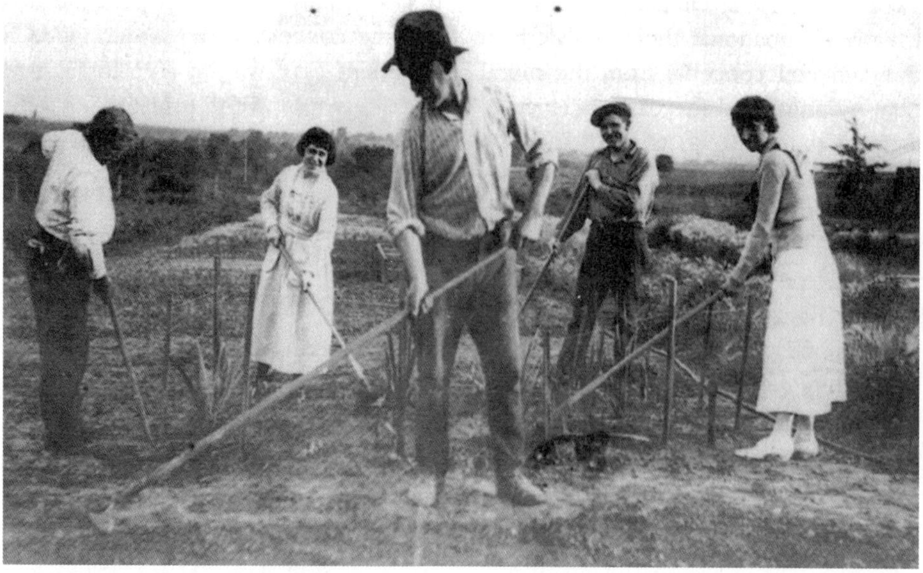

초기의 작업치료에서는 정신병원의 클라이언트는 정원이나 숲에 나무를 심는 작업이라는 옥외에서의 생산적인 작업에 종사하였다.

으로부터의 회복과 장애에 대한 조정에 영향을 주기 위해 작업을 사용한다는 원칙을 개발하고 설명함에 따라 그들은 최초의 패러다임을 구성하는 요소를 만들어내었다.

패러다임이 핵심적 구성개념, 초점을 맞춘 관점, 통합하는 가치로 구성된다는 것은 이전의 단원에서 설명하였다. 핵심적 구성개념은 이 분야의 기본적 테마를 반영한다. 초점을 맞춘 관점은 이 분야의 구성원이 관심을 갖고 있는 현상을 개념화하는 방법이다. 통합하는 가치는 실행에서 중요한 것을 명시한다. 이들의 요소는 모두 이 분야에 정체성을 주고 구성원을 그들의 일의 공유된 관점으로 결부시키는 기본적이고 개념적인 관점과 전문직의 문화를 형성하게 되었다.

작업치료 분야의 초기에서 40년에 이르기까지 많은 문헌에서 이 분야의 핵심적 구성개념, 초점을 맞춘 관점, 통합하는 가치에 관해서 정의하고 있다. 저자들은 실행을 인도하고 다양한 그룹의 사람들을 새로운 학문분야로 만들어낸 작업 패러다임을 명료하게 표현하였다.

핵심적 구성개념 (Core Constructs)

Meyer(1922)는 이 분야의 공적인 잡지인 "Archives of Occupational Therapy"의 창간호 논문에서 인간의 생활에서의 작업의 역할에 관한 핵심적 구성개념을 명료하게 표현하였다.

> 우리가 생각하는 인간이란 현실세계에서 활발한 활동 즉, 자신을 둘러싼 환경과 조화롭게 생활함으로써 스스로 균형 있는 삶을 유지하는 유기체이다.

이 구성개념은 인간이 필요로 하는 것이 무엇인지를 확인시켰다. 더욱이 그것은 작업에의 참여가 인간의 마음과 몸을 형성한다고 지적하였다.

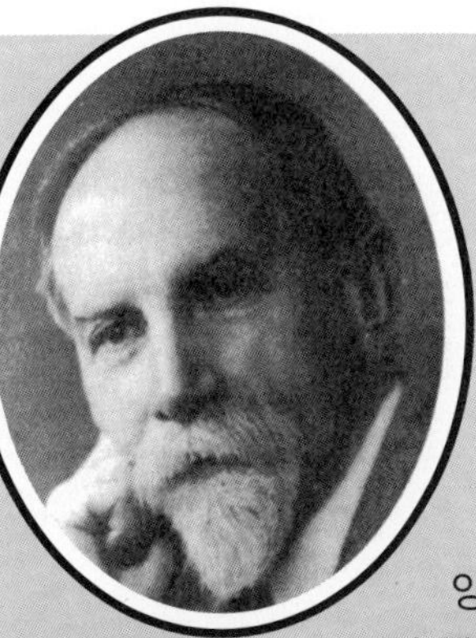

아돌프 메이어(ADOLF MEYER)

아돌프 메이어(Adolf Meyer)는 미국의 정신의학과 작업치료의 발전에서 매우 중요한 인물이었다. 그는 태어나서 자란 스위스에서 의학박사 학위를 받고 신경학의 영역에 초점을 맞추고 있었다. 1892년에 시카고로 이주한 후에 그는 일리노이주의 캔카키 주립병원에서 병리학자로서 일하기 시작하였다. 메이어는 어머니의 정신장애의 영향을 받아 정신과의 문제에 대한 관심을 가졌다. 그는 코넬의과대학이나 매사추세츠의 클라크대학과 같은 장소 즉, 뉴잉글랜드에서 계속 일하였다. 존스홉킨스대학에서는 헨리 필립스 정신과진료소의 책임자가 되고 거기서 작업치료 서비스를 전개하기 위해 엘레노아 클라크 슬레이글과 협업하였다. 메이어는 프로이드(Freud)나 융(Jung)을 만나서 일반적으로는 정신분석학을 지지하였으나 그는 그 신조의 몇 가지에 대해서는 회의적이었다(Quen & Carison, 1978). 프로이드의 무의식을 강조하는 것은 상식적인 정신의학이라는 메이어의 개념과는 모순이 되었다. 메이어는 마음과 몸의 연관성과 행위에 대한 사고의 연관성을 강조하였다. 클라이언트의 과거를 조사하는 것에 대한 프로이트의 강조와는 대조적으로 메이어는 면접과 관찰을 통한 클라이언트의 현재의 상태와 생활하는 것에 의한 건강한 패턴을 계발하는 것에 집중하였다(Lidz, 1985).

메이어는 또한 정신장애가 오로지 뇌의 이상에만 기인한다는 견해에 의문을 가졌다. 그는 환경의 역할을 강조하고 신체가 감정에 영향을 미치는 것과 마찬가지로 사람의 감정이 신체에도 영향을 미친다는 것을 강조하였다.

메이어는 정신의학적 장애를 사람의 기질과 생활경험에 의존하는 행동, 행위 그리고 감정의 패턴으로서 보았다(Meyer, 1931). 메이어는 정신병리학에 집중하기보다도 습관패턴, 문제해결 그리고 사고의 부정적인 패턴이라는 클라이언트로 바꿀 수 있다는 것을 강조하였다(Lidz, 1985). 메이어는 또한 각각의 클라이언트의 특유한 생활 이야기의 중요성과 그것이 어떻게 개인의 태도, 행동, 생활상황에 반영하였는가라는 것을 강조하였다(Winters, 1951). 그는 생활패턴을 시간에 의해서 요약하는 차트로서 생활 이야기를 묘사하도록 권장하였다. 메이어는 정신장애의 큰 구성요소가 불완전한 습관의 발달과 관계가 있다고 주장하였다. 그는 클라이언트가 이들의 습관을 인식하여 바꾸는 것을 지원함으로써 그들을 지원할 것을 강조하였다(Kielhofner & Burke, 1977). 그는 정신장애인의 치료의 중요한 부분이 "일, 휴식, 놀이 그리고 사회화의 체제의 발달을 지지하는 것"에 있다고 주장하였다(Meyer, 1931, p.170). 메이어는 또한 클라이언트가 자기들에게 의미가 있는 일을 할 필요가 있다는 것을 강조하였다(Winters, 1952). 메이어의 사고는 초기의 작업치료를 의미 있게 형성하였다.

Meyer와 또 한사람의 의사이고 이 전문직의 초기의 리더이었던 William Rush Dunton, Jr.는 작업이 존재하고 생각하고 시행하는 양식(mode) 사이에서 변경된다고 주장한 두 번째의 구성개념을 명확히 표현하였다(Dunton, 1919; Meyer, 1922). 초기의 리더들은 창조성, 여유 있는 오락, 심미적인 관심, 흥겨움, 딱딱한 작업 사이의 균형이 건강의 중심이라고 주장하였다(Dunton, 1919; Kinder, 1930; Meyer, 1922). 따라서 건강한 생활은 시간의 일상적인

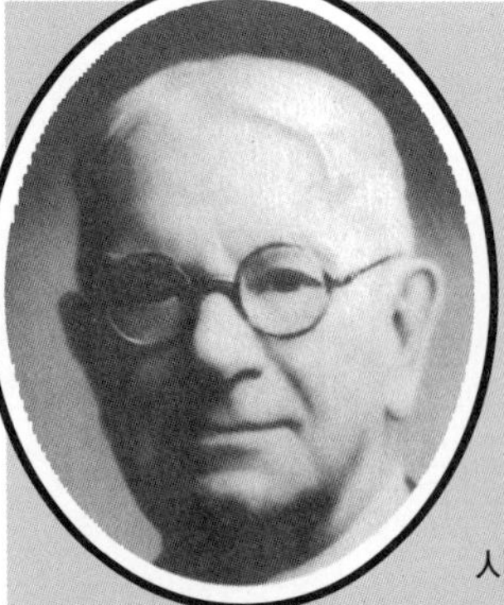

윌리엄 러시 던튼 주니어(WILLIAM RUSH DUNTON, JR.)

윌리엄 러시 던튼 주니어(William Rush Dunton, Jr.)는 필라델피아의 체스트넛 힐에서 태어났다. 그는 숙부의 이름을 따서 이름이 지어졌다(Licht, 1967). 그는 펜실베이니아대학에서 의학의 학위를 취득하고 메릴랜드의 정신장애인을 위한 사립병원인 쉐퍼드 수용시설에서 일하기 시작하였다. 던튼은 도덕적 치료의 저자이고 영국의 요크 수용소의 창시자인 듀크의 저서, 그리고 미국의 정신의학의 아버지이고 도덕적 치료의 초기의 제안자인 벤자민 러시의 저서 등 정신의학에 관한 많은 양의 독서를 하였다. 도덕적 치료의 원리에 접촉하게 된 것은 던튼에게 초기의 작업치료의 발달을 유도하기 위한 기초를 제공하였다. 1912년에 그는 쉐파드 수용시설의 작업의 책임자로 임명되고 그 후에 치료적 작용요인으로서의 작업을 이해하기 위해 그의 시간과 정력의 대부분을 바쳤다.

1915년에 던튼은 “작업치료 : 간호사를 위한 입문서”를 출판하였고 그리고 1919년에 작업치료의 기본적인 원리를 개략적으로 해설한 “기능작업치료”라는 2권째의 책을 출판하였다. 던튼은 “작업치료”라는 용어를 최초로 착상하여 최초로 사용한 사람이다(Bing, 1967). 그는 1917년의 전미국작업치료추진협회의 최초의 창설자의 한 사람이 되고 1년 후에는 회장으로 선출되었다(Licht, 1967).

던튼은 후에 작은 사립병원인 할렘 롯지(Harlem Lodge)를 개설하고, 거기서 그는 치료의 중요한 요소로서 작업치료를 발전시켰다. 1939년에 그는 이 전문직의 잡지인 “Occupational Therapy and Rehabilitation”의 편집에 집중하기 위해 임상에서 떠났다. 1950년에 그는 “작업치료 : 원리와 실행”을 출판하기 위해 시드니 리히트(Sidney Licht)와 협업하여 많은 도덕적 치료의 논문을 다시 소개하였다(Dunton & Licht, 1950).

요약하면, 던튼은 이 분야의 초기의 발전에서 중요한 영향을 미쳤다. 그는 신생의 전문직에게 중요한 기초로서 도덕적 치료의 원리를 소개하였다. 그는 실행을 위한 초기의 원리와 접근을 개발하였다. 그는 미합중국의 협회의 창설자이고 리더이었다. 마지막으로 그는 자기 자신의 저서를 통해서 그리고 작업치료 최초의 잡지에서의 편집의 리더십을 통해서 작업치료 초기의 문헌에 공헌하였다.

사용을 조직화한 습관에 달려 있고 또한 반영되어 있다고 간주되었다(Meyer, 1922). 습관은 기본적인 리듬과 생활의 균형을 조절하였다. 이들의 습관은 매일의 작업에서의 진행되는 일의 종사하므로써 유지되었다.

세 번째의 구성개념은 정신과 신체가 복잡하게 결합되어 있다는 주장이었다. 정신 · 신체의 통일체라는 개념은 작업이 건강하고 행복하게 느끼는 상태(well-being)를 유지하는 데에 특히 유용하다고 설명하였다. 한 개인이 작업에서 신체를 사용하고 있을 때에 그들은 과제의 창조적이고 실제적인 측면에 주의를 집중한다. 이와 같이 신체의 능력과 정신의 의지 및 의사(will)는 흥미, 가치, 달성 그리고 도전이라는 감각을 제공하는 작업을 수행함으로써 유지되었다(Dunton, 1919 ; Meyer, 1922). 도덕적 치료의 시대의 의지라는 개념은 흥미와 관여라는 감각으로 현재와 미래를 보는 능력으로 설명된다. 의사(will)는 가치와 욕구라는 명료한 감각에 기초하여 결정하는 능력을 가리키고 있었다

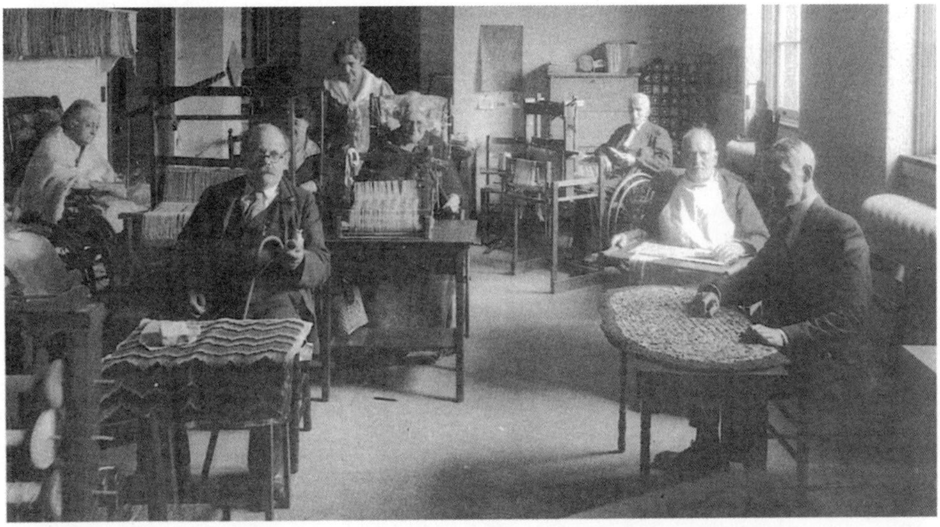

직물이나 재봉이라는 치료적 작업은 성취감과 생산성을 높이기 위해 사용되었다.

(Botton, 1919; Training of Teachers of Occupational Therapy, 1918). 작업은 신체와 정신의 각각의 완전성(integrity)을 유지하는 신체와 정신의 공동작용을 만들어내었다.

네 번째의 구성개념은 작업에의 참여가 중단되었을 때에 무엇이 일어나는가에 관한 것이었다. 작업에 관여하는 것은 인간의 본질이기 때문에, 또한 작업은 정신과 신체를 유지하기 때문에 "강제된 게으름"은 … 병든 사람의 정신 그리고 신체에 손상을 준다(줄 수 있다)(Slagle & Robeson, 1941, p.18)". 게으름(또는 작업의 결여)은 일상생활의 작업을 수행하는 능력의 저하에 수반되는 사기의 상실, 습관의 붕괴, 신체적 악화를 초래한다(Hass, 1944; Weiss, 1969). 아래의 진술은 그 관점을 예시하고 있다.

중추신경계의 장애시에는 여러가지 정신적 증상을 갖게 된다. 통증, 빈혈증, 순환장애, 불안과 우울과 같은 인상과 감정의 감각은 모두가 뇌에 전달된다…. 권태로운 상태에서는 근육의 긴장이 영향을 받아 실제로 덜 강력하게 수축하고 힘이 약해진다. 우울증 환자에서는 체중 저하와 특히 심장기능에 작용하게 된다. 어떠한 특정의 신체부위에 초점을 맞춘 지속된 주의는 실제로 그 병적 상태를 증가시킬지도 모르므로 병적인 자기반성은 특히, 사고(thinking)의 악순환을 만들어낸다.(Training of Teachers for Occupational Therapy, 198, p.35).

앞서 설명한 것처럼 게으름의 부정적 영향은 각각이 다른 것에서의 문제를 확대시킴으로써 신체와 정신의 양자에 침투한다.

마지막의 구성개념은 작업이 신체와 정신을 유지하기 위해 상실된 기능을 재생하기 위한 치료적 도구로서 특히 적합하다는 주장이다. 그것이 정신과 신체를 결합시키는 기능의 연습을 필요로 하므로 작업은 잘 조직화하는 힘이라고 인식되었다(Dunton, 1919; Kidner, 1930; Training of Teachers for Occupational Therapy, 1918). 작업은 개인이 정신적이고 신체적인 능력을 사용하도록 장려하고 신체적이고 정신적인 고통으로부터의 기분전환을 제공

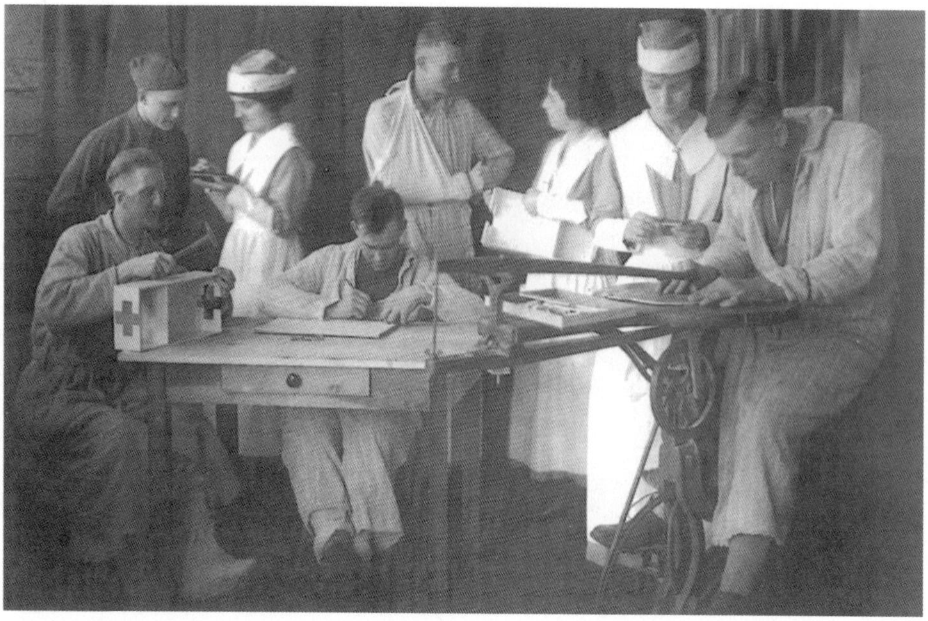

작업치료는 제1차 세계대전에서 부상한 병사의 심리적, 신체적 외상으로부터의 회복을 지원하는 재활의 중요한 구성요소이었다.

한다고 생각되었다. Slagle & Robeson(1941)은 다음과 같이 말했다.

> 우리들의 마음을 즐거움과 경쟁적인 놀이로 열중하게 하고 그리고 우리들의 근육, 신경, 기관이 의식적인 생각 없이 기능을 지속하게 하자 — 그러면 우리들의 신체적인 운동은 이에 상응하여 보다 유익해질 것이고, 활발한 운동과 신체의 온화한 온기는 우울하고 성미가 까다로운 환자의 기분을 변화시킬 수 있다(p.53).

초점을 맞춘 관점 (Focal Viewpoint)

초기의 작업치료의 초점을 맞춘 관점은 3개의 현상과 그들의 상호관계에 집중하였는데 그들은 정신, 신체, 환경이었다. 정신은 중요한 관심의 영역이었다. 사람에게 동기를 부여하고 태도와 사기에 영향을 주며 정신적인 약속을 통해서 신체적 활동을 끌어내는 것이 주된 테마이었다. Tracy(1912)는 사람들을 어떻게 동기부여를 하는가라는 논의에서 아래와 같이 설명하였다.

> 그가 할 것이 무언가를 발견하는 것보다 그가 할 수 있는 무언가를 발견하는 것이 용이하다. 사람은 매우 다양한 증상에서 임기응변하는 것이 필요하다. 한사람의 증상은 또 다른 사람의 증상이 아니라는 것은 말할 필요도 없다. 타인의 아름다움이나 그들의 도움이 필요한 것에 대한 호소는 칭찬, 경쟁 그리고 보상 등의 수단을 통해 이루어질 수 있다. 구체적으로 친척(지인)에 대한 애정 표현, 안락한 가정, 친구에게 주는 선물, 다른 사람을 도와주는 이타적 행위, 크리스마

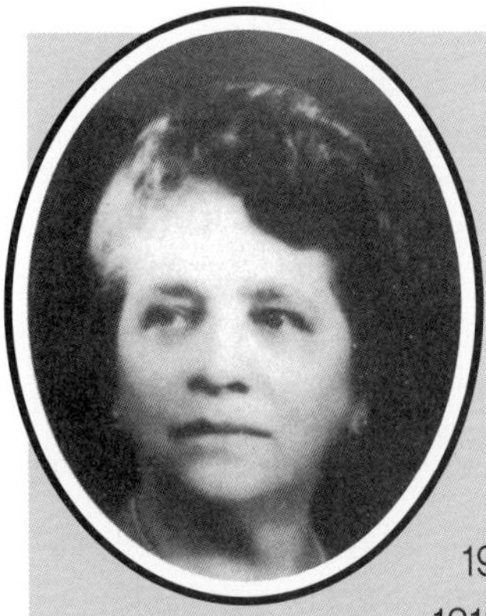

엘레노아 클라크 슬레이글(ELEANOR CLARKE SLAGLE)

엘레노아 클라크 슬레이글(Eleanor Clarke Slagle)은 대략 1871년 무렵에 뉴욕에서 태어났다. 거기서 그녀는 사립 아카데미와 고등학교를 다니고 음악을 공부하였다. 총탄에 의한 부상에 의해서 장애인이 되어 남부전쟁으로부터 돌아온 아버지, 결핵에 걸려 약물 남용의 문제를 가진 오빠, 그리고 폴리오에 걸린 후에 감정적 문제의 경험을 한 조카라는 가족의 양육자로서의 경험으로부터 그녀는 장애와 관계된 서비스에 대한 관심이 높어졌다(Quiroga, 1995).

1911년에 슬레이글은 시카고 시민자선사업학교의 풀 하우스(Full House)라는 오락과 작업의 코스에 입학하였다. 이 코스는 캔카키(Kankakee)주립병원의 부근에서 작업치료 프로그램을 개발한 아돌프 메이어의 일에 의해서 영향을 받았다. 슬레이글은 장애를 가진 사람들에 대한 부정적인 사회적 태도가 우세한 것을 유감으로 생각하여 주(state)의 기관이 정신장애인을 어떻게 치료하는가에 적극적인 관심을 가졌다. 슬레이글은 풀 하우스에서의 훈련을 마친 후 미시간과 뉴욕의 정신위생시설에서 유사한 훈련 프로그램을 조직하기 시작하고 그리고 후에 직원으로서 시카고의 풀 하우스에 복귀하였다.

다음으로 슬레이글은 볼티모어의 존스홉킨스병원에서 아돌프 메이어와 함께 있게 되고, 거기서 그녀는 작업치료부분을 창설하여 지도하였다. 1915년에 그녀는 시카고로 되돌아와서 풀 하우스의 헨리 B. 파빌(Henry B. Favill) 작업학교의 교장으로서 그리고 일리노이주 정신병원의 작업치료 책임자로서 일하였다.

혼란된 습관이 정신장애의 특징을 나타낸다고 하는 메이어의 생각에 기초하여 슬레이글은 습관과 도덕의 훈련 프로그램을 개발하였다. 만성이고 중증인 정신장애 환자를 위해 설계된 이들의 프로그램은 신변처리, 작업의 교실, 산보, 작은 그룹에서의 식사, 레크리에이션 활동, 운동이라는 24시간의 체제를 포함하고 있었다. 슬레이글은 후에 일리노이 주지사에 의해서 일리노이주 공중복지국의 작업치료 종합본부장으로 임명되었다. 그 역할에서 그녀는 주의 기관을 통해서 작업치료 서비스를 감독하였다. 1922년에 슬레이글은 뉴욕주 정신위생부의 작업치료 책임자가 되고 거기에서 그녀는 교육에서 습관훈련을 계속 촉진하였다. 그녀는 1942년에 사망할 때까지 그 지위를 맡았다.

제1차 세계대전의 발발로 슬레이글은 부상당하고 발버둥치고 피로한 병사가 귀환한다는 절박한 요청에 부응하기 위해 작업치료(기능재건 조수)의 자원봉사자를 위해 1주일간의 훈련 코스를 감독할 것을 시카고 적십자 지부로부터 요청받았다. 슬레이글은 윌리엄 러시 던튼과 함께 병사의 재활에 대한 작업치료의 긍정적인 영향에 관한 신뢰를 가지고 미국육군 서비스(American Armed Services)에 접근하였다. 궁극적으로 미국공중위생국장관은 기능재건 조수의 훈련을 위해 슬레이글을 미국육군의 고문으로 임명하였다. 6개월 내에 슬레이글은 20개의 육군병원을 순회하여 4,000명의 치료사의 훈련을 지도하였다(Schultz & Host, 2001). 미국작업치료협회(이전의 작업치료 추진 전국협회)를 위한 사무국장으로서 슬레이글은 협회의 이론상의 기반과 작업치료 교육 및 치료 프로그램의 기준을 만드는 데에 진력하였다. 1933년에 그녀는 "간호사의 작업치료 훈련의 대요(Syllabus for Training of Nurses in Occupational Therapy)"를 출판하고 그리고 1930년대 중반에 후련한 실행가의 등록 시스템과 마찬가지로 작업치료 프로그램의 인가를 위한 가이드라인을 개발하기 위해 미국의사회와 함께 일하였다.

요약하면 작업치료에 대한 슬레이글의 영향은 대단하였다. 그녀는 최초의 패러다임의 여러 개념을 형성하는 것을 주장하였다. 그녀는 실행을 위한 새로운 접근, 특히 습관훈련을 개발하였다. 그녀는 주의 기관과 육군에서 지칠 줄 모르고 작업치료의 발전을 위해 노력하였다. 그녀는 교육의 질을 보증하고 작업치료사의 자격 인가를 하기 위한 전문직 단체와 조직의 발전에 가장 영향력이 있는 리더의 한 사람이었다.

> 스 등 기념일을 위한 준비(선물 장식 등), 아이들을 돌보는 일 등을 들 수 있다(pp. 157–158).

초기의 작업치료사에 있어서 동기부여는 사람을 치료적 작업에 어떻게 종사시키는가라는 문제만이 아니라, 회복에 필요한 요소로서도 간주되었다. 예컨대, "할 의지가 없는 신체적 능력의 회복은 쓸데없는 일이라는 것을 잊지 말아라. 좋은 의료는 신체나 기관과 마찬가지로 정신의 치유를 필요로 한다…(Slagle & Robeson, 1941, p.29)"라는 경고가 있다. 따라서 작업치료의 목적은 :

> …환자 자신과 환자의 증상에 대한 환자의 병적 관심 밖의 무언가에 건전한 흥미를 만드는 것… (그리고) 병원을 퇴원한 후에 일반적인 요구와 환경에 대해서 적응할 수 있도록 그의 정신적 대토를 준비하는 것 (Training of Teachers for Occupational Therapy, 1918, p.50).

인간의 신체는 일상적인 작업의 보다 큰 패턴으로 통합된 다이내믹한 실체(entity)로서 간주되었다.

> 우리들의 신체는 추상적인 마음 또는 영혼을 부가한 기계라는 단순한 살과 뼈를 가진 것은 아니다. 우리의 신체는 살아있는 유기체를 통해서 휴식과 활동의 리듬으로 맥동하고 있다…(Meyer, 1922, p.10)

이 초점은 신체가 다양한 과제에 어떻게 사용되는지 뿐만 아니라, 그것이 일, 휴식, 레크리에이션, 수면의 규칙적인 리듬을 어떻게 필요로 하는지에 관해서도 작업치료사가 이해해야 한다는 것을 의미한다. 신체가 질병 또는 손상을 통해서 위태로워졌을 때에는 어떤 것이든 가능한 방법으로 신체를 작업에 종사시킴으로써 진행되는 퇴화를 방지할 수 있다.

능력의 장애를 가진 사람을 작업에 종사시키는 것은 창의성을 필요로 하였다. 사람이 수행하기 위해 나머지의 능력을 사용할 수 있도록 과제는 적응되어야 했다. Kinder(1930)는 과제가 작업치료 과정의 사이에 개인의 능력에 따라서 단계가 부여되어야 한다는 원칙을 설명하였다.

도덕적 치료의 제안자와 마찬가지로 초기의 작업치료사들은 환경이 작업치료의 과정의 중요한 요소라고 생각하였다. 그들은 환경이 (1) 작업과의 관계에 관한 사회적 태도[예컨대, 장인정신(craftsmanship)이나 운동가정신(sportsmanship)이라는 사고, 일의 가치]와 (2) 사람들이 일상의 생활에 참여한 작업을 포함한다고 인식하고 있었다. 작업치료는 사람들이 잠재능력을 탐구할 수 있고 일상생활에 참여하는 효과적이고 만족하는 방법에 대해서 학습할 수 있는 주의 깊게 구성된 환경이라 간주되었다. 이를 위해 사회적 및 과제의 환경은 주의 깊게 관리되었다.

작업치료사는 병원 안에서 촉진하는 환경을 제공하려고 하였다. 시간사용의 자연스런 리듬

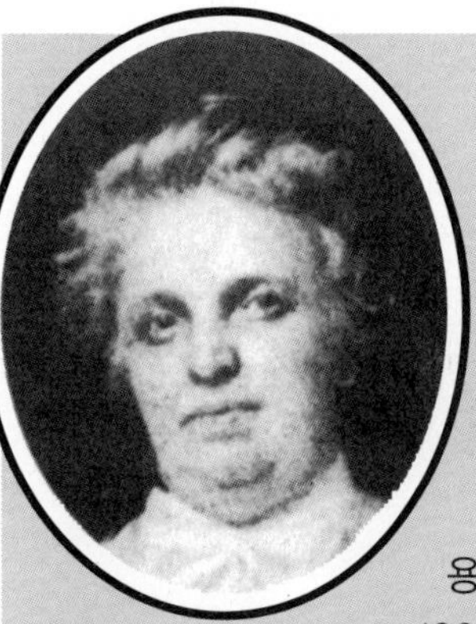

스잔 엘리자베스 트레이시(SUSAN ELIZABETH TRACY)

스잔 엘리자베스 트레이시(Susan Elizabeth Tracy)는 1878년에 매사추세츠에서 태아나고 1928년에 사망하였다. 그녀는 매사추세츠의 호메오패식 병원(Homeopathic Hospital)에서 간호학을 공부하고 1898년에 졸업하였다. 거기서 그녀는 입원기간 동안에 활동에 관여한 환자가 게으름피고 있던 환자보다도 보다 양호하게 생활해가는 것을 관찰하였다(Licht, 1961). 따라서 트레이시가 민간의 간호사로서 일하기 시작하였을 때 그녀는 치료에 작업을 사용하기 시작하였다(Parsons, 1917).

1905년에 병원경영학과 손의 기교를 공부한 후에 그녀는 매사추세츠의 자메이카 플레인(Jamaica Plain)에 있는 아담스 신경정신병원의 간호사 양성학교의 관리자가 되었다(Barrows, 1917, Licht, 1967). 트레이시는 처음에 자기의 집에서 환자를 위한 작업의 교실을 열었다. 전문적인 작업치료의 공간에 새로운 시설을 건설한 후 그녀는 작업의 교실에 간호학생을 넣기 시작하였다. 머지않아 작업에 관한 간호사의 코스는 1년간으로 연장되었다(Barrows, 1917).

1912년에 트레이시는 자기의 인생을 작업치료에 바치기로 결정하였다(Cameron, 1917). 그녀는 자기 자신이 병약자의 작업의 연구를 위한 실험적 치료소를 자메이카 플레인에 개설하였다. 거기서 그녀는 환자, 공중위생을 졸업한 간호사에게 교육하였다(Quiraga, 1995). 트레이시의 코스는 작업치료에 관한 최초의 조직적 교육이었다고 생각된다.

트레이시는 창설자들이 전미국 작업치료 추진협회 설립의 증명서에 서명하기 위해 모인 1917년의 회의에 초청되었으나 참석할 수 없었다. 그럼에도 불구하고, 트레이시는 협회 설립자의 리스트에 이름이 올라 이사회 임원으로 선출되었다(Dunton, 1917).

트레이시의 최초의 책 "병약자의 작업의 연구(Studies in Invalid Occupation)"는 1910년에 출판되어 작업치료에 관한 최초의 미국의 저서이었다(Licht 1967, Tracy, 1912). 이것은 1940년 무렵까지 이 분야의 교과서로서 널리 사용되었다(Quiraga, 1995). 트레이시는 활동을 흥미와 올바르게 합치시킴으로써, 그리고 일을 능력에 단계부여를 함으로써 환자를 일에 깔끔히 종사시키는 중요성을 강조하였다. 그녀는 치료적인 작업이 "일정한 존엄을 갖고"(Tracy, 1912, p.4) 또한 환자에 대해서 의미를 가질 필요가 있다는 것을 강조하였다.

요약하면, 트레이시는 작업치료의 창설과 전문직의 협회의 발전에 공헌하였다. 그녀는 실행가에 대한 최초 얼마간의 교육을 개발하였다. 그녀는 개념과 실행의 개발에 공헌하였다.

은 사람들의 습관의 재생(regeneration)에 있어 반드시 필요하다고 간주되었다(Meyer, 1922; Slagle, 1922, Slagle & Robeson, 1941). 더욱이 작업치료의 환경은 치료적으로 하기 위해서는 창조적이고 도전적인 기회가 있을 것, 그리고 이들의 작업에서의 흥미와 높은 수준의 유능성(competence)을 보여준 사람들(보통은 작업치료사)이 있을 것을 필요로 하였다.

다양한 형태의 흥미가 있고 도움이 되는 일을 위해 기회를 제공한 작업실에 많은 중요성을 두었다. 처음에는 깔개와 고운 직물을 짜는 것, 바구니 세공, 제본, 점토로 모형을 만드는 것이 채용되었다. 다행히도 우수한

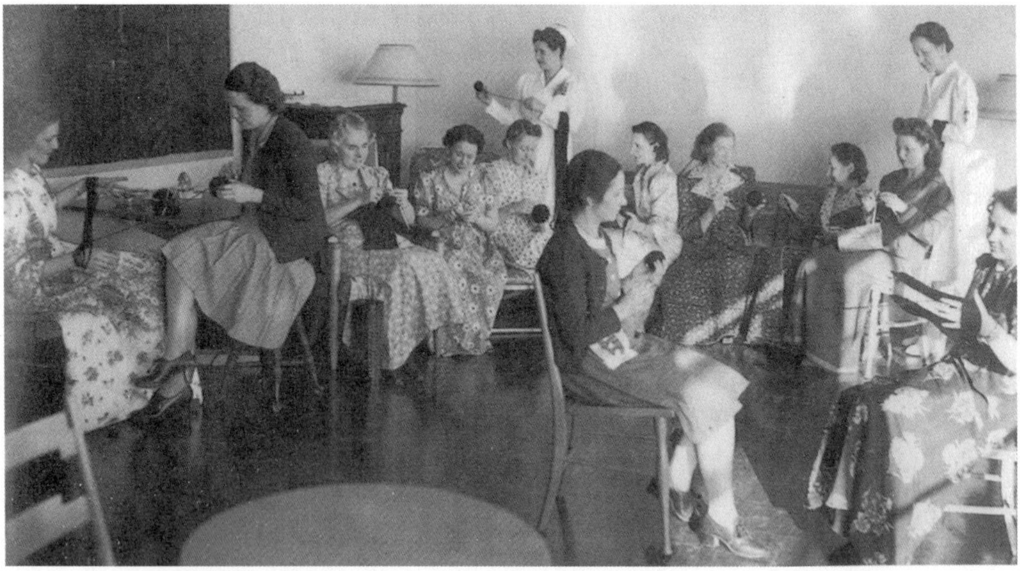

작업치료의 그룹 활동은 창조적인 작업에 종사하면서 사회화하는 기회를 제공한다.

> 리더가 확보되었고, 시작하는 일에 정통하였고, 그것에 흥미가 있었고, 교육으로 훈련되어 있었다. 방은 매일 일정 시간은 개방되어 있었고 다른 때에는 조건이 허락한다면, 선생이 없어도 희망하는 사람들은 이용할 수 있었다. 흥미 있는 활동이라는 분위기가 형성되었고, 일은 새로운 목적, 생각의 변화된 방법, 그리고 고무된 큰 뜻의 원천이 되었다 (Fuller, 1912, p.7).

경우에 따라서는 환경은 매우 혼란되어 있는 사람들에게 생활의 규칙적인 패턴을 마음에 새기게 하기 위해 즉, 건전한 습관을 전개하기 위한 방편으로 사용되었다. 중증의 정신장애인을 위한 습관훈련 프로그램은 일상작업의 매우 조직화된 스케줄을 사용하였다.

환경은 또한 다양한 필요성을 충족하기 위한 상황이라 간주되었다. 단순한 게임, 음악, 다채로운 분위기는 퇴행한 사람들의 감각을 자극하기 위해 사용되었다. 사람들이 개선됨에 따라서 작업치료사는 그들을 운동가정신(sportsmanship)과 장인정신(craftsmanship)을 강조한 보다 큰 작업으로 전환시켰다(Dunton, 1922; Hass, 1944). 상업적 치료(industrial therapy)은 작업치료의 마지막 단계(phase)이고 사람들을 일에 복귀하도록 준비시키는 것이었다 (Bryan, 1936; Marsh, 1932). 개인은 시설 밖에서의 일을 반영한 조건 하에서 병원의 다양한 산업(예컨대, 세탁, 건물과 부지의 유지관리, 주방)에서 일하였다.

요약하면 작업치료사는 환경 내의 생활과제와 상호작용을 하는 가운데 개인을 전체적인 인간(신체와 정신)으로서 보고 있었다. 작업치료사는 기능하기 위해서는 신체적 능력이 필요하다고 이해하였지만, 환경과 정신적인 문제보다 신체적 활동을 그다지 강조하지 않았다. 이것은 작업치료사가 작업을 특정 운동의 개선을 성취하기 위해 사용할 수 있는지를 생각하지 않았다는

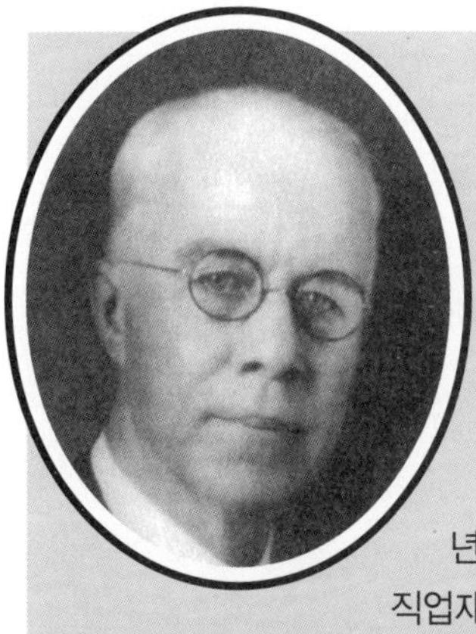

토마스 B. 키드너(THOMAS B. KIDNER)

토마스 베셀 키드너(Thomas Bessel Kidner)는 1866년에 영국에서 태어나고 브리스톨과 런던의 머천트 벤추라대학에서 건축학과 건물의 건설을 공부하였다. 그는 병원이나 재활시설의 설계를 전문으로 하였다. 1900년에 그는 캐나다로 옮겨가서 몇 가지의 지위를 계속 유지하였다. 1915년에는 그는 캐나다 육군병원위원회(Military Hospital Commission)의 직업장관으로 임명되었다. 캐나다의 병사를 위해 직업재활을 전개한 그의 경험에 의해서 1918년에는 캐나다 정부가 미합중국 육군공중위생국 장관의 장애를 가진 퇴역군인의 직업재활의 특별고문이 되기 위해 키드너를 파견하였다(사망기사. 1932, p.321). 다음의 해부터 1932년에 사망할 때까지 키드너는 결핵이나 다양한 다른 장애를 가진 사람들을 위해 병원이나 재활시설을 설계하고 건설하고 조직하기 위한 상담역으로서 미합중국에서 정부의 다양한 지위와 개인적인 지위에 취임하였다. 그는 공중위생국 장관의 스태프로서 일하고 공중위생국이나 퇴역군인국에서 일하였으며 그리고 1919년부터 1926년까지 전미국 결핵협회 이사장으로 근무하였다. 그는 전문직으로서의 작업치료의 초기의 발전과 치료적 실행의 분야에서 주요한 역할을 수행하였다.

키드너의 미합중국에서의 작업치료와의 관계는 조지 E. 바톤(George E. Barton)이 전미국 작업치료 추진위원회의 창설자의 한 사람으로서 그를 초대한 1917년 3월부터 시작되었다. 위안의 집(Consolation House)에서 그는 협회의 6명의 창설자의 한 사람이 되고 또한 협회의 이사의 한 사람으로 선출되었다. 그는 훗날의 1922년부터 1928년까지 미국작업치료협회(AOTA)의 회장으로 근무하였다(.Licht, 1967, p.272; Quiroga, 1995, p.22). 그는 1932년에 사망할 때까지 AOTA의 이사로 있었다(사망기사, 1932. p.321).

키드너는 AOTA 회장으로서 임기 동안에도 임기 후에도 작업치료를 재활로서, 가치가 있고 효과적인 접근으로서 확립하려고 하였다(Kidner, 1925, p.407). 그는 자격이 있는 작업치료사를 위한 국가등록의 전문교육과 발전을 촉진하였다(1924a, Kidner).

1930년의 책에 키드너는 다양한 입원과 외래의 장면에서 작업치료의 범위와 구조에 대한 그의 견해를 개략적으로 해설하였는데 그것에는 정신병원, 종합병원, 정형외과병원, 소아과, 장기간의 회복기 그리고 지역사회에 근거한 치유적 워크숍이 포함되어 있었다. 그는 작업의 치료적인 특성과 재활에서의 작업의 구조와 방법에 관해서 많은 출판물을 저술하였다. 그의 한 비망록에서 그는 아래와 같이 적고 있다.

> *병들고 건전하게 기능하는 능력이 손상된 사람에게 어떠한 일이 남겨진다 하더라도, 작업치료는 보존하고 활동시키는 수단을 제공한다. 환자는 장애를 극복하기 위해 자기의 신체적, 정신적, 영적인 자원을 결집하도록 지원된다. 병의 강제된 게으름에 의해서 야기되는 권태와 그것에 수반하는 우울은 경감되고, 고통은 감소되며 환자의 돌봄과 관리는 어려움을 덜 나타내고 회복기는 촉진되며 그리고 재발, 허약, 의존의 위험성은 감소된다(Kidner, 1930, p.40).*

이러한 이유로 그는 작업에의 종사가 재활에서 중심적인 역할을 수행한다고 주장하였다(Kidner, 1922, p.365).

키드너는 환자들이 질병 또는 손상 이전에 언제나 하고 있었던 것과 그들이 미래에 하기를 희망하는 것을 찾아내기 위해 환자를 "조사하여" 치료적 가치의 고려와 흥미의 가치를 결합시킬 것을 제안하였다(Kidner,

1924b). 후에 그는 작업치료사가 개별적인 치료계획을 결정할 때 환자의 인격, 과제에 대한 태도, 일하는 장면의 물리적, 환경적인 조건이라는 요인을 고려해야 한다고 상세하게 언급하였다(Kidner, 1942b, p.178).

키드너는 또한 치유적인 작업에 환자를 종사시키는 방법을 고찰하고 그리고 단계부여라는 가장 중요한 원칙을 강조하였다(그들이 필요로 하는 참여의 수준과 그들의 신체적인 요구라는 점에서 과제의 단계부여를 하는 것). 키드너는 작업치료사가 침대 곁의 습관훈련부터 시작하여 병동에서 기분전환을 하는 간단한 작업(예컨대 독서나 수공예)에의 참여로 환자를 유도하고 다음으로 그들을 치료적 작업치료의 워크숍에 인도할 것을 제시하였다(Kidner, 1930).

요약하면 키드너는 전문직을 형성하는 기간에 작업치료 서비스의 범위, 조직, 특징을 정의하는 데에 큰 역할을 수행하였다. 그는 작업치료의 실행영역을 확대하고 그 서비스의 특정의 특유한 성질의 정의를 내리려고 하였다. 마지막으로 그는 질병이나 손상으로부터 오랜 회복기를 필요로 하는 사람의 재활에서 작업치료의 접근을 전개하는 것에 공헌하였다.

것을 시사하는 것은 아니다. 오히려 작업치료사의 기본적인 전망은 환경과의 상호작용에서 신체와 정신을 사용하는 것에 의해서 기능하는 능력을 유지한 역동적인 힘으로서의 작업이었다. 이 초점을 맞춘 관점은 전체론적이고(holistic) 역동적인 것이었다.

가치 (Values)

초기의 작업치료는 도덕적 치료로부터 개인의 본질적인 가치라는 신념과 인도적인 치료에 대한 개인의 권리라는 신념을 이어받았다. 이 신념과 조화를 이룬 것이 아래와 같은 확신이었다.

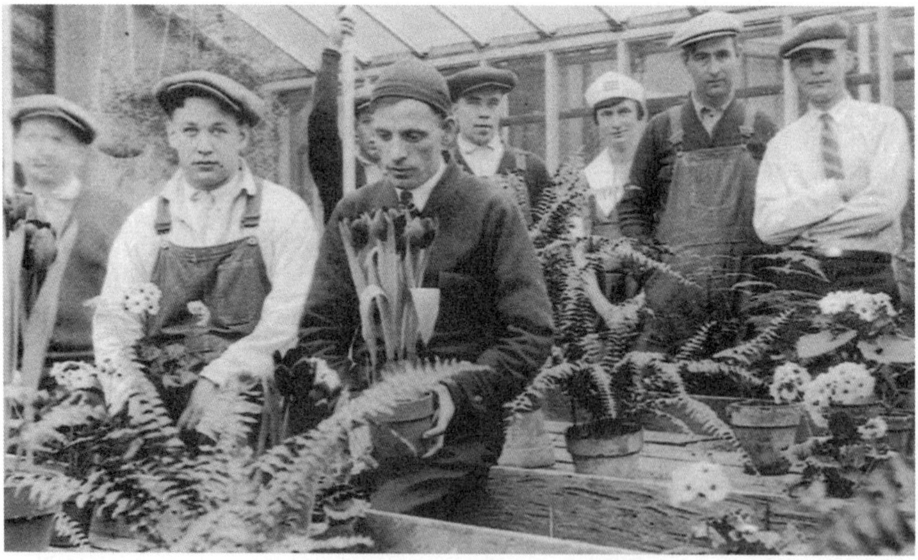

작업치료의 클라이언트는 온실에서 식물을 돌보며 일하면서 책임감과 실용성을 발달시켰다.

- 개인은 일상생활의 수행 중에서 존엄을 성취한다.
- 의미는 생산적인 달성 중에서 또한 창조적이고 미적인 추구 속에서 실현된다.

이와 같이 작업은 인간의 생활에서의 그 역할에 대해서 가치가 있다고 하였다. 초기의 작업치료사는 단순한 활동과는 반대로 문화적으로 의미가 있는 작업을 중요하다고 보고 있었다. 그들은 기량(workmanship), 운동가정신(sportsmanship), 장인정신(craftsmanship)에 반영되는 것으로서의 인간의 정신에 관한 중요한 무언가를 구체화하였기 때문에 수공예, 스포츠, 레크리에이션 그리고 일은 모두 가치가 있다고 하였다. 인간은 본질적으로는 행위자이고 창조자이기 때문에 작업에 관여하는 권리를 갖고 있다고 간주되었다. 마지막으로 작업치료사는 전체론적인 치료(holism)에 가치를 두어 정신과 신체의 연관성을 인식하고 사람이 작업에의 참여를 통해서 환경과 연관성을 갖고 있다고 간주하였다(Hall & Buck, 1915; Slagle & Robeson, 1941).

요약 (Summary)

작업치료의 초기의 패러다임은 작업, 그 사람의 생활과 건강에서의 역할, 그 치료적 도구로서의 가능성에 초점을 맞췄다. 이 패러다임의 핵심적 구성개념, 초점을 맞춘 관점, 가치는(표 3-1에서 보여주는 것처럼) 초기의 작업치료 실행(practice)을 형성하였다. 이 실행은 주로 사람들에게 동기부여라는 점에서 접근하고 치료적 매체(예컨대, 수공예, 춤, 음악, 게임, 스포츠, 일의 활동)로서의 작업의 중요성을 강조하였다. 이 초기의 패러다임의 결과로서 작업치료

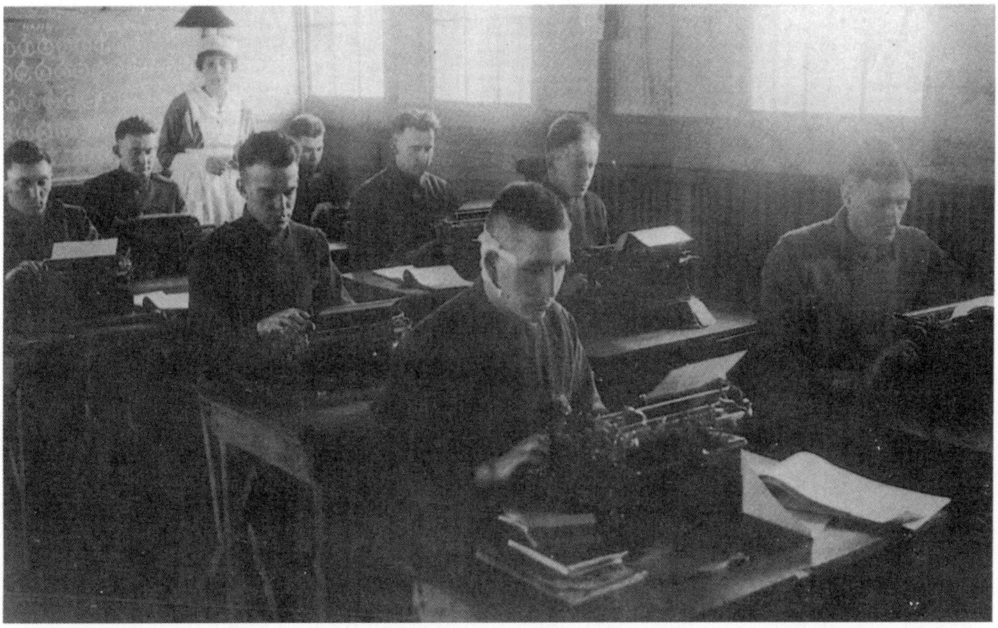

제1차 세계대전에서 부상당한 병사는 직업재활 프로그램의 일부로서 속기나 타이핑이라는 새로운 기능을 학습하였다.

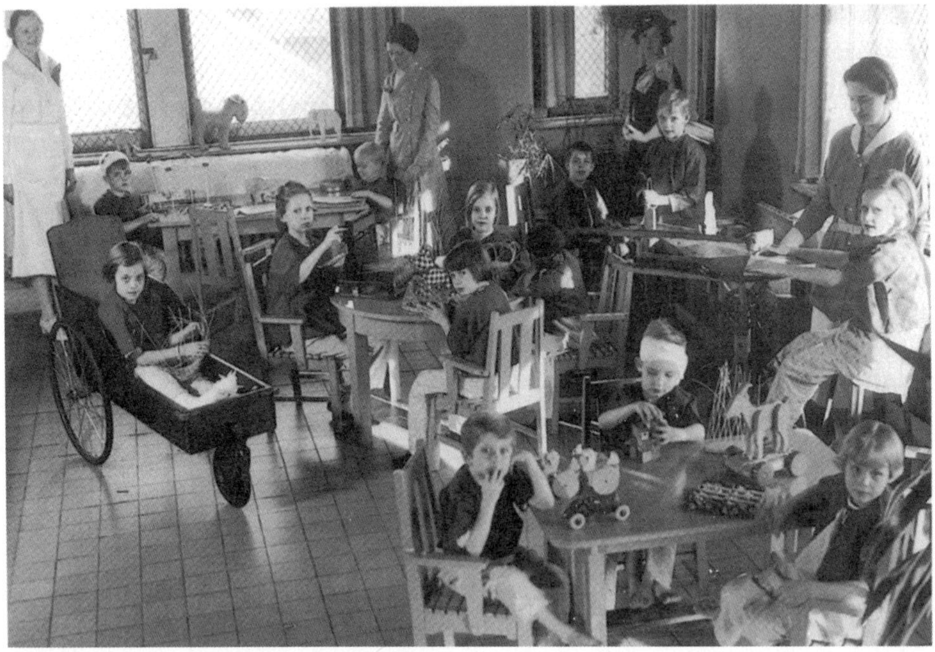

놀이나 수공예는 신체장애를 가진 어린이들을 위해 그들의 능력을 키우면서 즐거움과 터득이라는 감각을 키우는 기회를 제공하였다.

는 인간의 생활에 있어서의 작업의 중요성을 인식한 분야라는 것을 확인하고 작업에 종사하지 않는다는 문제에 초점을 맞춰 치료적 수단으로서 사용하였다.

작업치료의 위기 (Crisis in Occupational Therapy)

1940년대 후기부터 1950년대에 걸쳐서 작업치료는 이론적 정당성과 실행을 위한 경험적 사실을 확립해야 한다는 의학의 압력을 받았다. 다음의 내용은 작업치료에 대한 의사의 비판이다.

> 좋은 작업치료 프로그램이 시행되고 있는 것을 본 사람은 그것은 일부의 환자를 위해 큰 도움이 되지만 많은 사람을 위해서는 약간의 도움밖에 초래하지 않는 것처럼 보인다. 그러나 누가 도움을 받는가, 어떻게 도움을 받는가, 무엇에 의해서 도움을 받는가, 또는 어째서인가를 설명할 엄밀하고 포괄적인 이론은 없는 것 같다. 그리고 작업치료가 실제로 효과가 있다는 객관적인 증거는 거의 없다(Meyerson, 1957, p.131).

작업치료사는 의학의 비평에 반응하여 자기들의 패러다임을 의문시하게 되었다. 의학과의 보다 밀접한 연계를 만들어냄으로써 이 분야는 실행을 생물의학적인 관점에 의해서 설명하기 시작하였다. 이 운동은 작업치료 패러다임을 환원주의(reductionism)와 대립시켰다.

의학에서의 환원주의 (Reductionism in Medicine)

20세기에 의학은 물리학이라는 매우 성공한 환

표 3-1. 작업 패러다임

핵심적 구성개념	• 작업은 인간의 생활에서 본질적인 역할을 수행하고 각자의 건강 상태에 영향을 준다. • 작업은 존재하는 것, 생각하는 것, 그리고 행위를 하는 것이라는 양식의 교체로 구성되고 일상생활에서의 이들 양식의 균형을 필요로 한다. • 정신과 신체는 복잡하게 연계되어 있다. • 게으름(작업의 결여)은 신체와 정신에 손상을 줄 수 있다. • 작업은 상실된 기능을 재생하기 위해 사용된다.
초점을 맞춘 관점	• 환경, 정신, 신체, 동기부여와 수행에서의 환경요인에 초점을 맞춤
통합된 가치	• 수행에서 인식된 인간의 존엄성 • 건강을 위한 작업의 중요성 • 전체론적인 관점

원주의자의 과학적 접근을 차츰 받아들였다(Reilly, 1977). 환원주의는 세계가 그 부분들의 상호관계를 인과율이 지배하는 거대한 확대를 가진 메커니즘이라고 가정한다(von Bertalanffy, 1968). 따라서 과학자는 다른 단위와의 관계를 특정화할 수 있는 단위를 측정할 수 있는 단위로 현상을 환원함으로써 설명을 추구한다(Weiss, 1969). 환원주의는 또한 어떠한 현상도 기계가 그 부품과 그들의 인관관계의 분석을 통해서 이해될 수 있는 것과 같은 방법으로 그것을 분석하고 검토함으로써 가장 잘 이해할 수 있다고 가정한다. 이 추론(reasoning)의 선을 따라서 과학자는 살아있는 유기체를 기관(organ)으로, 기관을 조직으로, 조직을 세포로, 세포를 그들이 구성되는 분자구조로 설명하였다.

이 초기의 패러다임의 결과로서 작업치료는 인간의 생활에 있어서의 작업의 중요성을 인식한 분야라는 것을 확인하고 작업에 종사하지 않는다는 문제에 초점을 맞춰 치료적 수단으로서 사용하였다.

의학에서의 환원주의는 전체적으로 볼 때 인간의 정신과 신체의 기초단위의 신중한 확인과 분석을 통해 건강과 병을 설명하려고 하였다. 의학은 건강을 잘 작동하는 기계와 유사하다고 보고, 병을 기계의 부품의 손상 또는 비정상 배치와 같다고 설명하였다(von Bertalanffy, 1968; Buhler, 1962). 이러한 틀에서의 의학적 개입은 수술, 약물요법 그리고 정신요법이라는 수단을 통해서 파괴된 또는 적응이상의 부품을 확인하여 수리하는 것을 지향하였다.

의학의 환원주의적 관점에서 보았을 때 작업치료의 신체, 정신, 환경이라는 전체론적인 관점과 치료의 수단으로서 작업에 맞춘 초점은 인정받지 못하였다. 예컨대, 의학은 의학실행가(의사)를 인간을 수리하고 있는 외적 작용인자로서 초점을 맞추고 있었다. 그러므로 그 사람의 적극적인 작용 인자를 통해서 회복하도록 하는 작업치료의 관점은 이치에 닿지 않았다.

의학의 패러다임과 작업치료의 패러다임 사이의 불일치의 결과 후자는 이론과 연구에 충분히 기반을 두고 있지 않다고 하여 버려졌다. 또한 많은 작업치료사는 자기들의 패러다임을 이 분야의 실행을 설명하고 정당화하기 위해서는 부적당하다고 보게 되었다. 의사[1]와 작업치료의 리더는 작업치료의 지식기반을 비평하는 것에 더하여 그것을 의학으로부터 끌어낸 개념으로 바꿔놓도록 충고하였다. 예컨대, 정신과의사에 의해서 사용되는 정신역동론적 개념(psychodynamic concepts)은 정신과의 실행에서는 작업의 개념보다도 정신건강에 더 중요하다고 제안되었다.

> 우리들의 관점에 따르면 작업은 작업치료의 목적도 메커니즘도 아니다. 그러므로 그러한 것으로서 파악되고 있는 작업치료는 그것이 이론적 설명을 추구하는 틀이 정신역동론이 아니면 정의할 수 없다(Azima & Azima, 1959, p.216).

정신분석의 관점에서는 작업치료에서 작업이라는 개념은 너무나도 애매하였다. 그 대신에 클라이언트가 작업에 종사하는 것의 치료적 영향은 그것이 무의식의 감정을 표현하기 위한 원동력으로서 이바지하였다고 제안하였다. 마찬가지로 신체장애의 관점에서 쓴 비평은 신경근육적인 관점으로 관심으로 되돌리도록 다음과 같이 요구하였다.

> 치료적 수단으로서의 수공예나 게임의 이용이라는 일반적으로 받아들여진 근거는 흥미가 있다든가, 창조적인 경험이라는 환자로서의 감정적인 가치라는 것이다. 이 추론(reasoning)은 경험적으로는 기본적이고 중요한 가정으로서 받아들여졌지만, 과학적으로는 제시되어 있지 않다. 창조적 활동의 흥미와 기쁨은 중요하지만, 이들은 신체장애에 대한 작업치료의 기초를 이루고 있는 가장 기본적이고 반드시 필요한 개념을 제공하고 있지 않다…. 운동계의 치료에서의 신경생리학적인 기전의 중요성에 대한 인식은 높아져 있다. 이들의 연구는 신경근육 시스템이 합목적적인 기능이라는 점에서 어떻게 작동하는가라는 이해를 높여준다(Ayres, 1958, p.300).

기존의 사고에 대한 그러한 비평과 실행에서 계속되어온 것을 재고해야 한다는 권고는 최초의 패러다임에서의 신뢰에 대한 위기를 부채질하였다.

이에 반응하여 선도적인 일부 작업치료사는 치료적 과정의 학문적인 관점에 다시 방향부여를 할 것을 요구하였다. 그들은 작업치료는 기능과 기능장애를 이해하기 위해 기본적인 신경학적, 해부학적, 정신 내계적(intrapsychic) 기전이라는 점이 필요하다고 제안하였다. 그들은 또한 작업치료의 가치가 이들의 내적 기전에 영향을 주는 그 능력에 달려있다고 주장하였다.

내적 기전에 맞춘 초점으로의 이행은 단계적이고 미묘한 것이었지만 1950년대까지는 그것

---

[1] 공정하게 말하면, 초기의 작업치료 이론가의 몇 사람은 의사이었다는 것을 인정하지 않으면 안된다(예컨대, Adolf Meyer, William Rush Dunton, 그리고 Herbert Hall 등). 이들의 의사들은 최초의 패러다임을 명확히 이해하고 있고 명료하게 표현하는 것을 지원하였다. 이 분야의 패러다임에 결함을 발견한 것은 차세대의 의사들이었다. 이것은 의학 그 자체가 그 방향성에 근본적인 변화를 경험하였다는 사실을 반영할지도 모른다. 즉, 그것은 생화학과 실험실의 연구와 그리고 이들과 연관된 환원주의자의 방법과 점점 더 동조시켰다.

은 작업치료에 혁신을 가져왔다. 이 혁신은 새로운 패러다임의 출현을 가져오고 그것은 차례로 새로운 전문직의 문화를 알렸다. 한 저자는 다음과 같은 말로 새로운 패러다임을 예언하였다.

> 우리들이 기술에 대해서 이야기할 때 기초를 이루는 원리를 생각하고 과학적 사실에 근거해서 절차를 세워보자. 그 단서는 심리학, 생리학, 해부학의 기본적 개념 안에 있다(McNary, 1958, p.203).

기계론의 패러다임 (The Mechanistic Paradigm)

새로운 패러다임은 작업치료에 받아들여진 이론적 설명에 의한 효과적인 의학적 서비스로서의 인식을 가져올 것을 약속하였다(Ayres, 1963; Fidler, 1958; Rood, 1958). 새로운 패러다임으로 전환할 때에 이 분야는 클라이언트의 기능장애적인 부분을 수정하기 위해 별개의 명백한 목적을 명료하게 표현하려고 하였다. 작업치료는 또한 생물의학과 대응하는 관점을 채택함으로써 의학의 공동체 안에서 과학적으로 존경할만한 가치가 있는 기준을 얻는 것을 지향하였다. 이들의 목적을 달성하기 위해 작업치료사는 스스로의 핵심적 구성개념, 초점을 맞춘 관점, 가치를 다시 체계화하였다.

초점을 맞춘 관점 (Focal Viewpoint)

새로운 패러다임의 초점을 맞춘 관점은 클라이언트의 기초를 이루는 정신 내계적, 신경학적, 운동학적인 메커니즘에 집중시켰다. 새로운

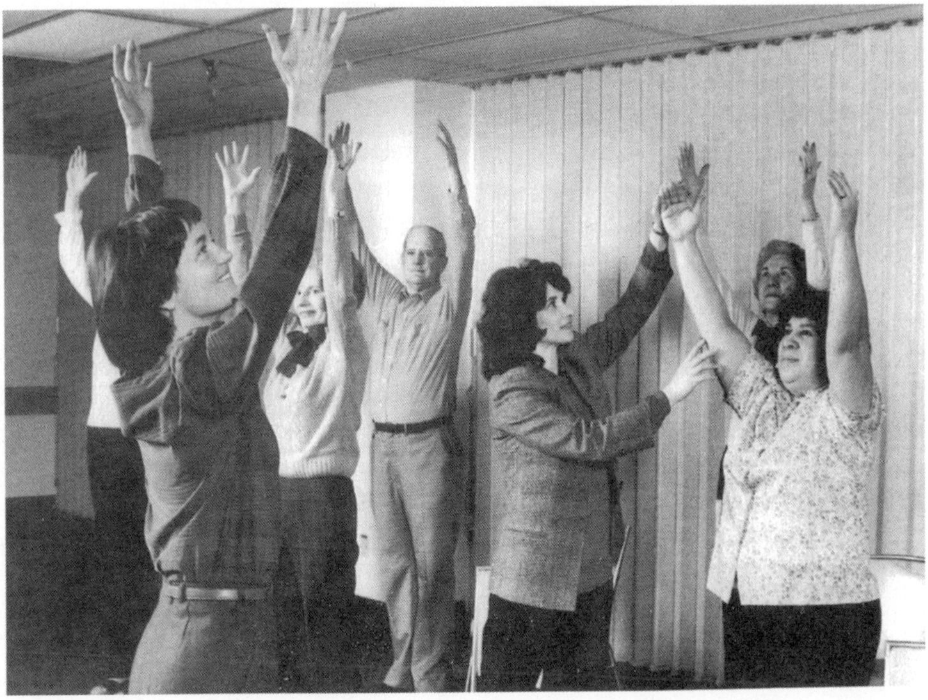

운동의 치료적인 가치를 최대한으로 하기 위해 작업치료사가 클라이언트의 손이나 팔을 적절한 위치로 가져가도록 도우면서 클라이언트는 관절가동범위 춤의 연습에 관여하고 있다.

패러다임은 이러한 메커니즘의 내부와 그들이 기능과 기능장애에 어떻게 영향을 주었는가를 살폈다. Ayres(1972)의 다음의 인용문은 새로운 관점을 설명해준다.

> 감각적 상황과 심리 치료적 상황의 양자의 대부분이 의식이 완전하지 않은 또는 의식이 없는 경험에 대처하고 있다. 심리치료사는 잠재의식적 심리적 콤플렉스와 다이내믹스에 관해서 생각하고 감각통합의 작업치료사는 자기의 생각과 치료계획에 많은 겉질밑(피질하) 통합의 메커니즘을 포함하고 있다. 한 사람의 작업치료사가 오이디푸스 콤플렉스(Oedipus complex)에 대한 것을 생각하는 한편, 다른 작업치료사는 뇌줄기(뇌간)의 통합과정에 대한 것을 생각한다. 양자 모두 근거에 있는 메커니즘을 인식하여 행동에 대한 그 효과를 분석하고 이들을 다루는 방법을 심사숙고를 한다(p.266).

핵심적 구성개념 (Core Constructs)

초점을 맞춘 관점이 내적 메커니즘에 다시 초점을 맞춤에 따라 패러다임의 핵심적 구성개념도 변화하였다. 이 새로운 패러다임이 제공한 방향은 아래의 구성개념으로 특징지어진다.

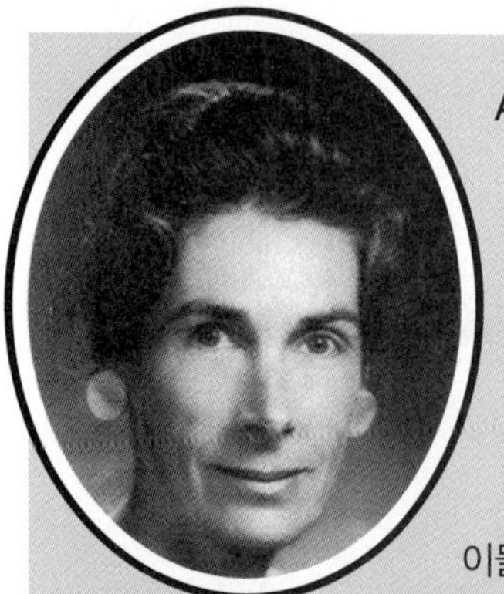

A. 진 에어수(A. JEAN AYRES)

aA. 진 에어수(A. Jean Ayres)는 1920년에 캘리포니아에서 태어나고 1988년에 사망하였다. 그녀는 남캘리포니아대학에서 공부하고 작업치료로 학사학위와 박사학위를 취득하였으며 그리고 교육심리학으로 박사학위를 취득하였다. 그녀의 박사학위 취득 후의 공부는 어린이의 발달과 신경과학이었다.

작업치료사로서 에어수는 어린이들을 위해 일하였다. 학습장애가 있는 어린이들의 관찰로부터 그녀는 학습에 대한 지각운동의 기여를 탐구하는 것에 관심을 보였다. 그녀는 자기의 직업적 경력을 신경의 기능상태, 감각운동 행동, 초기의 학교에서의 학습의 관계를 설명하는 이론을 전개하는 데에 바쳤다. 그녀는 감각운동의 기능장애의 특정 하위타입(subtype) 또는 패턴을 밝히고 이를 위해 특수한 치료전략을 개발하였다. 그녀는 이전에는 관계가 없고 설명되지 않은 인식적이고 지각운동적인 문제의 폭넓은 범위라고 생각되었던 감각통합기능장애를 처음으로 밝히고 서술한 사람이었다. 그녀는 어린이들의 문제를 보다 잘 이해하기 위해 표준화되지 않는 관찰로서 표준화된 검사를 개발하였다. 에어수는 자기의 검사를 타당한 것으로 하고 자기의 이론적 논의와 임상적 접근을 검증하기 위해 엄밀한 연구계획을 작성하였다.

1976년에 그녀는 에어수 클리닉을 창립하였는데 그곳은 그녀의 개인적 개업으로서 또한 감각 통합의 원리와 치료 상의 작업치료사를 교육하는 훈련환경으로서 도움이 되었다. 그녀의 이론 구축과 연구는 항상 직접 서비스를 개선하는 것을 지향하였다. 에어수는 이론과 임상적 응용의 기술을 다루는 다수의 저서와 논문을 썼다. 감각통합이론에 대한 가장 결정적인 그녀의 저서에는 "감각통합과 학습장애(1972)" 및 "감각통합과 어린이의 발달(1979)"이라는 제목의 2권의 책이 포함되었다.

요약하면 에어수는 직업적 경력을 특정의 응용이론의 전개에 바쳤다. 그녀는 기능과 기능장애의 기초를 이루고 있는 메커니즘에 집중하였다. 에어수는 이 분야의 제2의 패러다임의 발전에 영향을 미쳤다. 그녀의 일은 실행을 위해 어떻게 지식이 생겨나는가를 예시하고 있다. 그녀는 이론, 연구, 실행을 결합하고 그리고 이론을 실행에 적용하기 위해 도구를 개발하고 이론과 그 적용을 검증하기 위해 연구를 하였다. 그녀의 감각통합의 전개는 이 책에서 "개념적 실행 모델"이라 부르는 것의 최초의 잘 발전한 예이었다.

- 수행하는 모든 능력은 신경학적, 근골격적, 정신 내계적(intrapsychic) 시스템의 완전성의 정도에 따라서 직접 결정된다.
- 기능장애는 신경학적, 근골격적 또는 정신 내계적 시스템 손상 또는 비정상 발달에까지 거슬러 올라갈 수 있다.
- 기능적 수행은 내적 시스템을 개선하기 위해 활동을 사용함으로써, 그리고 이들의 시스템에서의 제한을 보상하기 위해 기구, 과제 또는 환경을 적응시킴으로써 회복할 수 있다.

최초의 구성개념은 기능의 신경학적, 근골격적, 정신 내계적 시스템에 주의를 돌렸다. 예컨대 기능하려면, 협동적 운동이 필요하다는 것을 인식하여 신경학적이고 근골격적인 원리가 실행에 적용되었다(Smith, 1978). 따라서 새로운 패러다임은 과제수행에 있어 신경근육의 상세한 분석을 강조하였다. 아래는 그러한 분석의 예이다.

협동근군(synergistic muscles)은 바람직하지 않은 운동을 방지하기 위해 사용되고, 이와 같이 과제의 수행에 도움이 될지도 모른다. 도구를 강력하게 쥐는 것은 이 개념을

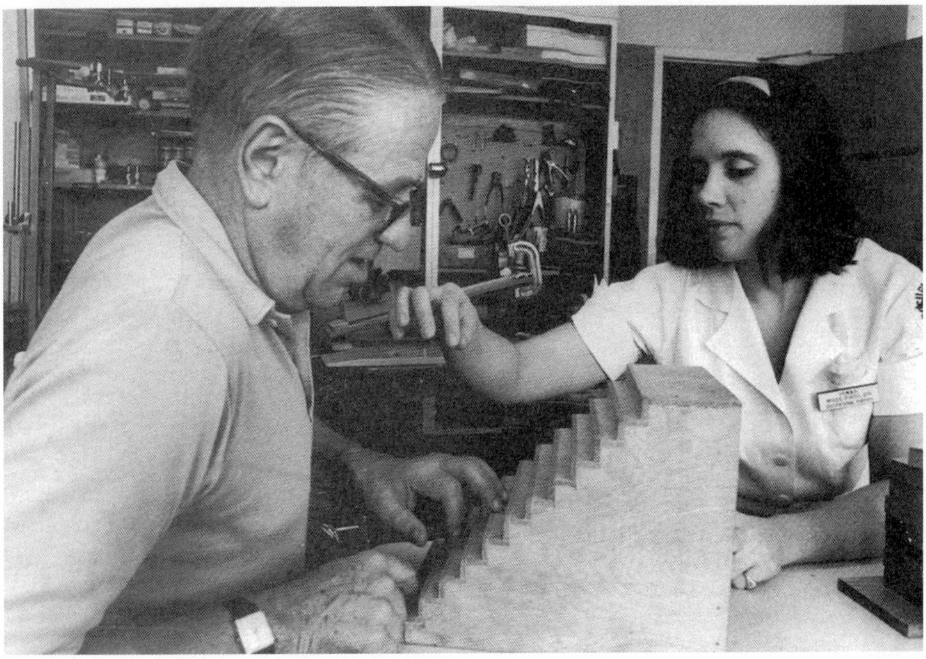

클라이언트는 적절한 손가락 운동을 시행하기 위해 탁상활동(tabletop activity)에 종사한다.

묘사하기 위해 사용된다. 긴손가락굽힘근(장지굴근)은 복수의 관절을 가로지르기때문에 이들이 가로지르는 각각의 관절에 작용할 가능성이 있다. 도구를 강력하게 쥐는 것은 손목폄근(수근신근)이 불필요한 운동을 방지하기 위해 협동적으로 수축하지 않는다면 손목 굽힘을 일으킬 것이다(Smith, 1978, p.86).

이 인용문이 묘사하고 있는 것처럼 작업치료는 과제에서 어떠한 운동패턴이 사용되었는가에 관한 정보를 수집하는 데에 집중하였다.

정신역동적 관점(psychodynamic perspective)은 수행에 대한 무의식 과정의 관계와 성심리적(psycho-sexual) 성숙의 경과에서의 이 관계의 발달을 강조하였다(Azima & Azima, 1959; Fidler & Fidler, 1958; Fidler & Fidler 1963). 이러한 관점으로부터 작업치료사는 활동을 개인에게는 감정적 필요성의 충족을 달성하는 기회로서, 또한 무의식적 감정을 표출하는 매체로서 보았다.

근저를 이루는 장애된 메커니즘을 이해하는 것을 강조하는 것은 장애와 그 기능적 무능과의 관계를 분석하고 서술하는 노력을 높이도록 유도하였다. 작업치료사가 그 문제에 대처할 수 있도록 주어진 문제에 어떤 신경학적 구조와 과

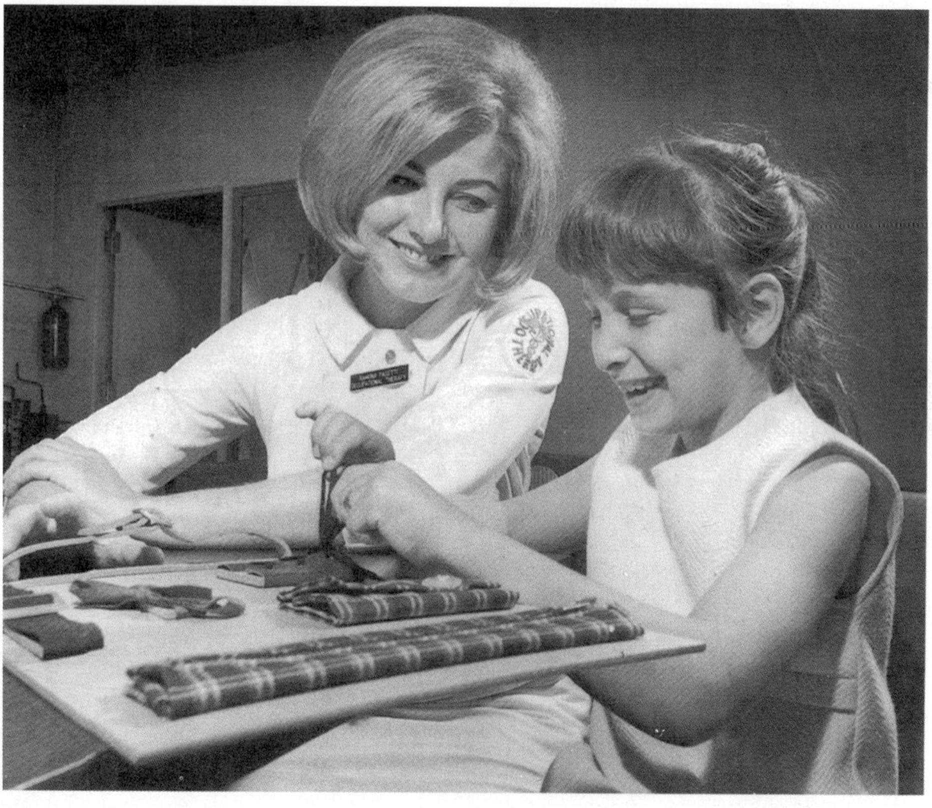

클라이언트는 섬세한 운동 기능을 연습하기 위해 잠그는 금속구판(fastener board) 위의 지퍼, 단추, 매듭용 끈을 조작한다.

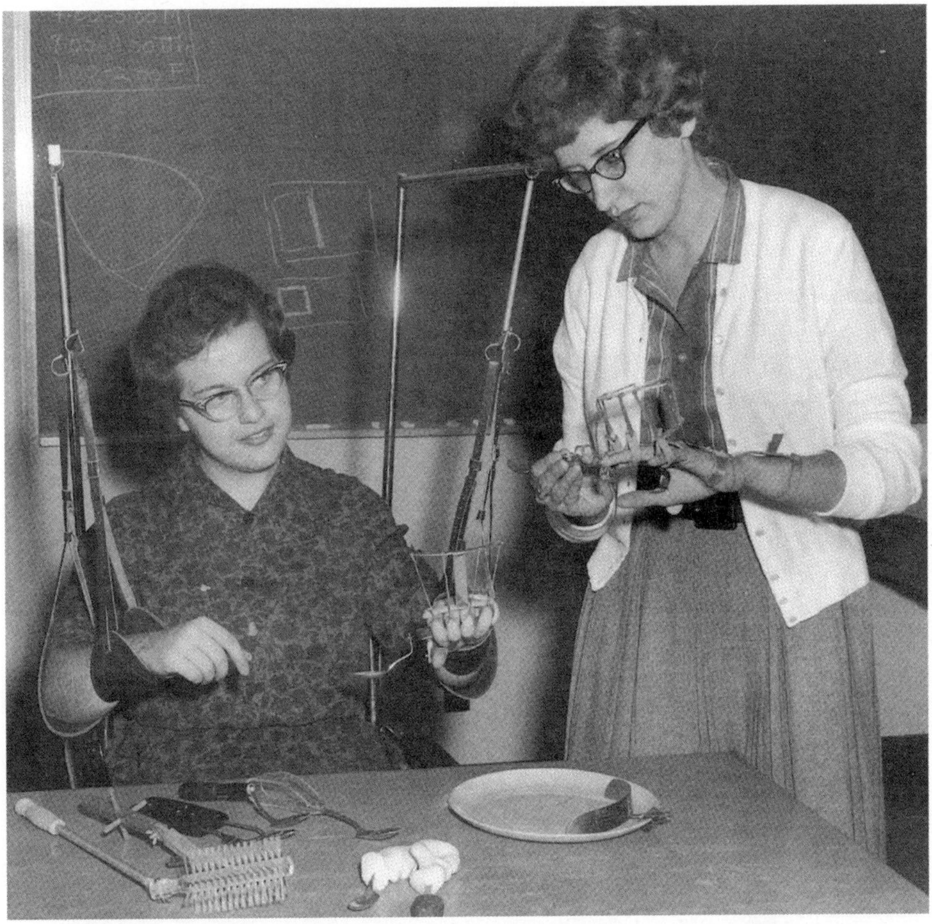

클라이언트는 자립된 식사를 가능하게 설계된 적절한 기구를 사용하는 것을 연습한다.

정이 관여하고 있었는가를 결정하는 데에 있어서의 정확성이 중요하였다. 마찬가지로 운동에서의 결함(예컨대, 가동범위, 근력, 지구력 등의 제한)이 어떻게 일상생활의 수행을 방해하는가를 아는 것은 중요하다고 생각되었다. 작업치료사는 어떤 사람의 능력과 그들의 요구 사이의 어떠한 격차도 확인하고 메워야 하는 데에 필요한 특정의 운동을 결정하기 위해 활동을 분석하였다.

정신역동적인 관점으로부터 기능장애적인 행동은 내적 긴장(즉 불안)이나 자아의 성숙을 방해한 초기의 요구를 저지한 결과라 간주되었다(Azima & Azima, 1959, Fidler & Fidler, 1958; West, 1959). 작업치료사는 기능하는 것을 방해한 근저에 있는 갈등 또는 충족되어있지 않은 필요성을 결정하려고 하였다. 왜냐하면 이들은 치료에서 변경되어야 할 메커니즘이었기 때문이다. 흔히 작업치료사는 사람들의 숨겨진 감정과 무의식의 동기를 진단하기 위해 색채, 테마의 무의식의 의미 그리고 사람이 만들어낸 것의 다른 특징을 해석하는 것에 의해서 활동을 사용하였다(Llorens & Young, 1960; West

1959).

개입에서의 공통의 초점은 기능하고 변화하고 그리고/또는 그것을 보상할 수 없는 것의 기초를 이루는 특정의 원인 또는 문제를 확인하는 것이었다. 신경학적 장애의 경우는 새로운 치료방법은 비정상적인 운동패턴의 확인, 그리고 그들을 억제하고 또한 정상적인 운동을 촉진하는 기술을 강조하였다(Bobath & Bobath, 1964; Rood, 1958; Stockmeyer, 1972). 기타의 접근은 정상적인 반응을 유발하기 위해 기능장애에 있는 신경계를 자극하는 활동과 특수한 기기를 사용하였다(Ayers, 1972, 1974). 작업치료사는 작업치료에서 사용한 온갖 활동에 작업치료적인 이론적 근거를 제공하려고 하였고 그리고 그 이론적 근거는 운동에 영향을 미치는 기초를 이루는 메커니즘에 대한 영향에 의한 것이어야 하였다. 예컨대,

> 감각자극은 도구, 직기(베틀)의 두들기는 기구 또는 종이로 만든 줄(sander)의 손잡이 등과 접촉하고 있는 적응적인 피부접촉을 통해서 전개된다…. 리치(reach)와 던진다는 투박하고 큰 운동의 활동은 고유수용감각과 운동감각의 의식을 자극한다…. 유도된 가동범위의 활동을 위해 아래팔에 붙인 스케이트보드의 이용은 팔의 능동적인 운동을 자극한다(Spencer, 1978, p.355).

이 인용문에서 설명하고 있는 것처럼 작업치

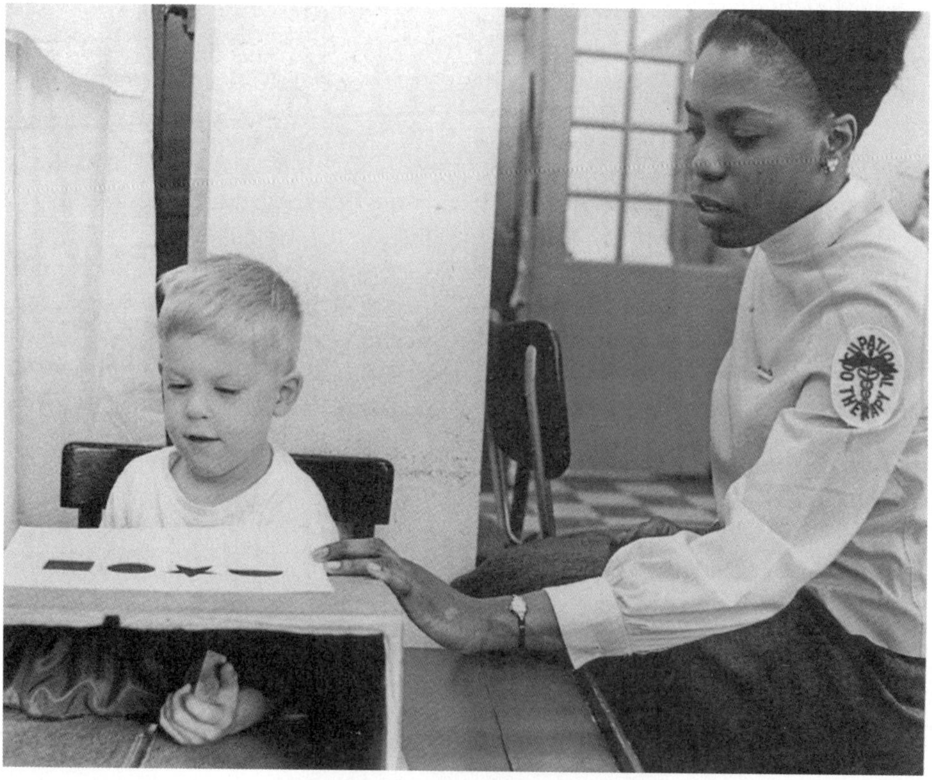

클라이언트는 지각운동 기능(skill)의 발달을 위해 설계된 활동에 참여한다.

료사는 신경계와 그 다양한 구성요소를 이해하는 것을 통해서 일상의 기능을 결정한 내적 메커니즘에 영향을 주려고 노력하였다.

새로운 패러다임 하에서 작업치료사는 최적의 수행(performance)을 위해 스플린트(splinting)와 자세잡기(positioning), 수동 및 능동관절가동범위, 근력을 강화하기 위한 훈련을 포함하는 근골격의 기능장애에 대한 새로운 치료법을 개발하였다. 작업치료사는 수공예와 다른 활동에서 필요한 운동을 결정하기 위해 활동을 분석하였다. 그들은 어떤 사람의 한정된 운동과 수행해야 하였던 과제와의 간격을 메우기 위해 적응할 수 있는 기구를 만들거나 처방하였다. 작업치료사는 또한 사람들에게 신변처리, 착탈의, 기타의 기능수행에 대한 보상기술을 가르쳤다.

정신과에서의 작업치료는 만일 그 사람이 필요성을 충족시키는 것을 학습할 수 있고 저하된 유아기의 필요성을 반복할 수 있고 충족할 수 있다면 정신 내계의 갈등을 제거할 수 있고 그리고 그 사람은 건강한 기능상태로 되돌아갈 것이라는 신념에 기초를 두고 있었다(Fidler, 1969; Liorens & Young, 1960; West, 1959). 정신과에서의 작업치료의 또 하나의 목적은 완성되지 않았던 발달단계로의 회귀로 그 사람을

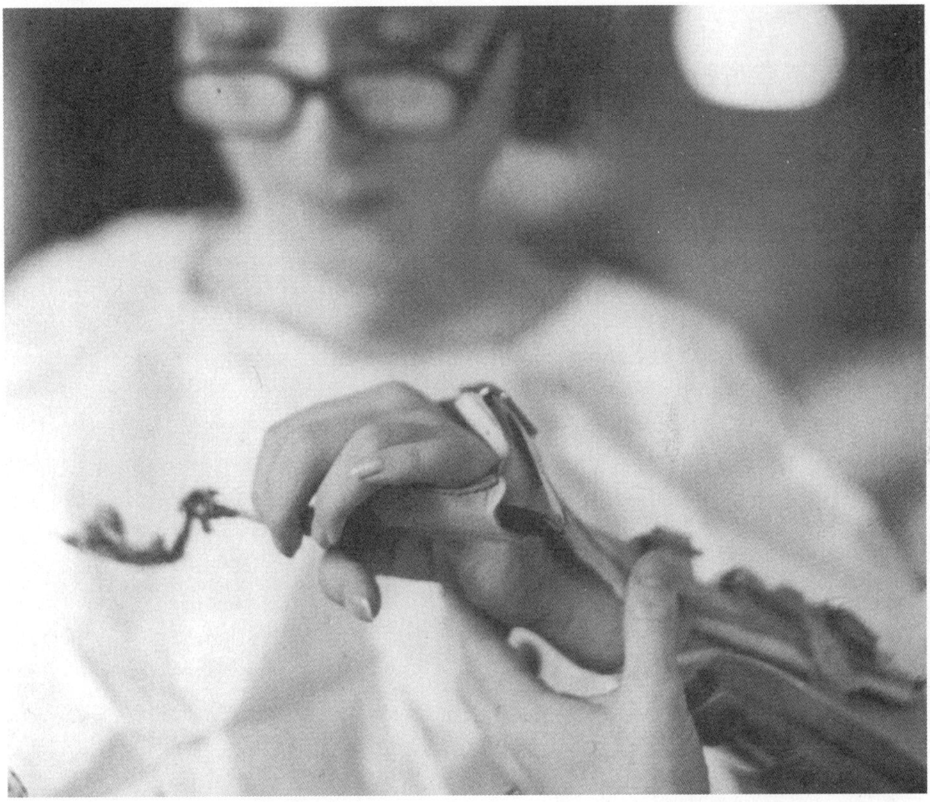

클라이언트는 자립된 식사를 위해 적응할 수 있는 손의 부목(hand splint)과 기구를 사용하여 연습한다.

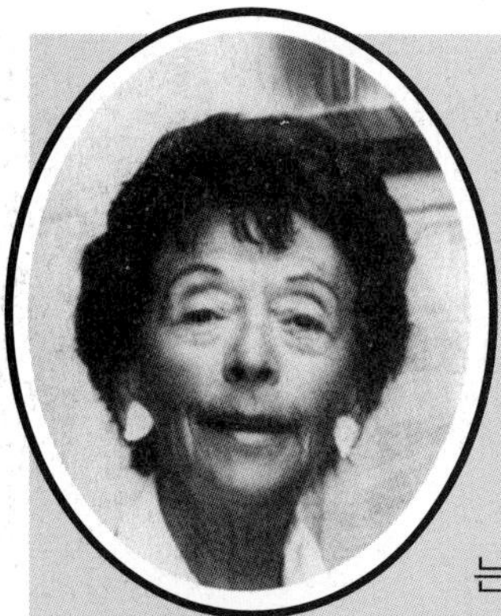

게일 피들러(GAIL FIDLER)

게일 피들러(Gail Fidler)는 1916년에 태어나 사우스 다코타(South Dakota)에서 유년기를 보냈다. 그녀는 후에 펜실베이니아로 옮겨가서 거기서 교육학과 심리학으로 학사학위를 받은 레바논 밸리대학(Lebanon Valley College)에 다녔다. 피들러는 주립병원에서 간호사로서 취업하기 전에 한때 고등학교의 역사교사로서 일하였다 (Miller & Walker, 1993). 거기서 피들러는 작업치료를 만나게 되고 환자에 대한 그 영향에 감명을 받았다. 그녀는 그 후 펜실베이니아대학에 입학하여 작업치료의 자격취득과정을 수료하였다. 후에 피들러는 다시 한번 대학에 복귀하여 뉴욕의 윌리엄 앨란손 화이트 정신의학 · 심리학 연구소에 다녔다. 거기서 그녀는 공부하고 대인관계의 이론 특히, 자아(ego)의 발달을 에워싸는 이론, 자존심과 유능성(competence)에 관한 이론에 영향을 받았다(Miller & Walker, 1993).

60년 이상의 직업적 경력 중에서 피들러는 작업치료 실행가, 관리자, 교육자 그리고 이론가로서 일하였다. 그녀는 또한 미국작업치료협회의 부사무국장을 지냈고 일시적으로 임시사무국장으로 근무하였다(Miller & Walker, 1993).

피들러는 직업적 경력을 통해서 중요한 공헌을 하였지만, 정신역동적 이론에 근거한 그녀의 초기의 일은 이 분야의 패러다임의 발전에 관해서 가장 영향을 미친 것이었다. 피들러의 초기의 저작은 작업치료사를 정신역동적 과정의 필요불가결한 부분으로서 마음에 그렸다. 1963년의 교과서 "작업치료 : 정신과에서의 의사소통의 과정(Occupational Therapy : A Communication Process in Psychiatry)"은 그녀의 남편이고 정신과의사인 제이 피들러와의 공동 집필이고 활동이 사고와 감정을 비언어적으로 어떻게 표현하기 위해 사용되는가를 논하였다(Fidler & Fidler, 1963). 피들러는 활동을 통해서 출현하는 의사소통이 무의식의 감정을 밝힌다고 주장하였다(Miller & Walker, 1993).

피들러의 일의 시종일관된 테마는 활동분석이다. 그녀는 활동분석을 통해서 작업치료사가 클라이언트의 특정 필요성, 흥미, 그리고 능력에 관한 정보를 수집할 수 있고, 클라이언트의 이익이 되는 행위로 향한 경험을 설계하기 위해 그 정보를 이용한다고 제안하였다. 피들러의 초기의 활동분석의 연구는 활동의 정신역동적 요소에 집중하였다. 오랜 세월에 걸쳐서 그녀는 운동, 감각통합, 심리적, 인식적, 사회문화적 그리고 개인 사이의 기능(skill)을 포함하도록 이 사고를 확대하였다(Miller & Walker, 1993). 재활에 대한 피들러의 관점은 활동이 무의식의 감정을 탐구하여 표현하기 위해, 만족감을 제공하기 위해, 기능적 기능(skill)과 적응적인 자아의 방어를 가르치기 위해, 손상되어 있지 않은 기능(function)을 유지하기 위해 그리고 작업의 기능(skill), 습관, 일상생활활동의 자립된 기능(function)을 위해 사용되어야 한다.

요약하면 임상가, 교육자, 관리자 그리고 옹호자로서의 60년 이상에 이르는 피들러의 일은 전체로서 정신보건 실행과 작업치료 분야에 영향을 미치고 공헌을 하였다. 정신역동의 원칙에 기초하는 그녀의 초기의 이론은 정신보건의 실행에, 그리고 작업치료 분야의 두 번째 패러다임의 발전에 상당히 공헌하였다.

유도하는 것이었다. Fidler(1958)에 의한 다음의 인용문은 이 접근의 예를 보여준다.

작업치료는 빠는 것, 마시는 것, 먹는 것, 씹는 것, 부는 것 그리고 점토나 페인트 또는 흙을 만지작거리는 등 칠하거나 만드는 것

> 같은 배설을 대신하는 활동을 통해서 실제적인 또는 상징적인 방법으로 무의식적인 입과 항문의 필요성을 표현하거나 충족시키는 기회를 제공할 수 있다(p.10).

전체적으로 정신과에서의 작업치료사는 치료를 감정을 행동으로 옮기거나 승화시키는 하나의 수단으로서 개념화하였다(Fidler & Fidler, 1963).

관련되는 접근에서는 작업치료사는 그 사람이 정신 세계의 갈등을 해소하고 필요성을 충족하도록 치료적 관계를 확립하기 위해 활동을 이용하였다. 아래의 인용문에서 보여주는 것처럼 활동 그 자체보다는 작업치료사의 치료적인 자기의 이용이 더 중요하였다.

> 오늘날 그리고 장래의 작업치료에서의 효과적인 치료적 접근은 작업치료사가 채택하는 하나의 수단으로서 자기 직업의 도구를 이용한 것이다. 그때부터 그의 개성은 계승되었다(Conte, 1960. p.3)

치료를 위한 3가지 기계론적 접근(정신 내계적, 신경학적, 운동학적)에 걸친 공통분모는 활동이 신경학적, 근골격적 또는 정신 역동적인 메커니즘에 대해서 가지려고 한 어떤 특정의 영향을 고립시키는 시도였다. 이러한 접근의 목적은 치료의 의도된 효과 중에서 보다 많은 특수성을 달성하는 것이었다.

가치 (Values)

새로운 패러다임의 가치는 과학적인 정확성에 그 초점을 맞췄다. 작업치료사는 문제의 인식과 측정에서의 객관성과 정확성에 가치를 두게 되었다. 과학적인 정확성(meticulousness)의 가치는 장애의 구성요소를 특히 표적으로 한 작업치료사가 보다 효과적이라는 신념에 기초하고 있었다. 따라서 작업치료사는 내적 시스템의 기능장애가 어떻게 능력의 제한으로 변환되는가, 또한 기능장애의 축소(reduction)가 사람들을 어떻게 보다 기능적으로 하는 것을 가능케 하는가라는 것에 중점을 두었다. 작업치료사는 또한 치료적 수단에 대한 가치의 방향부여를 바꿨다. 작업치료사는 이전에는 생활에서의 작업과 수단과의 관계와, 사람들이 참여하도록 동기부여를 할 때에 수단의 유용성에 가치를 두고 있었다. 이것이 현재는 근력강화의 기회, 무의식의 욕구의 표출 등 수단이 제공할 수 있는 것을 인정하기 시작하였다. 작업치료는 정확성을 수반하는 특정의 메커니즘을 표적으로 한 치료의 매체로서 생각되기 시작하였다.

요약 (Summary)

1960년대까지는 작업치료의 문화는 중요한 방향으로 변화하였다. 사고와 실행의 새로운 패턴은 표 3-2에 요약한 것처럼 내적 메커니즘이라는 새로운 패러다임을 성립시켰다. 이 기계론적 패러다임은 이 분야에 어떤 중요한 진보를 가져왔다. 그 얻은 것 중에서도 특정의 문제를 개선하기 위해 상당히 진보한 기술이 있었다. 사람들의 장애를 완화하기 위한 작업치료의 가능성은 명백해졌다. 이 패러다임은 또한 신체적인 구조와 과정이 수행을 어떻게 촉진하거나 제한하는가라는 것에 대한 이해를 심화시켰다. 기구(devices)와 환경을 운동장애를 가진 사람들의 필요성에 적응시키는 기술은 개선되었다. 정신역동적인 관점은 감정적인 문제가 유능한 수행(competent performance)을 어떻게 방해할지

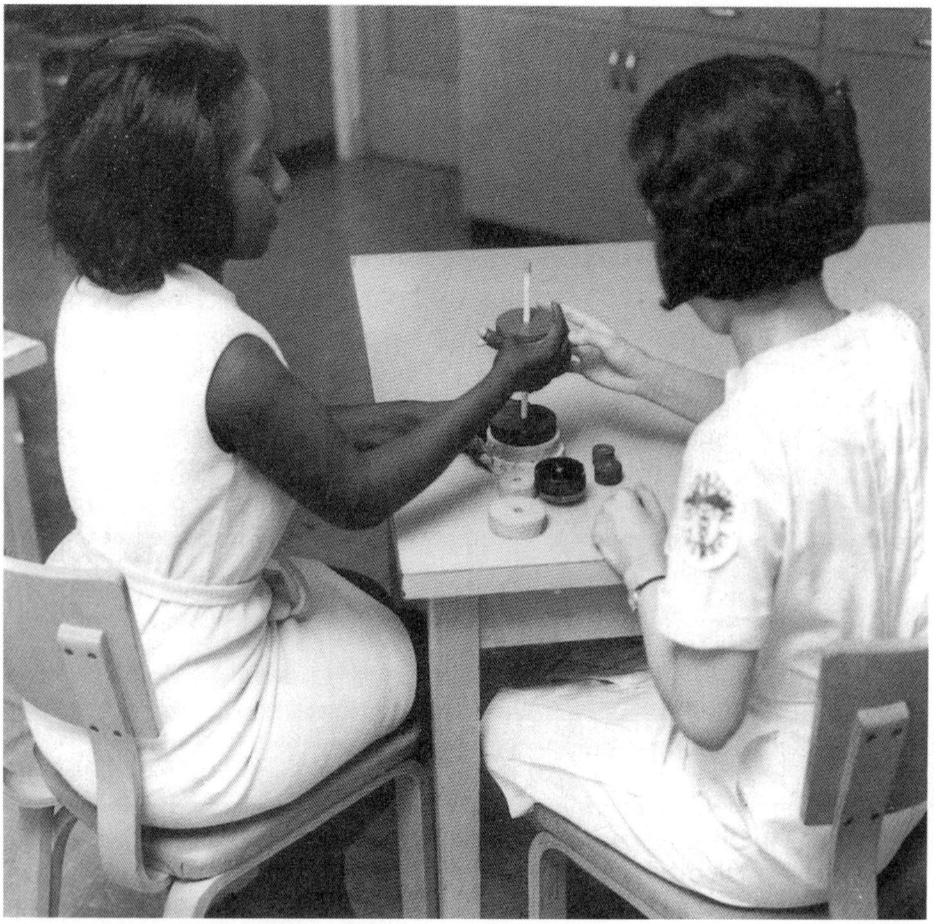

클라이언트는 손의 외과수술 후에 쥐기와 놓기의 운동을 시행하고 있다.

표 3-2. 기계론적 패러다임

핵심적 구성개념	• 수행하기 위한 능력은 신경학적, 근골격적, 정신내계적 시스템의 완전성(integrity)에 달려 있다. • 내적 시스템에서의 손상 또는 비정상 발달은 능력장애를 일으킨다. • 기능적 수행은 내적 시스템에서의 제한에 대해서 개선하거나, 보상하는 것에 의해서 회복할 수 있다.
초점을 맞춘 관점	• 내적 메커니즘 즉, 내적인 정신내계적, 신경학적, 운동학적인 작용
통합된 가치	• 내적인 작용의 정확한 지식과 이해 • 기능에 대한 내적인 작용의 가치 • 능력 장애를 감소하기 위한 수단으로서의 매체의 가치

도 모른다는 것에 대한 이해를 증가시켰다.

작업치료의 문화에서의 변화는 그 실행을 변환시켰다. 작업 패러다임에서부터 기계론적 패러다임으로의 전환은 작업치료 실행에 대해서 생각하고 실시한다는 중대한 변화 속에서 명백해졌다. 그러한 변환은 말끔하지도 않고 정확하지도 않았다. 오히려 첫 번째 패러다임으로부터의 어떠한 생각과 실행은 실행의 다양한 측면에서 여전히 유지되고 때때로 그 분야의 철학의 일부로서 표현되었다. 그럼에도 불구하고, 작업치료의 새로운 문화는 작업치료사의 사고, 태도, 실행에 침투되어갔다.

기계론적 패러다임은 그 약속의 대부분을 성취하였으나 동시에 이 분야에 대해서 예측하지 않은, 또한 바람직하지 않은 어떠한 결말을 가져왔다.

두 번째 위기 (The Second Crisis)

기계론적 패러다임은 그 약속의 대부분을 성취하였으나 동시에 이 분야에 대해서 예측하지 않은, 또한 바람직하지 않은 어떠한 결말을 가져왔다. 인간에 대한 작업치료의 근원적인 관점은 근본적으로 바뀌었다. 인간의 작업적 특성, 정신과 신체의 통일, 작업을 통한 자기유지, 그리고 조직화된 행동의 역동적 리듬과 균형이라는 초기의 인식은 새로운 깊이의 관점으로 대체되었다.

전체론의 사고는 인간의 정신과 신체의 내적인 작용에 대한 환원주의자의 강조점으로 대체되었다. 마찬가지로 작업치료의 이론적 근거는 급격히 변화하였다. 도덕의 구축, 습관의 재생, 그리고 흥미의 자극과 같은 개념을 사용한 작업치료 초기의 이론적 근거는 병리학에 대한 환원을 강조한 정신역동적, 신경생리학적 그리고 운동학적인 이론적 근거로 대체되었다.

실행도 역시 바뀌기 시작하였다. 경우에 따라서 작업치료사는 자기의 작업치료 프로그램으로부터의 의미 있는 작업에의 참여를 완전히 중단하였다. 이것은 놀랄만한 일은 아니었다. 우리들이 이전에 본 것처럼 정신분석 접근은 활동이 치료적 상호작용을 위한 단순히 편리한 방법이라는 논의를 포함하고 있었다. 활동이 정말로 전혀 필요가 없다고 결론을 내리는 것은 어려운 일은 아니었으나, 작업치료 접근을 언어적 정신요법과 유사하다는 것으로 유도하였다. 마찬가지로 신체장애의 실행에서 활동의 주된 초점은 자주 보다 큰 힘을 성취하는 일이었다. 따라서 작업치료사는 순수한 운동을 위하여 자주 활동을 완전히 포기하였다.

다른 경우, 작업의 측면은 최초의 패러다임에 의해서 제공된 기초를 이루는 이론적 근거 없이 유지되었다. 때로는 이 변화는 클라이언트가 오히려 불합리한 상황에 놓인다는 극단적인 상태에 이르렀다. 예컨대, 클리닉에서는 샌드페이퍼로 나무를 갈거나 직조기에서 직조작업을 하는 것 같은 활동을 계속 사용하였으나, 이들의 활동은 육체로부터 분리되었다. 클라이언트는 목공작품으로서는 결코 사용되지 않는 널판을 샌드페이퍼로 계속 갈았다(Spackman, 1968). 그들은 직조를 하기 위해 실을 매지 않은 직기를 눌렀다. 마찬가지의 방법으로 정신건강 장면에서 작업치료를 받고 있는 사람들은 그림을 그리거나 다른 창조적 활동을 하였으나, 그들의 미술품은 인정되지 않거나 예술로서 감상되는 일은 없었다. 오히려 그 가치는 무의식의 감정을 명백히 하기 위한 매체로서의 것이었다. 이러한 경우에 작업은 실행 속에서 희미한 형태로서 유지되었고 운동 또는 카타르시스의 단순한 매개물(vehicles)이라 생각되었다.

작업치료사는 또한 그 사람의 작업에 종사하는 과정의 경험에 대해서 그다지 인식을 갖지 않게 되었다. 작업치료사는 기초를 이루는 메커니즘에 대한 활동의 영향에 초점을 맞춤으로써 그 사람에 대한 활동의 의미를 잃게 되는 경향이 있었다. 목적이라는 개념은 의미라는 개념으로 대체되었다. 목적은 목표 지향적 활동이라 불렸으나, 그것은 활동의 개인적 또는 문화적인 연관성의 어느 쪽도 고려할 의무를 의미하지 않았다. 이 전문직은 작업에서의 의미가 작업이 일상생활의 기본구조의 필수적인 부분이었다는 사실로부터 유래되었다는 원래의 생각에서 훨씬 빗나갔다.

기계론적 패러다임은 이 분야의 원래의 사명으로부터 빗나가게 하여 그 분야의 가장 유력한 생각 즉, 건강회복의 수단으로서의 작업의 중요성을 무색하게 해버렸다.

첫 번째의 패러다임 하에서 기능하고 있는 작업치료사는 클라이언트의 치료적 작업의 범위 내에서의 경험이 매우 중요하다고 생각하였다. 기계론적 패러다임 하에서는 작업치료사는 클라이언트의 그 경험에 대한 관심을 고려하지 않았다. 작업치료가 의학모델과의 정체성(identity)과 밀접히 연계된 새로운 정체성을 가짐에 따라 작업치료로서 사용한 활동과 이들을 설명하기 위해 사용한 새로운 개념과의 사이에 불편한 부적합이 있었다. 작업치료에 대한 관심이 기능으로의 보다 좁은 관심으로 줄어들었을 때, 그리고 치료적인 작업이 병리학적 상태의 환원으로 향한 방법을 지향하게 되었을 때, 작업치료사는 전문적으로 특유한 정체성 없이 자기 일의 좁은 관념을 계속 가졌다. (위에서 나타낸 것 같은) 작업의 오용과 수공예, 일상생활 과제, 기타의 치료적 활동의 일상적인 것에 대한 당혹감은 커지고 명백하고 설득력이 있는 정체성이 없다는 조짐을 나타냈다.

작업치료는 또한 실행의 새로운 설명에 대한 불안에 더하여 세계 중의 환원주의자의 관점에 도전한 새로운 여러 학문분야에 걸친 사고의 영향을 받았다. 생물학자와 행동과학자는 환원주의가 부적절한 과학적 틀이라고 지적하였다(von Bertalanffy, 1966). 많은 저자들이 새로운 전체론적인 과학적 틀을 요구하였다(Boulding, 1968; Koestler, 1969; Weiss, 1969). 그들은 환원주의가 수동적이고 기계적인 인간행동을 만들어낸다고 비판하였다. 환원주의를 초월하여 움직일 것을 요구하는 목소리는 작업치료의 내적 메커니즘이라는 환원주의의 패러다임이 불완전하고 또한 클라이언트에 대한 작업의 영향에 대한 불충분한 설명밖에 제공하고 있지 않다고 인정하는 분위기를 만들어내었다(Reilly, 1962, 1974).

환원주의자의 의학 모델은 특히 장애인의 여러 문제의 전체 범위에 대처하는 데에 실패하였다. 이들의 문제는 내적 메커니즘의 결함을 넘어서 확대되고 의미있는 생활을 성취하고 사회 안에서 성공하는 것 같은 노력을 고려한 것이었다(Dubos, 1959; Safilios-Rothschild, 1970). 작업치료에서 기계론적 개념에만 기초한 실행의 한계에 관한 인식은 높아져 갔다(Reilly, 1962).

1960년대 후기와 1970년대 사이에 작업치료에는 통일적인 정체성이 결여되어 있다는 것이 점점 명백해졌다(Gillette, 1967; Johnson, 1973; Mosey, 1971; West, 1968). 작업치료는 너무나도 다양하고 세분화되어버려 전문 그룹에 걸친 통일성이 결여되어 있었다(Gillett & Kielhofner 1979; King, 1978; Task Force on Target Populations, 1974). 의학과의 협력은 기초를 이루는 작업치료의 원리를 인정함이 없이 특정의 질병 분류에 대한 방향부여로 끝났다(Mosey, 1971; Shannon, 1977). 더욱이 기계론적 패러다임은 이 분야의 원래의 사명으로부터 빗나가게 하여 그 분야의 가장 유력한 생각 즉, 건강회복의 수단으로서의 작업의 중요성을 무색하게 해버렸다(Rerek, 1971; Shannon, 1977). 작업치료는 그 전문직을 생기게 한 통찰력을 버림으로써 그 존재를 위험에 빠뜨렸다(Shannon, 1977).

새로운 패러다임을 요구하는 목소리 (The Call for a New Paradigm)

1960년대와 1970년대에 Reilly나 다른 사람들은 그 분야의 최초의 패러다임의 요소를 되찾는다는 목적으로 일군의 개념을 개발하였다. 작업행동이라 불린 사고방법의 학파는 아래의 신조를 구체화하였다.

- 작업에 맞춘 중심적 초점으로의 회귀(Michelman, 1971; Reilly, 1962; Robinson, 1977; Shannon, 1972; Task Force on Target Populations, 1974).
- 작업에 대한 인간의 동기부여의 인식(Burke, 1977; Florey, 1969).
- 적응을 위한 시간, 목적, 개인적 책임이라는 인간적 감각의 연구(Kielhofner, 1977; Watanabe, 1968; Woodside, 1976).
- 행동에 대한 작업역할의 조직화에 관한 영향의 검토(Heard, 1977; Matsutsuyu, 1971).
- 적응을 지원하거나 방해하거나 하는 환경의 중요성(Dunning, 1972; Gray, 1972; Reilly, 1966; Watanabe, 1968).
- 전체론적인 틀 아래에서 이 관점에 필요로 하는 여러 학문분야 사이의 지식의 통합(Heard, 1977; Kielhoner, 1978; Matsutsuyu, 1971; Reilly, 1974; Robinson, 1977).

마침내 작업치료의 원래의 개념과 이상(ideal)을 되살아나게 하는 테마는 다른 사람들에 의해서 반향을 일으키기 시작하였다(Task Force on Target Populations, 1974; West, 1984; Wiemer, 1979). 21세기의 초까지에 작업치료는 그 세 번째의 패러다임을 개발하였다.

결론 (Conclusion)

이 단원에서는 일련의 패러다임으로서 묘사되는 것처럼 작업치료의 전문직의 문화의 기원과 변환을 언급하여왔다(그림 3-2 참조). 작업치료는 18세기와 19세기의 도덕적 치료의 원리와 관점에 따라서 그려지고 20세기 초에 출현하

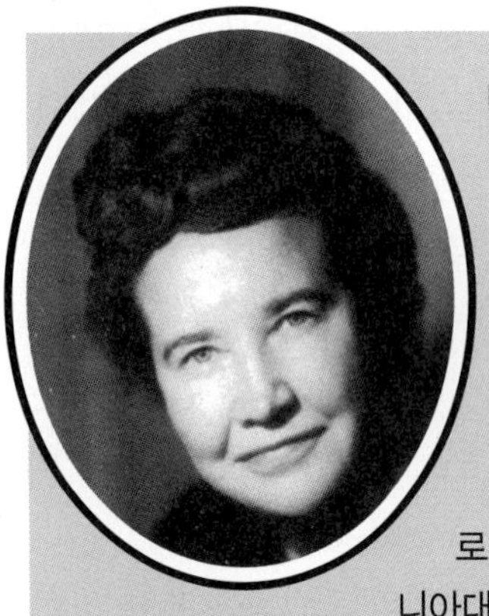

메리 레일리(MARY REILLY)

메리 레알리(Mary Reilly)는 매사추세츠에서 태어나고 보스턴 작업치료 양성학교를 졸업하였다. 그녀는 직업적 경력의 초기에 매사추세츠의 데벤스 주둔지(Fort Devens)의 라벨 일반 · 회복기 병원에서 주임 작업치료사로서 일하기 위해 육군에 입대하였다. 제4 서비스 사령부에서의 그녀의 훗날의 일은 11개의 일반병원, 2개의 회복기 병원, 6개의 지역 및 스테이션 병원의 작업치료 프로그램의 감독을 포함하고 있었다. 레알리는 1951년에 육군대위의 계급으로 퇴역하였다. 그녀는 1959년에 교육학으로 박사학위를 취득하고 후에 캘리포니아대학 로스앤젤레스분교(UCLA)의 신경정신연구시설의 재활부장이 되었다. 그녀는 1977년에 은퇴하기까지 남캘리포니아대학의 교수로 재직하였다.

1958년이라는 이른 시기에 레알리는 사회에서 그리고 개인생활에서 생산성과 종사의 의미에 보다 폭넓은 초점을 편입시키기 위해 작업치료의 교육과 지식의 변화를 주장하기 시작하였다. 그녀는 놀이와 작업에 종사하는 것에 대한 인간의 필요성이 전문직의 기초이고 존재이유라고 주장하였다. 1962년의 엘레노아 클라크 슬레이글(Eleanor Clarke Slagle) 기념강의에서 레알리는 작업치료를 "20세기 의료의 가장 큰 사고(ideas) 중의 하나"라고 선언하였다. 그녀는 "인간은 자기의 정신과 의사에 따라서 활력이 주어진 것으로서의 양 손의 사용을 통해서 자기 자신의 건강상태에 영향을 미칠 수 있다(Reilly, 1962, p.2)"라 하였다. 이 논문에서 레알리는 이 분야가 그 기계적 초점을 넘어서 움직이고 작업에 대해서 다시 초점을 맞추도록 도전하였다.

레알리의 저서는 많지는 않지만, 그녀의 일은 내적 메커니즘의 패러다임에서부터 현대의 패러다임으로의 움직임을 만들어낼 때에 매우 결정적이었다. 이것은 남캘리포니아대학의 대학원생을 지도하는 가운데에서 그녀의 일을 통해서 주로 달성되었다. 그녀는 이 분야의 지식이 작업에 집중되어야 한다고 강조하기 위해 그녀가 "작업행동(occupational behavior)"이라 부른 지식모체를 개발하였다. 그녀는 작업행동을 실행과 교육을 위한 치료적 틀로서 마음에 그렸다. 레알리는 저서 "탐구학습으로서의 놀이(Play as Exploratory Learning)"에 의해서 지식의 모체에 공헌하였다(Reilly, 1974). 이 교과서는 이 분야에서 최초의 놀이라는 진지한 치료를 화제로 한 것이었다.

요약하면 레알리는 작업치료 현대의 방향을 형성하는 데에 있어서 중심적인 인물이었다. 다시 작업에 집중해야 한다는 그녀의 요구는 이 분야가 기계론적 패러다임에 빠져버려 일정한 시간 동안 무시되었던 때에 다가왔다. 그녀 자신의 집필과 학생의 집필을 통해서 그녀는 작업치료사가 일하는 복잡한 현상에 대한 폭넓고 학구적인 이해를 이 분야에 제공할 수 있었다. 이 분야의 방향을 형성하는 데에 있어서의 그녀의 공헌은 현대의 작업치료 역사에서 그녀가 가장 영향력이 있는 학자의 한 사람으로 평가되었다.

였다. 이 분야는 원래는 작업 패러다임을 받아들였으나 그것은 정신-신체와 인간-환경의 통일성에 초점을 맞춘 전체론적인 관점에 편입된 것이었다. 이 패러다임은 매일의 작업에의 참여가 정신적으로 신체적으로 양호한 상태에 영향을 준다고 인식하고 있었다. 그것은 실행을 폭넓은 치료적인 효과를 가진 의미 있는 작업에의 참여로서 마음에 그리고 있었다.

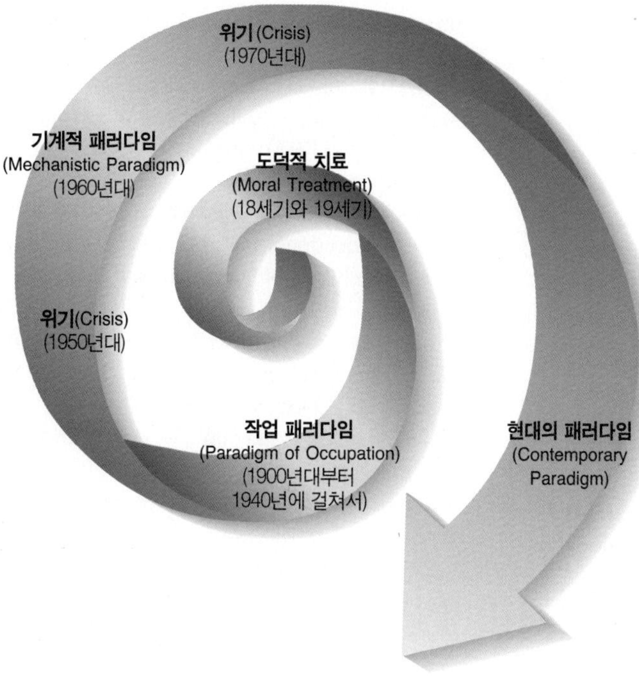

그림 3-2. 작업치료에서의 패러다임의 변화.

의학전문직으로부터의 비평에 의해서 작업치료는 원래의 방향부여와 정체성에 의문을 갖기 시작하였다. 이 위기는 이 분야에 의학모델이라는 환원주의자의 관점을 채택하는 것을 결과로서 초래하였다. 결과로서 생긴 패러다임은 실행을 위한 능력의 기초를 이루는(근골격적, 신경학적, 정신 내계적인) 내적 메커니즘이라는 인식을 강조하였다. 이들의 내적 메커니즘에서의 병리적 상태를 감소시키기 위해 활동의 응용으로서의 실행을 사용하였다. 이 새로운 전문직의 관점은 어떤 종류의 지식에서의 발전을 가져왔으나 전문직의 정체성에 대한 혼란과 작업의 치료적 영향에서의 존경과 신뢰의 상실을 만들어 내게 되었다.

그 결과로서 그 세 번째의 패러다임을 구축함에 있어 작업치료는 작업에 초점을 맞추는 것으로 되돌아갔다. 이 현대의 패러다임은 다음 단원에서 사용하도록 하겠다.

참고문헌

Ayres, AJ. (1958). Basic concepts of clinical practice in physical disabilities. American Journal of Occupational Therapy, 12, 300–302.

Ayres, AJ. (1963). The development of perceptual motor abilities: A theoretical basis for treatment of dysfunction. American Journal of Occupational Therapy, 17, 221.

Ayres, AJ. (1972). Sensory Integration and Learning Disorders. Los Angeles: Western Psychological Services.

Ayres, AJ. (1974). The Development of Sensory Integrative Theory and Practice. Dubuque, IA: Kendal & Hunt.

Ayres, AJ. (1979). Sensory Integration and the Child. Los Angeles: Western Psychological Services.

Azima, H & Azima, F. (1959). Outline of a dynamic theory of occupational therapy. American Journal of Occupational Therapy, 13, 215–221.

Barrows, M. (1917). Susan E. Tracy, R.N. Maryland Psychiatric Quarterly, 6, 53–62.

Barton, G. (1919). Teaching the Sick: A Manual of Occupational Therapy and Re-education. Philadelphia: WB Saunders.

von Bertalanffy, L. (1966). General systems theory and psychiatry. In Arieti, S. (ed.). American Handbook of Psychiatry, vol 3, pp 705–721. New York: Basic Books.

von Bertalanffy, L. (1968). General Systems Theory. New York: George Braziller.

Bing, R. (1981). Occupational therapy revisited: A paraphrastic journey. American Journal of Occupational Therapy, 35, 499–518.

Bing, RK. (1967). William Rush Dunton, Jr.: American psychiatrist and occupational therapist 1868–1966. American Journal of Occupational Therapy, 21, 172–175.

Bobath, K & Bobath, B. (1964). The facilitation of normal postural reactions and movements in the treatment of cerebral palsy. Physiotherapy, 50, 246–262.

Bockoven, JS. (1972). Moral Treatment in Community Mental Health. New York: Springer Publishing.

Boulding, K. (1968). General systems theory: The skeleton of science. In Buckeley, W. (ed.). Modem Systems Research for the Behavioral Scientist, pp 3–10. Chicago: Aldine.

Bryan, W. (1936). Administrative Psychiatry. New York: WW Norton.

Buhler, C. (1962). Values in Psychotherapy. New York: Free Press.

Burke, J. (1977). A clinical perspective on motivation: Pawn versus origin. American Journal of Occupational Therapy, 31, 254–258.

Cameron, RG. (1917). An interview with Miss Susan Tracy. Maryland Psychiatric Quarterly, 6, 65–66.

Conte, W. (1960). The occupational therapist as a therapist. American Journal of Occupational Therapy, 14, 1–3.

Creighton, C. (1993). Graded activity: Legacy of the sanatorium. American Journal of Occupational Therapy, 47, 745–748.

Dubos, R. (1959). Mirage of Health. New York: Harper & Row.

Dunning, H. (1972). Environmental occupational therapy. American Journal of Occupational Therapy, 26, 292–298.

Dunton, WR. (1915). Occupational Therapy: A Manual for Nurses. Philadelphia: WB Saunders.

Dunton, WR. (1919). Reconstruction Therapy. Philadelphia: WB Saunders.

Dunton, WR. (1922). The educational possibilities of occupational therapy in state hospitals. Archives of Occupational Therapy, 1, 403–409.

Dunton, WR & Licht, S. (eds.). (1950). Occupational Therapy; Principles and Practice. Springfield, IL: CC Thomas.

Fidler, G. (1958). Some unique contributions of occupational therapy in treatment of the schizophrenic. American Journal of Occupational Therapy, 12, 9–12.

Fidler, G. (1969). The task-oriented group as a context for treatment. American Journal of Occupational Therapy, 23, 43–48.

Fidler, G & Fidler, J. (1958). Introduction to Psychiatric Occupational Therapy. New York: Macmillan.

Fidler, G & Fidler, J. (1963). Occupational Therapy: A Communication Process in Psychiatry. New York: Macmillan.

Florey, L. (1969). Intrinsic motivation: The dynamics of occupational therapy theory. American Journal of Occupational Therapy, 23, 319–322.

Fuller, D. (1912). Introduction: The need of instruction for nurses in occupations for the sick. In Tracy, S. (ed.). Studies in Invalid Occupation. Boston: Whitcomb and Barrows.

Gilfoyle, EM. (1984). Transformation of a profession. American Journal of Occupational Therapy, 38, 575–584.

Gillette, N. (1967). Changing methods in the treatment of psychosocial dysfunction. American Journal of Occupational Therapy, 21, 230–233.

Gillette, N & Kielhofner, G. (1979). The impact of specialization on the professionalization and survival of occupational therapy. American Journal of Occupational Therapy, 33, 20–28.

Gray, M. (1972). Effects of hospitalization on work-play behavior. American Journal of Occupational Therapy, 26, 180–185.

Hall, HJ & Buck, MM. (1916). Handicrafts for the Handicapped. New York: Moffat, Yard & Company.

Hall, HJ & Buck, MMC. (1915). The work of our hands: A study of occupations for invalids. New York: Moffat, Yard & Company.

Hass, L. (1944). Practical Occupational Therapy. Milwaukee: Bruce Publishing.

Heard, C. (1977). Occupational role acquisition: A perspective on the chronically disabled. American Journal of Occupational Therapy, 31, 243–247.

Johnson, J. (1973). Occupational therapy: A model for the future. American Journal of Occupational Therapy, 27, 1–7.

Kidner, TB. (1922). Work for the tuberculous during and after the cure. Archives of Occupational Therapy, 1(5), 363–375.

Kidner, TB. (1924a). President's address. Archives of Occupational Therapy, 3(6), 423–431.

Kidner, TB. (1924b). Work for the tuberculous during and after the cure. Part II. Archives of Occupational Therapy, 3(3), 169–194.

Kidner, TB. (1925). Editorial. Archives of Occupational Therapy, 4(1), 73–75.

Kidner, TB. (1930). Occupational Therapy: The Science of Prescribed Work for Invalids. Stuttgart, Germany: W Kohlhammer.

Kielhofner, G. (1977). Temporal adaptation: A conceptual framework for occupational therapy. American Journal of Occupational Therapy, 31, 235–242.

Kielhofner, G. (1978). General systems theory: Implications for theory and action in occupational therapy. American Journal of Occupational Therapy, 32, 637–645.

Kielhofner, G. (1997). Conceptual Foundations of Occupational Therapy, 2nd ed. Philadelphia: FA Davis Company.

Kielhofner, G & Burke, JP. (1977). Occupational therapy after 60 years: An account of changing identity and knowledge. American Journal of Occupational Therapy, 31(10), 675–689.

King, LJ. (1978). Toward a science of adaptive responses. American Journal of Occupational Therapy, 32, 429–437.

Koestler, A. (1969). Beyond atomism and holism: The concept of the holon. In Koestler, A & Smythies, JR. (eds.). Beyond Reductionism, pp 192–232. Boston: Beacon Press.

Kuhn, T. (1970). The Structure of Scientific Revolutions, 2nd ed. Chicago: University of Chicago Press.

Licht, S. (1947). Modern trends in occupational therapy. Occupational Therapy and Rehabilitation, 26, 455–460.

Licht, S. (1948). Occupational Therapy Sourcebook. Baltimore: Williams & Wilkins.

Licht, D. (1967). The founding and founders of AOTA. American Journal of Occupational Therapy, 21(5), 269–277.

Lidz, T. (1985). Adolf Meyer and the development of American psychiatry. Occupational Therapy in Mental Health, 5(3), 33–53.

Llorens, LA & Young, GG. (1960). Fingerpainting for the hostile child. American Journal of Occupational Therapy, 14, 306–307.

Loomis, B. (1992). The Henry B. Favill School of Occupations and Eleanor Clarke Slagle. American Journal of Occupational Therapy, 46(1), 34–37.

Macintyre, A. (1980). Epistemological crises, dramatic narrative, and the philosophy of science. In Gutting, G. (ed.). Paradigms and Revolutions, pp 54–74. Notre Dame: University of Notre Dame Press.

Magaro, P, Gripp, R & McDowell, D. (1978). The Mental Health Industry: A Cultural Phenomenon. New York: John Wiley & Sons.

Marsh, C. (1932). Borzoi: Suggestions for a new rallying of occupational therapy. Archives of Occupational Therapy, 11, 169–183.

Matsutsuyu, J. (1971). Occupational behavior: A perspective on work and play. American Journal of Occupational Therapy, 25, 291–294.

McNary, H. (1958). A look at occupational therapy. American Journal of Occupational Therapy, 12, 203–204.

Meyer, A. (1922). The philosophy of occupational therapy. Archives of Occupational Therapy, 1, 1–10.

Meyer, A. (1931). Psychobiology: A Science of Man. Springfield, IL: Charles C Thomas.

Meyerson, L. (1957). Some observations on the psychological roles of the occupational therapist. American Journal of Occupational Therapy, 11, 131–134.

Michelman, S. (1971). The importance of creative play. American Journal of Occupational Therapy, 25, 285–290.

Miller, RJ & Walker, KF. (1993). Perspectives on Theory for the Practice of Occupational Therapy. Gaithersburg, MD: Aspen Publishers, Inc.

Mosey, A. (1971). Involvement in the rehabilitation movement: 1942–1960. American Journal of Occupational Therapy, 25, 234–236.

Obituary (1932). Occupational Therapy and Rehabilitation, 11(4), 321–323.

Parsons, SE. (1917). Miss Tracy's work in general hospitals. Maryland Psychiatric Quarterly, 6, 63–64.

Peloquin, SM. (1990). Occupational therapy service: Individual and collective understandings of the founders, Part 2. American Journal of Occupational Therapy, 45, 733–743.

Presidents of the American Occupational Therapy Association: 1917–1967. (1967). American Journal of Occupational Therapy, 21, 290–298.

Quen, JM & Carlson, ET. (1978). American psychoanalysis: Origins and development. New York: Brunner/Mazel Publishers.

Quiroga, VA. (1995). Occupational Therapy: The First 30 Years 1900–1930. Bethesda, MD: American Occupational Therapy Association.

Reilly, M. (1958). An occupational therapy curriculum for 1965. American Journal of Occupational Therapy, 12(6), 293–299.

Reilly, M. (1962). Occupational therapy can be one of the great ideas of 20th century medicine. American Journal of Occupational Therapy, 16, 1–9.

Reilly, M. (1966). A psychiatric occupational therapy program as a teaching model. American Journal of Occupational Therapy, 20, 61–67.

Reilly, M. (ed.). (1974). Play as Exploratory Learning. Beverly Hills: Sage.

Rerek, M. (1971). The depression years: 1929 to 1941. American Journal of Occupational Therapy, 25, 231–233.

Riley, JN. (1977). Western medicine's attempt to become more scientific: Examples from the United States and Thailand. Social Science and Medicine, 11, 549–560.

Robinson, A. (1977). Play: The arena for acquisition of rules for competent behavior. American Journal of Occupational Therapy, 31, 248–253.

Rood, M. (1958). Everyone counts. American Journal of Occupational Therapy, 12, 326–329.

Safilios-Rothschild, C. (1970). The Sociology and Social Psychology of Disability and Rehabilitation. New York: Random House.

Schultz, RL & Hast, A. (eds.). (2001). Women Building Chicago 1790–1990: A Biographical Dictio-

West, W. (ed). (1959). Psychiatric Occupational Therapy. New York: American Occupational Therapy Association.

West, W. (1968). Professional responsibility in times of change. American Journal of Occupational Therapy, 22, 9–15.

West, W. (1984). A reaffirmed philosophy and practice of occupational therapy. American Journal of Occupational Therapy, 38, 15–23.

Wiemer, R. (1979). Traditional and nontraditional practice arenas. In Occupational therapy: 2001, 42–53. [monograph]. Rockville, MD: American Occupational Therapy Association.

Winters, E. (ed.) (1952). The collected papers of Adolf Meyer: Volume IV: Mental hygiene. Baltimore: Johns Hopkins Press.

Winters, E. (ed.) (1951). The collected papers of Adolf Meyer: Volume II: Psychiatry. Baltimore: Johns Hopkins Press.

Woodside, H. (1976). Dimensions of the occupational behavior model. Canadian Journal of Occupational Therapy, 43, 11–14.

제 4 장

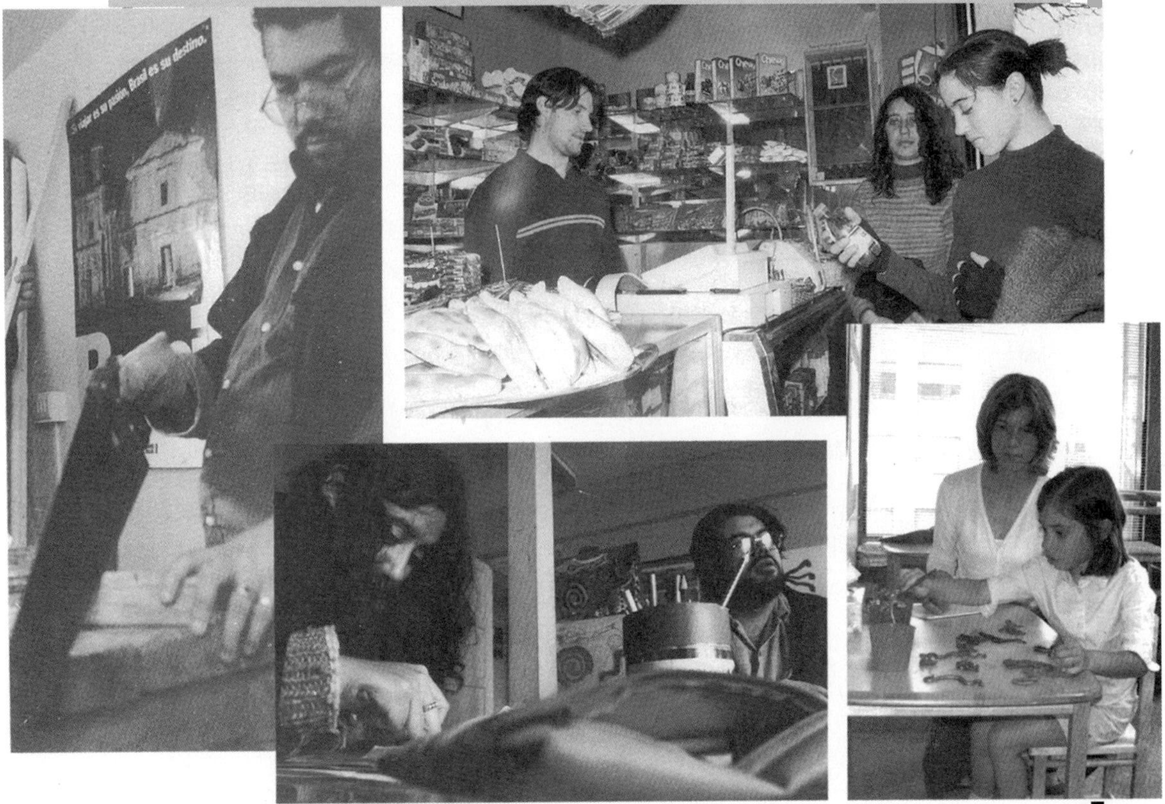

현대의 패러다임 : 전문직의 핵심인 작업으로의 회귀
(The Contemporary Paradigm: A Return to Occupation as the Professional Core)

현대의 작업치료는 클라이언트를 일상작업에 종사시키는 것이 중요하다는 것을 재발견하였다. 보다 자립하기 위해 살고 있는 곳의 상점에서 쇼핑을 배우는 것, 목수 일에 취업하여 일과 관련된 기능(skill)을 개발하는 것, 여가를 위해 창조적인 배출구를 찾는 것 또는 지각운동능력을 개발하기 위해 놀이에 종사하는 것 등, 현대의 실행은 점점 작업에 기초하는 것으로 되어있다. 이러한 경향은 20세기의 마지막 부분에서의 이 분야의 패러다임이 차츰 변하는 상황을 반영하고 있다.

1970년대 후반까지에 작업치료의 지도자들은 작업에 맞춘 초점으로 되돌릴 것을 요구하기 시작하였다. 예컨대, Wiemer(1979)는 다음과 같이 논하였다.

> 우리들의 기본적 지식은 작업이고, 또한 작업이어야 한다. 그것은 작업치료사에게 일상생활 활동을 특유한 방법으로 보게 해서 환자나 클라이언트의 목표 달성을 최선으로 촉진하는 방법을 결정하는 지식이다. 우리들의 독점적인 영역은 작업이다. 우리들은 그것이 분명하고 정의를 내릴 수 있으며 옹호할 수 있고 판매할 수 있도록 그것을 발전시키고 연구해야 하며 체계화해야 한다. "인간에 대한 작업의 영향"은 1917년의 우리들의 창설자에 의해서 전문가기질(professionalism)에 대한 우리들이 요구하는 유일한 권리로서 상세하게 설명되었다. 우리들의 초점과 방향이 그것을 유지하였다고 하면, 그것은 우리들의 잠재적인 힘이다(p. 43).

20년 이내에 이 분야의 패러다임은 Polatajko(1994)가 작업치료를 "작업에 초점을 맞춘 학문분야"라 다시 바뀌었다(p. 591).

이 현대의 패러다임은 이 분야의 원래의 패러다임을 작업에 초점이 맞춰진 기계론적 패러다임을 통해서 얻어진 유용한 개념을 통합함으로써 만들어졌다. 그 중에서도 특히 이 통합은 아래의 것을 포함하였다.

- 기계론적 패러다임이라는 환원주의자의 틀을 넘어서 보다 현대적인 사고를 향해서 움직이는 것
- 기능장애를 감소시키는 것에 대해서 학습한 것을 사람들이 작업적 생활을 적응시킬 수 있는 보다 전체론적인 틀에 편입시키는 것
- 많은 전문분야의 현대 지식을 고려하여 작업의 이해를 현대화하는 것

이 단원은 현대의 패러다임의 이러한 특징과 다른 특징을 검토한다.

패러다임이 초점을 맞춘 관점, 핵심적 구성개념 그리고 가치를 포함한다는 것을 상기하기 바란다. 초점을 맞춘 관점은 이론과 실행을 다루는 현상에 대해서 생각하는 방법을 제공한다. 핵심적 구성개념은 작업치료의 인간에 대한 관점, 작업치료사가 해결하는 문제, 작업치료의 기초를 이루는 세계의 이론적 근거를 밝힌다. 가치는 실행 중에서 무엇이 가장 중요한가를 확인한다. 이들 3가지 요소는 작업치료사가 자기들의 전문직과 그 실행을 보는 것을 통해서 개념적 관점과 전문적 문화를 형성한다.

초점을 맞춘 관점 (Focal Viewpoint)

앞의 단원에서 우리들은 작업치료의 최초의 패러다임 사이에 초점을 맞춘 관점이 정신, 신체, 환경의 상호의존이라는 전체론의 상황을 받아들였다는 것을 알았다. 우리들은 또한 이 초점을 맞춘 관점이 두 번째의 패러다임 동안에 환원주의자가 기초를 이루는 메커니즘에 초점을 맞추는 것으로 어떻게 대체되었는지도 알았다. 환원주의는 어떠한 현상에서도 그것이 구성되는 구성요소를 검토함으로써 설명할 수 있다고 가정하였다.

작업치료의 실행에서 환원주의는 기초를 이루는 수행의 구성요소, 이들의 구성요소에 일어날 수 있는 문제의 종류(예컨대, 운동, 감각 또

는 인식의 기능장애) 그리고 작업치료가 이들의 특정 문제를 어떻게 재조정할 수 있었는가 라는 것에 초점이 맞춰진다. 이 기계론적 접근은 치료에서 보다 많은 정확성과 초점으로 유도하였다. 그러나 그것은 또한 장애인의 문제의 전체 범위를 다룰 수 없어 치료적 중개자로서의 작업의 인식을 감소시켰다.

작업치료사는 실행에서의 환원주의의 한계는 인정하게 되었고, 여러 학문분야에 걸친 연구자는 시스템 이론이 제공하는 가장 전체론의 관점에 서서 환원주의를 넘어선 움직임을 요구하고 있었다. 과거의 20년에 걸쳐 시스템 이론은 다양한 방법으로 작업치료에 편입되었다. 시스템의 개념은 작업치료가 다루는 현상에 대해서 생각함에 있어서 전환을 가져왔다.

작업을 이해하기 위한 시스템 접근
(The Systems Approach to Understanding Occupation)

시스템 이론의 열쇠가 되는 테마는 시스템(예컨대, 세포, 인간 또는 조직)은 그것이 만들어져 있는 구성요소를 조사함으로써 충분히 설명할 수 있다. 오히려 시스템이 구성되는 부품을 초월하는 전체 안에 질서가 있다. 환원주의가 작업의 기초를 이루는 근골격적, 신경학적, 심리학적인 시스템에 초점을 맞추고 있었던 것에 반해서, 시스템 이론은 인간을 통합하고 자기조직화를 하는 시스템으로서 다룬다(Kelso, 1995; Vallacher & Nowak, 1994). 이것은 사람의 근골격적, 신경학적, 심리학적인 구성요소가 사람이 하고 있는 작업의 본질을 포함하는 환경에서의 조건에 결부될 때, 모든 행동이 만들어지는 전체의 역동성으로부터 나온다는 것을 의미한다(Kelso, 1995; Thelen & Ulrich, 1991). 이들의 기초를 이루는 근골격적, 신경근육적, 심리학적인 구성요소가 수행에 있어서 필요하지만 수행을 위해서는 충분하지 않다. 전체적인 그림을 완성하는 것은 사람이 하고 있는 작업과 그것이 시행되는 환경의 특징이라는 측면이다(Law et al, 1996).

작업치료는 수행의 새로운 패턴의 출현과 일상생활에서의 참여를 지원하는 기회와 환경적 자원을 제공한다.

이 사고방법은 또한 작업치료에서 일어나는 것을 재구성한다. 기계론적 패러다임은 작업치료 기초를 이루는 수행의 구성요소(예컨대, 근육을 강화하는 것, 또는 신뢰를 증가시키는 것)에 변화에 초점을 맞추었다. 하지만 현대의 관점은 작업치료가 개인에게 개인적인 필요성과 욕구에 적합한 새로운 패턴으로 그들의 수행과 생활을 재형성하는 기회를 제공한다. 작업치료는 수행의 새로운 패턴의 출현과 일상생활에서의 참여를 지원하는 기회와 환경적 자원을 제공한다. 따라서 작업치료적인 변화는 그 사람 생활의 작업과 환경과의 관계를 포함하는 복잡한 재구성을 필요로 한다. 수행의 구성요소, 수행되는 작업, 환경의 조건(Law, 1991)은 새로운 질서로 조정되는 복합적 요인의 부분이다. 작업치료의 이 관점은 사람의 생활을 보완하는 인간, 환경, 작업이 함께 고려된다는 보다 전체적인 관점으로 되돌렸다.

핵심적 구성개념
(Core Contructs)

앞에서 언급한 것처럼 현대의 패러다임은 작업에 초점을 맞추는 것으로 되돌아왔다. 핵심적 구성개념은 다음의 3가지 폭넓은 테마를 포함한다.

- 인간의 작업적 특성
- 작업의 문제와 도전
- 작업에 기초하는 실행

다음에서 이들의 테마에 대해서 논한다.

인간의 작업적 특성
(The Occupational Nature of Humans)

작업은 인간이라는 것에 대한 의미에 중요한 부분을 대표한다는 인식이 커져왔다. 인간의 작업의 특성은 아래의 사실에 반영된다.

- 모든 사람들은 작업에 대한 기본적 동기 또는 필요성을 갖고 있다.
- 작업은 인간행동의 특정 영역을 구성한다.
- 작업은 인생의 의미의 주된 원천이다.

이 작업에 대한 필요성은 인간이 행위를 하기 위한 강력한 동기(drive)를 갖고 실행적, 생산적 그리고 놀이와 같은 추구함으로써 수행된다(Clarke et al, 1991; Wilcock, 1993). 작업에 대한 동기는 행위를 하는 것, 발견하는 것, 능력을 훈련하는 것, 자기가 유능하다는 것을 경험하는 것으로 얻어지고 이것은 인간의 복잡한 신경계가 행위를 하기 위한 광범위한 필요성을 인간에게 제공한다는 진화의 산물이다(Kielhofner, 2002; Wilcock, 1993).

작업에 대한 필요성은 사람들을 광범위한 영역의 행동으로 유도한다. 그럼에도 역시 작업은 놀이와 여가, 일상생활활동, 일로 구성되는 행동영역을 구성한다. 놀이는 탐험하고, 어떤 동작의 흉내를 내는 놀이를 하고 축하하고, 게임이나 스포츠에 관여하고, 취미를 추구하는 자기 자신을 위해 시행되는 활동을 가리킨다(DiBona, 2000; Lobo, 1999; Parham & Fazio, 1997; Passmore, 1998). 일상생활활동은 자기 자신과 생활양식을 유지하는 과제이다. 일상생활의 일과의 많은 것을 구성하고 신변처리, 자기의 생활공간을 정리하는 것(예컨대, 청소나 지불), 자원을 얻는 것(예컨대, 여행이나 쇼핑)을 포함한다(Christiansen, 1994). 일은 다른 사람에게 어떠한 서비스나 물품을 제공하거나 생산적으로 그 사람의 능력을 향상하는 교육이나 훈련에 참여한다는 생산적 활동(대가를 받아도, 받지 않아도)을 포함한다(Kielhofner, 2002).

놀이, 일상생활활동, 일은 일상생활에서 서로 상호작용한다. 예컨대, 놀이는 어른의 일에서 유능함을 필요로 하는 학습의 기회를 제공한다. 어른의 생활에서의 놀이는 일을 위해 개인을 새로 만든다. 일상생활활동은 일을 위해 자기를 준비하는(예컨대, 몸치장이나 옷을 입는 것)데에 필요하다. 종합하면 이들의 작업은 개인이 자기의 시간을 채우고 자기의 일상생활의 존재나 상황을 만들어내며 세계에서의 자기의 장소를 만드는 수단이다(Christiansen, 1996; Wood, 1995).

작업에 참여하는 것은 생활에 의미를 만들어내고 확인한다(Christiansen, 1999, Hasselkus, 2002). 작업에서 경험하는 의미는 작업을 수행하는 실제의 경험, 사회문화적인 규범(norm)과

가치 그리고 수행자의 개인적인 역사 등 다양하게 얻을 수 있다. 사람들이 작업에서부터 얻는 의미는 생활에서 일어난 일의 의미를 이해하기 위한 틀 구조를 사용하거나 전달된다(Clark, 1993; Hasselkus, 2002; Helfrich, Kielhofner, & Mattingly, 1994; Johnsson, Borell, & Kielhofner, 1997; Mallinson, Kielhofner, & Mattingly, 1996; Mattingly, 1991). 위와 같은 활동을 통해 개개인이 작업적 생활의 일어난 일과 행위를 의미 있는 전체로서 경험하고 현재 · 과거 · 미래를 함께 연결시킨다(Jonsson, Josephsson, & Keilhofner, 2000; Jonsson, Josephsson, & Keilhofner, 2001). 사람들은 전개되고 있는 상황에서 자기 자신을 자리매김하기 위해, 그리고 특정 방향 또는 결과를 성취하기 위해 작업에 종사한다(Kielhofner et al, 2002).

여기서는 일시적으로밖에 특징지을 수 없다 하더라도 사람들이 자기의 작업에서 기본적으로 필요로 하는 것을 갖고 의미 있는 달성을 한다는 생각은, 그리고 작업이 인간 생활 대부분의 영역을 구성하고 있다는 생각은 점점 증가하고 있다. 그들은 인간의 생활에 대한 작업의 중심성과 중요성이라는 인식을 지지하였다. 인간의 작업적 특성이라는 이 인식과 결부되는 것은 작업치료가 인간성의 이 측면에 대처하고 그리고 특히 작업이라는 영역에서의 문제에 대처한다는 인식이다.

작업의 문제와 도전
(Occupational Problems/Challengs)

현대의 패러다임은 작업에 참여하는 문제를 해결하려는 서비스에 집중되고 있다(Rogers, 1982). 작업이 인간의 기본적인 필요성이므로 작업에 접근하는 것을 부정하는 사람들, 또는 작업에 제한을 받고 있는 사람들은 생활의 질이 감소되는 고통을 경험할지도 모른다(Christiansen, 1994). 작업 참여의 결여 또는 중단은 또한 발달을 제한할지도 모르고 능력의 저하를 일으켜 적응 이상적인 반응으로 유도되는 일이 있다. 이러한 작업의 중단 또는 박탈이라는 잠재적으로 부정적인 결과 때문에 작업치료는 대처하기 위해 중심적으로 노력해야 한다.

이 작업의 문제에 대한 초점은 사람의 작업적 생활에 대한 영향을 고려하기 위해 기능장애를 고려하도록 하였다. 능력의 한계만으로는 작업 문제의 특성을 이해하는 데에 충분하지 않다는 것을 인식시키게 되었다. 오히려 기능장애가 환경 속의 조건과 또한 이들의 기능장애를 경험한 사람의 생활과 어떻게 상호 작용하는가라는 것을 고려되어야 한다(Trombly, 1993). 요약하면, 사람들이 필요로 하고 추구하는 작업에 완전히 참여하기 위해 작업의 제한과 장벽을 어떻게 제거할 수 있는가에 대해서 기능장애의 감소에 대한 관심이 확대되었다.

작업과 작업치료의 역동성
(Occupation and the Dynamics of Therapy)

핵심적 구성요소의 세 번째 주제는 작업치료의 수단과 목표이다. 작업에의 참여가 작업치료로서 기본적이고 역동적인 핵심이라는 인식으로 되돌아 왔다.

기계론적 패러다임은 기초를 이루는 작업수행 구성요소에 대해서 작업치료의 관심을 하위 영역으로 집중시켰다. 이것은 이들의 하위 구성요소에서의 개선이 작업수행의 개선을 가져올 것이라고 가정하였다. 새로운 관점은 이 접근에 두 가지의 중요한 결점이 있다고 인정하였다(Trombly, 1993; Wood, 1995). 첫째로 기초를 이루는 수행 구성요소가 완전히 회복할 수 없을 때, 장애에 대한 영구적인 적응에 있어 전체의 재편성이라는 무언가 색다른 것을 필요로 한다는 것이다. 앞에서 논한 것처럼 그 사람의 일상생활의 부분과 전체적인 작업적 생활과 그 사람에 대한 그 의미의 수준을 만들어내고 있는 작업의 수준에서만 이 재편성은 주목을 받을 수 있다. 둘째로 앞에서 언급한 것처럼 우리들이 행동 속에서 발견하는 질서가 수행 구성요소의 상태에 의해서만이 아니라, 과제와 환경의 정황에도 달려 있다(Kielhofner, 2002; Trombly, 1995).

현실생활에서 작업에서의 수행능력은 수행 구성요소의 상태에 의해서 설명되는 일은 없다. 오히려 수행은 작업의 상황의 범위 안에서의 이들의 구성요소의 배열을 반영한다. 따라서 작업치료에서 사용되는 작업은 수행의 조직화를 고려하여 지도하도록 주의 깊게 선정되어야 한다.

현대의 관점에서 건강상태를 개선하기 위해 작업을 사용하는 것은 다시 작업치료의 핵심이라고 인식되었다(Fisher, 1998; Reilly, 1962; Wood, 1998). 그림 4-1에 나타낸 것처럼 작업치료사는 4개의 주요 경로에 의해서 작업의 치료적인 매체(agency)를 사용한다.

- 클라이언트에게 직접 작업에 종사하는 기회를 제공하는 것
- 클라이언트에게 건축 상의 장벽과 사회적 장벽(예컨대, 태도, 차별, 불공평한 정책)을 제거하는 것을 포함해서 작업을 수행하는 과제나 환경을 수정함으로써 작업에의 종사를 가능케 하는 것(Dunn, Brown, & McGuigan, 1994; Kielhofner, 2002)
- 제한된 능력을 확대하거나, 상실된 능력을 보상하기 위해 클라이언트에게 다양한 기술적 도구의 사용훈련을 제공하는 것(Hammel, 1996)
- 클라이언트가 작업에 참여하는 것을 촉진하기 위해 작업치료의 바깥쪽에서 카운슬링이나 문제해결을 제공하는 것

이들의 노력의 바탕에 있는 것은 클라이언트의 작업 참여가 필요로 하는 변화를 성취하는가, 요구된 상황을 유지하는가라는 작업치료의 핵심이라는 인식이다.

작업 참여는 사람이 하는 것만이 아니라, 사람의 주관적인 경험도 포함한다(Hasselkus, 2002; Yerxa, 1980). 그러므로 클라이언트는 작업치료를 구성하는 행동에서 의미를 찾아야 한다. 이 의미는 보통 클라이언트의 경험의 배경, 클라이언트 경험에 대한 현재의 어떤 장애의 영향 그리고 치료사와 클라이언트 사이에서 수행된 치료적 활동의 중요성으로부터 나온다.

결국은 치료적 과정에서 경험되는 의미는 개인에 대한 활동의 영향을 결정한다. 작업치료는 클라이언트의 작업적 내러티브(narrative)의 일부에 들어가서 내러티브의 일부가 된다는 하나의 일어난 일(event)이다(Helfrich, Kielhofner, & Mattingly, 1994). 작업치료가 그 클라이언트에 대해서 갖는 의미는 그 연관성과의 관계에 있고 이 내러티브에 영향을 미친다. 더욱이 작업치료에서는 작업치료사는 클라이언트가 작업

결국은 치료적 과정에서 경험되는 의미는 개인에 대한 활동의 영향을 결정한다.

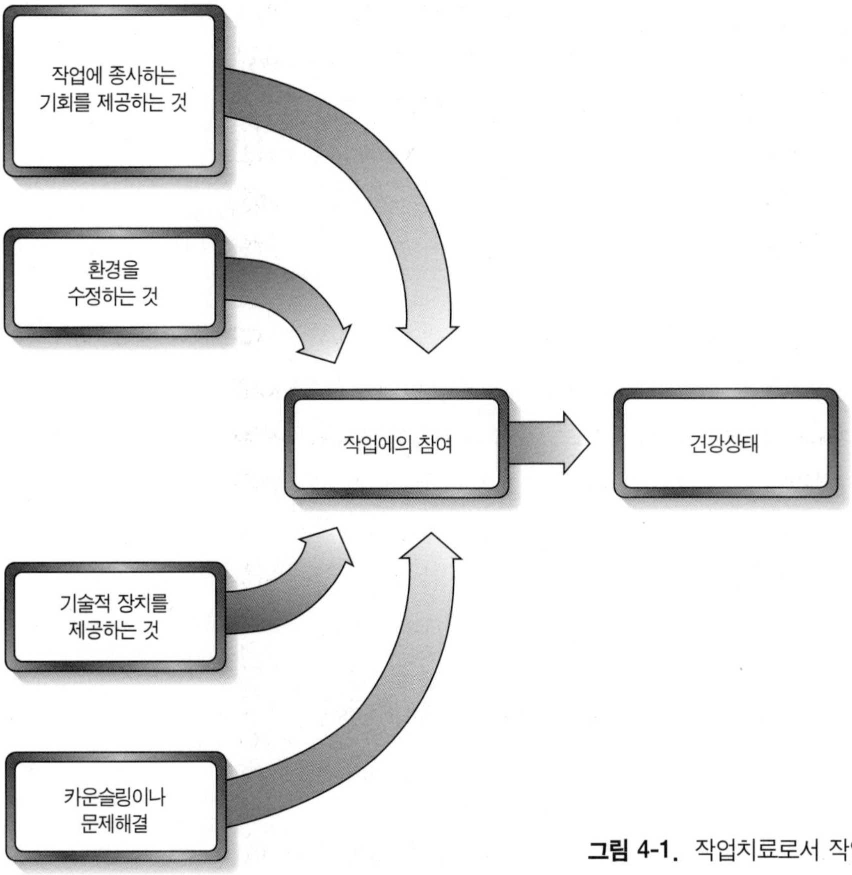

그림 4-1. 작업치료로서 작업을 사용하는 경로

적 내러티브를 계속하거나, 다시 창조하도록 지원한다(Clark, 1993). 그러므로 새로운 생활의 의미는 치료의 경과 중에서 발견할 수 있고 일어날 수 있다.

가치 (Values)

작업치료가 어떠한 것이어야 하는가를 특정화함으로써 패러다임의 가치는 작업치료사의 관점과 의사결정을 형성한다. 작업치료는 또한 다른 전문직과 공유되는 많은 가치에 의해서 좌우된다. 현재 작업치료의 특유한 방향을 형성하는 2개의 가치는 인간의 생활 속의 작업의 가치와 적극적인 참여의 중요성과 클라이언트의 능력부여(empowerment)에 대한 존중이다.

패러다임의 현재 재 방향부여에 수반하여 건강하고 행복하게 느끼는 상태(well-being)에 대한 작업의 중심성과 생활의 질은 이 분야에서는 반향을 일으키는 테마가 되었다(American Occupational Therapy Association, 1993; Fondiller, Rosage, & Neuhas, 1990; Hasselkus, 2002). 이와 관련하여 이 분야의 비전과 사명은 작업적으로 건강하고 행복하게 느끼는 상태를 촉진하는 것이라고 인식되었다. 따라서 작업치료의 가치를 정의하는 핵심적 가치는 의미있는 생활에의 작업참여를 통해서 생활의 주류로 자기 자신을 통합한다는 클라이언트의 필요성을 지원하는 것이다(Johnson, 1981; Yerxa, 1983).

작업치료는 또한 그 사람의 행위와 투입(노력의)이 작업치료의 효과성을 결정한다는 클라이언트의 적극적인 의미에 의해서 강제된 참여로 항상 구성되어야 한다고 인식되었다(Wood, 1995). 이 가치는 클라이언트의 관점, 욕구, 필요성은 물론 작업치료 과정에 관한 선택을 하고 결정을 내리는 클라이언트의 권리를 존중하고 이해함으로써 좌우되는 클라이언트 중심의 실행이 필요하다(Taylor, 2003; Townsend, 1993).

결론 (Conclusion)

전문직이 일관되기 위해서 구성원은 공통의 문화와 패러다임에서 구체적으로 표현된 그들의 일에 대한 관점을 공유해야 한다. 이 단원은 작업치료의 현대의 패러다임의 개요를 제공하려고 하였다. 어떻게 공유된 관점이건 이 패러다임은 전문직의 구성원이 끊임없이 새로운 깊이와 내용을 부가하고 있는 역동적인 과정이다. 패러다임은 그 공유된 관점과 문화를 형성하고 또한 재형성한다. 이전에 언급한 것처럼 패러다임은 이 분야의 문헌, 실행, 공유된 구송전승(oral tradition, 구두로 전하는 이야기) 안의 진행 중인 대화라고 볼 수 있다.

참고문헌

American Occupational Therapy Association (1993). Core values and attitudes of occupational therapy practice. American Journal of Occupational Therapy, 47, 1085–1086.

Christiansen, C. (1994). Ways of Living: Self Care Strategies for Special Needs. Rockville, MD: American Occupational Therapy Association.

Christiansen, C. (1996). Three perspectives on balance in occupation. In Clark, F & Zemke, R (eds.). Occupation Science, pp 431–451. Philadelphia: FA Davis.

Christiansen, C. (1999). Defining lives: Occupation as identity: An essay on competence, coherence, and the creation of meaning. American Journal of Occupational Therapy, 53, 547–558.

Clark, FA. (1993). Occupation embedded in a real life: Interweaving occupation science and occupational therapy. American Journal of Occupational Therapy, 47, 1067–1077.

Clark, FA, Paraham, D, Carlson, ME, et al. (1991). Occupation science: Academic innovation in the service of occupational therapy's future. American Journal of Occupational Therapy, 45, 300–310.

DiBona, L. (2000). What are the benefits of leisure? An exploration using the leisure satisfaction scale. British Journal of Occupational Therapy, 63(2), 50–58.

Dunn, W, Brown, C & McGuigan, A. (1994). The ecology of human performance: A framework for considering the effect of context. American Journal of Occupational Therapy, 48, 595–607.

Fisher, AG. (1998). Uniting practice and theory in an occupational framework. American Journal of Occupational Therapy, 54(7), 509–521.

Fondiller, ED, Rosage, L & Neuhas, B. (1990). Values influencing clinical reasoning in occupational therapy: An exploratory study. Occupational Therapy Journal of Research, 10, 41–55.

Hammel, J. (ed.) (1996). Assistive Technology and Occupational Therapy: A Link to Function (Section 1). Bethesda, MD: American Occupational Therapy Association.

Hasselkus, BR. (2002). The Meaning of Everyday Occupation. Thorofare, NJ: Slack, Inc.

Helfrich, C, Kielhofner, G & Mattingly, C. (1994). Volition as narrative: Understanding motivation in chronic illness. American Journal of Occupational Therapy, 48, 311–317.

Johnson, J. (1981). Old value, new directions: Competence, adaptation, integration. American Journal of Occupational Therapy, 35, 589–598.

Johnsson, H, Borell, L & Kielhofner, G. (1997). Anticipating retirement: The formation of attitudes and expectations concerning an occupational transition. American Journal of Occupational Therapy, 51, 49–56.

Jonsson, H, Josephsson, S & Kielhofner, G. (2000). Evolving narratives in the course of retirement: A longitudinal study. American Journal of Occupational Therapy, 54, 463–470.

Jonsson, H., Josephsson, S & Kielhofner, G. (2001). Narratives and experience in an occupational transition: A longitudinal study of the retirement process. American Journal of Occupational Therapy, 55, 424–432.

Kelso, JAS. (1995). Dynamic Patterns: The Self Organization of Brain and Behavior. Cambridge, MA: MIT Press.

Kielhofner, G. (2002). A Model of Human Occupation: Theory and Application, 3rd ed. Baltimore, MD: Lippincott, Williams and Wilkins.

Kielhofner, G, Borell, L, Freidheim, L et al. (2002). Crafting occupational life. In Model of Human Occupation: Theory and Application, 3rd ed., pp. 124–144.

Law, M. (1991). The environment: A focus for occupational therapy. Canadian Journal of Occupational Therapy, 58, 171–179.

Law, M, Cooper, B, Strong, S, et al. (1996). Person–environment occupational model: A transactive approach to occupational performance. Canadian Journal of Occupational Therapy, 63, 9–23.

Lobo, F. (1999). The leisure and work occupations of young people: a review. Journal of Occupational Science (Australia), 6(1), 27–33.

Mallinson, T, Kielhofner, G & Mattingly C (1996). Metaphor and meaning in a clinical interview. American Journal of Occupational Therapy, 50, 338–346.

Mattingly, C. (1991). The narrative nature of clinical reasoning. American Journal of Occupational Therapy, 45, 998–1005.

Parham, LD, & Fazio, LS (eds.). (1997). Play in occupational therapy for children. St. Louis: Mosby.

Passmore, A. (1998). Does leisure support and underpin adolescents' developing worker role? Journal of Occupational Science (Australia), 5(3),161–165.

Polatajko, HJ. (1994). Dreams, dilemmas, and decisions for occupational therapy practice in a new millennium: A Canadian perspective. American Journal of Occupational Therapy, 48(7), 590–594.

Reilly, M. (1962). Occupational therapy can be one of the great ideas of 20th century medicine. American Journal of Occupational Therapy, 16, 1–9.

Rogers, J. (1982). Order and disorder in occupational therapy and in medicine. American Journal of Occupational Therapy, 36, 29–35.

Taylor, RR. (2003). Extending client-centered practice: The use of participatory methods to empower clients. Occupational Therapy in Mental Health, 19(2), 57–75.

Thelen, E & Ulrich, BD. (1991). Hidden skills: A dynamic systems analysis of treadmill stepping during the first year. Monographs of the Society for Research in Child Development, 565 (1, Serial No. 223).

Townsend, E. (1993). Occupational therapy's social vision. Canadian Journal of Occupational Therapy, 60, 174–184.

Trombly, C. (1993). The issue is anticipating the future: Assessment of occupational functioning. American Journal of Occupational Therapy , 47, 253–257.

Trombly, C. (1995). Occupation: Purposefulness and meaningfulness as therapeutic mechanisms. American Journal of Occupational Therapy, 49, 960–972.

Vallacher, RR & Nowak, A. (eds.). (1994). Dynamical Systems in Social Psychology. San Diego: Academic Press.

Wiemer, R. (1979). Traditional and nontraditional practice arenas. In Occupational therapy: 2001, 42–53 [monograph]. Rockville, MD: American Occupational Therapy Association.

Wilcock, AA. (1993). A theory of the human need for occupation. Journal of Occupational Science: Australia, 1(1), 17–24.

Wood, W. (1995). Weaving the warp and weft of occupational therapy: An art and science for all times. American Journal of Occupational Therapy, 49, 44–52.

Wood, W. (1998). It is jump time for occupational therapy. American Journal of Occupational Therapy, 52, 403–411.

Yerxa, EJ. (1983). Audacious values: The energy source of occupational therapy practice. In G. Kielhofner, G. (ed.) Health Through Occupation: Theory and Practice in Occupational Therapy, pp 149–162. Philadelphia: FA Davis.

Yerxa, EJ. (1980). Occupational therapy's role in creating a future climate of caring. American Journal of Occupational Therapy, 34, 529–534.

제 Ⅱ 부

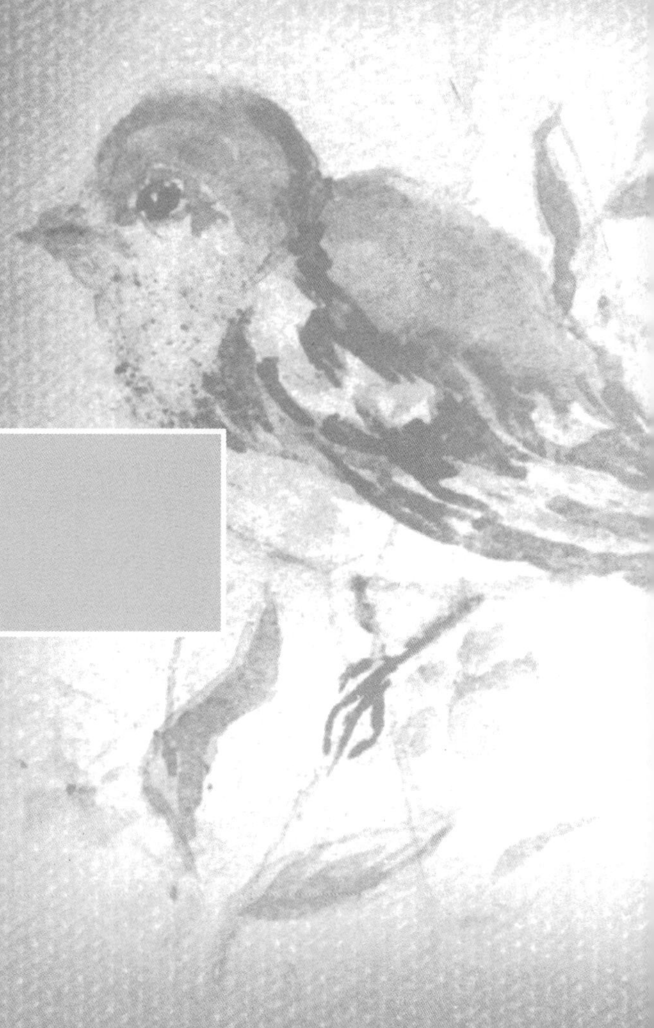

제 5 장

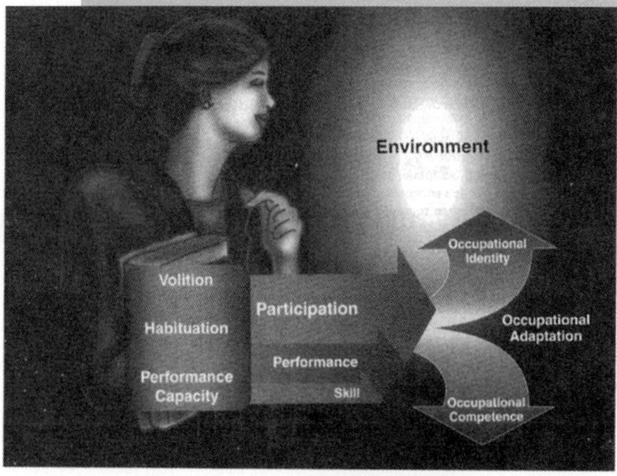

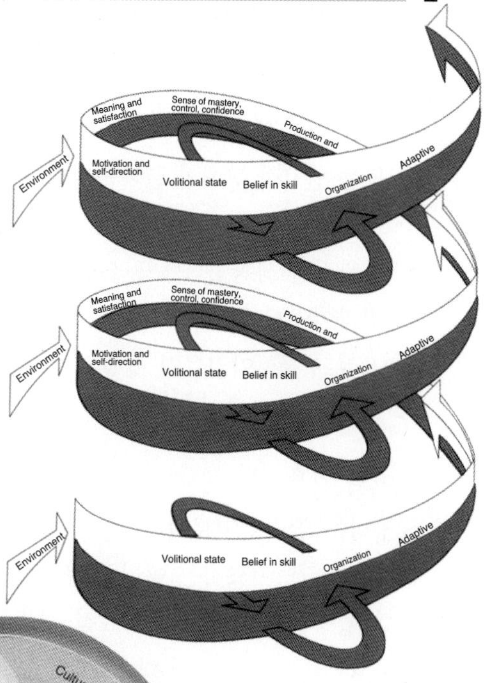

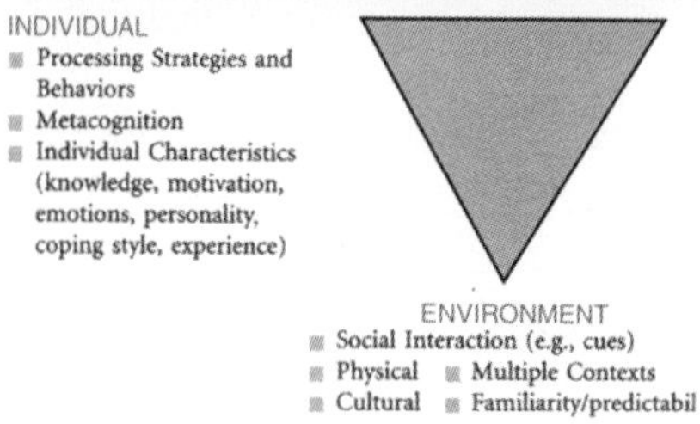

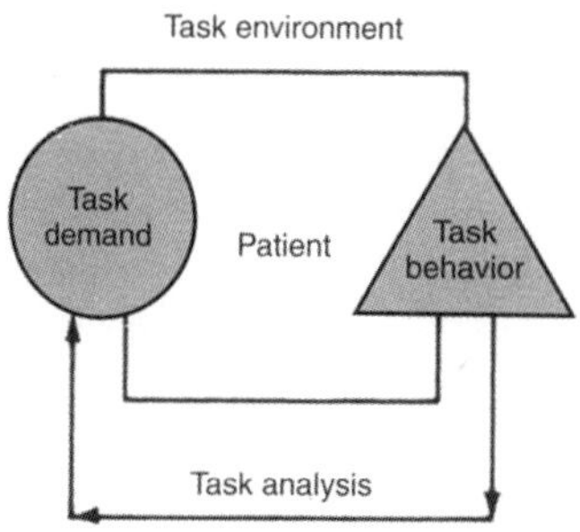

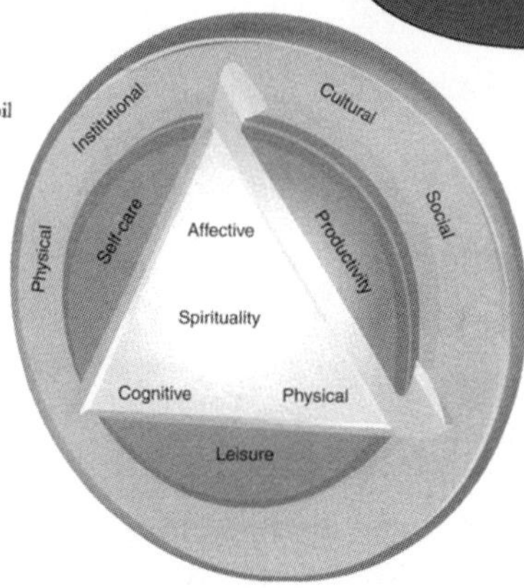

개념적 실행 모델 (Conceptual Practice Models)

개념적 실행 모델은 사람들이 작업을 어떻게 선택하고 시행하는가 라는 이해를 제공한다. 이들은 클라이언트가 직면하는 작업상의 문제에 대한 통찰력을 주고 실행에 대한 이론적 근거를 제공한다. 모델을 특징짓는 다양한 그림, 말에 의한 논의 및 연구결과도 역시 작업치료사가 매일의 실행 속에서 시행하는 구체적인 사물과 결부된다.

작업치료의 실행은 지식을 추구하는 특정의 요구를 만들어낸다. 아래와 같은 종류의 질문이 작업치료사에게 필요하다.

- 일상적인 작업 중에서 클라이언트의 신체적 또는 인지적 장애의 결과를 어떻게 최소한으로 하는가?
- 습관적인 생활양식에 필요한 능력을 상실한 클라이언트에 대해서 어떻게 이해하는가? 그리고 클라이언트가 생활의 조절을 회복하는 것을 어떻게 지원하는가?

이와 같은 질문은 작업치료사가 해결하도록 요구되는 클라이언트의 문제의 종류를 반영하고 있다. 작업치료사는 이러한 문제를 이해하기 위한 설명을 만들어내고 치료적 접근을 개발하려고 하였다. 이들의 노력은 개념적 실행 모델로 귀착되었다.

개념적 실행 모델의 특성과 목적 (The Nature and Purpose of Conceptual Practice Models)

개념적 실행 모델은 특히, 지식발전의 역동적인 과정을 포함하고 있다. 모델은 결코 완결된 것은 아니다. 오히려 모델은 끊임없이 세련되고 개선되는 실행에 대한 것을 생각하고 실시하는 방법이다.

모델은 끊임없이 세련되고 개선되는 실행에 대한 것을 생각하고 실시하는 방법이다.

개념적 실행 모델은 그 분야에서의 실행적인 관심의 몇 가지의 현상의 설명을 제공하기 위해서, 또한 작업치료의 이론적 근거와 방법을 제공하기 위해 개발된다. 이와 같이 모델은 일군의 현상을 설명하는 것과 그들의 현상에 관련된 실행을 유도한다는 두 개의 목적을 갖는다. 그것은 이론적 설명과 그들의 조직에서 실행의 개념 모델을 독특하게 만드는 실행적인 행위 양자에 대한 조합된 관심이다.

모델의 구성요소와 역동적 과정 (Components and Dynamic Processes of Models)

개념적 실행 모델은 아래의 특징이 있다.

- 여러 학문분야에 걸친 지식기반 위에 만들어진다.
- 특정의 현상을 설명하기 위해 이론을 명료하게 표현한다.
- 치료적 응용을 위한 기술(예컨대, 절차와 재료)을 야기한다.
- 연구를 통해서 검증된다.

모델의 위 특징은 그림 5-1에 나타낸 것처럼 정보의 역동적 흐름의 일부로서 개발된다. 여러 학문분야에 걸친 기반은 이론을 지지하기 위한 정보로 제공된다. 이론은 실행적인 응용을 위한 이론적 설명을 제공하고 그 발달을 유도한다. 실행으로부터의 피드백은 더한 층의 이론발전을 위한 정보를 제공한다. 기초연구는 이론적 논의를 검증한다. 응용연구는 실행에서의 이론의 적용을 검증한다. 마지막으로, 모델은 다른 학문분야 및 이 분야의 다른 모델의 이론과 연구로부터 끌어내어지는 것만이 아니라 그것에도 기여한다. 이 진행되는 발전과정은 그 분야의 패러다임에 영향을 받음과 동시에 영향을 미친다. 아래에서는 개념적 실행 모델의

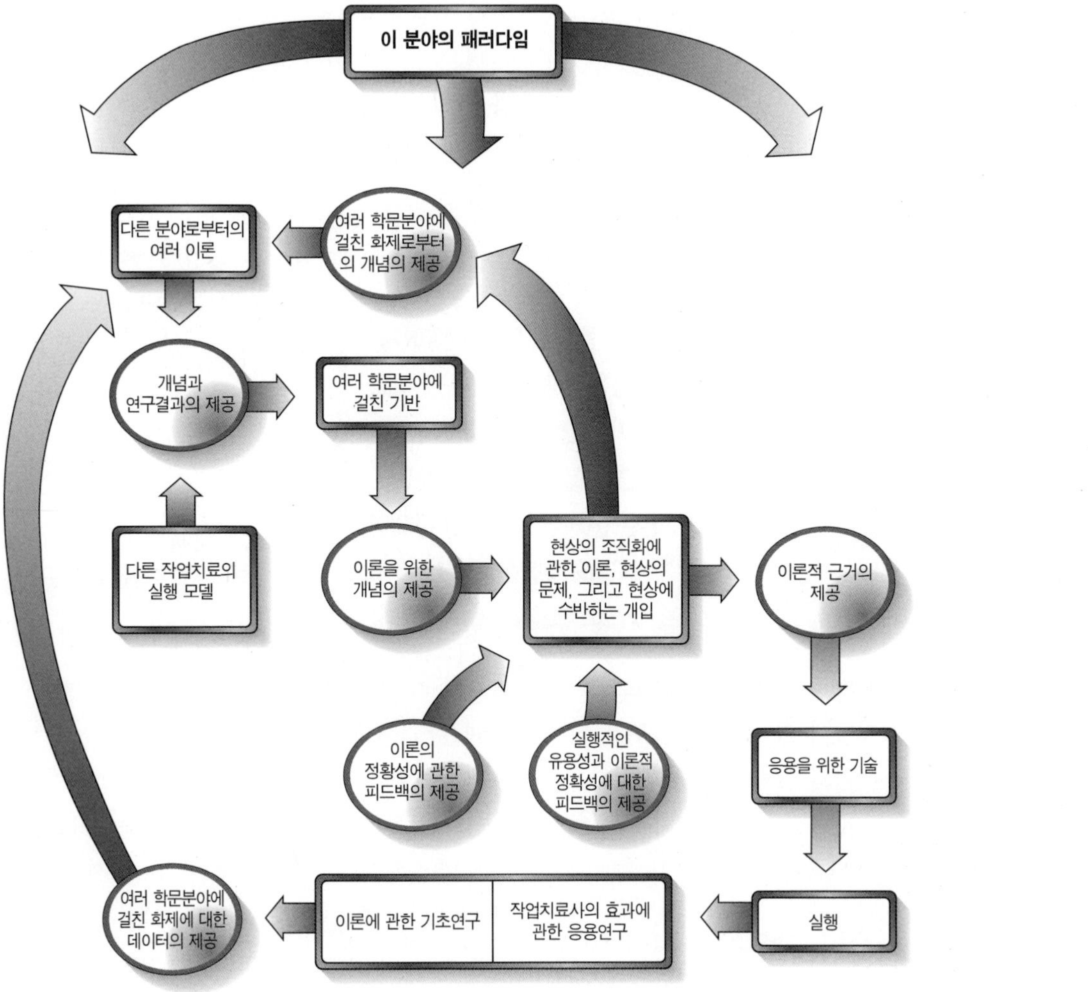

그림 5-1. 실행의 개념모델의 구성요소와 과정.

특징을 더 상세하게 검토한다.

여러 학문분야에 걸친 기반
(Interdisciplinary Base)

작업치료에서의 실행 모델은 여러 학문분야에 걸친 개념에 의해서 영향을 받고 또한 거기서부터 빌리기도 한다. 모델을 개발하는 사람들은 그들이 설명하려고 하는 현상에 관련된 이 분야의 내외로부터 이론적 개념과 명제를 만들어낸다. 다른 학문분야 개념의 사용은 작업치료 특유의 것은 아니다. 지식의 발전의 특성과 분야간의 피할 수 없는 중복 때문에 학문분야와 응용분야에서도 이론구조는 다른 학문분야의 지식의 개발에 의해서 강하게 영향을 받는다. 학문분야의 경계가 일찍이 그러하였던 것처럼 엄격하지 않기 때문에 이러한 것은 오늘날 특히 진실이다.

이론 (Theory)

개념적 실행 모델을 개발하는 사람들은 그들이 만들어내고 있는 여러 학문분야에 걸친 개념을 고쳐 해석하여 재구성하고 부가하여 새로운 이론을 전개하고 있다. 그러므로 그들은 작업치료 패러다임에 의해서 영향을 받는다. 패러다임은 어떠한 여러 학문분야에 걸친 지식이 선택되는가, 그리고 그것이 모델 안에서 어떻게 사용되는가의 양자에 영향을 주는 지적 틀을 제공한다. 즉, 패러다임의 요소는 문헌 중에서 학회 및 다른 상황 안에서 토론된다. 개념적 실행 모델을 개발하는 사람들이 발표(presentation)를 읽고, 듣고 토의를 시작할 때에 그것들이 그 강의의 일부가 되고, 그것에 의해서 자기의 일에 영향을 미친다.

> **이론이 응용을 위해 만들어져 있지 않은 생물학이나 사회학과 같은 기초과학과는 대조적으로 개념적 실천 모델의 응용된 이론은 문제의 동일시와 문제의 해결에 초점을 맞춘다.**

모델 안의 이론은 보통은 아래의 3가지 실행적인 관심에 초점을 맞춘다.

- 모델이 초점을 맞추는 작업의 측면(예컨대, 동기부여, 인지 또는 운동)이 보통은 어떻게 조직화되는가?
- 관련된 문제가 일어나면 무엇이 발생하는가?
- 작업치료는 이들의 문제를 어떻게 경감할 수 있는가?

모델 안의 이론은 실제적 문제에 따라서 개발되기 때문에 이들의 문제해결에 대처한다. 개념적 실행 모델에서 이론은 응용을 위한 설명으로서 만들어진다. 이론이 응용을 위해 만들어져 있지 않은 생물학이나 사회학과 같은 기초과학과는 대조적으로 개념적 실행모델의 응용된 이론은 문제의 동일시(identification)와 문제의 해결에 초점을 맞춘다.

응용의 기술 (Technology for Application)

모델을 실행에서 사용하는 사람은 모델을 응용하기 위해 지원기술을 필요로 한다. 모델의 기술에는 평가와 중재를 위한 절차, 기구, 재료 그리고 실행에서의 이론의 응용을 설명하는 예가 포함된다.

실행에서의 모델의 응용은 다루는 문제에 관한 데이터의 수집과 분석이 항상 필요하다. 이 과정은 일반적으로 평가(assessment)라 불린다. 평가의 방법에는 비공식적이고 자연주의적인 방법뿐만 아니라, 공식적이고 표준화된 절차가 포함된다. 모델의 이론은 평가 속에 수집된 정보에 대해서 작업치료사가 이해할 수 있고, 결론을 끌어낼 수 있는 것 같은 상황을 제공해야 한다.

실행에서의 모델의 응용은 개입전략을 야기한다. 이들은 클라이언트를 신체적으로 다루는 방법에서부터 클라이언트와 서로 작용하는 가이드라인까지의 범위에 이른다. 더욱이 이론이 평가과정을 인도하는 것과 같이 작업치료사가 실행 속에서 개입전략을 선정하고 사용하는 것에 대한 결정을 내릴 수 있게 한다.

모델의 응용은 자주 예를 통해서 나타낸다. 가장 공통의 예는 사례와 프로그램의 예이다. 모델의 응용을 검토하는 교과서와 논문은 전형적으로는 그 모델의 개념이 실행 속에서 어떻게 사용되는가를 보여주는 사례 또는 프로그램을

이론이란 무엇인가?

이론은 개념과 가설(postulate)로 구성되는 어떤 현상의 설명이다(Mosey, 1992a). 개념은 어떤 실재(entity), 질(quality) 또는 과정(process)을 서술하고 정의한다. 개념은 그들이 가리키는 현상에 대해서 보거나 생각하는 특정의 방법을 제공한다. 여러 이론은 자주 현실의 보다 큰 덩어리를 가리키는 일반 개념과 일반개념이 구성되는 요소를 가리키는 특정 개념의 양자로 구성된다. 가설은 개념 사이의 관계에 대한 진술이다. 그들은 개념이 가리키는 특징 또는 과정이 어떻게 조직화되는가를 주장한다.

어떤 개념과 가설이 결부될 때 그들은 설명의 네트워크를 구성한다. 이론의 중요한 요소는 다음과 같은 설명이다. 즉 어떠한 것이 어떻게 작용하는가를 그럴듯하게 설명하는 것이다. 이와 같이 이론은 무엇이 가정되는가, 또는 무엇이 중요한가를 서술하거나 또는 언급하는 이상의 것이다. 그것은 특정의 현상의 특성과 작용에 통찰력을 제공한다.

포함한다. 사례는 이론적 개념을 특정의 클라이언트에게 해석하는 과정을 보여준다. 프로그램은 클라이언트 집단의 문제를 확인하고 다루기 위해 모델을 어떻게 사용할 수 있는가를 설명해 준다.

연구 (Research)

연구는 기초와 응용의 연구라는 양자의 목적을 포함하며 모델의 이론과 그 실행적인 유용성을 검증할 수 있다. 기초연구는 이론에 의해서 제공된 설명을 검증하는 것을 지향하고, 응용연구는 문제를 해결하기 위해 이론을 사용하는 실행적인 결과를 검토한다(Mosey, 1992a, 1992b). 개념적 실행 모델을 조사하는 연구는 기초와 응용의 연구의 관심을 통합한다. 더욱이 연구가 주로 응용적이거나 기초적인 목적으로 착수될 때, 그들의 연구결과는 응용적이고 기초적인 양쪽 목적 모두에 연관성이 있는 경향이 있다.

연구의 증거가 높아짐에 따라 이론적 모델은 기존의 개념과 명제를 바로잡거나, 그리하여 정교하게 만들어내기 위해 바뀔 수 있고 그리하여 이론의 설명적인 힘이 강화된다. 모델이 실행적인 유용성을 갖는다는 경험적 증거는 증거에 기초한 실행을 유도하기 위해 중요하다(Holm, 2000).

실행 모델의 개발 (Development of Models of Practice)

각각의 개념적 실행 모델은 독자적인 개발의 과정을 갖고 있다. 모델은 실행 속에서의 기술이나 관념의 집합으로서 시작되고 포괄적이고 일관된 이론이 그것에 부가된다. 그러한 귀납적 접근은 실행의 관찰로부터 시작되고 이론의 표명을 유도하는 임상적인 시행착오로부터 발생한다. 연역적 접근은 이론으로부터 시작되고 치료 중에 이미 알려진 문제에 대해서 계속 대처한다. 이 접근 중에서 임상의 응용은 이론의 뒤를 잇는다. 대부분의 모델이 양자의 접근의 조합에 의해서 개발되지만, 모델을 개발하는 다양한 시점에서 한쪽의 접근이 우세하게 될지도 모른다.

실행 모델이 받아들여지고 사용되도록 남기 위해서는 몇 가지의 특징을 가져야 한다. 첫째로 모델은 공식적으로 표현되어야 한다. 모델의 개발자는 그 모델에 관한 논문이나 저서를 출판해야 한다. 그러나 어떤 경우에는 모델의 표명은 매뉴얼, 워크숍, 및 지식을 조직화하여 공유하는 다른 형태로 시작되기도 한다.

> **모델은 실행을 강화하는 통찰력과 도구를 제공해야 하고 클라이언트에 의해서 요구되는 결과를 만들어내야 한다.**

모델이 연구의 대상이 되었을 때 모델은 보다 신뢰할 수 있는 것이 된다. 일반적으로 연구는 이론을 검증하고 세련시키는 데에 도움이 될 뿐만 아니라, 그 모델의 응용을 위한 기술의 개발을 지원한다.

마지막으로 그 모델은 실행적이어야 한다. 모델은 실행을 강화하는 통찰력과 도구를 제공해야 하고 클라이언트에 의해서 요구되는 결과를 만들어내야 한다. 이것은 이론가, 연구자, 임상가 그리고 소비자가 협동하는 팀에 의해서 개발되는 모델의 중요성을 보여준다.

물론 모델이 어떻게 잘 개발되는가에 따라 달라진다. 어떤 모델은 이론을 명백하게 잘 표현하고는 있으나 그 응용에서 약하다. 다른 모델은 이론과 연구의 기반이 충분히 개발되어 있지는 않지만 응용을 위한 매력적인 방법이 있다. 하나의 영역의 강점 때문에 모델이 채택되고 한동안은 살아남을지 모르지만 모든 요소가 발전하지 않는 한 모델은 지속될 수는 없는 것 같다.

모델을 전체로서 보면 (Models in Perspective)

개념적 실행 모델은 작업치료에서의 이론을 구축하는 주된 원천이다. 더욱이 이들은 이 분야의 연구와 임상응용의 노력을 인도한다. 이용할 수 있는 개념적 실행 모델의 질은 대부분은 작업치료사의 능력을 결정할 것이다. 그러므로 이들의 모델은 이 전문직에게 매우 중요하다.

작업치료에서의 현재의 모델 (Current Models in Occupational Therapy)

실행에서 작업치료사는 넓은 범위에 걸치는 작업적 문제와 기초를 이루는 관련되는 장애를 만나게 된다. 작업치료사가 실행에서 대처해야 할 다양성 때문에 작업치료는 많은 실행 모델을 필요로 한다. 이 단원에서는 모델은 역동적이고 변화하고 있다는 것을 강조하였다. 이것은 모델이 시간과 더불어 변화할 것이라는 것만이 아니라, 새로운 모델이 그 분야에서 나올지도 모르고 몇 가지의 모델이 결국은 소멸될지도 모른다는 것을 의미한다.

이 책을 저술할 때의 도전중 하나는 작업치료에서의 현재의 개념적 실행 모델을 어떻게 특징짓는가를 결정하는 것이었다. 개념적 실행 모델로서 특징지을 수 있는 그들의 접근법을 문헌에서 어떻게 선정하는가를 결정할 때에 나는 그들이 이론, 응용을 위한 기술 그리고 연구기반을 명료하게 표현하고 있는지에 대해 의문을 가졌다. 이들의 기준에 기초하여 나는 아래의 7개의 개념적 실행 모델을 확인하였다.

- 생체역학 모델
- 캐나다 작업수행 모델
- 인지장애 모델

- 인지-지각 모델
- 인간작업 모델
- 운동조절 모델
- 감각통합 모델

이들은 다음 장에서 계속해서 설명할 것이다.

참고문헌

Holm, M. (2000). Our mandate for the new millennium: Evidence-based practice: Eleanor Clarke Slagle Lecture. American Journal of Occupational Therapy, 54, 575–585.

Mosey, A. C. (1992a). Applied Scientific Inquiry in the Health Professions: An Epistemological Orientation. Rockville, MD: American Occupational Therapy Association.

Mosey, A. C. (1992b). Partition of Occupational Science and Occupational Therapy. American Journal of Occupational Therapy, 4, 851.

제 6 장

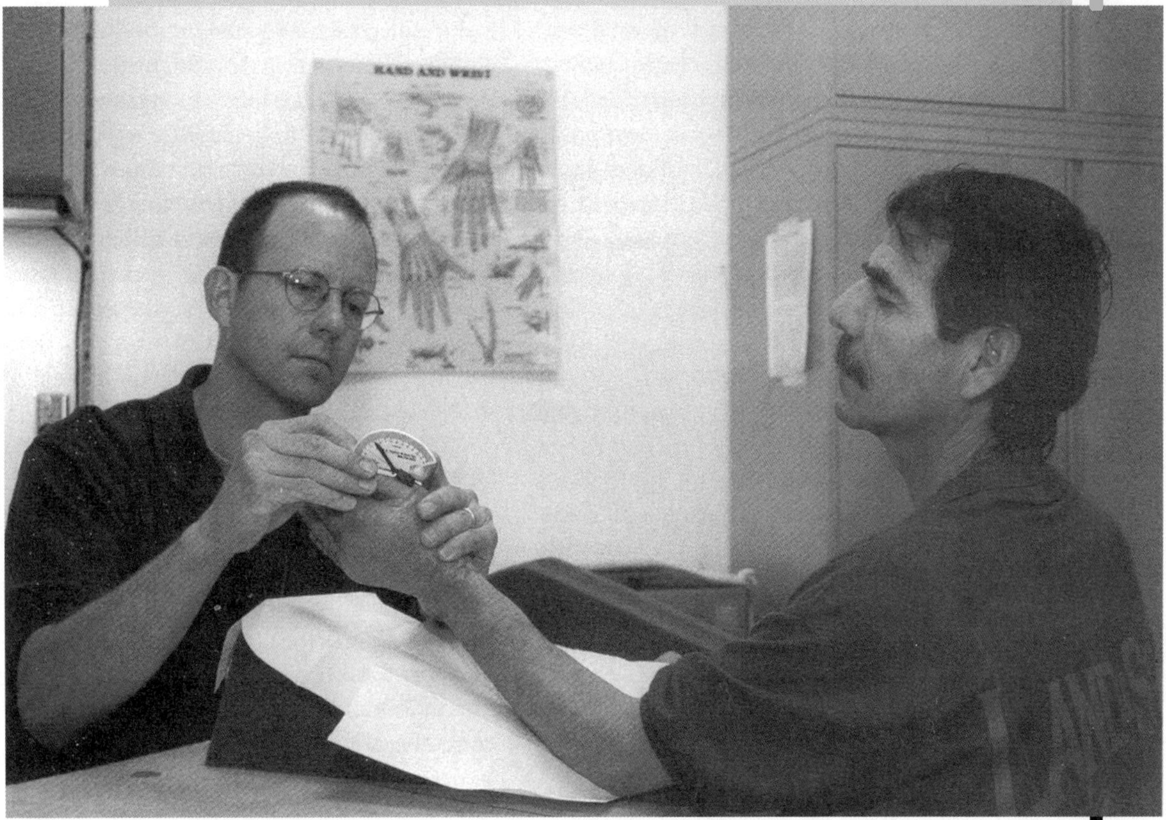

생체역학 모델 (The Biomechanical Model)

작업치료사는 손의 움직임이 제한된 장애를 가진 클라이언트의 손가락의 가동범위를 측정하기 위해 각도계(관절운동의 각도를 측정하는 도구)를 사용한다. 작업치료사는 클라이언트의 운동능력에 관한 정보와 그외의 정보에 기초하여 클라이언트의 손의 기능적 이용을 향상시키기 위한 치료 프로그램을 결정할 것이다. 기능적 운동의 제한을 정확히 측정하여 대처하는 것에 초점을 맞추는 것이 생체역학 모델의 특징이다.

생체역학 모델은 작업치료의 역사를 통해서 어떠한 형태로 제시되어 왔다. 생체역학의 기본적 관심은 일상의 작업수행에서의 **기능적 운동**(functional motion)의 배경을 이루는 근골격계의 능력에 있다. 본 모델의 이론은 신체가 운동을 위해 어떻게 만들어져 있는가, 그리고 운동을 성취하기 위해 어떻게 사용되는가를 설명한다. 한때는 이 접근법은 운동을 위한 능력을 회복한다는 목표를 강조한 용어인 운동성 작업치료(kinetic occupational therapy)라 불렸다(Ogden-Niemeyer & Land Jacobs, 1989).

이 모델의 개념적 및 경험적 지식의 대부분은 기초과학으로부터 온 것이지만, 그 실행적인 응용은 작업치료의 역사를 통해서 축적되어 온 것이다. 오늘날 사용되고 있는 접근법이나 기구(devices)의 대부분은 수 십년의 발전에 기초한 것이다.

생체역학 모델은 자유로운 운동, 적절한 능력 제한을 경험하고 있는 사람에게 적용된다. 이들의 장애는 근골격계, 말초신경계, 피부계통 또는 심폐계통의 질병이나 외상으로부터 발생한다. 중추신경계의 장애에 의한 협동운동의 문제는 일반적으로는 운동조절 모델이나 감각통합 모델에 의해서 다루어진다. 그러나 이들의 경우에도 정상적인 관절운동의 유지와 같은 생체역학적인 관심사가 다루어진다.

여러 학문분야에 걸친 기반 (Interdisciplinary Base)

생체역학적인 접근법은 인체가 움직일 때의 운동의 특성과 인체에 작용하는 힘에 관계되는 동역학(kinetics)과 **운동학**(kinematics)의 원리에 기초한다. 근골격계의 해부학과 생리학도 역시 이 모델의 여러 학문분야에 걸친 기반의 일부이다. 이 지식은 인간이 어떻게 운동을 만들어내고 유지하고 있는가에 대한 이해를 정교하게 설명하는 조직의 치유, 근력강화 및 활동의 에너지 손실과 같은 과정은 물론 운동의 기초를 이루는 뼈, 관절, 근육의 구조에 대한 이해를 제공한다. 더욱이 근골격계의 기능을 심폐계가 어떻게 지원하고 있는가에 대한 지식이 이 모델에 편입되어 있다.

물건을 조작하는 것, 의사소통에서 몸짓을 하는 것, 또는 차례를 기다리는 동안에 줄을 서는 모든 작업은 사람이 신체를 안정화시키고 움직이는 것을 포함하고 있다.

이론 (Theory)

움직임은 작업수행의 기초를 이룬다. 물건을 도조작하는 것, 의사소통에서 몸짓을 하는 것, 또는 차례를 기다리는 동안에 줄을 서는 모든 작업은 사람이 신체를 안정시키고 움직이는 것을 포함하고 있다. 생체역학 모델의 이론은 작업을 수행하는 동안에 안정시키고 움직이기 위한 능력에 관한 것이다.

조직화 (Organization)

이 모델의 이론은 작업을 수행하기 위해 필요한 안정성과 운동의 생체역학적인 기초를 설명한다. 3가지 폭넓은 개념을 통해 움직임 능력을 설명한다. 첫째는 관절운동의 능력 또는 **관절운동범위**이다. 둘째는 **근력** 또는 자세조절을 유지하기 위해 긴장을 만들어 내는 근육의 능력이다. 셋째는 **지구력**이고 일정 시간 동안에 특정의 과제를 시행하기 위해 필요한 노력(예컨대, 세기나 속도)을 유지하는 능력이다.

관절가동범위 (Joint Range of Motion)

각 관절의 운동을 이해하는 것은 그 관절의 구조와 기능의 지식에서부터 나온다. "각 관절은 그 구조와 주변조직의 통합에 의해서 결정된 일정한 방향으로 움직이고 일정한 운동제한을 갖는다"(Trombly & Radomski, 2002, p.48). 관절을 에워싸는 결합조직, 근육, 피부는 운동 후에 늘어나거나 원래로 되돌아가는 능력인 **유연성**을 갖고 있다. 이들의 결합조직의 유연성의 능력은 가능한 운동의 범위에 영향을 미친다.

가동범위 (Range of Motion)

능동가동범위란 사람이 자기의 근력을 사용해서 만들어낼 수 있는 운동의 범위를 가리킨다. **수동가동범위**란 관절이 다른 사람에 의해 수동적으로 조작되는 것을 통한 그 운동을 가리킨다.

근력 (Strength)

근골격계가 그 신체의 관절에 작용할 때 안정성과 움직임이 만들어진다. 근육은 하나 이상의 관절을 덮고 있으며 그 관절을 구조에 의해서 초래된 운동을 조절하고 만들어내기 위한 힘을 발휘한다. 이와 같이 근육에 만들어진 긴장은 관절을 안정시키거나 움직이게 하기 위해서 필요하다.

긴장을 만들어내는 근육의 힘 또는 능력은 근섬유의 수와 굵기에 비례한다. 근섬유의 크기 또는 굵기는 근육이 긴장을 만들어내기 위해 사용될 때에 증가한다. 이와 같이 일상 활동 속에서 근육이 사용되는 것이 그 근력에 영향을 준다.

일상생활에서 보통의 운동은 단일 관절을 덮고 있는 단일의 근육의 움직임에 한정되어 있지 않다. 오히려 수행의 대부분은 관절에 걸쳐 있는 근육군의 동시적인 움직임에 달려있다. 이것은 어떤 과제에 필요한 안정성과 운동의 조합을 만들어낸다. 더욱이 근육군은 각각의 운동을 만들어내기 위해 함께 작동한다(Pedretti & Zoltan, 2001).

지구력 (Endurance)

근육활동을 유지하는 능력(즉, 지구력)은 근육생리의 기능이다. 이것에 포함되는 변수는 시행되고 있는 일과 심폐계로부터의 산소와 에너지물질의 공급이다. 이와 같이 지구력은 근골격계만이 아니라, 다른 신체 시스템의 기능도 수반하기 때문에 근력이나 동작보다 더 복잡한 현상이다.

운동능력의 역동성
(Dynamics of Movement Capacity)

운동을 이해할 때에 몇 가지의 요인을 생각할 수 있다. 운동의 잠재능력(관절가동범위)은 관절 및 관절주위의 연부조직의 해부학적 기능에 달려있다. 운동의 생산은 근골격계에서의 근육 위치의 기능이고 근육군의 협동적 일의 기능이며 그리고 개개의 근력의 기능이다. 지구력은 근육생리의 기능이고 근육조직으로의 필요한 물질의 운반과 노폐물의 배출을 하는 신체계의 능력이다.

근육이 운동을 어떻게 만들어내는가에 대한 초기의 이해는 주로 골격계에 대한 근육의 위치의 해부학적 연구에 기초하는 것이었다(즉, 그 근육은 뼈의 어디에 부착하여 있는가, 근육이 관절을 어떻게 덮고 있는가). 이러한 해부학적 조직의 관찰은 특정 운동과 근육이 주어진 과제를 수행하기 위해 사용된다는 신념으로 유도하였다(Trombly, 1995).

운동의 과정을 연구하기 위해 보다 세련된 방법을 이용할 수 있게 됨에 따라 작업을 달성하기 위해 운동이 어떻게 사용되는가에 대한 이해는 변화하였다. 작업을 수행하는 동안에 만들어지는 실제의 운동은 운동학이라는 점에서 서술된다. 예컨대, 운동은 실제의 운동경로 또는 신체 부분의 전위 그리고 속도와 가속도에 의해서 특징지을 수 있다. 운동학은 신체가 목적이 있는 운동을 실제로 어떻게 달성하는가를 이해하기 위한 중요한 부분이다. 예컨대, 서로 다른 사람이 같은 목적이 있는 과제를 수행하기 위해 서로 다른 운동의 조합을 사용하는 것과 어떤 사람이 같은 과제를 서로 다른 시간에 수행하기 위해 운동의 서로 다른 조합을 사용한다는 것은 이제는 이해되었다(Trombly, 19965).

근골격계의 자기유지
(Self-Maintenance of the Musculoskeletal system)

이 모델의 가장 중요한 관찰의 하나는 운동을 위한 능력(즉, 근력, 가동범위, 지구력)은 작업수행과 서로 연관성이 있다는 것이다. 즉, 일상작업의 경과 중에서 근육은 얼마만큼 부하가 가해져 있는가에 따라서 근력은 강화되거나 저하하거나 한다. 마찬가지로 뼈의 구조도 역시 사람이 얼마만큼의 체중을 지지하는가에 따라서 긍정적인 영향을 받고 또한 관절의 가동성은 진행 중인 관절운동의 특성에 의해서 영향을 받는다. 마지막으로 지구력을 위한 능력은 시간이 흐르면서 활동의 수준의 변화와 함께 커지거나 작아진다.

생체역학 모델에 기초하는 중재는 움직임과 작업수행의 교차점에 초점을 맞춘다.

문제와 도전
(Problems and Challenges)

이 모델은 사람의 작업수행을 위한 안정성과 운동을 만들어내는 것과 관련되는 문제와 도전에 대처한다. 이러한 문제는 생체역학적인 장애(즉, 관절운동, 근력 및 지구력의 제한)로부터 나온다(Trombly & Radomski, 2002). 이와 같이 이 모델의 중심적 관심은 사람들이 작업을 수행하는 데에 필요한 안정성 또는 운동을 만들어 내거나 지속할 수 없을 때에 일어나는 문제이다. 이러한 문제는 다양한 질병이나 외상에 의해서 초래될 것이다.

관절가동범위는 관절의 손상, 관절주변조직의 부종, 통증, 피부 단축, 근육의 경련(즉, 구축을 만들어내는 과도한 근육긴장), 또는 장기간 고정을 한 결과로서 일어난 근육 및 **힘줄**의 단축 등 때문에 제한된다. 관절운동에 영향을 주는 조건의 예에는 관절염, 관절 또는 주변 결합조직의 외상 및 관절을 덮는 피부의 탄성을 제한하는 화상(burn) 등이 있다.

근력저하(즉, 긴장을 만들어내는 능력의 저하)는 근육을 사용하지 않은 결과로서 또는 근육생리학에 영향을 미치는 질병 때문에 일어날 가능성이 있다. 근력의 상실은 하위 운동신경원(motor neurons)(예컨대, 폴리오 또는 근위축성측삭경화증), 척수 또는 근육의 신경지배의 단절을 가져오는 말초신경의 질병이나 외상에 의할지도 모른다. 근육이 그 신경 지배를 상실하면, 완전히 위축하여 긴장을 만들어낼 수 없게 된다. 근육이영양증(muscular dystrophy)과 같은 근육질환은 직접 근육조직에 영향을 미친다. 마지막으로 과도하게 사용하지 않거나, 고정하는 것은 일상의 수행을 악화시키는 약화를 초래할 가능성이 있다(Pedretti & Zoltan, 2001; Trombly & Radomski, 2002).

근력과 마찬가지로 지구력은 활동을 장기간 구속하거나 제한하는 것에 의해서 저하한다. 심장혈관계나 호흡기계의 병리나 근육질환을 포함하는 다른 요인도 역시 지구력을 저하시킨다.

치료적 중재 (Therapeutic Intervention)

생체역학 모델에 기초하는 중재는 동작과 작업수행의 교차점에 초점을 맞춘다. 이들의 중재는 세 가지의 접근법으로 분류할 수 있다.

- 변형의 예방과 운동을 위한 기존의 능력의 유지
- 운동을 위한 능력의 회복
- 제한된 운동의 보상

세 가지의 모든 접근법에서 중재의 최우선 기준은 사람의 운동능력을 위한 기존의 제한과 일반적 작업과제의 운동의 필요성과의 사이의 간격을 최소한으로 하는 것이다.

유지와 예방 (Maintenance and Prevention)

이미 언급한 것처럼 근골격계의 기능을 유지하기 위해서는 합리적인 사용이 필요하다. 생체역학 모델은 이 원리를 확대하여 근육이 아직 수축을 만들어낼 수 있고 관절을 움직일 수 있는 경우는 기능적 운동의 능력을 유지하기 위해 사용되어야 한다고 주장하였다. 그 사람이 안정성과 운동을 조절할 수 없는 경우 관절가동범위는 수동적으로 유지된다(즉, 가동범위를 통해서 외부적으로 관절이 조작된다). 또한 관절을 적절한 위치에 유지하는 부목(splint)의 사용을 포함해서 관절의 변형을 예방하기 위해 관절의 자세잡기(positioning)가 사용된다. 이 실행의 예외는 관절의 불가동성이 그 사람에게 기능적으로 이점이 되는 경우이다.

생체역학적인 문제의 대부분은 사람들이 어떻게 일상작업에서의 과제를 수행하는가에 따라서 야기된다는 것을 연구가 보여주고 있으며 또한 많은 사람이 인식하고 있다. 이 예로서는 물건을 들어올리는 동안의 **바디 메카닉스**(body mechanics)의 서투른 사용에 의한 요통, 그리고 일에서 수행되는 반복동작에 의한 연부조직의 손상이다(Trombly & Radomski, 2002). 이 인식은 특히 일의 장에서의 이러한 문제의 발생이나 반복 출현을 방지하기 위한 노력에서의 관심을 불러일으킨다. 작업치료사는 이러한 문제를 피하기 위해 적절한 신체 메카니즘을 가르치고 일의 과제 또는 직장의 변경을 권고할 수 있다.

회복 (Restoration)

회복은 가능한 운동, 근력, 지구력의 증가를 지향한다. 회복의 원리는 정상적인 생체역학적인 기능상태의 이해에 기초한다. 이 모델은 과제에서의 운동이 정상 가동범위, 근력 및 지구력을 유지하기 때문에 이들의 회복 또는 개선을 하기 위해 운동을 사용할 수 있다고 주장한다.

작업치료사는 클라이언트에게 만들어지는 관절운동과 근육긴장이 서서히 강화되는 작업에 종사할 기회를 제공한다. 이들의 요구를 증가시키는 것은 바람직한 기능수준에 도달할 때까지 능력을 증가시키는 결과를 가져온다. 운동, 근력, 지구력에 대한 목표는 그 사람의 잔존 잠재력(즉, 장애의 기초를 이루는 질병이나 외상의 특성에 기초하여 어떤 사람이 어느 정도의 개선을 이룩할 수 있을 것인가)과 그 사람이 수행을 필요하거나 또는 원하는 작업에 대한 운동 수요에 따라서 결정된다. 이 접근법이 잘 되기 위해서는 그 사람이 희망하는 작업 또는 필요한 작업을 위해 필요한 동작, 근력, 지구력을 개발하기 위한 잠재능력이 있어야 할 것이다.

예컨대, 최근에 손의 외과수술을 받은 작업치료 중인 클라이언트는 타자(typing)를 위해서 필요한 수동 또는 능동 가동범위를 달성하기 위해 부목(splint)을 장착할지도 모르고, 손가락의 운동에 필요한 일을 할지도 모른다. 심장동맥(관상동맥) 수술(bypass)에서부터 회복하고 있는 또 다른 클라이언트는 자가 관리와 여가활동을 위해 필요한 수준의 지구력을 증가시키기 위해 단계를 부여한(grading) 작업에 종사할지도 모른다. 더욱이 또 다른 일에서 손상 후의 클라이언트는 일에서 요구되는 수준으로 끌어올리는 능력을 증가시키도록 작성된 일의 시뮬레이션 활동에 참여할지도 모른다.

보상 (Compensation)

많은 사람들은 운동의 능력 향상의 제한을 체험하고 있다. **보상적 치료**는 그 사람의 안정성 또는 운동의 능력과 일상작업 안에서 요구되는 것과의 간격을 메움으로써 이들의 제한을 보완하려고 한다(Trombly & Radomski, 2002). 보상 전략은 다음과 같다.

- 신체에 부착된 장치 또는 손의 조작을 필요로 하는 신체와 대상물 사이를 조정하는 장치를 사용하는 것
- 물리적 환경과 일상 과제를 수행하기 위해 사용되는 대상물의 변경 또는 대체
- 이들의 과제 달성을 위한 보조자로서 다른 사람을 이용하는 것을 포함하여 과제의 달성을 위한 절차의 변경

응용의 기술 (Technology for Application)

이 모델의 응용을 지지하기 위해 광범위한 기술이 개발되었다. 이 기술에 관한 정보는 특정 종류의 근골격계의 장애를 다룬 여러 문헌을 참고하였다.

평가 (Assessment)

관절가동범위는 보통 축 운동의 정도를 눈금이 붙은 각도계(goniometer)로 측정된다. 클라이언트가 수의적으로 관절을 움직일 수 없다면 작업치료사는 가능한 범위를 평가하기 위해 관절을 수동적으로 움직인다. 관절가동범위는 관절의 축에 관한 운동의 범위를 측정한다.

근력은 보통 "수의적인 노력 하에서 만들어내는 최대의 긴장"으로서 검사된다(Trombly & Radomsik, 2002). 가장 많이 사용되는 근력평가는 **도수근력검사**로 작업치료사가(혼자서 또는 어떠한 도구를 사용해서) 표준화된 상황 하에서 저항 또는 운동을 만들어내는 그 사람의 능력을 검사한다. 개개의 근육이나 근육군의 근력을 검사하는 것에 더하여 평가자는 근력이나 근력저하의 패턴을 평가한다. 지구력은 보통 피로가

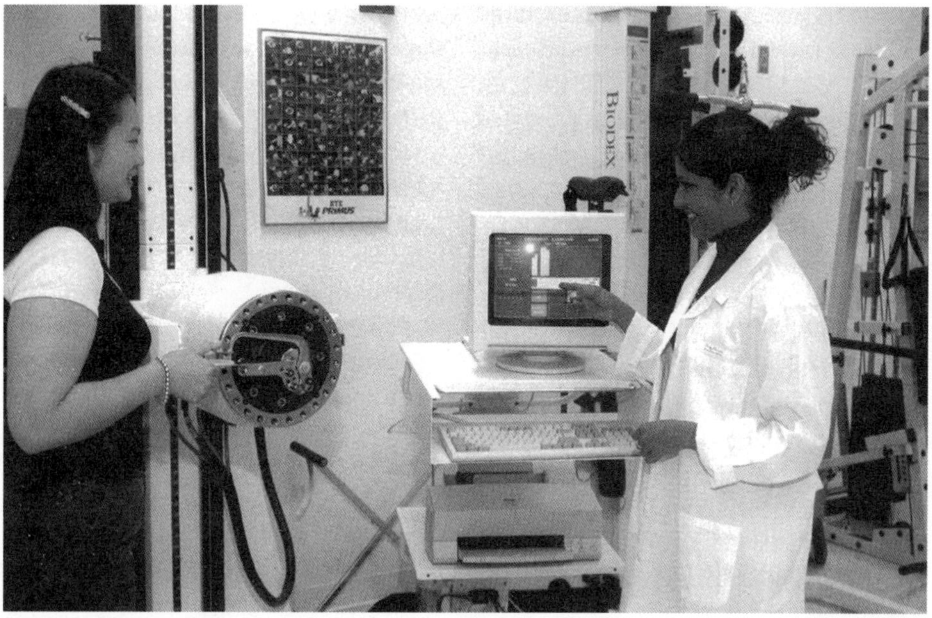

어떤 작업치료사가 Baltimore Therapeutic Equipment Work Simulator로 가쪽 집기의 힘(lateral pinch strength)을 측정하고 있다.

발생하기까지의 길이 또는 반복횟수를 결정함으로써 측정된다.

근력이나 지구력의 검사에는 보다 전통적이고 단순한 평가와 함께 여러 가지의 복잡하고 컴퓨터로 작동하는 시스템을 이용할 수 있다. 이들은 사람의 운동능력을 매우 정밀하게 분석한다.

중재 (Intervention)

이 모델에서는 중재방법이 명확히 묘사되어 있다. 그 방법은 기초를 이루는 원인이 가장 적절한 중재가 무엇인가를 결정하기 때문에 운동, 근력 및 지구력의 표적으로 된 제한만이 아니라 그 기초를 이루는 원인에도 대응해야 한다. 예컨대, 관절가동범위의 제한이 단축(tightness)에 의한 것이라면 단축을 감소시키기 위해 스트레칭이 사용되고, 부종(edema)에 의한 것이라면 부종을 저하시키기 위해 압박이 사용된다. 능동 및 수동 관절가동범위나 적절한 자세잡기는 변형의 예방에 사용된다. 특수한 부목이나 기타의 도구는 이들의 목적을 위해 사용된다.

근력은 아래에 서술하는 근육의 부하를 증가시킴으로써 발휘된다. (1) 그 운동에 주어지는 저항의 양, (2) 필요한 저항의 지속시간, (3) 훈련시간의 비율(운동의 속도) 및 (4) 훈련의 빈도이다. 다양한 형태의 훈련체제를 이용할 수 있다. 현행의 접근법(work hardening과 같은 것)은 그 사람의 작업에 의해서 요구된 특정 과제를 수행하는 것에 의해서 강화된다는 것을 강조한다(Ogden-Niemyer & Land Jacobs, 1989). 이 모델을 사용한 작업치료사는 보조도구(상실된 안정성이나 운동을 보상하기 위해 신체에 장착된 특수한 장치)를 처방하고 설계하고 작성하며 관리하고 훈련하는 것에 관여할 것이다. 보조도구는 관절을 지지하거나 고정하거나 위치결정을 하고, 변형을 교정하거나 기능을 강화하기 위해 사용된다. **보조도구**는 일시적인 것이기도 하고 항구적인 것이기도 하다. 보조도구적으로 사용된 부목은 기능적 운동을 달성하기 위해 기존의 운동을 사용하는 것도 또는 신체 밖의 힘의 원천에 의존하는 것도 있다. 작업치료사는 또한 의지(즉, 신체의 절단된 부분의 대신이 되는 장치)를 사용하기 위해 클라이언트의 훈련에 관여한다.

유지, 예방, 회복에서의 작업의 역할 (Role of Occupation in Maintenance, Prevention and Restoration)

작업치료에서의 전통적 관점은 작업이 근골격적 기능상태를 유지하기 위한 자연스럽고 동기부여를 하는 환경을 제공하는 것이었다. 이 신념은 의미 있는 작업에의 관여가 주의를 끌고, 이것에 의해서 보다 큰 노력을 촉진하고 피로를 감소시키며 운동의 통증이나 두려움으로부터 주의를 딴 데로 돌린다는 논의에 기초하고 있었다. 더욱이 작업치료사는 작업이 일상생활에서의 운동에 대한 정상적인 요구를 더 면밀하게 재현하는 조절의 형태를 제공한다고 논하였다. 이 관점을 반영하여 Trombly와 Radomski (2002)는 작업치료의 수단으로서 사용되는 활동을 선택하기 위해 아래와 같은 접근법을 시사하였다.

> 치료를 위한 최선의 활동은 개선의 필요가 있다고 판단된 정확한 반응을 본질적으로 요구하는 것이다…. 그것을 치료적으로 하기 위해 일반적인 활동을 한다는 것은 환자의 활동의 가치를 감소시킬지도 모른다 (p.269).

이 인용문이 시사하는 것처럼 작업치료사는 활동의 응용시 참여자의 요구도를 고려하여야 한다. 앞에서 언급한 것처럼 작업치료사는 과거에는 **생체역학적인 활동분석**을 시행함으로써 따로따로 분리된 운동을 필요로 하는 것을 결정할 수 있다고 가정하였다. 현재는 특정의 활동을 완수하기 위해 요구되는 운동의 전체적인 패턴을 결정할 수 있음과 동시에 사람이 주어진 과제를 성취할 것인 근육활동이나 관절운동의 정확한 패턴을 예측할 수는 없다고 인식되어 있다. Trombly(1995)는 다음과 같이 시사하였다.

> 그 사람이 다음 번에 같은 것을 할 때 그 사람의 근육은 더 워밍업이 될지도 모르고, 능동적 팔다리(limb)에 관하여 과제목적의 배치에 약간의 차이가 있을지도 모른다. 그래서 새로운 협동적으로 조정된 구조가 전개된다. 즉, 상이한 근육이 보강될지도 모르고 운동의 목표를 가장 효과적으로 달성하기 위해 이전에 사용된 같은 근육이 다소나마 능동적으로 될지도 모른다. 운동의 목표는 일정하거나, 불변이며 일정하거나 또는 불변의 반응을 필요로 하지만, 이 반응은 근육수축이 변화하는 상태에 따라서 성취된다 (p.965).

아마도 이 이유 때문에 작업치료사는 연구에서 활동의 생체역학적인 요구에 대한 의미 있는 일치가 결여되었다는 것을 보여주었다(Trombly, 1995).

이러한 이유 때문에 생체역학적인 활동분석은 특정의 운동에는 별로 관심을 갖지 않고 그 대신에 기능적 운동에 초점을 맞추었다. 즉, 목적이 운동에 대한 조직화하는 영향을 미치는 것처럼 보였기 때문에 작업치료사는 과제의 기능적 목적에 보다 주의를 기울였다(Trombly, 1995). 이것은 작업치료사가 활동을 분석할 때 쥐다, 들어올리다, 기어오르다, 운반하다 등 보다 기능적 용어로 필요한 운동에 대해서 생각할 필요가 있다는 것을 의미한다. 이들은 기능적 운동을 달성하는 근육활동과 관련동작의 기본적인 조합이 상당히 다양해지는 한편, 작업의 범위 내에서 안정된 채로가 될지도 모르는 기능적 운동의 종류이다.

활동을 분석하는 과정이 과거와는 달리 보이기는 하지만 작업치료사가 치료목적을 달성하기 위해 작업 활동을 수정할 필요가 있기 때문에 그것은 여전히 이 모델의 중요한 요소이다. 활동은 과제의 요구를 감소 또는 변경하고 그것에 의해서 근골격적인 문제의 예방을 위해 수정될지도 모른다.

작업치료사는 항구적으로 저하한 근골격적 능력에 보다 잘 어울리게 하기 위해 활동을 적응시킬 것이다. 마지막으로 활동은 근골격적 능력을 높이는 것 같은 작업요구를 강화하기 위해 서서히 변경할 것이다. 작업치료사는 아래의 것을 포함하는 활동을 수정하는 몇 가지 방법을 갖고 있다.

1. 과제의 위치결정
2. 활동 중에 수행되는 운동의 지원 또는 저항을 제공하는 중량물이나 다른 장치를 부가하는 것
3. 요구를 감소시키거나 증가시키기 위한 도구의 수정
4. 사용하는 재료나 대상물의 크기의 변경
5. 과제를 수행하는 방법의 변경

Trombly와 Radomski(2002)는 활동을 적응시키는 가운데에서 활동이 의미가 없는 것이 되지 않도록 작업치료사가 연구해야 한다고 경고하였다. 적응되는 활동을 사용하는 모든 사례에서 클라이언트는 어떠한 의미와 연관성을 가지는 작업 수행에 관여하는 것이 중요하다.

보상적 기술*
(Compensatory Technology)

보상적 기술(compensatory technology)은 일시적인가, 항구적인가에 관계없이 장애를 갖고 생활할 것인 클라이언트에게 사용된다. 이 기술의 기초가 되는 것은 사람들이 일상생활, 여가(레저), 일의 과제를 보통의 방법으로 수행하기 위한 생체역학적인 능력을 갖지 못할 때 특수한 도구나 수정된 절차에 의해서 보상할 수 있다는 원리이다. 이들은 그 사람의 능력과 과제의 요구와의 간격을 메우기 위해 사용된다. Trombly가 언급하고 있는 것처럼 이 치료의 바람직한 목표는 그 사람이 작업 수행에서 가능한 한 가장 높은 수준에서의 자립을 연습하면서 잔존능력을(그리고 이들을 유지하고 사용하는 것에 의

---

* Trombly는 생체역학적인 접근법 대신에 또는 보충으로서 재활 접근법이라 부르는 것을 설명하였다. 그러나 이 기술의 목적은 생체역학적인 제한에 대한 보상을 지원하는 것이다. 이들의 재활 테크닉은 독립된 이론을 갖는 것은 아니다. 오히려 생체역학 모델은 다양한 재활의 전략과 기기를 위한 이론적 근거를 제공한다. 따라서 나는 그녀가 재활 테크닉이라 부르는 것을 생체역학 모델의 보상적 기술에 포함시킨다.

해서) 사용할 수 있다는 것이다.

평가에는 일상생활활동(예컨대, 화장실동작, 목욕, 식사, 몸을 단정히 하기, 착탈의, 이동 및 의사소통), 레저, 일 및 지역사회생활에서의 실제의 수행의 측정이 포함된다. 평가가 완료되고 필요한 과제를 수행하는 그 사람의 능력이 없다는 것이 확인되었을 때 작업치료사는 생체역학적인 제한과 장점을 결정한다. 이 정보에 의해서 작업치료사는 그 사람이 그 과제를 수행할 수 있도록 특정의 보조 도구, 수정된 절차, 변경된 환경의 이용을 그 사람에게 권장할 수 있고 또한 훈련할 수 있다. 사람들의 일상작업의 온갖 측면의 수행을 지원하기 위해 광범위한 적응도구(시중에서 판매되는 것, 작업치료에서 만들어지는 것)가 사용된다. 적응도구의 기술은 근골격적 능력과 환경과 과제의 요구 사이의 인터페이스(interface)으로서 존재한다. 어떤 기술은 일상의 도구나 기구를 잡기 쉽게 하거나, 조작하기 쉽도록 하는 것 같은 수정을 포함하는 매우 단순한 것이다. 어떤 기술은 생체역학적인 능력에 제한이 있는 사람이 쉽게 걸어서 돌아다닐 수 있게 하기 위해서 환경의 수정에 관여한다(즉, 경사로나 난간을 설치한다). 회복과 보상을 위한 보다 정교한 기술도 있다. 이것에는 전동식 휠체어, 특수한 통신장치, 환경의 제어 및 수정된 워크스테이션과 같은 광범위한 기기를 포함한다.

작업치료사는 클라이언트는 협력하여 작업과제의 이용을 위해 가장 적합한 도구 또는 수정된 절차를 확인한다. 작업치료사는 또한 보상적 도구와 절차를 이용하는 방법에 대한 설명(instruction)과 연습(practice)을 제공한다. 이것에는 작업과제를 수행해야 할 기존의 능력을 최대한으로 사용하도록 하기 위해 사람들이 과제와 시간을 어떻게 조직화하는가의 교육을 포함시킬 수 있다.

작업치료 장면은 사람들이 개조된 기기와 절차를 해보기 위해 자주 사용된다. 또한 작업치료사가 가정, 학교 및 직장에서 점점 서비스를 제공함에 따라 그 과제가 수행될 것인 자연스런 장면에서 보다 특수한 형태로도 일할 수 있다. 작업치료사는 가옥개조를 계획하고(경제적으로 가능하다면) 그리고 특별한 교통수단이나 지역사회 시설을 이용하는 것을 개개인에게 지원한다.

워크 하드닝 (Work Hardening)

워크 하드닝(work hardening)은 개인을 일에 복귀시키는 것을 목적으로 한 치료에의 각각의 사정에 맞춘 생체역학적인 접근법이다. 워크 하드닝에서 사용되는 주된 방법의 하나는 **신체적 재조정**(physical reconditioning)이며 특정한 일의 과제를 수행하기 위한 개인의 능력을 개선하는 운동과 함께 모의적 및 실제의 일의 활동을 사용하는 것이다.

워크 하드닝 프로그램은 운동이나 에어로빅스의 재조정의 기구, 일의 능력평가 장치(이것은 일의 과제에 요구되는 운동의 시뮬레이션을 하는 것), 실제 직무의 시뮬레이션을 하는 일의 샘플과 워크스테이션 그리고 특정한 일의 요구를 재현하는 개별화된 시뮬레이션을 포함하는 폭넓은 기구를 사용한다(Basmajian & Wolf, 1990; Riccio, Nelson, & Bush, 1990).

연구 (Research)

생체역학 모델의 여러 학문분야에 걸친 이론

에 관한 연구는 상당한 양이 있으며 계속해서 발전하고 있다. 이 연구는 근육생리, 운동의 효과, 운동에서의 근육과 근육군의 역동적 역할에 대한 새로운 이해를 만들어내고 있다(Basmajian & Wolf, 1990). 이 지식 모체가 성장함에 따라 그것은 생체역학 모델에 영향을 준다.

생체역학 모델과 관련된 작업치료 연구의 적절한 영역은 그 이상의 해명을 필요로 할 것이지만 어떤 장래성 있는 방향이 나타나고 있다. 연구의 영역은 근골격적 기능상태와 작업의 성공의 관계이다. 이러한 연구는 손상을 가진 근로자가 일에 복귀하는 것을 예측하기 위해 신체적 능력을 측정하는 능력(Kircher, 1984), 근이영양증 환자가 특정의 작업과제에 참여할 가능성(Schakade, Feibelman, & Cook, 1987), 신변처리 능력과 손목의 근육 긴장(muscle tone)과의 관계(Spaulding et al., 1989), 손의 외상 후의 기능적 결과와 일의 수행에 대한 악력의 관계(Wahi Michener et al., 2001) 등을 검토한 것이다.

다른 연구는 상이한 과제의 조건에서 사용하는 실제의 근육활동과 운동학적 패턴을 검토하기 시작하고 있다(Follows, 1987; Mathiowetz, 1991; McGrain & Hague, 1987; Trombly & Cole, 1979; Trombly & Quintana, 1983; Wu, Trombly, & Lin, 1994). 이러한 연구는 작업수행 중에 운동이 어떻게 만들어지고 작업수행 중에 사용되는가를 명확히 하는 것을 도와준다.

연구의 또다른 내용은 활동의 목적 또는 의미가 운동능력에서의 순응(compliance), 노력, 피로 및 개선에 어떻게 영향을 미치는지를 검토한 것이 있다. 이러한 연구의 하나에 보통의 관절가동범위 훈련에 대한 춤(dance) 프로그램의 이점을 보여주는 것이 있다(Van Deusen & Marlowe, 1987a; Van Deusen & Marlowe, 1987b). 고령여성의 연구는 운동의 빈도나 지속시간을 끌어낸다는 점에서 기계적인 운동보다도 운동의 이미지를 부가하는 것이 효과적이라는 결론을 지지하였다(Riccio, Nelson, & Bush, 1990). 여성의 연구는 목적을 가진 쪽이 같은 노력을 들인 목적이 없는 과제보다도 노력을 덜 자각한다는 것을 보여주었다(Kircher, 1984). 생체역학 모델의 새로운 차원이 이러한 연구의 연장선상에서부터 나오는 것처럼 생각된다. 이 새로운 차원은 인간의 운동의 이해에 경험이나 동기부여라는 테마를 편입시키는 것이다. 예컨대, Nelson과 Peterson(1989)은 운동에 내재하는 다음의 두 개의 동기를 구별하고 있다. (1) 움직이는 것이나 노력을 기울인다는 감각적 체험에서의 기쁨과 (2) 운동이 어떤 목표를 달성하기 위해 사용될 때에 가해지는 목적이다. 그들은 운동에 목적을 부가한 활동은 클라이언트의 목표 지향성을 높이고 또한 클라이언트의 주의와 운동기획을 유도하는 환경적 지원을 제공하는 것에 의해서도 훈련의 질을 높일지도 모른다고 논하고 있다.

마지막으로 연구는 생체역학에 기초하는 중재의 성과를 검토하고 있다. 예컨대 어떤 연구는 반복적으로 들어올리는 것 같은 수행에 대한 바디 메카니즘의 훈련의 효과를 검토하였다(Lieber, Rudy, & Boston, 2000).

Trombly는 근골격적 기능상태와 작업 기능상태와의 관계를 밝히기 위해, 그리고 이 모델에 기초하는 작업치료의 효과를 입증하기 위해 보다 많은 연구가 필요하다는 것을 언급하고 있다.

고찰 (Discussion)

생체역학적인 지식의 이용은 작업치료 영역의 특유한 것은 아니다. 예컨대, 물리치료도 역시 생체역학을 응용하고 있다. 생체역학 모델을 작업치료의 실행의 특유한 모델로 하는 것은 생체역학적인 원리가 작업 수행을 이해하기 위해 응용되는 방법이다. 더욱이 작업치료는 관절가동범위, 근력, 지구력의 변화에 영향을 미치기 때문에 작업을 사용하는 것은 독특함이 있다. 헬스 케어 시스템은 점점 기능적 결과를 요구하고 있다(예컨대, 그 사람이 일에 복귀할 것인가 또는 자택에서 생활하는 것에 그칠 것인가). 이 경향은 클라이언트에게 실제의 생활의 요구를 나타내는 작업의 사용을 촉진하고 있다.

> **생체역학 모델을 작업치료의 실행의 특유한 모델로 인식하는 것은 생체역학적인 원리가 작업 수행을 이해하기 위해 응용되는 방법이다.**

물리적 매체(physical agent)(예컨대, 온열이나 전기적 자극), 수동적 조작(예컨대, 마사지나 관절수동술) 및 순수한 운동은 작업치료에서는 논쟁이 되어왔다. 물리적 매체, 수동적 조작 및 순수한 운동은 물리치료에서 널리 사용되고 있으며 실제로 그 전문직이 생체역학을 어떻게 응용하는가의 많은 것을 특징짓고 있다. 그렇지만 작업치료사도 이들의 방법을 사용한다.

작업치료의 물리적 매체, 훈련 및 수동적 테크닉의 이용에 관한 논쟁이 뜨거워지고 있지만, 논의에는 두 가지 합리적인 측면이 있는 것 같다. 첫째로 생체역학적인 지식을 적용하는 작업치료사가 오로지 근골격계 기능의 비작업적인 측면에 초점을 맞추지 않으면 지나치게 신뢰하게 될 염려가 있다(West & Wiemer, 1991). 이러한 실행은 작업치료가 제대로 실행되고 있는지 아닌지의 의문이 생긴다. 즉, 그 분야의 패러다임이 실행을 어떻게 확인하는가이다(Heater, 1992). 둘째로 작업치료가 작업기능에 맞춘 특유한 초점의 보조적 수단 또는 전조(prelude)로서 사용될지도 모르는 비작업적 테크닉에 대해서 합리적인 입장에 있다고 논하였다(Ahlschwede, 1992). 현재의 생각은 이들이 작업에 필요한 능력을 개발 또는 지원하는 데에 필요할 때 이들의 방법의 이용은 "보조적 수단"이고 합리적인 목적을 갖는다는 것을 시사하고 있다(AOTA, 1992a; AOTA, 1992b). 이와 같이 작업에 맞춘 초점이 주장되고 또한 보조적 수단의 방법의 이용이 인정되었다.

작업치료에서의 클라이언트의 운동문제의 중요성과 작업치료 실행에서의 이 접근법의 오랜 역사를 생각한다면 이 모델이 작업치료의 과학과 실행에 있어 계속 절대 필요한 것임에는 의문의 여지가 없다. 그 일관성을 증가시키고 실행의 독특한 작업치료모델로서의 그 지위를 명료하게 표현하기 위해서는 한층 더 개발이 필요하다.

생체역학 모델이 이전의 패러다임 하에서 작업치료 접근법으로서 최초로 개발된 것이며 필연적으로 내적 메커니즘에 맞춘 이 패러다임의 초점(즉, 근골격적)을 반영한 것이라 생각하는 것은 유용하다. 패러다임이 작업에 맞춘 초점으로 이동함에 따라 이 모델은 재정비가 이루어지지 않으면 안 되었고 여전히 재정비가 이루어지

이 모델의 용어

능동 가동범위	관절에서 가능한 자발적 운동의 정도
생체역학적인 활동분석	어떤 활동의 완성을 위해 필요한 지구력, 가동범위, 근력의 검사
바디 메카닉스	작업수행 중의 신체의 위치와 운동
보상적 치료	잔존하는 제한에 대처하기 위한 적응에 관계되는 치료
유연성	원래의 형태나 크기로 신장하거나 되돌아오는 결합조직의 능력
지구력	특정의 과제를 수행하기 위해 필요한 시간동안에 노력을 유지하는 능력
기능적 동작	일상작업을 위해 필요한 동작
관절가동범위	관절운동의 잠재능력
운동학	신체의 운동의 방향, 속도 및 가속이라는 점에서 어떻게 신체가 움직이는가의 연구
도수근력검사	도수에 의한 저항에 대하여 클라이언트에게 운동을 요구하는 것에 의한 각 개인의 근력검사
보조도구	관절의 비정상 배열을 강제하거나 상실된 기능을 보상하기 위한 기기
수동 관절가동범위	관절이 그 사람 이외의 다른 사람에 의해서 움직여진 경우의 움직임의 정도
신체적 재조정	신체가 적정한 상태로 되돌아가는 과정
근력	자세의 조절을 유지하고 신체 각 부분을 움직이기 위해 긴장을 만들어내는 능력
힘줄	근육을 뼈에 결부시키고 있는 결합조직
워크 하드닝	사람을 일을 위해 재조정하기 위해 일의 장면의 신체적으로 필요한 것의 시뮬레이션을 하는 것에 의해서 생체역학적인 원리를 적용하는 프로그램

고 있다.

요약 : 생체역학 모델 (Summary: The Biomechanical Model)

초점

- 일상작업의 수행에서의 기능적 운동의 기초를 이루는 근골격적 능력
- 작업 수행을 위해 신체가 어떻게 만들어지고 운동을 달성하기 위해 어떻게 사용되는가를 고려함.
- 적절한 근력과 지속적인 방법으로 자유로이 움직이는 것에 제한을 경험하고 있는 사람에 적용.

여러 학문분야에 걸친 기반

- 인체가 운동할 때에 작용하는 운동과 힘의 특성에 관한 운동역학과 운동학
- 근골격계의 해부학
- 뼈, 결합조직, 근육과 심폐계통 기능의 생리학

이론

조직화

- 기능적 운동을 위한 능력은 아래에 기초한다.

1. 관절에서의 운동의 능력(관절가동범위)
2. 근력(자세의 조절을 유지하고 신체부위를 움직이기 위해 긴장을 만들어내는 근육의 능력)
3. 지구력(특정의 과제를 하기 위해 필요한 시간에 걸쳐서 노력을 유지하는 능력[즉, 강도 또는 속도])

◆ 관절가동범위는 관절의 구조와 기능, 관절을 에워싸는 결합조직, 근육과 피부의 상태에 좌우된다.

◆ 하나의 관절 이상을 지나는 근육과 운동을 조절하거나 만들어내기 위해 작용하는 힘은 그 관절의 구조에 의해서 야기된다.

◆ 수행은 어떤 과제에 요구되는 안정성과 운동을 만들어내는 다관절을 지나는 근육의 동시적 작용에 좌우된다.

◆ 근육활동을 유지하는 능력(즉, 지구력)은 시행되는 일과 심폐계통으로부터의 산소와 에너지물질의 공급과의 관계에서의 근육의 생리학의 기능이다.

◆ 작업을 수행하는 동안에 만들어지는 운동은 근골격계의 구조로서의 수행의 역동적 상항의 기능과 같다.

◆ 운동능력(즉, 근력, 가동범위, 지구력)은 작업 수행에 영향을 미침과 동시에 영향을 받는다.

문제와 과제

◆ 관절의 가동성, 근력 및 지구력의 제한이 일상의 작업을 방해할 때에 문제가 일어난다.

◆ 관절의 가동범위는 관절의 손상, 부종, 통증, 피부 단축, 근육의 경련(구축을 초래하는 과도한 근육긴장) 또는 근육 및 힘줄의 단축(고정에 의한)에 의해서 제한될 것이다.

◆ 근력의 저하는 아래의 결과를 발생시킨다.

1. 폐용(disuse)
2. 근육생리학에 영향을 미치는 질병(예컨대, 근육위축)
3. 하위 운동신경원(예컨대, 폴리오), 척수 또는 신경지배의 단절을 가져오는 말초신경의 질병과 외상

◆ 지구력은 아래의 것에 의해서 저하한다.

1. 활동의 장기적 또는 지속적 제한
2. 심장혈관계나 호흡기계의 병리
3. 근육질환

치료적 중재

◆ 중재는 운동과 작업 수행의 교차점에 초점을 맞추고 아래의 세 가지 접근법으로 분류할 수 있다.

1. 구축의 예방과 운동의 잔존능력의 유지
2. 운동의 감소한 능력의 개선에 의한 회복
3. 제한을 받은 운동의 보상

◆ 잔존하는 운동능력과 보통의 작업과제에 필요한 기능적 능력과의 사이의 간격을 최소로 하는 것을 목적으로 한 중재

응용을 위한 기술

◆ 가동범위는 보통 축 운동의 정도를 측정하는 각도계(고니오미터)로 계측한다.

◆ 근력은 보통 작업치료사가(혼자서 또는 어떠한 도구를 사용해서) 표준화된 상황 하에서 저항 또는 운동을 만들어내는 그 사람의 능력을 검사한다.

◆ 지구력은 보통 피로가 일어날 때까지의 시간 또는 반복횟수를 결정함으로써 측정된다.

◆ 중재의 방법은 목표로 한 가동성, 근력 및 지구력의 제한만이 아니라, 그 기초에 있는 원

인에 대해서도 대처하는데 이것은 후자가 무엇이 가장 적합한 중재인가를 결정하기 때문이다.

- 근력은 아래의 것을 통해서 근육의 부하를 증가시키는 것에 의해서 개발된다.
  1. 운동에 주어진 저항의 양
  2. 필요한 저항의 지속
  3. 훈련시간의 비율(운동의 속도)
  4. 훈련의 빈도
- 현재의 접근법(워크 하드닝과 같은 것)은 클라이언트에게 그 사람의 작업에 의해서 요구된 과제를 수행시킴으로써 강화할 것을 강조한다.
- 구축을 예방하거나 교정하기 위해, 그리고 기능을 강화하기 위해 관절을 지지하거나 고정하거나 위치결정을 하기 위한 보장구의 처방, 설계, 작성, 체크아웃과 훈련
- 작업 :
  1. 근골격계의 기능상태를 유지하기 위한 자연스럽고 동기부여를 하는 상황을 제공한다.
  2. 주의력(attention) 사용함으로써 보다 큰 노력을 촉진하고 피로를 감소시키며 운동의 통증이나 두려움으로부터 주의력을 딴 데로 돌린다.
  3. 일상생활에서의 운동에 대한 보통의 요구를 거의 정확하게 재현하는 조건을 제공한다.
- 목적이 운동에 대한 조직화의 영향을 주는 것처럼 보이기 때문에 과제의 기능적 목적에 대한 주의가 중요하다.
- 활동은 아래의 것을 위해 수정될지도 모른다.
  1. 과제의 요구를 감소 또는 변경하여 근골격계의 문제를 예방한다.
  2. 항구적으로 감소한 근골격계 능력과 대응시킨다.
  3. 근골격계 능력을 증가시킬 것인 과제의 요구를 강화한다.
- 활동을 수정하는 방법에는 아래의 것이 포함된다.
  1. 과제의 위치결정(positioning)
  2. 활동 중에 수행되는 운동을 지원하거나 저항을 주기 위해 중량이나 다른 장치를 부가하는 것
  3. 요구를 경감하거나 증가하기 위한 도구의 변경
  4. 사용되는 소재나 대상물의 크기의 변경
  5. 과제를 달성하기 위한 방법의 변경
- 변경된 활동을 사용할 때 클라이언트가 어떠한 의미와 연관성을 가진 작업수행에 관여하는 것이 중요하다.
- 사람들이 보통의 방법으로 일상생활, 레저, 일의 과제를 수행하기 위한 생체역학적인 능력을 갖지 않을 때 특별한 보조도구나 수정된 절차가 보상할 수 있다(즉, 사람의 능력과 과제의 요구와의 간격을 근접시킨다).

연구

- 연구의 영역
  1. 근골격 기능상태와 작업에서의 성공과의 관계
  2. 상이한 과제의 조건에서 사용되는 근육활동과 운동학적 패턴
  3. 활동의 목적이나 의미가 어떻게 운동능력의 대응, 노력, 피로, 개선 등에 영향을 주는가에 관한 내용

참고문헌

Ahlschwede, K. (1992). Views on physical agent modalities and specialization within occupational therapy: A rebuttal. American Journal of Occupational Therapy, 46, 650–652.

American Occupational Therapy Association. (1992a). Use of adjunctive modalities in occupational therapy. American Journal of Occupational Therapy, 46, 1075–1081.

American Occupational Therapy Association. (1992b). Position paper: Physical agent modalities. American Journal of Occupational Therapy, 46, 1090–1091.

Basmajian, JV & Wolf, SL (1990). Therapeutic exercise (5th ed.). Baltimore: Williams & Wilkins.

Follows, A. (1987). Electromyographical analysis of the extrinsic muscles of the long finger during pinch activities. Occupational Therapy Journal of Research, 7, 163–180.

Heater, SL. (1992). Specialization or uniformity within the profession? American Journal of Occupational Therapy, 46, 172–173.

Kircher, MA. (1984). Motivation as a factor of perceived exertion in purposeful versus non-purposeful activity. American Journal of Occupational Therapy, 38,165–170.

Lieber, S, Rudy, T & Boston, JR. (2000). Effects of body mechanics training on performance of repetitive lifting. American Journal of Occupational Therapy, 54, 166–175.

Mathiowetz, VG. (1991). Informational support and functional motor performance. Unpublished doctoral dissertation, University of Minnesota.

McGrain, P & Hague, MA. (1987). An electromyographic study of the middle deltoid and middle trapezius muscles during warping. Occupational Therapy Journal of Research, 7,225–233.

Nelson, DL & Peterson, CQ. (1989). Enhancing therapeutic exercise through purposeful activity: A theoretical analysis. Topics in Geriatric Rehabilitation, 4,12.

Ogden-Niemeyer, L & Land Jacobs, K. (1989). Work Hardening: State of the Art. Thorofare, NJ: Slack, Inc.

Pedretti, LW & Zoltan, B. (eds.). (2001). Occupational therapy practice skills for physical dysfunction (5th ed.). St Louis: CV Mosby.

Riccio, CM, Nelson, DL, & Bush, MA. (1990). Adding purpose to the repetitive exercise of elderly women. American Journal of Occupational Therapy, 44, 714–719.

Schkade, JK, Feilbelman, A, & Cook, JD. (1987). Occupational potential in a population with Duchenne muscular dystrophy. Occupational Therapy Journal of Research, 7, 289–300.

Spaulding, SJ, Strachota, E, McPherson, JJ, et al. (1989). Wrist muscle tone and self-care skill in persons with hemiparesis. American Journal of Occupational Therapy, 43,11–24.

Trombly, CA. (1995). Occupation: Purposefulness and meaningfulness as therapeutic mechanisms. American Journal of Occupational Therapy, 49, 960–972.

Trombly, CA & Cole, JM. (1979). Electromyographic study of four hand muscles during selected activities. American Journal of Occupational Therapy, 33, 440–449.

Trombly, CA & Quintana, LE. (1983). Activity analysis: Electromyographic and electrogoniometric verification. Occupational Therapy Journal of Research, 3, 104–120.

Trombly, CA & Radomski, M. (2002). Occupation Therapy for Physical Dysfunction (5th ed.). Philadelphia: Lippincott, Williams & Wilkins.

Van Deusen, J & Marlowe, D. (1987a). A comparison of the ROM dance, home exercise/rest program with traditional routines. Occupational Therapy Journal of Research, 7, 349–361.

Van Deusen, J & Marlowe, D. (1987b). The efficacy of the ROM dance program for adults with rheumatoid arthritis. American Journal of Occupational Therapy 41, 90–95.

Wahi Michener, SK, Olson, AL, Humphrey, BA, et al. (2001). Relationship among grip strength, functional outcomes, and work performance following hand trauma. Work, 16, 209–217.

West, WL & Wiemer, RB (1991). Should the representative assembly have voted as it did, when it did, on occupational therapists' use of physical modalities? American Journal of Occupational Therapy, 45, 1143–1147.

Wu, C-Y, Trombly, CA & Lin, K-C. (1994). The relationship between occupational form and occupational performance: A kinematic perspective. American Journal of Occupational Therapy, 48, 679–687.

제 7 장

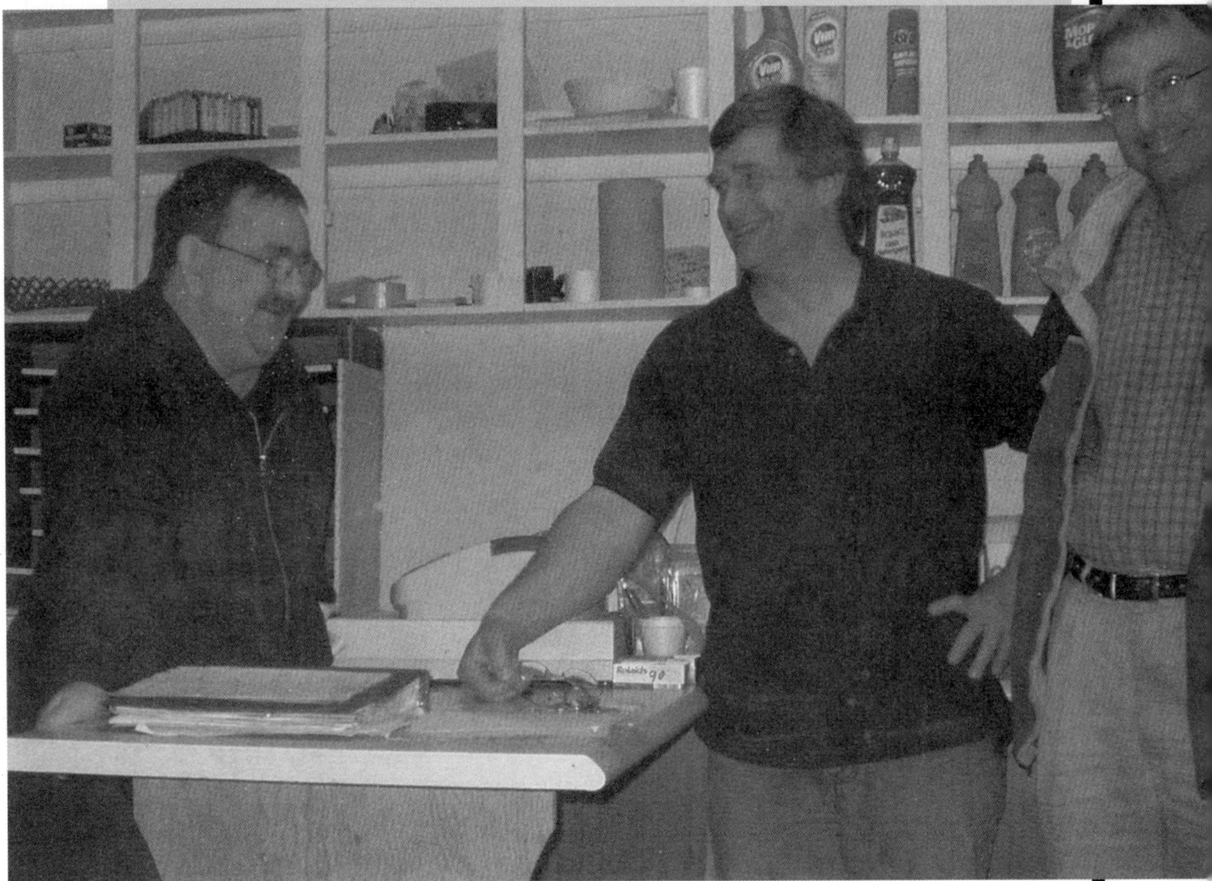

캐나다 작업수행 모델
(The Canadian Model of Occupational Performance)

소비자가 운영하는 생활협동조합인 Quick-Stuff에서는 소비자가 매점을 소유하고 경영하고 있다. 이 사업은 캐나다의 클라이언트를 위한 지역사회 지원 프로그램인 Connections Clubhouse와의 협동으로 개발되었다. 여기서는 캐나다 작업수행 모델(The Canadian Model of Occupational Performance)을 반영한 클라이언트 중심의 접근법이 작업치료사에 의해서 사용되고 있다. 작업치료사는 클라이언트가 그들이 바람직스럽게 완전한 지역생활과 참여로 옮겨가는 것을 돕도록 계획하고 기능을 구축(skill-building) 할 수 있도록 하는 작업에 종사하는 것을 지원한다.

캐나다 작업수행 모델은 1980년대 전반에 캐나다의 작업치료 실행(practice)에서의 질의 보증을 위한 국가적인 합의의 가이드라인을 개발하기 위한 특별위원회의 노력으로부터 탄생하였다. 국민건강복지부와 캐나다작업치료협회에 의해서 1983년에 출판된 "클라이언트 중심의 작업치료의 실행 가이드라인"은 아래의 두 가지 중요한 특징을 포함하고 있었다. 즉, 클라이언트 중심의 관점과 작업수행 모델이라 불리는 개념이다. 클라이언트 중심의 실행의 원리가 "클라이언트 중심의 작업치료의 실행의 중재 가이드라인"(Department of National Health and Wel-fare & Canadian Association of Occupational Therapists, 1986)과 "작업치료에서의 성과측정을 향하여"(Department of National Health and Welfare & Canadian Association of Occupa-tional Therapists, 1987)에서 잘 설명되었다. 처음부터 이 모델은 "클라이언트가 작업치료사와 함께 일어난 일의 연속적 상호작용"에 관계되고 있었다(Depart-ment of National Health and Welfare & Canadian Association of Occupa-tional Therapists, 1983, p.4).

> **처음부터 이 모델은 "클라이언트가 작업치료사와 함께 일어난 일의 연속적 상호작용"에 관계되고 있었다.**

마침내 실행을 위한 가이드라인으로서 최초로 제안된 생각이 아래의 3가지 서로 관계하는 요소로 발전하였다.

- 클라이언트 중심의 실행(practice)을 위한 원리와 다른 자원
- 작업 수행(performance)에 영향을 주는 요인의 개념화
- 작업 수행과 실행에서의 클라이언트 중심의 원리의 개념화를 실시하는 과정

문헌에서는 두 번째의 두 가지 요소가 때로는 "모델"(즉, 작업수행 모델과 작업수행 프로세스 모델)이라 불리지만, 이들의 경우의 "모델"이라는 용어의 사용방법은 이 책의 "개념적 실행 모델"이라는 용어와는 다르다. 혼란을 피하기 위해서 전자의 두 개의 구성요소는 이 단원에서는 모델이라고는 부르지 않는다. 오히려 모델이라는 용어는 이들의 세 가지의 서로 관계되는 요소를 대표하는 집합적인 접근법으로서 확보되어 있다. 더욱이 이들 세 가지의 요소는 지도적인 저자들의 상이한 조합에 의한 공헌에 의해서 어느 정도 따로따로 개발되었다. 이와 같이 이들은 이 책 안의 다른 개념적 실행 모델의 요소에는 완전히 통합되어 있지 않다. 이들 세 가지 요소는 이들이 실행에서는 그와 같이 사용되고 있기 때문에 여기서는 단일의 개념적 실행 모델의 구성요소로서 취급되고 있고 문헌에서는 서로 관련되어 있으며 그리고 모두가 캐나다의 저자들에 의해서 개발되었다.

케나다 작업수행 모델은 상이한 종류의 클라이언트와 어떠한 종류의 치료의 장에서도 사용되는 일반적인 모델이다. 그것은 원래 캐나다에서 실행을 유도하기 위해 개발된 것이지만 현재는 그 영향은 국제적이다. 이 모델에 관한 문헌은 지난 20년 동안에 40개 이상이 공표되었다.

여러 학문분야에 걸친 기반 (Interdisciplinary Base)

이 모델의 클라이언트 중심의 요소는 심리학자 Carl Rogers(1951)에 의해서 제안된 클라이언트 중심의 실행의 정의에 기초하고 있다. 민주주의의 원리로부터의 권능 부여와 공평성도 역시 클라이언트 중심의 실행의 관점에 적용되었다(Townsend, 1993). 이 모델의 저자들은 작업 수행의 원래의 이용을 위한 기초로서 Reed와 Sanderson((1980)에 의한 작업치료의 관점을 사용하였다. 인간의 생활에서의 작업의 특성과 역할에 관한 작업치료의 생각도 역시 이 모델에 편입되었다.

초점
(Foci)

이 모델은 두 가지의 주된 초점을 갖고 있다. 첫째는 **클라이언트 중심의 실행**이고 작업치료의 과정과 클라이언트와 작업치료와의 사이의 관계에 관한 것이다. 이 모델의 둘째의 초점은 **작업 수행**이며 "자기 자신을 돌보는 것, 생활을 즐기는 것, 지역사회나 경제활동에 기여하는 것과 같은 문화적으로 정의되고 연령적으로 적절한 의미 있는 작업을 선택하고 조직화하고 만족스럽게 수행하는 능력"이라 정의된다(Law et al., 1997, p.30).

클라이언트 중심의 실행은 그러한 실행을 어떻게 시행하는가라는 지속적인 논의를 통해서, 또한 클라이언트 중심의 평가의 개발에 의해서 이 모델의 개발과정에 초점을 맞추어왔다. 제공된 개념화와 수행에 영향을 주는 요소는 작업치료의 경과 중에서 클라이언트의 필요성과 상황에 치료사를 적응시키기 위한 의사결정의 도구로서 계획되었다. 앞에서 서술한 것처럼 캐나다 작업수행이라는 용어는 특히 후자의 요소를 가리키기 위해 사용된다. 그러나 이 작업수행의 개념화는 클라이언트 중심의 실행의 개념과 연관하여 일어나고 그리고 두 가지 사고방법은 서로 관계가 있다. 이와 같이 앞에서 언급한 것처럼 여기서는 이들은 양자가 모두 단일의 모델의 요소로서 제시되었다.

이론
(Theory)

이 모델은 실행을 위한 가이드라인을 확인하도록 만들어진 과정으로 시작되었다. 이 모델의 배후에 있는 최초의 목적은 이론을 만들어내는 것은 아니었다. 그러나 McColl과 Pranger (1994)에 의해서 논의된 것처럼 이 분야의 관심을 가진 영역의 정의로 시작된 가이드라인은 후에 개념적 모델로 다듬어졌다. 이 개념적 모델은 갖가지 저자들이 그것에 공헌해온 것처럼 점진적으로 전개되어 왔다. 이 모델의 생각의 대부분은 합의(consensus)를 통해서, 그리고 캐나다의 작업치료사 사이의 문제점의 토론을 통해서 전개되어 왔다.

이 모델의 최근 포괄적인 논의의 대부분은 Law 외(1997)에 의해서 캐나다작업치료사협회에서 출판된 교과서 "작업을 가능케 하는 것 : 작업치료의 관점(Enabling Occupation : An Occupational Therapy Perspective)"에 제시되어 있다.

조직화 (Organization)

이 모델은 작업 수행이라는 개념화와 작업 수행에 영향을 주는 요인을 결부시킨 가치와 신념의 진술을 포함하고 있다. 가치와 신념은 작업, 사람, 환경, 건강과 클라이언트 중심의 실행에 관한 것이다. 예컨대, 작업에 관련되는 가치는 아래와 같다.

- 생활에 의미를 준다.
- 건강과 건강하고 행복하게 느끼는 상태로서 중요하다.
- 행동을 조직화한다.
- 시간이 흐르면서 발달하고 변화한다.
- 환경을 만들고 환경에 의해서 만들어진다.
- 작업치료로서의 효과가 있다.

이들 그리고 다른 가치와 신념이 "작업수행과 클라이언트 중심의 실행의 관점을 지지하기 위하여 제공되었다(Law et al., 1997 p.30)".

이 모델의 다음의 구성요소는 작업 수행의 개념화와 클라이언트 중심의 실행에 대한 그 관계이다. 작업수행이 "사람, 환경, 사람의 생애에 걸친 작업의 다이내믹한 관계의 결과"라는 주장으로 시작된다(Law et al., 1997 p.30). 이 모델의 주요한 사고(그림 7-1)는 다음과 같다.

- 사람은 환경과 결부되어 있고 작업은 사람과 환경 사이의 상호작용으로서 일어난다.
- 사람 - 환경 - 작업의 상호작용의 어떤 부분에서의 변화도 다른 부분과 결과로서 일어나는 수행에 영향을 준다.
- 사람은 클라이언트 중심의 관점을 강조하기 위해 중심에 그려진다.
- 영적인 것(spirituality)은 사람의 핵심이며 환경에 의해서 형성되고 작업에 의미를 부여한다.

이 모델의 다음의 구성요소는 중요한 개념이며, 정의와 정교화를 포함하고 있다. 예컨대, 작업은 신변처리, 생산성, 그리고 레저를 포함하는 것으로서 개념화된다. 이것은 아래와 같이 정교화가 된다.

- 기본적인 인간의 필요성
- 건강의 결정요인
- 의미와 목적, 선택과 조절 그리고 균형과 만족의 원천
- 시간, 소재, 공간을 구성하고 수입을 얻는 수단
- 인간생활에 대한 독특한 관점을 제공하는 인간행동의 기술어(descriptor)
- 작업치료의 수단

사람은 "영적인 것(spirituality), 사회적이고 문화적인 경험 그리고 관찰할 수 있는 작업실행 구성요소를 편입시키는" 통합된 전체로서 간주된다(Law et al., 1997, p.41).

영적인 것(spirituality)은 사람의 핵심으로서 제시되고 "광범위한 생명력, 보다 고도의 자신의 표명, 의지와 자기결정의 원천, 사람들이 자신의 환경의 측면에서 경험하는 의미와 목적과 유대감"이라 정의된다(Canadian Associa-tion of Occupational Therapists, 1997, p.182). 이 정의는 이 모델에서 제안된 영적인 것에 대한 많은 관점 중 하나이다. 예컨대, Urbanowski와 Vargo(1994)는 영적인 것의 정의를 "일상생활 활동에서의 의미의 체험"(p.91)이라 제안하였다. 이 정의는 Egan과 DeLaat (1994)에 의해서 제안된 영적인 것의 관점보다 얼마간 한정되어 있다. Egan과 DeLaat (1994)는 "사실상 개인의 정신(spirit)은 개인적인 것이다. 각각의 사람의 근저에는 만물의 필수적인 부분이고 손상이나 병에

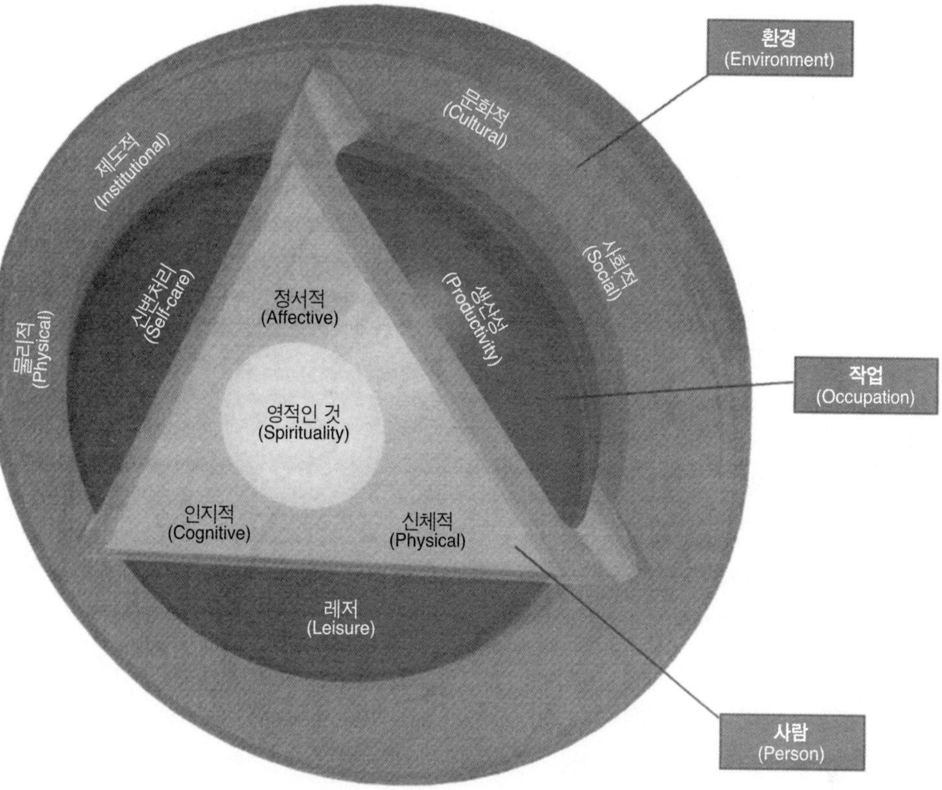

그림 7-1. 캐나다작업수행 모델(출처: Enabling Occupation; An Occupational Therapy Perspective Ottawa, Ontario; OTA Publications ACE, 1997)

도 불구하고 전체로서 남는 실체(being)와 정신(spirit)이 있다(p.96)". 결과적으로 영적인 것에 대한 정의는 이 모델 속에서 계속 전개되고 어떤 저자가 그것에 대해서 저술하고 있는가에 의해서 좌우된다.

Law 외(1997)는 사람을 영적인 것으로서 인식하는 것은 다음과 같은 것을 의미한다고 서술하고 있다.

- 내적인 가치를 인식하는 것
- 신념, 가치, 목표를 존중하는 것

또한 그 사람이 부분이라고 제안된 사회적, 문화적인 경험은 아래와 같이 서술된다.

- 사람들이 자기 자신의 관점에 영향을 주는 것
- 사람들이 매일의 생활 속에서 경험하는 의미를 형성하는 것
- 사람들을 다른 사람과 결부시키는 것

수행의 구성요소는 그 사람의 마지막의 구성요소이다. 이는 3개의 영역으로 나뉜다.

- 신체적(감각적, 운동적 및 감각운동적인 기능)
- 정서적(사회적, 감정적인 기능)
- 인지적(정신적 기능)

환경은 "개인의 외부에서 일어나고 개인으로부터 반응을 끌어내는 배경 및 상황"이라 정의

된다(Law et al., 1997, p.44). 환경은 제도적, 물리적, 사회적 및 문화적인 측면을 포함한다. 물리적 측면은 자연 및 인공물질의 환경을 포함한다. 사회적 측면은 환경의 모든 요소에 관한 사회적 우선권, 조직화된 지역사회에 살고 있는 사람들의 관계의 패턴, 공통의 흥미, 가치, 태도, 신념에 기초한 사회적 집단을 포함한다. 문화적 측면은 특별한 집단의 습관과 가치체계에 기초한 인종적, 민족적, 의식적, 일과적인 실행을 포함한다. 제도적 측면은 사회적 제도와 실행을 포함하고 정치, 의사결정과정, 절차, 접근용이성 및 다른 조직적인 실행을 포함한다.

이 모델의 이론의 마지막 측면은 발달적인 관점이다. Law 외(1997)에 따르면, 이것은 "사람, 환경, 작업 사이의 관계는 각각의 사람의 작업적 생활의 과정을 형성하는 기회와 도전에 대한 반응으로서 평생을 통해서 변화하는 것을 (p.97) 의미한다. 생활의 과정이 개인적, 작업적 또는 환경적 변화에 의해서 촉진되어 긍정적 및 부정적인 변환을 포함할지도 모른다고 인식한다.

문제와 도전 (Problems and Challenges)

이 모델에서의 문제의 초점은 작업수행(즉, 생산적, 레저적 및 신변처리적인 활동에 참여하는 것이 곤란)이다. Fearing, Law, and Clark (1997)는 그러한 문제의 예로서 비디오 게임과 같은 이전에는 가치를 갖고 있었던 활동에 참여할 수 없는 어린이, 대중교통기관을 사용할 수 없는 어른, 계단을 오를 수 없고 따라서 가정의 욕실에 갈 수 없는 고령자의 문제를 열거하고 있다.

작업수행의 문제는 다음의 내용에 의해서 촉진될지도 모른다고 인식한다.

- 발달지체 또는 후천성 장애와 같은 인적 요인
- 새로운 기술에 직면하여 시대에 뒤떨어지게 된 작업과 같은 작업적 요인
- 접근의 제한과 지역사회에의 포함(inclusion)이라는 환경의 요인(Fearing, Law, and Clark, 1997; Law et al., 1997; Townsend, 1998).

작업수행의 문제가 앞에서 언급한 요인의 어느 것인가에 의해서 야기될지도 모르지만, 사람과 환경 또는 작업 사이의 부적합이 문제의 기초에 있다. 이와 같이 작업수행의 문제는 아래와 같은 때에 일어난다.

- 사람-환경-작업 균형에서의 변화가 작업수행(즉, 작업의 선택, 조직화 또는 시행하는 능력)에 부정적으로 영향을 준다.
- 사람-환경-작업의 비호환성이 작업수행에 부정적으로 영향을 준다(Fearing et al., 1997).

치료적 중재 (Therapeutic Intervention)

McColl과 Pranger(1994)가 언급하고 있는 것처럼 이 모델은 작업치료의 과정의 합리적인 이유 또는 설명을 상세히 언급하는 것에는 명확하지 않다. 따라서 작업치료를 설명하기 위한 이 모델의 가장 중요한 공헌은 클라이언트 중심의 실행(practice)의 특성과 과정의 검토이다.

이 모델이 그러한 실행의 역동성의 설명과 그것이 어떻게 변화를 이룩하는가를 제공하지는 않지만 그러한 실행의 과정의 서술(description)은 제공한다.

Law, Baptiste, 그리고 Mills(1995)는 클라이언트 중심의 실행은 작업치료 서비스를 받는 사람에 대한 존중과 협력의 철학을 받아들이는 하나의 접근법이라 서술하고 있다. Fearing 외(1997)는 클라이언트 중심의 실행을 "작업수행에 관련된 클라이언트의 목표를 향해서 일하기 위해 그들의 결합된 기능(skill)과 강점을 이용하기 위해 클라이언트와 치료사 사이에 형성된 협력"(p.8)이라 정의한다.

작업치료를 설명하기 위한 이 모델의 가장 중요한 공헌은 클라이언트 중심의 실행의 특성과 과정의 검토이었다.

Law 외(1997)는 클라이언트 중심의 실행이 클라이언트를 존중하고 그들을 의사결정에 참여시키는 협동적 접근법을 가리킨다고 언급하였다. 각각의 클라이언트의 특유성을 인정하는 클라이언트 중심의 실행은 클라이언트와 치료사의 관계를 정의하는 아래의 요소에 의해서 구별된다.

- 작업치료사는 개인의 헬스 케어 필요성에 관한 클라이언트의 의견에 대한 존중을 유지한다.
- 클라이언트와 작업치료사는 개인의 작업치료 프로그램을 계획하는 것에 대한 책임을 공유한다.
- 작업치료사는 클라이언트의 작업적 필요성에 관한 의사결정이라는 과제를 촉진하기 위해서 정보를 제공하는 데에 책임이 있다. 더욱이 작업치료사는 작업수행의 문제점의 해결범위를 촉진하는 전문직의 지식을 제공한다.

클라이언트 중심의 접근은 작업치료의 평가와 중재를 개별화할 필요성을 인정한다. 이 접근은 유연성을 필요로 하며 학습과 문제해결에 강조점을 두고 클라이언트의 목표에 맞춘 초점을 유지한다. 이것은 클라이언트가 자기 자신의 작업적 생활의 특유한 지식을 갖고 다른 누구보다도 자신의 필요성을 잘 알고 있다는 신념에 기초하고 있다(Canadian Association of Occupational Therapists, 1997).

클라이언트 중심적 실행의 기초는 가능하게 하는 것(enablement)이라 일컬어져 왔다(Polatajko, 1992). 가능케 한다는 것은 클라이언트에게 또는 클라이언트를 위해서가 아니라 클라이언트와 함께 무언가를 하는 과정을 가리킨다.

그것은 "촉진하는 것, 인도하는 것, 지도하는 것, 교육하는 것, 자극하는 것, 경청하는 것, 자기반성하는 것, 격려하는 것, 또는 사람들과 협동하는 것이며 이것에 의해서 개인, 집단, 기관, 조직이 자기 자신의 생활을 형성하는 것에 참여하는 수단과 기회를 갖는 것"이라고 정의된다(Law et al., 1997, p.50). 이 가능케 하는 것의 과정은 아래의 원칙에 의해서 유도된다.

- 클라이언트의 가치, 의미 및 선택에 기초하는 실행
- 클라이언트의 관점을 경청하는 것
- 클라이언트에게 무엇이 가능한가를 상상하도록 촉진하는 것
- 클라이언트가 위험과 결과를 검토하는 것을 지원하는 것
- 클라이언트가 성공하는 것을 지원하는 것
- 클라이언트의 대처나 변화의 스타일을 존중하는 것
- 클라이언트의 관점으로부터 필요성을 확인

하기 위해 지도하는 것(가령 작업치료사의 관점과 달라도)

- 클라이언트가 의미 있는 성과를 선택하도록 촉진하는 것
- 클라이언트의 질문에 답하기 위해 정보를 제공하는 것
- 관료적인 절차로 클라이언트를 당혹시키는 일이 없는 서비스를 제공하는 것
- 공개적이고 명료한 의사소통을 하는 것
- 클라이언트가 자기의 장점과 지역사회의 지원을 이용하도록 권장하는 것(Law et al., 1997).

가능케 한다는 것은 클라이언트에게 또는 위해서가 아니라 클라이언트와 함께 무언가를 하는 과정을 가리킨다.

논문도 역시 클라이언트가 정부기관이나 조직을 포함하는 가족이나 기타의 실체(entities)가 될 수 있다는 생각을 한층 더 다듬었다(Darrah, Law, and Pollock,2001; Law et al., 1997; Townsend,, 1998). 더욱이 클라이언트 중심의 실행은 치료사가 클라이언트가 작업수행을 잘 수행하도록 하는데 영향을 줄지도 모르는 경제적, 정치적, 사회적 및 다른 정황적 요인을 고려할 것을 강조하였다(Canadian Association of Occupational Therapists, 1997; Townsend, 1993). 이것은 또한 "장벽을 감소시키기 위해서, 그리고 안전하고 공정한 작업적 조건의 기회를 만들기 위해 조직과 함께 일하는 것(Townsend, 1998, p.4)"을 의미할지도 모른다.

이 모델과 함께 클라이언트 과정의 중요성은 중심은 평가과정의 일부로서의 캐나다 작업수행 측정(평가절차는 아래에 논의한다)과 작업치료에서의 목표설정의 이용이 있다(Pollack, 1993). 클라이언트는 자기 자신의 문제를 확인하고 정의하는 것, 그리고 목표와 작업치료의 과정을 결정하는 데에 치료사와 책임을 공유하도록 촉진된다.

응용의 기술 (Technology for Application)

원래 Fearing 외(1997)에 의해서 소개되고 Stanton, Kramer 그리고 Thompson-Franson(1997)에 의해서 다듬어졌으며 그리고 최근에는 Fearing and Clark (2000)에 의해서 논의된 작업수행 과정은 클라이언트 중심의 실행을 시행하기 위해, 그리고 작업수행의 개념화를 사용하기 위해 전체적인 틀로서 제안되었다. 이 과정은 아래의 7개의 단계로 구성된다.

- 클라이언트 작업수행의 문제에 이름을 붙이고 확인하고 우선순위를 매기는 것(클라이언트가 중요하다고 생각하는 것과 작업치료 중재를 필요로 하는 것)
- 그 문제에 대처하고 그리고 이 과정의 잔존하는 단계를 유도하기 위해 적절한 이론적 접근법을 선택하는 것
- 작업수행에서 확인된 문제에 공헌하는 작업수행의 구성요소와 환경적 조건을 확인하는 것(이 단계에서는 무엇을 평가해야 하는가를 결정하고 정보를 수집하는 방법을 선택하며 그리고 결과를 분석하는 것에 관여한다)
- 작업수행의 문제를 해결하는 데에 도움을 줄 수 있는 클라이언트의 강점과 자원을 확인하는 것

- 목적으로 하는 결과를 교섭하고 이들의 결과를 성취하는 행동계획을 개발하는 것
- 수행의 구성요소 그리고/또는 환경에서 제한을 감소시키는 것에 의해서 그 계획을 실행하는 것
- 작업수행의 성과를 평가하는 것

Stanton 외(1997)는 각 단계의 목적을 달성하기 위해 가이드라인을 제공하는 것에 더하여 각 단계에서의 논증(reasoning)을 촉진하기 위해 만들어진 일련의 자성적 질문을 제공하고 있다. 교과서 "정황 속의 개인 : 클라이언트 중심의 실행의 실제적인 가이드(Individuals in Context: A Practical Guide to Client-Centered Practice)(Fearing and Clark, 2000)"는 각 단계에서 수반되는 상세한 문제점의 토의를 제공하고 그리고 각 단계를 어떻게 착수하는가를 설명하는 원칙, 가이드라인 및 예를 제공한다.

작업수행 과정이 어떤 다른 곳에서 서술된 작업치료 과정과 유사하지만(American Occupational Therapy Association 2002), Stanton 외(1997)는 이 수행 과정은 클라이언트 중심의 과정을 명백히 하기 위해 특별이 만들어졌다는 것을 강조하였다. 이 과정의 논의는 그 과정이 클라이언트와 치료사 사이의 파트너십으로서 어떻게 착수되는가를 강조하고 있다.

캐나다 작업수행 측정 (The Canadian Occupational Performance Measure)

캐나다 작업수행 측정(Canadian Occupational Performance Measure; COPM)은 1990년에 처음으로 발표되었다(Law et al., 1990; Law et al., 1991). 이것은 연구결과와 실행으로부터의 통찰을 반영하여 개정되었다. 이 평가는 클라이언트와 작업치료사가 신변처리, 생산성, 레저에서 문제를 확인하는 것을 돕기 위해 만들어졌다(Carpenter, Baker and Tydesley, 2001). 이것은 클라이언트를 자기 자신의 상태에 관한 전문가라 생각하고 작업치료의 과정에 대한 가이드로서 클라이언트의 우선순위를 확인하는 것을 촉진한다는 목적을 갖는다. COPM은 성과측정으로서 사용할 의도를 갖고 있고 따라서 작업치료를 시작할 때만이 아니라 적절한 시간간격에서도 또는 변화를 포착하기 위해 퇴원 때에도 실시된다(Law et al., 1994). COPM은 사용자의 매뉴얼과 비디오테이프에 의해서 유지된다.

COPM은 클라이언트가 작업수행의 문제를 확인하고 명료하게 표현하는 것을 돕기 위해 만들어진 반구성적 인터뷰이다. 클라이언트는 먼저 이들의 문제점의 각각의 중요도를 평정하고 그리고 가장 중요한 또는 긴급을 요하는 5개를 선정한다. 이들의 5개는 2개의 10단계 척도로 평가되는데 첫째는 클라이언트가 자기의 수행이 어느 정도 잘 되어있는지를 평가하고, 두 번째는 클라이언트가 수행의 만족도를 제시하는 것이다. COPM이 개선을 측정하기 위해 다시 실시될 때는 클라이언트에 의해서 다시 5개의 확인된 영역이 평가된다.

이 평가의 확인된 강점은 광범위한 클라이언트에게 사용할 수 있고(Pollack, 1993; Toomey, Nicholson, and Carswell, 1995), 자기 자신의 작업치료에 대한 책임을 독려하면서 클라이언트를 협동적 과정에 적극적으로 참여시킬 수 있다는 것이다(Carpenter et al., 2001; Mew and Fossey, 1996; Toomey, Nicholson, and Carswell, 1995).

캐나다 작업수행 모델의 수많은 적용이 문헌에 서술되어 있다. 예컨대, 저자들은 선천성 심장질환을 가진 유아의 양육(Imms, 2001), 골다공증의 갱년기 여성(Grant and Lundon, 1998), 신체장애를 가진 취학아동(Pollack and Stewart, 1998), 수용소(shelter)에 있는 집 없는 사람들(Tryssenaar, Jones, and Lee, 1999)의 도전과 필요성의 틀을 만들기 위해 이 모델을 사용하고 있다. Waters(1995)는 우울증으로부터 차츰 회복되고 있는 클라이언트에게 COPM을 사용한 사례를 제공하였다.

몇 가지의 논문은 이 모델에 기초하는 프로그램을 서술하고 있다. Healy와 Rigby(1999)는 신체장애를 가진 10대 및 젊은 성인의 작업수행의 자립을 촉진하는 프로그램을 언급하였고 Herzberg와 Finlayson(2001)은 집 없는 사람들의 수용소에 있는 사람들에 대한 프로그램을 서술하였다. 교과서 "클라이언트 중심의 작업치료(Law, 1998)", "작업의 가능화 : 작업치료의 관점(Canadian Association of Occupa-tional Therapists, 1997)", 그리고 "정황 속의 개인 : 클라이언트 중심의 실행의 실제적인 가이드(Fearing and Clark, 2000)"는 또한 다수의 사례와 프로그램의 예를 제공하였다.

연구 (Research)

20개 이상의 연구가 이 모델과 연관되어 발표되었다. 보고가 된 연구의 대부분은 COPM의 개발과 검증에 초점이 맞춰져 있다. 몇 가지의 연구는 또한 클라이언트 중심의 개념의 실행과 그 성과에 대한 영향을 검토하였다.

COPM과 연관된 연구 (Studies Related to the COPM)

COPM의 연구는 그 평가의 신뢰성, 타당성 및 임상적 유용성을 검토하였다. 총체적으로 이들의 연구는 그 평가 안정성의 증거를 제공하고 그 타당성을 지지하며 그것이 도움이 되는 평가가 될 수 있다는 것을 제시하고 있다. 문헌 속에서 확인된 몇 가지의 한계는 평가의 표준화의 부족과 자기 자신의 수행과 목표에 대한 통찰을 갖지 않은 클라이언트에 대한 부적절성에 기인한다. 아래에 그 도구를 조사하는 몇 가지의 주요 연구를 개략적으로 검토한다.

Law 외(1994)는 COPM의 파일럿 테스트(pilot test)를 실시하였고 그것을 실시하고 작업수행 문제점의 범위를 효과적으로 확인하는 데에 약 30분 걸렸으며 그리고 작업 수행에서 시간이 흐르면서 클라이언트가 변화를 지각하는 데에 있어서 그 변화에 민감하다는 것을 알았다.

Sewell과 Singh(2001)는 신뢰성을 연구하기 위해 만성호흡기질환을 가진 15명의 클라이언트에서 COPM이 전체 시간에 걸쳐서 안정하였다는 증거를 제공하였다.

Chan과 Lee(1997)는 정형외과질환 및 뇌졸중을 클라이언트에게 COPM의 내용적 타당성과 기준 타당성을 검토하였다. 그들은 전문가 패널을 이용해서 COPM의 강점은 클라이언트의 관점을 받아들이는 것에 있다는 것, 그리고 약점은 고객의 작업수행과 실행 구성요소를 측정하는 것에 있다고 결론을 내렸다. 그들은 또한 낮은 외적 타당성의 증거(즉 COPM은 예상된 것처럼 다른 측정과는 상관성이 없었다)를 제시하였다. 그들은 이 도구는 그들이 비표준화 테스트의 과정에 귀속된 "작업치료사의 의미 있는 임상적 논증(reasoning)을 직접적으로 높이기 위해 적절한 정보(Chan and Lee, 1997, p.244)"를 제공할 때에 더 바람직하다고 결론을 내렸다.

Ripat 외(2001)는 수행의 또 하나의 자기보고와 COPM의 병행적 타당성(concurrent validity)을 검토하였다. 두 측정 사이에 상관성은 없었으나 클라이언트에 의한 COPM에 대해서 평가된 작업수행의 영역만을 비교한 제2의 분석에서는 예상된 상관성이 제시되었다.

McColl 외(2000)는 이전에 작업치료 서비스를 받은 사람에 대한 COPM을 검토하였다. 그들은 COPM의 구성개념 타당성의 증거를 발견하였다[즉, COPM의 득점(score)은 수행의 정도, 생활만족도 및 지역사회에의 통합의 측정치와 상관성이 있었다]. 그들은 또한 클라이언트가 COPM을 이해할 수 있고, 그들의 문제를 확인하고 평가하는 데에 유용하다는 것을 알았다고 보고하였다.

Carpenter, Baker 그리고 Tyldesley(2001)는 통증관리 프로그램에 클라이언트의 COPM을 검사하고 병행적 타당성에 관한 혼재된 증거를 발견하였다(즉, baseline COPM은 심리적 기능상태의 병행적 측정과 상관성이 없으나 재평가시 COPM은 이들의 측정과 상관성이 있었다). COPM의 baseline과 결과의 평가 사이에는 의미 있는 차이가 있고 이 도구가 변화를 파악하는 데에 민감하였다는 것을 지적하였다.

Chesworth 외(2002)는 정신과의 작업치료 서비스를 받은 클라이언트의 COPM을 연구하였다. 그들의 발견은 COPM이 그 그룹의 의미 있는 변화를 발견하는 데에 적합하다는 것을 보여주었다. Bodiam(1999)은 신경학적 질환을 가진 17명의 클라이언트에 대한 COPM을 실시하고 이 그룹의 변화를 측정하는 데에 적절하고 민감하다고 결론을 내렸다.

Wressel, Marcusson 그리고 Henriksson(2002)에 의한 연구는 클라이언트가 통찰력이 부족하지 않거나, 급성기가 아니라면, COPM은 목표설정과 치료계획에 도움이 된다는 것을 발견하였다. Toomey, Nicholson, 그리고 Carswell(1995)은 COPM의 유용성은 작업치료사가 클라이언트 중심의 접근법을 실행에 도입하여 실행의 상황에 맞추기 위해 그것을 유연하게 사용할 수 있었는지 아닌지에 달려있다는 것을 알았

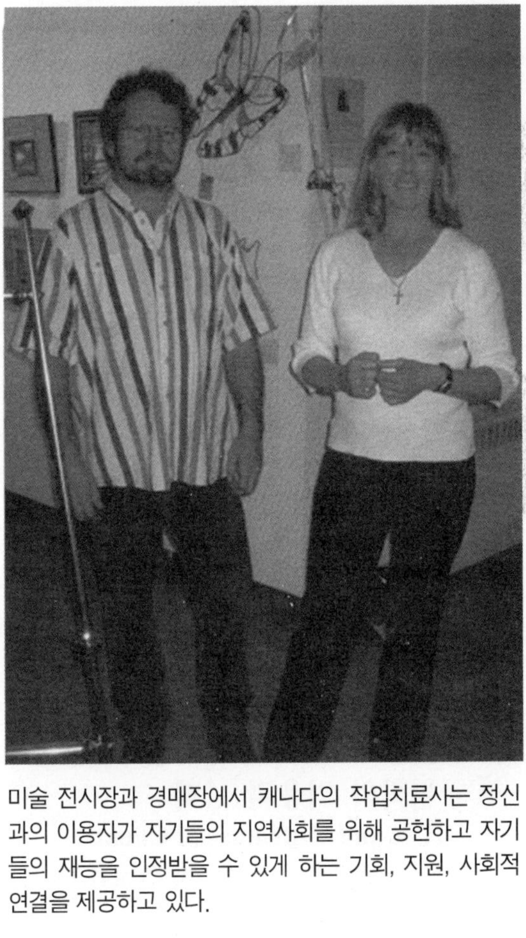

미술 전시장과 경매장에서 캐나다의 작업치료사는 정신과의 이용자가 자기들의 지역사회를 위해 공헌하고 자기들의 재능을 인정받을 수 있게 하는 기회, 지원, 사회적 연결을 제공하고 있다.

다. COPM은 성과 측정을 위해 작성되었으나 변화를 파악하기 위해 사용될 때에 점수(score)가 어떻게 계산되는가라는 이유로 COPM의 결과가 오해를 초래하는 일이 있다(Healy & Rigby, 1999).

전체로서 COPM에 관한 연구는 아래의 연관성을 갖고 있는 것 같다. COPM은 클라이언트가 작업치료에 초점을 맞추는 개인적 관심과 우선순위 부여를 확인할 수 있다는 전체적인 과정으로서 잘 작동한다. COPM에서 숫자로 나타낸 득점(score)의 의미를 해석할 때에 주의를 필요로 하지만 그것은 클라이언트에 초점을 맞춘 작업치료에서의 변화에 관한 관점을 제공한다. 병행적 타당성(concurrent validity)에 관한 혼재된 증거는 일부는 병행적 지표의 선택에 의한 것처럼 생각된다. 즉, 수행의 객관적 측정과 일관되지는 않지만, COPM은 클라이언트의 인식 또는 경험을 파악하는 다른 측정과 양호한 상관성을 나타내는 경향이 있다. 이러한 발견은 COPM이 실제의 수행의 측정의 대체물과 혼동해서는 안되거나, 고려할 것은 아니라는 것을 보여준다. 한편 목표가 클라이언트의 상황과 자기 자신의 관점을 이해했을 때, 적절하게 적용된다. 마지막으로 COPM은 지식과 통찰력 그리고 그 도구가 클라이언트에게 할 것(즉, 개인적 수행의 영역을 숙고하고 평가하고 우선순위를 부여하는 것)을 요구하는 것과 일치되는 태도를 가진 클라이언트에게 가장 도움이 된다.

임상에서의 클라이언트 중심적 원칙의 이용과 성과 (Use and Outcomes of Client-Centered Principles in Practice)

Blain과 Townsend(1993)는 캐나다에서 1980년대에 만들어진 가이드라인의 실행(practice)에 미치는 영향을 검토하였다. 이 연구의 가이드라인은 급성기의 서비스와 재활 서비스에서 가장 널리 사용된다는 것을 발견하였다. 이것은 또한 임상가(practitioner)는 작업수행 모델, 특히 환경적 및 영적인 구성요소의 혼합된 해석에 반응하였다는 것을 지적하였다.

Wilkins 외(2001)는 클라이언트 중심의 실행을 실시하기 위한 장벽을 검토하고 아래의 세 가지 장벽의 확인하였다.

- 시스템 장벽은 건강 서비스조직에서 정책과 구조를 방해함과 동시에 전체적인 클라이언트 중심의 철학의 부족과 연관성이 있음.
- 실행을 위한 작업치료사의 이해, 수용 및 기능(skill)의 부족
- 협동적 과정에 관여하는 클라이언트의 능력과 기꺼이 하는 마음을 포함하는 클라이언트의 요인

Wressle 외(2002)에 의한 통제군을 가진 연구에서 연구자들은 COPM을 사용하는 것은 재활과정에서 클라이언트의 참여를 개선시켰다는 것을 발견하였다.

Hammell(2001b)은 이 모델의 클라이언트 중심의 강조점이 장애를 가진 생활과 임상실행의 복잡성을 명백히 하는 클라이언트의 질문에 의해서 유도된 질적 연구를 필요로 한다고 논하였다. 이러한 종류의 연구는 현재까지 보고가 되어있지 않지만, Hammell은 미래의 연구를 위해 적절한 방향으로서 그것을 바르게 확인해야 한다고 했다.

고찰 (Discussion)

캐나다 작업수행 모델은 캐나다에서 널리 사용되고 세계의 다른 지역에서도 주목을 받고 있다. 특히 클라이언트 중심의 실행과 COPM의 사용에 대한 생각은 널리 채택되어 있다. 이 모델은 아래의 두 가지 초점을 갖는다. (1) 클라이언트 중심의 실행이라는 개념 그리고 (2) 작업수행이란 개념화와 이것에 영향을 주는 요인이다. 이 모델의 중요한 공헌은 실행에 대한 클라이언트 중심의 협동적 접근법의 중요성을 확인한 것이었다. 이 분야가 클라이언트의 경험, 지식 그리고 욕구 등에 입각한 실행을 조직화할 필요성이 절실하다는 것을 깨닫게 해주었다. 원래의 "클라이언트 중심의 작업치료의 실행을 위한 가이드라인" 안에서 아래와 같이 언급하고 있다(Department of National Health and Welfare & Canadian Association of Occupational Therapists, 1983).

> 작업치료사의 역할은 그 사람의 환경에의 참여를 촉진하는 것이다. 치료적 관계의 본질적 구성요소는 작업치료사와 클라이언트의 상호관계와 작업치료사에 의해서 만들어진 학습 상황을 통해서 일어나는 상호작용이다(p.10).

이 진술은 이 모델에 대한 중심적 관심사로서 작업치료사와 클라이언트와의 관계를 확립하는 것처럼 보였다. 작업치료사와 클라이언트의 관계의 우세한 관점이 이전에는 기계론적 패러다임의 정신역동론적 개념에 의해서 정의되었다고 가정하면 치료적 관계에서의 힘과 의사결정의 문제를 명확하게 한 사회과학의 개념으로부터 이 과정을 다시 정의한다는 가능성은 중요하다. 이 모델의 이 요소가 작업수행의 개념화보다 덜 주목을 받은 것은 흥미롭다. 확실히 클라이언트 중심의 실행과 연관된 유용한 가이드라인과 절차가 제안되었으나 작업치료사와 클라이언트의 관계의 역동성(dynamics)이라는 이론적이고 경험적인 검토는 그 원래의 관점이 주어질 것으로 예상한바 이지만 이 모델의 주된 초점은 아니었다.

이 모델에 의해서 제공된 작업수행의 개념화는 아직도 개발 중이다. McColl과 Pranger (1994)는 1990년대 중반에 있었던 것처럼 COPM의 사려 깊은 비평을 제공하였다. 그들은 이 모델이 포괄적이기는 하지만, 그것에는 몇 가지의 중요한 관계를 설명하지 않은 채로 하고 있다고 결론을 내렸다(p.258). 이 모델은 설명적이라기보다도 서술적(descriptive)이기 때문에 아직 이들의 비평은 어느 정도까지는 유지되어 있다: 그것은 작업수행을 정의하고 그것에 영향을 주는 개인적 및 환경적 요인을 확인한다. 이 모델은 또한 몇 가지의 가정과 신념을 언급하고 작업수행에 영향을 주고 있는 요인이 어떻게 서로 관계가 있는가에 관해서 언급한다. 그러나 상당한 설명적 이론이 제공되지 않으므로 이 모델은 실행에 대해서 생각하기 위한 광범위한 틀로서 도움이 된다. 작업수행 과정에서 추천된 단계의 하나가, 이 모델의 개념이 중재가 작동하는 역동성(dynamics)에 직접 대처하지 않는다는 사실을 강조하는 적절한 이론의 선택이다(McColl, 2000).

더욱이 이 모델의 실행을 유도하기 위해 제한된 이론을 제공하였기 때문에 클라이언트의 특정 필요성에 기초하는 다른 실행 모델과 함께 사용되어야 한다. 이것은 이 모델의 제안자에 의해서 인정되고 추천되어 있다(Canadian Association of Occupational Therapists, 1997; Fearing et al., 1997). 사실상, 어떤 사람은 중재에 대한 보다 특정의 상세를 제공하는 다른 모델과 조합할 수 있고 이 모델이 클라이언트 중심의 실행에 독특한 관점을 제공하는 것은 강점이라 생각한다.

작업수행이라는 이 모델 개념화의 논쟁상의 측면의 하나는 영적인 것(spirituality)을 개인의 중심적 구성요소로서 포함시키는 것이다. 원래 영적인 것은 인간존재의 하나의 구성요소로서 제안되었다. 그러나 Egan과 DeLaat(1994)의 권고에 이어서 영적인 것은 개인의 마음속 깊숙이 있는 핵심이라고 다시 정의되었다. 그 모델에서 영적인 것에 주어진 중심성에도 불구하고 저자들은 영적인 것의 정확한 의미와 신앙심과 작업치료에서의 이전에 존재한 개념의 양자와의 차이에 대해서 계속 논쟁하고 있다. 영적인 것의 제안자조차도 그 용어의 부정확한 정의와 의미의 애매성이 그것을 실행에 적용하는 것을 어렵게 하고 있다는 것을 인정하였다(Urbanowski & Vargo, 1994). Smith(1997)는 핵심으로서의 영적인 것에 반대하고 대신에 작업이 그 모델의 핵심이어야 한다고 제안하였다. Hammell(2001a)도 역시 영적인 것의 중심성을 비판하고 그것이 애매성과 오해를 초래한다고 논하였다. 그녀는 이것을 본질성(intrinsicality)이라는 개념(개인적 가치와 우선순위에 대한 초점)과 대체하도록 권고하였다. Unruh, Versnel, 그리고 Kerr(2002)는 임상가의 어려움과 그 용어의 잘못 사용할 수 있는 가능성을 가진 영적이라는 것(spirituality)의 개념과 연관된 많은 관심사를 확인하였다. 영적인 것에 대한 정의가 다른 분야에서 정의되는 것과 잘 일치하지 않는다는 것을 확인하면서 그들은 작업 정체성(identity)의 개념이 그 모델로서는 보다 적절한 개념일지도 모른다고 권고하였다. 비록 영적인 것의 개념에 대해서 어떠한 입장을 취한다 해도, 저자들은 그 의미와 실행에의 응용은 명확화를 필요로 한다는 것에는 동의하고 있다.

클라이언트 중심의 실행과 COPM이라는 개념이 이 모델의 주된 강점이지만, 이또한 한계이기도 하다. 어떤 클라이언트는 클라이언트 중심의 실행에서 마음에 그렸거나 또는 평가에 의해서 요구된 협동의 종류에 참여할 수 없거나 참여할 준비되어 있지 않다(Law et al., 1990;

이 모델의 용어

작업수행	의미 있는 작업을 선택하고, 조직화하고, 만족스럽게 수행하는 능력
클라이언트 중심적 실행	작업수행에 관련되는 클라이언트의 목표를 향해서 작용하는 클라이언트와 작업치료사의 결합된 기술(skill)과 이점을 이용하기 위해 클라이언트와 작업치료사 사이에 만들어진 연계.
영적인 것(spirituality)	광범위한 생명력, 보다 고도의 자기 표명, 의지와 자기결정의 원천, 사람들이 자신의 환경적 측면에서 경험하는 의미와 목적과 유대감
환경(environment)	개인의 외부에서 일어나고 개인으로부터 반응을 끌어내는 배경 및 상황

Toomey, Nicholson, & Carswell, 1995; Trysenaar et al., 1999). 그럼에도 역시 작업치료의 역동성과 클라이언트를 가능케 하는 과정의 지지에 대한 이 모델의 주의는 이 분야에 대해서 중요한 공헌을 한다.

요약 : 캐나다 작업수행 모델 (Summary: The Canadian Model of Occupational Performance)

- 캐나다에서 작업치료의 실행에서 질의 보증을 위한 가이드라인으로서 시작되었다.
  다음의 두 가지 중요한 특징을 포함한다.
  1. 클라이언트 중심의 관점
  2. 작업수행 모델
- 상이한 형태의 클라이언트에게도 그리고 어떠한 형태의 작업치료 장면에서도 사용되는 일반적인 모델

여러 학문분야에 걸친 기반

- 아래의 것에 기초를 둔다.
  1. Carl Rogers(1951)에 의해서 제안된 클라이언트 중심의 실행
  2. 능력부여(empowerment)와 공정성이라는 개념
  3. Reed와 Sanderson(1980)에 의한 작업치료의 관점
  4. 인간의 생활에서의 작업의 성질과 역할에 관한 작업치료의 생각

초점

- 치료의 과정과 클라이언트와 치료사와의 관계
- 작업수행

이론

조직화

- 작업, 사람, 환경, 건강 및 클라이언트 중심의 실행에 관한 일련의 가치와 신념의 진술을 포함한다.
- 평생을 통해서 사람, 환경 그리고 작업 사이의 다이내믹한 관계의 결과로서의 작업 수행을 개념화한다.
- 사람을 영적인 것(spirituality), 사회적, 문화적인 경험을 편입시키고 관찰할 수 있는 작업수행의 구성요소의 모두를 통합된 전체로서 본다.
- 환경은 개인의 밖에서 일어나고 거기서부터 반응을 끌어내는 측면과 상황이라 정의되고 제도적, 물리적, 사회적 및 문화적인 측면을 포함한다.
- 사람, 환경, 작업 사이의 관계는 각각의 작업적 생활의 경과를 형성하는 기회와 도전에 대한 반응으로서 평생을 통해서 변화한다.

문제와 도전

- 이 모델의 문제의 초점은 작업수행(즉, 생산, 레저, 신변처리의 활동에 관여하는 어려움)이다.
- 이들의 문제는 아래의 것일 때에 일어난다.
  1. 사람-환경-작업균형에서의 변화가 작업수행에 부정적으로 영향을 준다.
  2. 사람-환경-작업의 불친화성(incompatibility)이 작업수행에 부정적으로 영향을 준다.

치료적 중재

- 클라이언트 중심의 실행의 초점은 아래에 의해서 구별된다.
  1. 클라이언트의 의견에 대한 치료사의 존중

2. 클라이언트와 치료사에 의해서 공유되는 책임
3. 클라이언트의 작업적 필요성에 관한 결정을 하는 과제를 촉진하기 위해 정보를 제공하는 치료사

- 클라이언트 중심의 실행을 위한 기초는 아래의 것을 할 수 있도록 하는 것이다. 생활을 공유하는 것에 참여하기 위해 사람들을 촉진하는 것, 유도하는 것, 지도하는 것, 교육하는 것, 촉구하는 것, 경청하는 것, 자성하는 것, 격려하는 것 또는 협동하는 것이다.
- 캐나다 작업수행 측정(COPM)의 사용이 중심이 된다.

응용을 위한 기술

- 작업수행 과정은 다음의 7개의 단계로 구성된다.
  1. 클라이언트의 작업수행의 문제에 이름을 붙이고 정당성을 입증하고 우선순위를 매긴다.
  2. 문제에 대처하기 위한 적절한 이론적 접근법을 선택한다.
  3. 작업수행에서 확인된 문제에 공헌하는 작업수행의 구성요소와 환경조건을 확인한다.
  4. 클라이언트의 강점과 대처하는 수단(resource)을 확인한다.
  5. 표적으로 하는 성과를 협상하는 것과 행동계획을 개발하는 것
  6. 계획을 실행하는 것
  7. 작업수행의 성과를 평가하는 것
- 캐나다 작업수행 측정(COPM)
  1. 클라이언트와 치료사가 신변처리, 생산성, 여가의 문제를 확인하는 것을 돕기 위해 만들어졌다.
  2. 클라이언트를 자기 자신의 상황의 전문가로서 생각하고 클라이언트의 작업치료의 우선순위 확인을 촉진하는 것을 지향한다.
  3. 성과 측정으로서 사용되는 것을 의도한다.

연구

- 20개 이상의 연구가 발표되었다.
- COPM의 개발과 검토에 가장 초점이 맞춰졌다.
- 어떤 사람은 클라이언트 중심의 개념이 실행과 그 성과에 미치는 영향을 검토하였다.

고찰

- 이 모델의 중심적인 공헌은 실행에 대한 클라이언트 중심의 협동적 접근법의 중요성을 확인하는 것이었다.
- 이 모델에 의해서 제공된 작업수행의 개념화는 설명적인 것보다도 서술적인(descriptive) 것이기 때문에 여전히 개발 중이다.
- 이 모델의 논쟁중인 측면은 영적인 것을 포함하는 것이다.

참고문헌

American Occupational Therapy Association (2002). Occupational therapy practice framework: Domain and process. American Journal of Occupational Therapy, 56 (6), 609-639.

Blain, J & Townsend, E. (1993). Occupational therapy guidelines for client-centered practice: Impact study findings. Canadian Journal of Occupational Therapy, 60 (5), 271-285.

Bodiam, C. (1999). The use of the Canadian Occupational Performance Measure for the assessment of outcome on a neurorehabilitation unit. British Journal of Occupational Therapy, 62 (3), 123-126.

Canadian Association of Occupational Therapists (1997). Enabling Occupation: An Occupational

Therapy Perspective. Ottawa, Ontario: CAOT Publications ACE.

Carpenter, L, Baker, GA, & Tyldesley, B. (2001). The use of the Canadian Occupational Performance Measure as an outcome of pain management program. Canadian Journal of Occupational Therapy, 68 (1), 16-22.

Chan, CCH & Lee, TMC. (1997). Validity of the Canadian Occupational Performance Measure. Occupational Therapy International, 4(3), 229-247.

Chesworth, C, Duffy, R, Hodnett, J, et al. (2002). Measuring clinical effectiveness in mental health: is the Canadian Occupational Performance an appropriate measure? British Journal of Occupational Therapy, 65(1), 30-34.

Darrah, J, Law, M & Pollock, N. (2001). Innovations in practice: Family-centered functional therapy—a choice for children with motor dysfunction. Infants & Young Children, 13(4), 79-87.

Department of National Health and Welfare and Canadian Association of Occupational Therapists (1983). Guidelines for the Client-Centered Practice of Occupational Therapy. Ottawa, Ontario: Minister of Supply and Services Canada, Cat. No. H39-33/1983E.

Department of National Health and Welfare and Canadian Association of Occupational Therapists (1986). Intervention Guidelines for the Client-Centered Practice of Occupational Therapy. Ottawa, Ontario: Minister of Supply and Services Canada, Cat. No.H39-100/1986E.

Department of National Health and Welfare and Canadian Association of Occupational Therapists (1987). Toward Outcome Measures in Occupational Therapy. Ottawa, Ontario: Minister of Supply and Services Canada.

Egan, M & DeLaat, MD. (1994). Considering spirituality in occupational therapy practice. Canadian Journal of Occupational Therapy, 60, 232-240.

Fearing, VG & Clark, J. (2000) Individuals in Context: A Practical Guide to Client-Centered Practice. Thorofare, NJ: Slack.

Fearing, VG, Law, M & Clark, J. (1997). An occupational performance process model: Fostering client and therapist alliances. Canadian Journal of Occupational Therapy, 64 (1), 7-15.

Grant, DD & Lundon, K. (1998). The Canadian Model of Occupational Performance applied to females with osteoporosis. Canadian Journal of Occupational Therapy, 66 (1), 3-13.

Hammell, KW. (2001a). Intrinsicality: Reconsidering spirituality, meaning(s) and mandates. Canadian Journal of Occupational Therapy, 68 (3), 186-194.

Hammell, KW. (2001b). Using qualitative research to inform the client-centered evidence-based practice of occupational therapy. British Journal of Occupational Therapy, 64(5), 228-234.

Healy, H & Rigby, P. (1999). Promoting independence for teens and young adults with physical disabilities. Canadian Journal of Occupational Therapy, 66(5), 240-249.

Herzberg, G & Finlayson, M. (2001). Development of occupational therapy in a homeless shelter. Occupational Therapy in Health Care, 13(4), 133-147.

Imms, C. (2001). Feeding the infant with congenital heart disease: An occupational performance challenge. American Journal of Occupational Therapy, 55(3), 277-284.

Law, M. (ed.). (1998). Client-Centered Occupational Therapy. Thorofare, NJ: Slack.

Law, M, Baptist, S, Carswell-Opzoomer, A, et al. (1991). Canadian Occupational Performance Measure. Toronto, CAOT Publications ACE.

Law, M, Baptist, S, McColl, MA, et al. (1990). The Canadian Occupational Performance Measure: An outcome measure for occupational therapy. Canadian Journal of Occupational Therapy, 57 (2), 82-87.

Law, M, Baptiste, S & Mills, J. (1995). Client-centered practice: What does it mean and does it make a difference? Canadian Journal of Occupational Therapy, 62 (5), 250-257.

Law, M, Polatajko, H, Baptiste, S, et al. (1997). Core concepts of occupational therapy. In Townsend, E. (ed.). Enabling Occupation: An Occupational Therapy Perspective. Ottawa, Ontario: CAOT Publications ACE.

Law, M., Polatajko, H, Pollack, N, et al. (1994). Pilot testing of the Canadian Occupational Performance measure: Clinical and measurement issues. Canadian Journal of Occupational Therapy, 61 (4), 191-197.

McColl, MA. (2000). Selecting a theoretical

인지장애 모델은 원래 정신장애인에 대한 접근법으로서 개발된 것이며 현재는 **인지제한**이 관찰되는 다른 클라이언트 집단(예컨대, 머리외상이나 치매)에도 응용되고 있다. 이 모델은 사람들이 과제를 수행하는 동안에 정보를 처리하는 과정에서 나타낸 제한의 종류를 서술하는 데에 있어서의 관심으로부터 시작되었다. 그것은 의학적 또는 정신의학적인 상태로부터 초래된 장애에 초점을 계속 맞추고 있고 클라이언트의 기능적 제한의 평가를 강조하고 있다(Allen & Earhart, 1992). 클라이언트의 제한된 능력에 대해서 경고하는 것과 또는 위험한 상태를 예방하기 위해 필요한 감시, 환경적 변경, 그리고 환자의 합법적 제한을 이룩하는 것을 강하게 강조하고 있다(Allen & Earhart, 1992).

이 모델의 이름이 의미하고 있는 것처럼 기능적 제한에 대한 접근법은 **인지능력**에 대해 관심을 갖고 있다. 이 모델에 따르면 인지능력의 장애는 뇌가 어떻게 작동하는가를 제한하는 의학적 조건으로부터 초래되는 일상적인 활동을 안전하게 시행하는 데에 필요한 정보를 처리할 수 없는 것"(Allen, 1992, p.1)을 가리키고 있다.

이 모델은 인지(cognition)를 다소간이라도 인지능력의 단일의 계층적 연속성(single hierarchical continuum)이라 개념화하고 있다. 이 모델은 최고차원의 기능수준에서부터 중증의 기능장애에 이르는 계층적으로 단계부여가 된 인지 수준이라는 점에서 인지능력과 제한을 설명하고 있다. 기능적 제한의 범위를 설명하고 클라이언트의 간병에 관한 작업치료사의 의사결정을 유도하기 위해 이 인지 수준을 사용하는 것은 이 모델이 어떻게 적용되는가의 핵심적인 특징이다. 따라서 이 모델은 클라이언트의 인지장애(인지기능 수준이라는 점에서 보면)의 서술(description)을 수행하려고 노력하는 것이며, 거기서부터 작업치료사는 적절한 중재목표를 결정할 수 있고, 그리고 클라이언트가 안전하게 학습하는 잠재능력에 대해서 다른 사람에게 조언할 수 있다.

여러 학문분야에 걸친 기반 (Interdisciplinary Base)

인지장애 모델은 몇 군데의 출처로부터 끌어낸 것이다. 이것은 인지에 관한 피아제(Piaget)의 연구, 특히 피아제의 발달의 감각운동기(sensorymotor period)의 서술(description)로부터의 여러 개념을 사용해서 클라이언트의 수행의 어려움을 분류하려고 한 시도로 출발하였다. 이 모델의 창시자인 Claudia Allen은 원래는 인지능력을 상실한 사람들에게 그것을 다시 발달시킬 수 있다고 기대하였으나 그녀는 후에 이 생각을 포기하였다.

이 모델은 원래 신경과학의 여러 개념에 기초하고 있다고 주장하였다. 그러나 현재의 신경학적 개념에 대해서는 최소한의 언급밖에는 하지 않는다. 더욱이 이 모델은 신경과학에 기초한 다른 작업치료 접근을 시행할 때 보다도 기능을 개선할 가능성에 대한 상이한 결론을 이끌어내고 있다. 이들의 다른 모델은 신경계의 가소성(neuroplasticity)이나 작업치료를 통해서 변화를 가져오는 가능성을 강조하고 있다. 인지장애 모델은 작업치료를 통해서 개개인을 바꾸는 것에 초점을 맞추는 것에는 반대하고 있다. Allen(1987)은 이들의 능력이 만성정신병자나 뇌를 손상한 사람에서는 항구적으로 장애되어 있다고 생각되기 때문에 학습이나 정상적인 기억을 가정한 여러 이론을 회피하였다고 지적하고 있다.

당초 인지장애 모델은 기능제한은 질병의 자연경과와 직접적으로 뇌를 변화시키는 의학적 치료중재에 따른 신경학적 손상과 변화에 의한 결과라는 의학적 관점에 의해서 영향을 받았다. 더 최근의 연구(Allen, 1992; Allen & Earhart, 1992)에서는 의학모델로부터 떨어져서 독특한 초점을 확립하려고 하고 있다. 의학모델은 질병과정과 그 박멸이나 조절을 강조하지만 인지장애 모델은 질병의 결과(즉 질병으로부터 초래되는 인지적 제한)에 초점을 맞추고 있다. 이 초점은 세계보건기구의 기능장애(impairment), 능력장애(disabilities), 사회적 불이익(handicaps)이라는 이전의 분류체계* 위에 구축되어 있었다(World Health Organiza-tion, 2001). 이 분류체계는 질병으로부터 초래된 무능력에 초점을 맞춘 것이었다.

이 모델은 또한 생물학적 변화를 만들어내는 것에 관계되는 의학과 작업치료를 구별하면서 작업치료를 잔존하는 제한의 조정에 집중할 것을 강조하고 있다. 이 모델에 따르면 작업치료는 잔존하는 항구적인 제한을 바꾸는 것이 아니라, 이들의 측정과 관리에 대해서 알고 초점을 맞춰야 한다는 것이다.

이 모델에 따르면 작업치료는 잔존하는 항구적인 제한을 바꾸는 것이 아니라, 이들의 측정과 관리에 대해서 알고 초점을 맞춰야 한다는 것이다.

이론 (Theory)

이 모델은 뇌의 조직화와 기능장애가 인지처리의 어려움의 기초라고 가정하고 있으나, 그것이 뇌와 행동의 관계 또는 특정 뇌의 기능장애가 행위의 기초를 이루는 인지의 질에 어떠한 영향이 있는가를 설명하려 하고 있지는 않다. 오히려 이 모델의 역점은 인지의 손상이 일상생활 과제의 수행에 어떠한 영향을 미치고 있는가에 두고 있다(Allen, 1992; Allen & Earhart, 1992).

당초는 **수의적 운동행동**이 이 모델에 대한 초점으로서 명기되었다. 이 모델은 수의적 운동행동을 "정신에 의해서 유도되는 감각적 단서에 대한 행동상의 반응"으로서 정의를 내리고 있다(Allen, 1985, p.6). 최근에는 의사소통 능력도 이 모델 안에 편입되어 있다. 의사소통 능력은 인지 수준의 기능이라고 생각되고 있다. 따라서 이 모델은 인지가 손상되면 의사소통의 제한을 예상하고 있다.

조직화 (Organization)

이 모델에 따르면 뇌는 인지를 결정하고 인지는 다시

---

* 현재의 WHO의 분류체계는 보건의료 접근이나 초기의 체계에 반영된 다양한 제한에 맞춘 초점을 중요시하지 않기 위해 기능장애, 능력장애 대신에 활동과 참여라는 개념을 사용하고 있다(세계보건기구, 2001).

어떤 사람은 생물학적 변화가 의학의 독점적 영역이라고 하는 주장에 이의를 제기하고 있다. 확실히 이 책 안에서 논의된 많은 모델이 기능적 변화(예컨대, 근력, 감각 및 지각적 능력)로서 명백한 생물학적 변화(예컨대, 근육섬유의 크기나 시냅스 접합)에 영향을 미칠 수 있다고 주장하고 있다.

행동(수의적 운동행동)을 유도한다. 위에서 언급한 것처럼 설명의 초점은 뇌와 인지와의 관계가 아니라 과제 수행을 결정할 때의 인지의 역할에 맞춰지고 있다. 이 모델은 인지의 두 가지 특징에 집중하고 있다.

- 과제 수행의 인지적 측면
- 인지기능의 연속성(즉 인지기능 수준)

과제수행의 인지적 측면
(Cognitive Dimensions of Task Performance)

이 모델에서는 인지를 정의하고 있지 않지만 인지가 목적의 형성과 운동 활동을 유도하기 위한 정보처리에 의한 감각적 단서에 반응하는 것을 포함한다고 언급하였다. 인지의 이러한 관점은 과제수행의 다음과 같은 측면을 확인하는 가운데에서 더욱 명확히 된다. 즉, 이들 측면은 주의, 행동, 목적, 경험, 처리 그리고 시간이다. **주의**는 감각적 단서에 대한 선택적 반응성이다. **행동**은 과제수행에 볼 수 있는 운동 활동을 가리킨다. **목적**이란 감각적 단서에 대한 운동반응을 유도하는 그 사람의 의도를 의미한다. **경험**이란 그 사람이 과제에 관여할 때 어떻게 하여 가는가라는 것이다. **처리**란 목적을 달성하기 위해 취할 수 있는 행위의 과정을 가리킨다. **시간**이란 감각적 단서에 대해서 시행되는 수의적 운동반응 안에 제시되는 그 사람의 감각운동적 연합을 유지하는 기간으로 한다. 이들의 측면은 당초 인지 수준을 따라간 과제수행의 특성을 서술하는 기초로서 사용되었다.

인지 단계 (Cognitive Levels)

이 모델이 계층적으로 나뉜 6개의 인지 수준(cognitive levels)의 연속성을 제안하고 있다.* 각각의 레벨의 상세한 기준이 개발되어 있는데 아래에 각 레벨이 기능과 손상을 어떻게 설명하는가의 개요를 나타낸다(Allen, 1992).

- 레벨 0 : 혼수(coma)
  혼수는 자극에 대한 특정의 반응이 없고 무의식이 길어진 상태이다.
- 레벨 1 : 자동적 행동(automatic actions)
  자동적 행동이란 다른 누군가에 의해서 시작된 자극에 대한 반응이며 그 자극에 대해서 변화하지 않는 반응이다.
- 레벨 2 : 자세행동(postural actions)
  자세행동이란 중력의 영향을 극복하여 공간 내에서 전신을 움직인다는 스스로 시작한 큰 신체운동(gross body movements)이다.
- 레벨 3 : 손의 행위(manual actions)
  손의 행위란 대상을 조작하기 위해 양손 및 때로는 신체의 일부를 사용하는 것이다.
- 레벨 4 : 목적 지향적 행동(goal-directed actions)
  목적 지향적 행동은 구체적인 견본에 대응하는 일련의 단계, 또는 완성품을 어떻게 나타내어야 하는가라는 잘 알려진 기준을 통해서 자기를 순서를 매기는 것이다.
- 레벨 5 : 탐색적 행동(exploratory actions)
  탐색적 행동이란 신경근육 조절에서의 변화가 어떻게 대상물에 대해서 상이한 영향을 만들어낼 수 있는가의 발견이다.

* 엄밀하게는 7개의 레벨이 있으나 문헌에서는 일관성 있게 6개의 레벨로 언급하고 있고 여기서는 관례에 따른다.

◆ 레벨 6 : 계획된 행동(planed actions)
계획된 행동이란 대상물에 대한 행동의 영향을 예측하는 것인데 그 대상물은 예상을 위해 존재할 필요는 없다. 일련의 단계의 영향이 중요한 것은 2차적인 영향을 예상시키기 때문이다.

레벨(level)의 정의에는 어떠한 개정이 이루어졌으나 이들의 레벨은 그 시작부터 인지장애 모델의 일부분이었다. 최근이 되어서 중간 레벨이 확인되었다. 예컨대, 레벨 1은 1.0의 위축(withdrawing), 1.2의 응답(responding), 1.4의 자극의 정위(locating stimuli), 1.6의 침대에서의 구르기(rolling in bed), 1.8의 신체의 일부를 올림(raising body part)으로 재분류되었다. 이들의 중간 레벨을 추가한 것은 인지기능의 제한을 보다 상세한 구별을 가능케 한다는 의도이다(Allen, 1992).

문제와 도전 (Problems and Challenges)

인지장애 모델은 당초 **인지장애**를 "뇌의 물리적 또는 생화학적 구조에 기인하고 또한 관찰 가능한 일상의 과제행동에서의 제한을 만들어내는 수의적 운동동작에서의 제한"이라 정의하였다(Allen, 1985, p.31). 이 단원의 최초에 보여준 최근의 정의가 시사하고 있는 것처럼 현재 강조하고 있는 것은 보통 활동의 완만한 실행을 저하시키는 정보처리의 문제에 대한 것이다.

이 모델에서 클라이언트의 문제에 대한 독특한 관점은 질병과 결부되어 일어나는 과제 수행의 제한에 대한 서술이다.

이 모델은 뇌의 손상이 정신과정이나 인지에서의 결함 기초를 이룬다고 여전히 가정하고 있으며 그것이 기능적 능력을 제한한다. 그러나 이 모델은 인지장애를 초래하는 다양한 뇌손상의 특성 또는 병인(etiology)을 설명하려고 하지 않는다. 오히려 질환의 설명에는 의학모델을 권장하고 있다. 능력 장애의 기초를 이루는 원인의 의학적 설명이 작업치료를 위해서는 중요한 배경정보로서 권장되고 있다(Allen Earhart, 1992). 의학모델은 또한 현재 증상의 예측되는 기간과 이 상태의 개선에 대한 전망과 같은 예후의 정보를 제공한다.

이 모델에서 클라이언트의 문제에 대한 독특한 관점은 질병과 결부되어 일어나는 과제수행의 제한에 대한 서술(description)이다. 이 모델은 인지장애의 범위를 상세하게 묘사하기 위해 인지단계를 제공한다. 이 점에서는 설명적이라기보다는 서술적이다.

치료적 중재 (Therapeutic Intervention)

이 모델은 변화에 대한 두 가지 중요한 주장을 하고 있다. 첫째는 작업치료는 뇌의 병리로부터 초래되는 인지적 장애를 가진 클라이언트의 인지 수준을 바꾸는 일은 없다는 것이다. 인지 수준의 변화는 질병의 자연스런 경과나 투약의 효과에 기인하는 어느 것인가라고 생각되고 있다. 최근에 와서 Allen은 작업치료가 인지 수준에서의 변화와 관계되고 있을지도 모른다고 보고 있으나, 인과관계를 주장하고 있지는 않다. 그녀는 자연치유와 향정신약과 같은 다른 요인들이 뇌의 병리에 대한 치료, 결과적으로 인지적 변화보다 더 효과가 있다고 논하고 있다.

두 번째 주장은 뇌의 손상은 학습의 제한을 가져온다는 것이다. 레벨 4 이하의 사람은 새로운 행동을 학습하는 데에 엄격한 제한이 있다고 생각된다. 구체적으로는 레벨 4 이하의 클라이언트는 일반화할 수 없고(Allen, 1992) " 그리고 "신기로움(novelty)은 레벨 1에서부터 4에서는 무시되어 새로운 기능(skill)을 가르치는 것을 불가능하게 한다"라 주장하고 있다(Allen, 1982, p.738).

이들의 두 가지 주장으로부터 가정하면 중재 접근은 인지 수준에서의 변화를 감시하고 클라이언트가 기능하고 있는 수준에 적합하도록 중재를 조정할 것을 강조한다. 일단 클라이언트의 기능에서 인지 수준이 안정되어 있거나 또는(진행성인 치매와 같이) 악화하고 있다면 중재는 간병인에게 정보와 가이드라인을 제공하고 그 클라이언트의 기능적 제한과 능력을 관리하거나 조정하기 위해 계획된 다른 전략을 제공한다.

일단 클라이언트의 기능수준이 확정되면 이 모델은 중재에 대해서 아래의 가이드라인을 제공한다. 클라이언트는 단기간에 보다 높은 수준에서의 정보를 처리할 기회를 제공받아야 하지만 불쾌, 욕구불만 또는 혼란을 초래하는 작용을 지속시키도록 강제되어서는 안된다. 만일 클라이언트가 바란다면 보다 높은 기능에 도전할 수 있도록 하고, 강제성을 띄어서는 안된다. 이 가이드라인은 그들이 가능하다고 판단되는 능력보다도 높은 인지 수준을 필요로 하는 기능으로 작용하는 것은 유익하지 않다는 논의에 기초하고 있다(Allen & Earhart, 1992).

치료의 단계 (Phases of Treatment)

이 모델은 치료를 질병의 4단계로 나누고 있으며(급성기, 급성후기, 재활기, 장기간) 각각의 치료에는 그 자체의 의미가 있다. 급성기의 단계 동안에 작업치료사는 클라이언트의 인지 수준을 평가한다. 급성후기의 단계에서는 클라이언트는 인지 수준에 적합한 활동에 관여할 수 있으나 작업치료사는 인지 수준의 어떠한 변화도 계속 감시하여 퇴원에 즈음하여 어느 정도의 지원이 필요한지를 권고한다. Allen(1992)은 클라이언트가 재활기의 단계에서는 기대되는 인지 수준의 변화가 거의 없다고 주장하고 있다. 따라서 적응 가능한 도구를 제공하거나 환경을 수정하거나, 간병인에게 지원을 제공하는 것을 가르치는 것으로 클라이언트의 수행을 개선시키도록 강조한다. 이 단계에서의 활동분석은 작업치료사가 클라이언트에게 적절한 수준의 활동을 제공하는 것을 가능케 한다. 더욱이 클라이언트의 능력을 넘어선 활동을 피하거나 또는 적절한 수정이나 감독 하에 시행할 수 있다. 장기간의 관리는 인지 수준 3과 4에서 기능하고 있는 사람들을 위한 지역사회에 기초를 둔 활동 프로그램의 제공을 가리킨다(Allen, 1992).

환경적 보상 (Environmental Compensation)

치료의 주된 접근은 클라이언트의 기능적 능력의 제한에 대한 **환경적 보상**이다. 이 접근법은 질병과정 그 자체에 대처하기보다도 질병이 남긴 영향에 순응할 것을 강조하고 있다(Allen & Earhart, 1992). 이 모델은 작업치료 서비스가 클라이언트의 인지 수준에 영향을 미친다는 것은 기대하고 있지 않으므로 인지적 개선은 작업치료의 목적은 아니다*. 오히려 작업치료사는 인지 손상의 수준을 기록하고 클라이언트가 기능할 수 있는 과제환경을 제공한다(Allen, 1992). 이 모델에 따르면 클라이언트가 인지 제한을 갖고 있다하더라도, 자기가 할 수 있는 과제를 클라이언트에게 주는 것은 클라이언트를 보다 기능적으로 한다고 말하고 있다.

작업치료의 그 이상의 목표는 클라이언트에게 자기의 영구적인 구체적인 제한을 이해하고 받아들이도록 하는 것에 있다. 이것은 클라이언트에게 자기의 과제수행에 대해서 구체적인 피드백을 제공함으로써 달성된다. 더욱이 클라이언트의 인지 수준은 클라이언트가 퇴원에 즈음하여 기능할 수 있는 환경의 형태를 보여주는 데에 사용된다. 목표는 인지장애를 가진 사람이 문제가 없이 기능할 수 있도록 제한적 요소를 줄인 환경을 확인하는 것에 있다(Allen, 1992; Allen & Earhart, 1992). 또한 작업치료사의 역할에는 장애인의 제한이나 장애인이 기능하기 위해 필요한 지원에 관한 현실적인 정보를 간병인에게 제공하는 것이 포함된다.

응용을 위한 기술 (Technology for Application)

인지장애 모델은 클라이언트의 평가, 과제분석, 치료에서의 과제 선택을 위한 상세하고 특정의 절차를 제공한다.

클라이언트 평가 (Client Assessment)

기능수준의 상세한 평가가 인지장애 모델로 사용하기 위해 개발되어왔다. 그들에는 일상과제 목록(Routine Task Inventory), 알렌 인지 수준검사(Allen Cognitive Level Test) 그리고 인지적 수행검사(Cognitive Performance Test)가 포함된다.

일상과제 목록(Routine Task Inventory, RTI)은 클라이언트와의 면접 또는 클라이언트 수행의 관찰에 의해서 실시된다. 레벨 1~4의 클라이언트에 대한 이 평가의 신뢰성에 문제가 많다고 생각되고 있고 RTI는 간병인과 면접을 하는 것에 의해서 실시될 수도 있다. 관찰이 사용되는 경우는 1회의 수행으로는 클라이언트의 수준에 대해서 편향된 해석을 할지도 모르므로 1회 이상의 활동으로 관찰할 것을 권장한다. RTI는 계속 이어지는 지시, 협력 그리고 감시와 같은 보다 일반적 행동항목과 마찬가지로 몸 단정히 하기, 착탈의, 목욕, 쇼핑, 세탁과 같은 32개의 일상 활동으로 구성된다. 각각의 과제는 수행의 6개 인지모델에 대응하여 서술되어 있다. 작업치료사는 클라이언트의 수행의 보고 또는 관찰을 각각의 과제의 서술과 대응시킴으로써 클라이언트의 인지기능수준을 결정한다.

알렌 인지 수준(Allen Cognitive Level Test, ACL) 검사는 단 하나의 활동수행을 사용해서 클라이언트의 인지 수준의 신속한 평가를 제공한다. 그 활동은 가죽 세공의 끈으로 잡아매기이고 인지 수준은 클라이언트가 모방할 수 있는 끈으로 잡아매기의 스티치의 복잡성에 의해서 결정된다. Allen은 과제의 제시방법 및 클라이언트의 수행의 채점방법을 표준화하였다. ACL에는 3개의 버전(version)이 있다. 최초의 버전

* 레벨 5와 6에서 기능하고 있는 클라이언트는 학습능력이 있다고 인정되어 있다. 그러나 이 모델은 이들의 사람이 학습능력으로부터 이익을 얻기 위한 가이드라인을 제공하고 있지 않다.

(ACL-O)은 인지 레벨 2~6의 사람을 평가하도록 되어있다. "감도부족과 다른 결함"(Allen, Kehrberg, & Burns, 1992, p.32)을 이유로 별개의 2개의 버전이 개발되었다. ACL-E에는 보다 상세한 득점표와 수정된 실시순서가 있다(즉, 작업치료사는 클라이언트가 수정할 수 있는지 아닌지를 보기 위해 가죽의 끈을 비튼다). ACL-PS는 클라이언트가 그것을 보고 할 수 있는가, 언어적 지시나 시범을 필요로 하는가를 확인하기 위해 가죽 끈의 잡아매기 과제의 제시를 수정한다. ACL 개정되어 다시 또 하나의 버전인 ACL-90을 개발하였다. 이 버전은 시중에서 판매되고 있고 일반적으로 사용된다.

인지수행검사(Cognitive Performance Test, CPT)는 일상생활 과제의 6개의 활동으로 구성된다. 즉, 착탈의, 쇼핑, 빵 굽기, 전화걸기, 세탁, 여행이다. 각각의 과제는 표준화된 도구와 시행방법을 사용한다. 예컨대, 착탈의의 과제는 클라이언트에게 춥고 비가 내리는 날을 위한 적당한 복장을 고르도록 하는 것으로 구성된다. 클라이언트는 남성용 및 여성용의 두꺼운 레인코트, 남성 및 여성용의 예복, 남성용의 밀짚모자, 남성용의 비 모자(rain hat), 여성용의 비닐로 만든 비 스카프(rain scarf), 여성용의 얇은 스카프 그리고 우산 중에서 선택한다. 적절한 옷을 입는 것에 대한 클라이언트의 선택과 행동이 클라이언트가 기능하고 있는 인지 레벨을 결정하는 데에 사용된다.

이들의 구성적 평가에 더하여 작업치료사는 클라이언트의 인지 수준을 감시하기 위해 과제수행을 관찰하는 일이 있다. 클라이언트의 인지수준을 확인하는 가이드라인이 제시되어 있다. 더욱이 복잡성의 수준이 판명되어 있는 과제를 이용하여 클라이언트의 기능 수준을 측정할 수

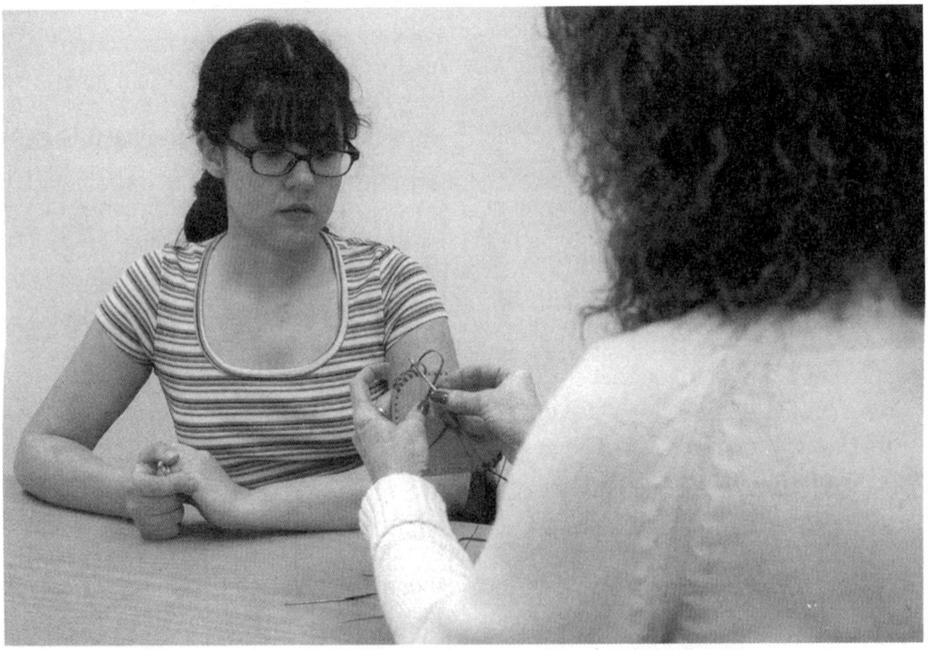

작업치료사가 ACL 평가를 하는 동안에 끈 잡아매기의 기술을 시범하고 있다.

있다. 작업치료사는 과제의 인지적 요구를 결정하기 위해 과제를 분석하고 그 사람이 그것을 할 수 있는지 어떤지를 관찰한다.

평가 데이터의 사용
(Use of Assessment Data)

클라이언트의 질병이나 치료의 단계에 따라서 평가 데이터는 질병의 경과 또는 약물의 효과를 평가하기 위해 사용되거나 재활, 퇴원, 관리, 환경적 편의의 적절성을 결정하기 위해 사용될지도 모른다. 또한 평가는 클라이언트의 적절한 취업알선을 추천하는 데에 사용된다.

Allen과 Earhardt(1992)는 클라이언트의 인지제한에 대한 주의 깊은 평가가 클라이언트가 안전하게 수행할 수 있는 능력이 있다고 생각되는 것, 인지장애를 가진 사람에게 법률적 제한(운전면허 취소와 같은)을 둘 수 있는 범위를 마련한다는 점에서 중요한 의미가 있으며 그리고 환경적 보호수단과 지원 등이 지역사회에서의 사람을 관리하는 데에 필요하다는 것을 강조하고 있다. 그들은 인지장애라는 생각(개념)을 능력에 대한 법률적 정의 및 통상적인 케어라 하면 떠오른 연상개념과 밀접하게 연관되어 있다고 본다. **통상적인 케어**(ordinary care)란 일반적인 문화적인 기준에 따라서 도리에 맞는 노력과 판단을 가리키는 법률용어이다. Allen과 Earhardt는 인지 수준 6이 법적으로 능력이 있다고 정의되는 것이 시사하는 바가 상당하다고 했다. Allen(1992)은 클라이언트의 인지제한에 대해서 경고를 할 때에 작업치료사의 역할을 강조하고 있다. 그녀는 "필요에 따라서 작업치료사는(운전면허증을 회수하거나 법적인 후견인을 두는 것 같은) 법적 조치를 취하는 방책을 강구해야 한다"(p.14)라 시사하고 있다.

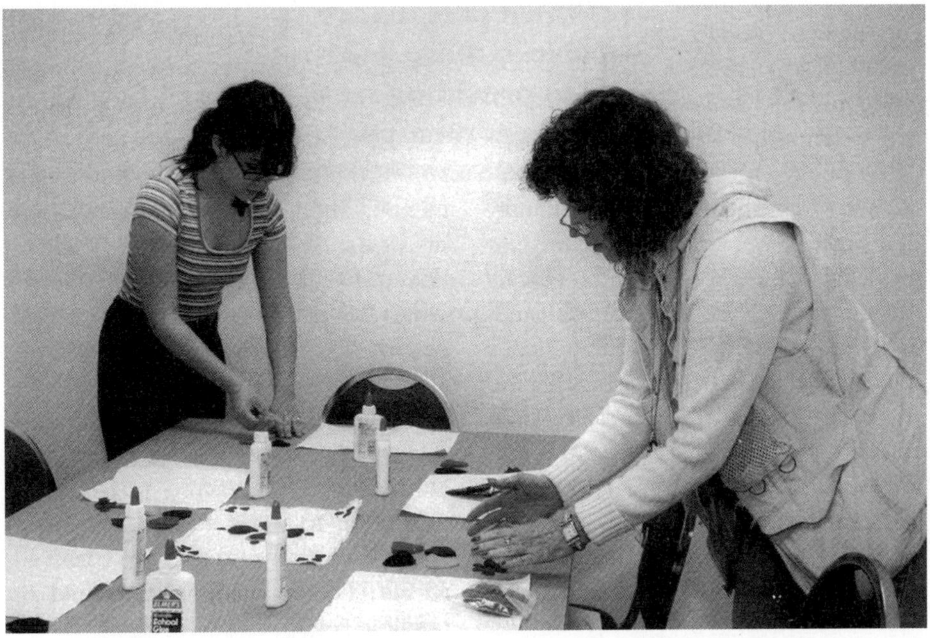

클라이언트의 인지 수준에 맞추기 위해 과제분석에 기초한 수공예 활동이 선택된다.

과제분석(Task Analysis)

이 모델은 **과제분석**의 중요성을 강조하고 있다. 이 모델의 교과서에는 인지 수준에 따라서 분석되는 많은 수행행동〔예컨대, 사포로 닦기(sanding), 풀칠하기, 절단)이나 활동(예컨대, 몸 단정히 하기, 착탈의)이 서술되어 있다(Allen & Earhart, 1992). 평가의 모든 접근법의 기초에는 과제 복잡성의 분석이 있다. 더욱이 클라이언트의 수행을 위한 과제 선택과 수정은 이 모델의 치료적 접근에 중요하다. 과제분석은 우선 어떤 과제를 수행하는 전형적인 절차를 결정하는 것부터 시작된다. 다음으로 치료사는 그 과제에서의 각 단계의 상대적인 복잡성을 확인한다. 과제분석이 어떠한 활동에도 적용될 수 있다고 주장되었다. 따라서 클라이언트의 인지 수준(기능적 능력)에 맞는 어떤 과제가 주어지면 클라이언트가(그 복잡한 조건 하에서) 과제를 수행할 능력이 있는지 없는지가 결정된다. 다음으로 필요하다면 번거로운 단계를 변경하거나 삭제하거나 또는 과제의 복잡성을 조정함으로써 과제를 수정한다. 예컨대, Allen(1982)은 클라이언트가 만드는 패턴의 복잡성의 차이를 다음과 같이 언급하였다.

> 레벨 3에서는 우리들은 1색(one color)의 비구성적인(무질서한) 사용을 볼 수 있고, 레벨 4의 사람은 서양장기판(checkerboard)의 모양을 따를 수 있으며, 레벨 5의 사람은 단순한 패턴에 따르고 레벨 6의 사람은 독특한 패턴을 만들어낼 수 있다(p.734).

이 모델은 인지 수준을 확인하고 그 사람이 그 수준에서 할 수 있는 과제를 분석하며 그리고 작업치료와 같은 과제를 제공하기 위해 매우 특수한 접근법을 사용한다.

모든 과제분석의 최종 목표는 그 과정에서 클라이언트가 시행할 수 없는 단계를 확인하는 것이다. 다음으로 과제는 클라이언트가 남아있는 능력을 사용하도록 한다 할지라도 수행할 수 없는 절차를 피하도록 적응시킬 수 있다. Allen(1982)은 치료사가 "보통은 행동을 유도하기 위해 사용되는, 생각에서의 결함이 있는 패턴의 보상으로서 물리적 환경의 요소"(p.737)를 사용한다고 언급하고 있다. 그림 8-1은 클라이언트의 과제행동과 과제분석 그리고 과제요구의 조정과의 관계를 설명하고 있다. 이 그림에 따르면, 과제행동은 클라이언트의 기능(클라이언트의 인지적 제한을 포함하고 있다)과 과제요구이다. 이 모델은 클라이언트의 인지 수준은 바꿀 수 없으므로 작업치료사가 과제를 분석해야 하고 클라이언트의 인지제한에 대응하기 위해 과제요구를 조정해야 한다고 주장한다. (작업치료에서 사용되는 과제를 선택할 때에 적용되는지, 그렇지 않으면 생활을 위한 기능적 환경을 만들어낼 때에 적용되는지 어떤지에 관계없이) 이 개념은 이 모델이 어떻게 적용되는가의 핵심을 이룬다.

과제분석에 대한 이 모델의 최근 접근법의 특징은 특정 과제에서의 훈련용 가이드라인의 제공이며 그리고 그것은 인지 손상의 상이한 수준을 고려하고 있다. 가이드라인은 특정의 인지 수준의 사람이 과제를 수행하기 위해 훈련되는 방법에 관한 정보를 제공하고, 특정 형태의 과제 범위 내에서 시행할 수 있는 것을 결정하기 위해 제공된다.

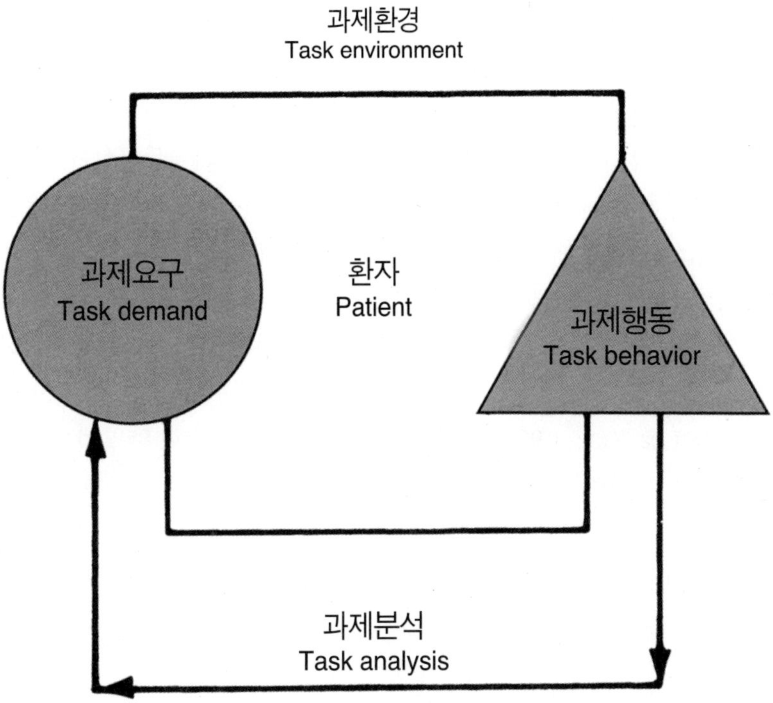

그림 8-1. 과제환경에 대한 작업치료사의 의식

치료의 응용 (Treatment Applications)

인지장애 모델의 응용은 간단하여 상이한 장면에서도 거의 적응을 필요로 하지 않는다. 이 모델은 인지 수준을 확인하고 그 사람이 그 수준에서 할 수 있는 과제를 분석하며 그리고 작업치료와 같은 과제를 제공하기 위해 매우 특수한 접근법을 사용한다. 이 모델의 응용에 관한 문헌의 설명에서는 인지제한이 있다고 간주되는 일련의 사람에 초점을 맞추고 있다. 이것에는 예컨대, 치매환자(Levy, 1988), 정신장애자(Weissenberg & Giladi, 1989), 뇌혈관장애나 머리 외상의 후유증이 있는 사람들에 대해 이 모델의 응용을 제시한 논문이 포함된다(Allen, 1989).

Allen은 작업치료의 치료법은 목적에 적합한 활동이라 생각하고 있다. 그녀는 클라이언트의 생활 속에서 일상의 과제에 초점을 맞추는 것이 중요하다고 논하고 있다. Allen(1987)은 활동이 사람들에게 잔존능력을 사용시키는 기회를 제공하고 따라서 지역사회 생활에서 의미 있는 참여와 적절한 지위를 제공한다고 언급하고 있다. 이 치료모델에서는 질병의 급성기에서의 수공예의 사용을 매우 강조하고 있다. 이 모델에 따르면 수공예가 클라이언트의 기능수준에 맞춰서 적응되기 때문에 또한 잔존능력이 어느정도인가를 추측할 수 있기 때문에 정신질환이 있는 클라이언트는 수공예를 선호한다고 한다(Allen 1985; Allen, 1992).

연구 (Research)

인지장애 모델은 17개의 공표된 연구를 가져왔다. 이 연구의 거의 모두가 평가를 통한 정신

측정의(psychometric) 특성 검증에 초점이 맞춰진 것이다. 예컨대, ACL, RTI, CPT의 신뢰성과 타당성을 검토한 연구가 있다(Bar-Yosef, Weinblatt, & Katz, 1999; Henry et al., 1998; Keller & Hays, 1998; Secrest, Wood, & Tapp, 2000). 이 밖에 지역사회의 기능을 예측하기 위해 인지 수준의 능력을 검토한 연구가 있다. 이들의 연구결과는 인지 수준이 지역사회의 기능을 예측하는지 어떤지에 관한 몇몇의 증거를 제공하고 있다(Roitman & Katz, 1996; Velligan et al., 1998). 적지만 때때로 지역사회의 기능에 수반되는 인지 수준의 측정들 사이에는 적당한 상관관계가 있다. 몇 가지의 연구에서는 인지 수준은 연령, 성, 일의 경력, 입원기간, 결혼경력 등의 인구통계학적 변수와 비교하면 지역사회에서의 적응을 예측하는 것으로서는 불충분하였다. 이러한 연구결과로부터 정밀하고 유용한 인지 수준이 어떻게 지역사회에서의 적응을 예측하는가에 대한 의문이 생긴다. 이것은 인지 수준의 주요 사용법이 지역사회의 기능에서의 필요성과 사람의 능력에 대해서 결정하는 것이기 때문에 대답해야 할 특히 중요한 의문이다(Earhart, 1999).

하나의 예비적 연구(Raweh & Katz, 1999)는 인지장애 모델을 사용한 중재의 성과를 검토하였다. 이 모델에 기초한 서비스를 받고 있는 클라이언트는 능력 장애의 인식이 없다는 것을 제외하고 RTI에 의한 측정에서는 기능적 수행에서 대조군보다 약간 큰 증가를 보였다.

고찰 (Discussion)

인지장애 모델은 기능적 수행에서의 제한을 객관적으로 설명하려 하고 있다. 이 모델의 인지적 손상의 본질에 관한 관점은 간결하며, 평가와 중재에 대해서 특정의 방법을 제공하고 있다. 이 모델은 클라이언트의 능력을 평가하고 그 능력을 과제요구와 적합을 시키는 특수한 수단을 제공하고 있다.

인지장애 모델은 활동의 참여와 기능적 능력에 대한 그 관계의 역할이라는 종전과는 다른 관점을 제안하고 있다. 클라이언트가 작업에의 참여로부터 능력을 유지 또는 개선시킬지 어떤지의 문제는 거듭 상세한 조사를 필요로 하는 문제이다. Allen(1982)은 작업치료사가 클라이언트의 능력을 강화한다는 치료목표를 반영하는 변화를 만들어내는 데에 있어서의 활동의 효과를 과장하여 말하여 왔다고 주장하였다. 게다가 그녀는 자연치유와 투약 등의 다른 치료의 효과와 같은 개선에 대한 다른 방식의 설명이 충분히 배제되지 않았다고 주장한다. 더욱이 그녀는 작업치료는 인지장애를 가진 클라이언트의 항구적인 결함을 인식하지 못하였다고 주장하고 "정신적 결함을 부정하는 것은 그것을 해결하는 우리들의 능력에 관한 그릇된 희망으로 인도하여왔다"고 판단하였다(p.734).

활동의 영향에 관한 과장된 주장에 대한 경고는 유용한 논의이다. 더욱이 인간의 능력의 참된 제한을 인식하지 못한다는 것은 그 능력의 탓으로 돌리는 결과가 될지도 모르고(수행의 결여를 동기부여의 요인 탓으로 돌리는 것) 기능을 하기 위해 필요한 지원을 하지 못하는 결과가 될지도 모른다는 것은 유용한 논의이다. 한편 작업치료가 인지 수준과 이에 수반되는 기능에 영향을 미칠 수 있다는 것을 부정하는 것은 뇌의 손상 또는 질병이 있는 사람들의 능력을 개선하거나 유지할 가능성이 있다는 다른 관점과는 일치하지 않는다. 어떤 능력의 제한을 아는 것은 중요한 일이지만 치료사는 기능적 수행을 학습 또는 발달시키는 기회를 알지 못하여 제한하는 일이 없도록 주의해야 한다. 어떤 사람의 기능적 능력에서의 의미 있는 변화에는 시간이 걸릴지도 모르고 집중적인 노력이 필요할 것이다. 따라서 현재의 보건의료체제의 뒷받침이 불충분하다면 작업치료에 의한 변화를 이룩하기는 어렵다고 결론을 내릴 수 있다. 더욱이 클라이언트의 제한을 강조하는 것은 클라이언트가 기능을 재획득하는 것을 지원하기 위해 필요한 시간과 자원을 쓰지 않는 것이 옳다는 것을 정당화하기 위해 보건정책을 조정하는 사람들에 의해서 이용될 수도 있다.

광범위한 기능상태(레벨 1~4)에서는 학습이 일어나지 않는다는 주장은 아직 입증된 것은 아니다. 이 주장의 중대성 때문에 인지장애의 사람들의 학습능력에 항구적인 결함이 있는지 어떤지는 연구를 통해서 나타내는 것이 중요하다. 어떤 예비연구는 상이한 인지 수준의 그룹에서는 학습이 다르다 하더라도, 모든 클라이언트가 어떤 새로운 기능(skill)에 숙달하도록 학습하였다는 것을 시사한다(Katz, Josman, & Steinmetz, 1988). 이 연구 하나만으로는 학습이 일어나지 않는다는 Allen의 가설을 부정할 수는 없으나, 그것을 평가하는 연구의 주요성을 보여주고 있다. 더욱이 작업에의 참여가 개선을 가져올 수 있는 경우와 기능이 따로따로 나뉘어 있지 않은 영역에서의 의미 있는 개선이 불가능한 경우를 구별하는 것은 중요할 것이다.

Allen은 작업치료사가 정신질환이 있는 클라이언트에서 관찰하는 기능장애의 대부분은 질병에 의해서 강력히 설명될 수 있다고 지적하고 있다. 능력을 사용하거나 개발하는 기회의 결여가 기능제한의 하나의 원인이라는 것도 마찬가지로 타당하다고 생각된다.

이 모델은 정신과적 장면에서의 실행으로부터 생겨났기 때문에 이것이 기능을 하는 데에 있어서의 동기나 감정이라는 요인을 강조하는 전통적인 심리사회 모델로부터의 이탈을 의미하고 있다는 것도 주목해야 할 점일 것이다. Allen (1985)은 인간에게는 바람직한 활동에 참여하려고 하는 욕구가 있다는 것을 인정을 하고 있지만 이 모델은 동기에는 직접적으로 관여해오지 않았다. 더욱이 그녀는 인간은 아무것도 할 일이 없으면 고통스럽다고 언급하였고 또한 장애를 가진 사람들은 자기의 관심이나 희망을 반영하는 활동에 접근해야 한다고 논하였다 (Allen, 1982). 그녀의 주된 관심은 인간이 과제수행에 접근하지 않을 때에 일어나는 문제에 있다. Sweetingham(1996)이 지적한 것처럼 이 인식되어 있는 관심에도 불구하고 '관찰할 수 있는 행동을 강조하는 것이 결과적으로 개인의 주관적인 경험에는 주의를 주지 않을지도 모른다"(p. 7).

최근의 저서에서 Allen은 동기를 수행의 질에 영향을 미칠 수 있는 요인으로서 인식하였다 (Allen & Earhart, 1992). 이 관심은 동기부여의 요인을 배제한 능력의 정확한 평가를 어떻게 달성하는가의 문제에 초점을 맞춘다. Allen이 동기의 요인을 강조하지 않는 것은 개개인의 수행의 차이는 동기 문제보다도 실제의 기능적 제한(즉, 인지 제한)과 직접적으로 연관되어 있다는 그녀의 관점에 기초하고 있다. 그러나 기능제한과 동기 요인의 상대적인 중요성은 어떠한 연구도 제시되지 않았다.

마지막으로 인지는 단 하나의 계층적 연속성으로 귀착된다는 제안은 인지는 다차원적이라고 주장하는 다른 작업치료 접근법과는 다르다. 이러한 접근법에서는 개인에 맞춘 인지적인 강점과 약점의 상황이 필요하고, 인간의 인지능력을 단순한 범주에 넣는 것은 인지 양식과 결함에서의 개인의 가변성을 인식할 수 없다는 것을 시사한다.

이와 같이 인지장애 모델은 작업수행에 영향을 주는 인지적 요인의 간결한 체계화를 제공하고 있으나 이 정확성은 과도한 단순화라는 대가로 성취될지도 모른다. 관심이라는 현상의 적절한 개념화와 적용을 위한 직접적 개념과의 사이에 알맞은 균형을 발견하는 것은 매우 어려운 일이다. 틀림없이 이 문제는 이 모델과 다른 개념적 실행 모델의 양자에 관해서 미래의 작업치료사에게 계속 도전할 것이다.

요약 : 인지장애 모델 (Summary)

초점

◆ 원래는 정신병자에 대한 접근법이지만 현재

이 모델의 용어

주의	감각적 단서에 대한 선택적 반응성
행동	과제수행에서 보여주는 운동적 동작
인지 제한	수의적 운동 동작 사이에 관찰되는 지적 처리에서의 결함
인지능력	심리작용의 능력
과제수행의 인지적 측면	지적 활동의 관찰 가능한 측면에서 행동, 처리, 시간, 경험, 주의를 포함하는 것
인지장애	통상의 과제를 문제없이 시행하는 데에 필요한 정보를 처리할 수 없는 것
인지 수준	과제를 수행하는 동안에 나타내는 감각운동연합의 복잡성에 기초한 분류체계
환경적 보상	인지적 결함을 조정하기 위해 과제를 바꾸는 것
경험	사람이 과제에 참여하고 있을 때에 일어나는 일
통상의 케어	일반적으로 널리 미치고 있는 문화적 규범에 의한 합리적인 노력이나 판단. 개념은 무시를 법률적으로 결정하는 기준점
처리	목적을 달성하기 위해 취하는 동작의 경과
목적	감각적 단서에의 운동반응을 유도하는 의도된 목적
과제분석	어떤 활동의 인지적 요구의 결정
시간	감각적 단서에의 수의적 운동적 반응에 나타낸 그 사람이 감각운동연합을 유지하는 지속시간
수의적 운동행동	정신에 유도되는 감각적 단서에 대한 행동상의 반응

는 인지적 제한이 관찰되는 다른 클라이언트 집단(예컨대, 외상성 뇌손상이나 치매환자)에 응용되고 있다.

- 잔존 제한에 초점을 맞추고 있으며 아래의 것을 강조하고 있다.
  1. 환자의 기능적 제한의 평가
  2. 클라이언트의 제한된 능력에 관한 주의와 경고를 내리는 것
  3. 필요한 감시를 실현하는 것
  4. 환경적 수정
  5. 위험을 방지하기 위한 환자의 법률적 제한
  6. 기능적 제한의 범위를 서술하는 데에 사용되는 인지 수준(최고 기능에서부터 심각한 장애된 기능까지 등급을 나눈)

여러 학문분야에 걸친 기반

- 인지에 관한 피아제의 연구에서 특히 발달의 감각운동기(sensorimotor period)의 설명
- 신경과학(그러나 이 모델은 만성정신병자나 뇌손상자의 치료를 통해서 변화를 가져오는 잠재능력과 신경가소성을 거부하고 있다)
- 기능적 제한은 신경학적 손상과 질병의 자연스런 경과나 직접 뇌를 변화시키는 의학적 중재에 의한 변화로부터 일어난다는 의학적 관점을 강조한다.
- 질병으로부터 일어나고 있는 무능력에 초점을 맞추고 있는 세계보건기구의 기능장애, 능력 장애, 사회적 불이익이라는 분류체계를 적용한다.

이론

조직화

- 기능은 뇌, 인지, 과제행동의 관계에 기초하고 있다.
  1. 뇌가 인지를 결정한다.
  2. 인지가 행동을 유도한다(수의적 운동 동작).
- 인지의 두 가지 특징에 초점을 맞추고 있다.
  1. 과제수행의 인지적 측면
  2. 인지적 기능의 연속성(즉, 인지적 기능의 수준)
- 과제수행의 인지적 측면(당초 인지 수준 전체에 걸쳐서 수행을 설명하기 위한 기초로서 사용되었다)은 아래와 같다.
  1. 주의(감각적 단서에 대한 선택적 반응)
  2. 행동(과제수행에서 나타내어 보인 운동 행위)
  3. 목적(사람의 의도된 대상)
  4. 경험(과제에 관여하고 있을 때에 사람이 체험하는 것)
  5. 처리(목적을 달성하기 위해 취해지는 행위의 경과)
  6. 시간(사람이 감각운동연합을 유지하는 지속시간)
- 계층적 연속성은 아래의 6개의 인지 수준(혼수를 포함하지 않는다)으로 나뉜다.
  1. 혼수(자극에 대한 반응이 없는 무의식이 오래 지속되는 상태, 인지가 결여되어 있기 때문에 인지 수준으로서는 숫자에 넣을 수 없다)
  2. 자동행동(다른 누군가에 의해서 시작되는 자극에 대한 반응, 자극에 대해서 변화하지 않는 반응)
  3. 자세행동(공간에서 전신을 움직이는 스스로 시작한 전신운동)
  4. 손에 의한 행위(대상을 조작하기 위해 손 및 때로는 다른 부위를 사용하는 것)

5. 목적 지향적 행동(견본이나 완성품의 기준에 맞는 일련의 단계)
6. 탐색행동(신경근육 조절에서의 변화가 어떻게 대상에 대한 상이한 영향을 일으키는지의 발견)
7. 계획된 행동(존재하는 대상에 미치는 행동의 영향을 예측하고, 2차적인 영향을 예상한다)

문제와 도전

- 뇌의 손상은 인지 결손의 기초를 이루고 그리고 과제수행의 제한을 일으킨다.
- 인지 수준은 인지장애의 범위와 기능적 제한의 범위를 설명한다.

치료적 중재

- 변화에 관한 주장
  1. 작업치료는 뇌의 병리로부터 일어나는 인지 제한이 있는 클라이언트의 인지 수준을 변화시킬 수는 없다(변화는 질병의 자연경과 또는 약물치료의 효과를 반영한다)
  2. 뇌의 손상은 학습에 제한을 가져온다(레벨 4 이하의 사람은 새로운 행동을 학습하는 데에 엄격한 제한이 있다).
- 중재에 대한 접근법은 아래의 것을 강조한다.
  1. 인지 수준의 변화를 측정하고 감시하는 것
  2. 클라이언트가 기능하고 있는 수준에 맞추기 위해 중재를 조정하는 것
  3. 작업치료는 단기간에 보다 높은 수준에서 정보를 처리하는 기회를 제공할 수 있으나 클라이언트는 보다 높은 기능이 되게 애쓰도록 강제되어서는 안되고 그것을 유지하는 것이다.
- 치료는 아래의 4개의 단계로 나뉜다.
  1. 급성기(치료사는 클라이언트의 인지 수준을 평가한다)
  2. 급성후기(클라이언트는 활동에 관여할 수 있고 치료사는 인지 수준을 감시하여 얼마만큼의 지원이 퇴원 때에 필요한지를 권고한다)
  3. 재활기(적응적인 도구를 제공함으로써 클라이언트의 수행을 개선하고 환경을 수정하며 간병인에게 지원을 제공하는 것을 가르치는 것이지만, 클라이언트로서 적절한 수준에서 활동을 제공하는 것과 감시하고 있는 활동이 클라이언트의 능력수준을 넘어서지 않도록 한다)
  4. 장기간의 관리(인지 수준 3과 4의 사람들에게 지역사회에 밀착한 활동 프로그램을 제공하는 것)
- 치료에 대한 주된 접근법은 환경적 보상이다. 그것은 질병과정 그 자체에 대처하기보다는 오히려 질병의 잔존하는 영향의 조정을 한다.
- 작업치료 서비스는 클라이언트의 인지 수준에 영향을 미치지 않는다고 간주되어 있으므로 인지적 개선은 작업치료의 목표나 성과는 아니다.
- 목표는 아래와 같다.
  1. 성취할 수 있는 과제를 클라이언트에게 제공하는 것
  2. 클라이언트가 항구적 제한을 이해하고 이를 수용하는 것을 가능케 하는 것
  3. 사람이 문제없이 기능할 수 있는 가장

제한이 적은 환경을 확인하는 것

4. 사람의 제한에 관한 정보와 기능하는 것에 필요한 지원을 간병인에게 제공하는 것

임상응용의 기술

- 클라이언트 평가, 과제분석, 치료적 과제의 선택을 위해 상세하고 특정의 절차가 주어진다.
- 기능적 수준을 평가하는 3개의 공적인 평가가 개발되어 있다.
  1. 일상과제 목록(RTI)(클라이언트 또는 간병인과의 면접 또는 환자의 수행의 관찰에 의해서 실시된다. 이것은 32개의 일상과제로 구성되고 각각은 6개의 인지 수준에 따라서 기술되어 있다)
  2. Allen 인지 수준 검사(ACL)(인지 수준을 결정하기 위해 사용되는 가죽 끈의 잡아매기에서의 수행)
  3. 인지수행 검사(CPT)(6개의 일상생활 과제로 구성되고 표준화된 도구와 실시를 사용한다)
- 과제수행의 비공식적 관찰과 복잡성의 수준이 알려져 있는 수준의 과제의 사용이 클라이언트의 기능수준을 평가한다.
- 인지적 손상의 평가는 아래의 것을 결정하기 위해 중요하다고 생각되고 있다.
  1. 클라이언트가 문제없이 시행할 수 있다고 생각되는 것
  2. 법률적 제한에 대한 유/무 선정 위해
- 과제분석은 치료의 핵심이며 아래의 것을 포함한다.
  1. 과제를 수행하기 위한 통상의 절차를 결정하는 것
  2. 과제에서의 상대적인 복잡성의 단계를 확인하는 것
  3. 클라이언트가 할 수 없는 과정의 단계를 확인하는 것
  4. 클라이언트는 수행할 수 없는 절차를 피하기 위해 과제를 조정하는 것

연구

- 연구는 아래의 것에 초점을 맞추고 있다.
  1. 평가의 신뢰성과 타당성을 결정하는 것
  2. 인지 수준과 정신상태 및 정신증상 사이의 연관성을 나타내어 보이는 것
- 두 가지 연구가 지역사회 적응을 예측하기 위한 인지 수준의 유용성에 대해서 의문을 제기하고 있다.

참고문헌

Allen, C. (1982). *Independence through activity: The practice of* occupational therapy (psychiatry). American Journal of Occupational Therapy, 36, 731–739.

Allen, C. (1985). Occupational Therapy for Psychiatric Diseases: Measurement and Management of Cognitive Disabilities. Boston: Little, Brown, & Co.

Allen, C. (1987). Cognitive disabilities: Measuring the social consequences of mental disorders. Journal of Clinical Psychiatry, 48, 185–191.

Allen, C. (1989). Treatment plans in cognitive rehabilitation. Occupational Therapy Practice, 1, 1–8.

Allen, C. (1992). Cognitive disabilities. In Katz, N. (ed.), Cognitive Rehabilitation: Models for Intervention in Occupational Therapy, pp 1–21. Boston: Andover Medical Publishers.

Allen, C & Earhart, C. (1992). Occupational therapy treatment goals for the physically and cognitively disabled. Rockville, MD: American Occupational Therapy Association.

Allen, C, Kehrberg, K & Burns, T. (1992). Evaluation instruments. In Allen, C, Earhart C & Blue, T. Occupational Therapy Treatment Goals for the Physically and Cognitively Disabled, pp

31–84. Rockville, MD: American Occupational Therapy Association.

Bar-Yoself, C, Weinblatt, N & Katz, N. (1999). Reliability and validity of the cognitive performance test (CPT) in an elderly population. Physical and Occupational Therapy in Geriatrics, 17(1), 65–79.

Earhart, C. (1999). Clinical interpretation of "Discharge planning in mental health: The relevance of cognition to community living." American Journal of Occupational Therapy, 53, 136–137.

Henry, AD, Moore, K, Quinlivan, M, et al. (1998). The relationship of the Allen Cognitive Level test to demographics, diagnosis, and disposition among psychiatric inpatients. American Journal of Occupational Therapy, 52, 638–643.

Katz, N, Josman, N & Steinmetz, N. (1988). Relationship between cognitive disability theory and the model of human occupation in the assessment of psychiatric and nonpsychiatric adolescents. Occupational Therapy in Mental Health, 8, 31–43.

Keller, S & Hayes, R. (1998). The relationship between the Allen Cognitive Level test and the life skills profile. American Journal of Occupational Therapy, 52, 851–856.

Levy, LL. (1988). Psychosocial intervention and dementia, Part II: The cognitive disability perspective. Occupational Therapy in Mental Health, 7, 13–36.

Raweh, DV & Katz, N. (1999). Treatment effectiveness of Allen's cognitive disabilities model with adult schizophrenic outpatients: A pilot study. Occupational Therapy in Mental Health, 14(4), 65–77.

Roitman, DM & Katz, N. (1996). Predictive validity of the Large Allen Cognitive Level test (LACL) using the Allen Diagnostic Module (ADM) in an aged, non-disabled population. Physical and Occupational Therapy in Geriatrics, 14(4), 43–57.

Secrest, L, Wood, AE & Tapp, A. (2000). A comparison of the Allen Cognitive Level test and the Wisconsin card sorting test in adults with schizophrenia. American Journal of Occupational Therapy, 54, 129–133.

Sweetingham, C. (1996). A critical appraisal of the cognitive disabilities model. New Zealand Journal of Occupational Therapy, 47, 5–9.

Velligan, DI, Bow-Thomas, CC, Mahurin, R, et al. (1998). Concurrent and predictive validity of the Allen cognitive levels assessment. Psychiatry Research, 80, 287–298.

Weissenberg, R & Giladi, N. (1989). Home economics day: A program for disturbed adolescents to promote acquisition of habits and skills. Occupational Therapy in Mental Health, 9, 89–103.

World Health Organization. (2001). International Classification of Functioning, Disability, and Health (ICF). Geneva: Author.

제 9 장

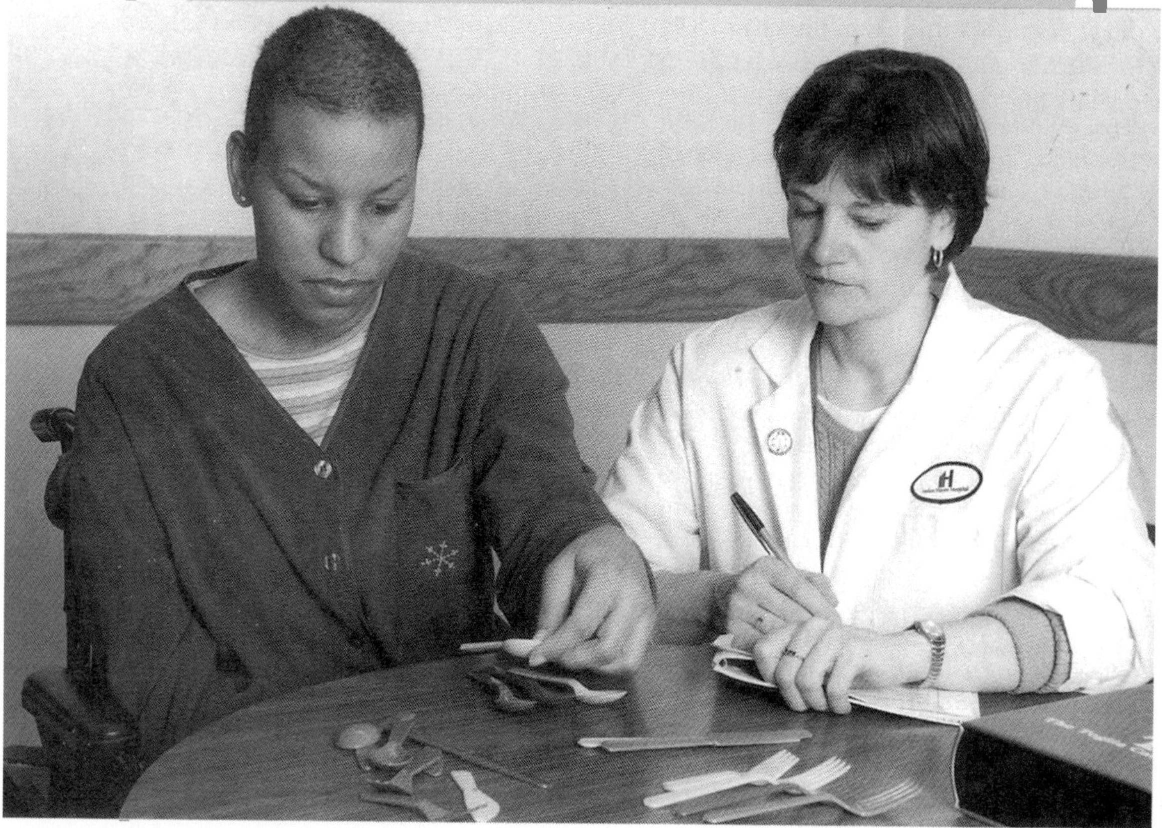

인지-지각 모델 (The Cognitive-Perceptual Model)

뇌 손상으로부터 회복되어가고 있는 클라이언트가 작업치료사와 함께 앉아있다. 그녀는 나이프, 포크, 스푼을 가려내는 과제를 수행하고 있다. 클라이언트가 그 과제에 어떻게 대처하는가, 그녀가 어떠한 잘못을 하고 있는가, 그 과제의 어떠한 측면이 보다 도전적이고 그 이유는 무엇인가를 관찰함으로써 작업치료사는 클라이언트의 인지-지각과정과 문제의 상황을 이끌어낸다. 과제수행이라는 점에서 인지 및 지각의 손상의 영향을 검사하는 이 평가의 접근법은 인지-지각 모델에서의 최신의 경향을 나타내고 있다.

중추신경계(CNS)의 손상이 있는 사람들은 다양한 지각적, 인지적인 장애를 경험한다. 지각적이고 인지적인 문제에 대처하는 접근법은 작업치료의 실행에서 널리 볼 수 있다(Kunstaetter, 1988; Neistadt, 1986)*. 더욱이 인지-지각의 문헌과 실행은 최근 10년간에 극적으로 증가하였다. 그럼에도 불구하고, 단일의 폭넓게 받아들여진 체계화(formulation) 대신에 인지적이고 지각적인 문제를 이해하고 대처하기 위한 많은 관련된 개념적 도식(scheme)이 있다.

이들의 도식은 어느 정도는 중복되어 있으며 문헌에서의 경향은 인지-지각의 문제와 이들의 개선에 관해서 점점 일관된 관점으로 모아지고 있다. 인지-지각의 테마와 작업치료적인 접근을 종합적으로 다루기 위한 몇몇 저자들의 최근 노력은 인지-지각의 실행 모델이 명확히 표현되고 적용되어가고 있다는 것을 시사한다.

이 단원에서는 최근에 생겨난 개념적 실행 모델을 특징짓는 주요 개념과 적용을 강조한다. 즉, 수렴된 테마, 개념 그리고 실행을 제시하는 것이다. 이 모델은 여전히 형성되고 있기 때문에 저자들의 용어의 사용은 모델이나 접근이 어떻게 이름이 붙여져 있는지에 따라 다양하다. 특히 내가 이 모델에 이름을 붙이기 위해 사용하고 있는 인지-지각이라는 용어는 일부의 사람이 인지-지각 재교육 또는 인지재활이라 부르고 있는 것을 가리킨다는 것에 유의할 필요가 있다. 이 단원은 몇몇 저자의 작업을 종합한 것이며 특정 저자의 개념을 논의할 때에는 그 사람의 용어를 사용하고 있다.

단일의 폭넓게 받아들여진 체계화 대신에 인지적이고 지각적인 문제를 이해하고 대처하기 위해 관련된 많은 개념적 도식(scheme)이 있다.

인지-지각 모델은 뇌의 정보처리능력과 손상 때의 그 기능장애에 대한 이해 위에 구축되어 있다. 이 모델은 손상된 인지 및 지각과정이 어떻게 작업수행을 제한하는가에 관심이 있다. 이 모델의 체계화에서의 하나의 두드러진 경향은 인지 및 지각의 전략과 결손이 작업을 수행하는 와중에 어떻게 드러나는가를 이해하는 것이다.

지각과 인지의 정의 (Definitions of Perception and Cognition)

Quintana(1995a)는 **지각**(perception)을 "감각적 인상을 심리학적으로 의미 있는 정보로 통합하는 것(p.201)"이라 정의하고 있다. Abreu와 Toglia(1987)는 지각을 "감각적 탐색, 감각적 분석, 가설의 형성, 결정의 반응(p.439)"이 포함되는 역동적 과정이라 상세히 말하였다. Quintana (1995)에 따르면 **인지**(cognition)는 "정보를 처리하고 저장하고 검색하고 조작하는 뇌의 능력(p.201)"이라 정의되고 있다. Abreu와 Toglia (1987)는 인지는 "정보에 주의를 돌리고 조직

*감각통합 모델과 운동조절 모델은 인지-지각 모델과 몇 가지의 중복되는 개념과 방법을 갖고 있다(Neistadt, 1990). 그러나 인지-지각 모델이 행동적인 전략에 보다 관심이 있는 것에 반해서 감각통합 모델과 운동조절 모델의 양자는 주로 운동행동에 관심이 있다는 점에서 다르다. 더욱이 인지-지각 모델은 주로 뇌손상자에게 적용되는 것에 반해서 감각통합 모델은 명백한 뇌손상과는 관계가 없는 감각처리의 문제에 대처하기 위해 개발되었다.

하고 자기의 것으로 흡수하는(이해하는)(p. 440) 능력을 포함하고 있다"고 언급하고 있다. 이들 3명의 저자들은 인지를 행동의 방향을 결정할 때에 깨달음(hindsight), 선견지명(foresight), 통찰(insight)을 사용하는 과정이라 확인하고 있다. 이와 같이 주의, 기억, 시작, 계획, 반성, 적응적 문제해결 등은 일반적으로 인지의 일부라 인식되어 있는 과정이다. 인지가 광범위한 개념이라는 점에 주목하여 Katz(1998)는 아래의 범위의 과정을 편입시키고 있다.

> 메타인지적 기능(metacognitive skills) ― 지식과 조절 ― 은 능력과 능력 장애 그리고 시작, 계획, 문제해결, 자기 규제, 그리고 자기 보정으로 구성되는 실행기능에 대한 의식을 포함하고 있다. 인지기능은 주의(attention), 방향부여(orientation), 지각(perception), 행위(praxis), 시각-운동의 조직화(visual-motor organization), 기억(memory), 사고조작(thinking operation)이라는 영역으로 구성되어 있다.

지각(perception)과 인지(cognition)는 서로 완전히 나눌 수 없는 것이어서 양자 사이의 경계선은 문헌에는 명확히 정의되어 있지 않다(Abreu & Toglia, 1987). 지각과 인지는 연속성의 두 극이라고 생각되고 있을지도 모른다. 지각이라는 극에서는 행동과 의식은 보다 직접적이고 환경과 경험의 구체적 특징과 연관되어 있다. 지각은 감각 데이터의 직접적인 이해와 인식에 관련되어 있다. 커피의 향기, 아이스크림의 맛, 꽃의 모양을 인식하는 것은 지각의 예이다. 그러나 지각은 감정정보를 받는 단순한 수동적인 과정은 아니다. 그것은 오히려 환경을 탐색하여 판단하고 그 특징을 인식하는 자발적인 과정이다(Abreu, 1981).

대조적으로 인지의 행동과 의식은 보다 추상적이고 자기 반성적이며 의도와 행동계획의 수립을 수반하고 있다. 따라서 보통 "인지적"이라 불리는 과정은 직접적인 감각 데이터와 결부되지 않은 보다 추상적이고 의식적인 자기반성 또는 예측을 포함하고 있다. 이와 같이 인지는 커피를 끓이는 것, 아이스크림을 초콜릿으로 할 것인가 딸기로 할 것인가를 결정하는 것, 꽃다발을 만드는 것 등을 포함하고 있다.

Abreu와 Toglia(1987)는 또 하나의 중요한 구분을 하고 있다. 몇 가지의 지각능력은 특정의 감각계와 연관성이 있으나 인지는 온갖 종류의 감각정보와 결부되어 있다. 인지과정이 이제부터 앞의 일을 이야기하거나 계획하는 것 같은 관계가 없는 행동에 적극적으로 관여하는 반면 지각은 일련의 행위(예컨대, 자동차 운전, 보행)를 유도할 수 있다. 더욱이 지각은 보다 고차원의 인지과정(예컨대, 이 책을 저술하는 것)을 시행하는 행위(예컨대, 타이핑)를 유도할지도 모른다.

이와 같이 지각에서부터 인지에 이르는 연속성은 보다 적은 감각양식에서부터 보다 많은 감각양식으로 되는 것에 의해서, 그리고 자발적 과정에서부터 자기반성적 과정으로 되는 것에 의해서 특징지어진다. 지각과 인지의 관계는 또한 다음과 같이 생각될지도 모른다. 지각과정은 인지라 불리는 폭넓은 일련의 과정의 일부인 하위 수준의 작용을 나타내고 있다. 문헌이 인지과정과 인지재활을 지각의 요소의 편입이라(예컨대 상기의 Katz의 인용처럼) 부르는 경향은 지각이 점점 인지의 요소로 간주될지도 모른다는 것을 시사한다.

여러 학문분야에 걸친 기반 (Interdisciplinary Base)

작업치료에서 사용되는 지각과 인지의 개념이나 관련되는 중재는 신경과학이나 신경심리학의 연구에 기초하고 있다(Abreu, 1981). 하나의 중요한 영향은 외상성 뇌손상이 인지와 지각에 미치는 영향을 연구한 과학자들의 연구로부터 나왔다. 또 하나의 영향은 형태학적 지각의 분야의 연구이다. 특정의 지각과 인지의 수행의 측정방법을 개발한 연구자들은 또한 작업치료사의 이들의 현상의 관점에 영향을 미쳐왔다. 심리학의 이론, 특히 정보처리를 강조하는 학습이론도 역시 이 모델에 편입되어 있다. 보다 최근의 영향은 역동적 시스템 이론이고 이것은 지각과 인지를 보다 과정 지향적 관점과 작업적 정황적 관점을 지향하는 결과가 되었다.

이론 (Theory)

이 모델은 개발의 초기단계에 있기 때문에 작업수행에서의 인지-지각과정의 종합적이고 널리 받아들여진 이론적 설명은 명확히 되어있지 않다. 그러나 명확한 테마가 나타나고 있어 조직화, 문제와 도전, 작업치료 중재에 관한 예비적 이론을 확인하는 것은 가능하다.

조직화(Organization)

이 모델의 기초를 이루는 것은 작업수행은 인간의 감각정보를 지각하여 평가하는 능력과 목적이 있는 동작을 상상하고 계획하고 실행하는 능력에 기초한다는 전제이다. 이러한 인지-지각 능력은 일, 놀이, 일상생활 과제에서의 환경과의 상호작용의 기초이다.

초기에는 일상의 수행에서의 인지와 지각 및 이들의 역할을 설명하기 위해 지각과 인지능력의 분류를 특정화하는 것에 초점을 맞추고 있었다. 이러한 분류가 여전히 이 모델의 구성요소이지만 최근의 문헌은 인지와 지각의 과정의 설명은 작업수행에서 명백해진다는 것을 강조하고 있다.

인지-지각능력의 분류 (Taxonomies of Cognitive and Perceptual Abilities)

작업수행에서 사용되는 인지와 지각의 능력에 대한 이해는 특정 수행 문제의 임상적 관찰로부터, 그리고 지각과 인지의 몇 가지의 구성요소를 파악하기 위해 만들어진 표준화된 검사의 개발로부터 처음으로 나왔다. 예컨대, Quintana (1995)는 인지-지각의 기능(function)에 대해서 아래의 리스트를 제공하고 있다.

- 신체도식(body scheme)의 인지(즉, 자기의 신체부위의 공간적 배치)
- 좌우 판별
- 자기의 신체부위의 확인
- 만져진 손가락의 명칭을 말하는 능력(손가락 인식)
- 신체 양쪽의 인식(이것에 대응하는 장애는 신체의 한쪽무시이다)
- 자기의 장애의 인식
- 공간에서의 자기의 신체 위치의 인식
- 자기와 다른 물체와의 관계의 인식

- 공간관계의 의식
- 어떤 장소에서부터 다른 장소로 가는 길을 발견하는 능력(지형적 지남력)
- 전경(foreground)과 배경(background)의 식별(그림 – 바탕)
- 목적이 있는 운동의 실행(행위)
- 그림 그리기나 구성과제의 수행(구성행위)
- 옷을 몸에 걸치는 능력(착의능력)
- 주의
- 사람 · 장소 · 시간의 지남력
- 기억
- 문제해결

Zoltan, Seiv와 Freishtat(1986)는 수행의 인지-지각의 영역과 유사한 분류를 시행하였다. 그들의 분류는 아래와 같은 능력을 포함하고 있다.

- 시각적 주의와 시야의 시각적 스캐닝
- 얼굴을 인지하는 능력
- 수행을 시작하고 계획하고 조직하는 능력
- 지적 유연성
- 추상(abstraction)

최근에 와서 Unsworth(1999)는 아래의 것을 포함하는 분류를 제공하였다.

- 인지과정(집중, 기억, 학습)
- 메타인지 과정(통찰과 자기인식의 실행기능)
- 지각과정(행위와 지각처리)

이들 세 가지 예가 보여주는 것처럼 지각과 인지능력은 일반적으로 인정된 분류방법이 없다. 더욱이 이들의 카테고리는 몇 가지의 중요한 한계가 있다. 이들은 서로 용납되지 않는 것은 아니며 분류에 대한 일관된 접근을 반영하는 것도 아니다.

이들의 영역의 인지-지각의 기능 사이에는 중복이 많기 때문에 일부의 저자는 그들이 얼마만큼 유용한가라고 의문시하고 있다(Toglia, 1992). 실제로 그 대신에 Toglia는 수행에 영향을 미치고 기초를 이루는 처리전략과 조건에 초점을 맞출 것을 시사하였다(Toglia & Finkelstein, 1991). 이 모델의 추세는 인지-지각능력의 보다 특정의 분류방법을 중요시하지 않고 인지와 지각의 전체 영역에 걸치는 과정에 설명의 초점을 맞추는 것이다.

인지-지각과정의 설명
(Explaining the Cognitive-Perceptual Process)

분류의 접근과 꼭 같은 것처럼 지각과 인지에 관여하는 과정의 단일의 체계화는 없다. 인지와 지각의 과정을 모델화하는 데에는 4개의 테마가 중요하다고 생각된다.

1. 정보의 조직화의 단계 또는 시기
2. 인지전략
3. 학습의 과정
4. 사람, 과제, 환경 사이의 역동적 상호작용

인지-지각 단계. Allen과 Toglia(1987)는 지각과 인지의 양쪽 과정을 설명하기 위한 가장 초기의 개념적 도식의 하나를 제안하였다. 후에 Abreu와 Hinajosa(1992)에 의해서 다듬어진 그들의 도식은 정보처리의 3개의 단계를 확인하였다.

1. 관련되는 자극을 감지하는 것
2. 자극을 판별하여 분석하는 것
3. 현재의 감각자극을 과거의 경험과 비교하는 것으로부터 끌어낸 가설에 기초하는 반응을 명확하게 말하는 것

정보처리 단계를 확인하는 것의 중요성은 개인이 어떤 과정을 따라서 어려움을 갖고 있고 치료나 지원을 필요로 하고 있는가를 작업치료사가 확인하도록 하는 것에 있다.

> **이 모델의 기초를 이루는 것은 작업수행은 인간의 감각정보를 지각하여 평가하는 능력과 목적이 있는 동작을 상상하고 계획하고 실행하는 능력에 기초한다는 전제이다.**

인지전략. Allen과 Toglia (1987)는 **인지전략**이 사람이 얼마만큼 효율적으로 정보처리를 할 수 있는가에 영향을 미친다고 지적하였다. 인지전략은 어떤 사람이 작업수행에서 사용하는 전술이다. 이러한 전략은 사전에 계획하는 것, 어디서 시작하는가를 선택하는 것, 속도를 바꾸는 것, 정보를 조직적으로 탐색하는 것, 대체할 안을 만들어내는 것을 포함하고 있다. 인지-지각의 처리단계는 보편적이고 인간의 뇌 조직화와 밀접하게 연결되어 있으나 인지전략은 정보를 입수하고 처리하는 학습된 방법이다. 이들의 전략은 어떤 사람이 정보를 어떻게 효율적으로 처리하는가에 영향을 미치기 때문에 이들은 인지-지각의 기능을 제한하거나 강화할 수 있다.

학습. 이 모델에서 중요한 개념은 학습이다. **학습**은 행동에서의 변화(Neistadt, 1994) 또는 실행이나 경험으로부터 초래되는 환경에 대해서 반응하는 능력에 있어서의 변화를 가리킨다. 온갖 학습은 환경과의 상호작용으로부터 초래되는 뇌에서의 변화를 반영하고 있다(Abreu & Toglia, 1987; Neistadt, 1994).

학습의 개념과 밀접하게 연관되는 것은 학습의 일반화 또는 **학습의 전이**(transfer of learning)라는 개념이다. 사람이 인지-지각 전략을 학습된 활동으로부터 또 다른 활동이나 상황으로 전이시킬 수 있는 범위는 그가 할 수 있는 학습의 수준에 좌우된다. 저자들은 사람이 할 수 있는 전이의 정도에 대해서 말하고 있다. Neistadt (1994)는 학습의 전이라는 개념을 사람이 할 수 있는 정보처리와 학습의 수준의 개념화에 편입시키고 있다. 그녀는 학습의 3개의 수준을 논하고 있다.

1. **연합학습**(associated learning). 여기서 사람은 두 개의 일어난 일 사이의 연결을 학습한다.
2. **표상적 학습**(representational learning). 이것은 일어난 일과 그들의 공간적-시간적 조직화의 내적 표현 또는 이미지의 형성을 수반한다.
3. **추상적 학습**(abstract learning). 이것은 규칙, 지식 및 정황 의존적이 아닌 사실의 획득을 필요로 한다.

추상적 학습이 가능한 사람은 학습의 전후관계의 과제나 상황과는 현저하게 다른 과제나 상황에 대한 개념적 및 지각적 전략의 학습을 일반화할 수 있을 것이지만, 이에 반해서 연합학습에 제한이 있는 사람은 널리 일반화할 수 없을 것이다. 따라서 후자의 그룹의 사람은 그들의 작업적 생활에 요구되는 각각의 과제를 학습할 필요가 있을 것이지만, 전자의 그룹의 사람은 전략을 학습하고 일련의 작업에 대해서 이들을 응용하게 될 것이다.

역동적 상호작용이라는 관점. Toglia(1998)는 정보처리의 개념에 기초하여 만들어내고 그리

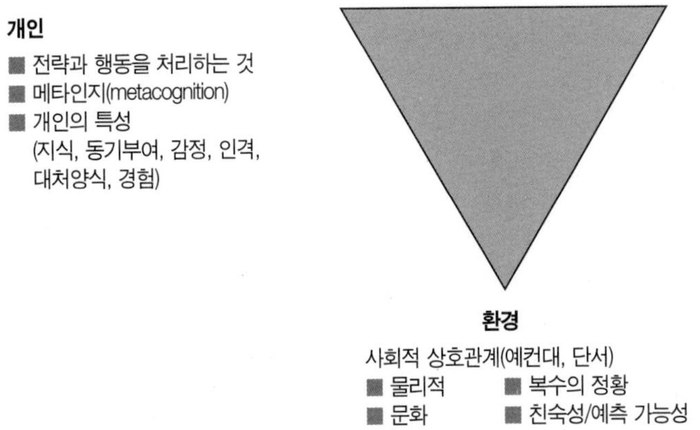

그림 9-1. 인지의 역동적 상호 작용 모델 [Toglia, JP(1998)에서부터. 인지 재활에 역동적으로 서로 작용하는 접근. Katz, N(편). 재활에서의 인지와 작업 : 작업치료에서의 중재를 위한 인지모델, p.8. Bethesda, MD : 미국작업치료협회. Copyright 2004에서부터 허가를 얻어 전재]

고 역동적 시스템의 사고방법을 편입시킨 역동적 상호작용이라는 관점을 제공하고 있다(그림 9-1). 그녀의 접근법에 따르면 인지는 개인, 수행되고 있는 과제, 그리고 환경 사이의 상호작용의 역동적 과정이라는 진행 중인 산물로 보아야 한다. 그녀는 아래의 것을 개인 안에 포함시키고 있다.

1. 처리전략과 행동. 이것은 사람이 정보처리를 선택하여 유도하기 위해 사용하는 접근법, 일상적인 일, 그리고 전술이다(정보에 우선순위를 매기는 것 대 정보를 모으는 것, 중요한 정보 대 중요하지 않은 정보를 구별하는 것을 포함한다).
2. **메타인지.** 이것은 자각(awareness) 및 자기의 인지과정과 능력의 조절을 가리킨다.
3. 개개의 특성. 이것은 경험, 동기부여, 감정에 기초한 지식을 포함한다.

환경은 다양한 정황 속에서 정보를 처리하는 사람의 능력에 영향을 미치는 사회적, 물리적, 문화적 요소를 포함한다.

과제란 사람이 수행하고 있는 작업을 가리키며 표면적 특성과 개념적 특성의 2개의 파라미터로 특징지어진다(Toglia, 1998; Toglia & Finkelstein, 1991). **표면적 특성**은 수, 양, 물건의 배열, 자극의 종류, 과제의 지시, 요구되는 움직임을 가리킨다. 따라서 표면적 특성은 용이하게 관찰할 수 있는 과제의 특징이다. **개념적 특성**은 직접적으로 관찰할 수 있는 것은 아니며 그것이 환기시키는 의미는 물론 그 복잡성과 친숙성에 기초한 과제가 요구하는 어떤 종류의 기능(skill)과 전략을 포함하고 있다.

Toglia(1998)에 따르면 인지는 이들의 모든 요소의 역동적 상호작용을 포함하고 있다.

> 환경은 과제와 개인 사이의 처리를 중개할 수 있다. 어떤 상황에서는 과제의 파라미터는 정보처리에 대한 주요 영향일지도 모르고, 또 다른 상황에서는 환경 또는 개인의 특징이 가장 영향력이 있을지도 모른다(p.15).

인지를 이해하려면 3개의 요소 사이에서의 상호작용에 주목할 필요가 있다. 인지는 들어오는 정보를 받고, 다듬고, 모니터링을 하고 그리고 과제 전체에 걸쳐서 이 정보를 유연하게 사용하는 것에 관여한다. 인지는 또한 효율적인 정보처리 전략을 사용하고 이전의 지식을 환기시키며 메타 인지를 사용하는 것에도 관여한다.

인지처리, 인지전략 그리고 메타 인지는 모두 환경적 및 과제적인 파라미터에 의해서 영향을 받아 나타나는 현상이다. 이들의 파라미터가 변화하면 인지과정과 전략은 다른 작동 모드로 전환될지도 모른다. 예컨대, 어떤 과제가 어떤 일정한 수준의 복잡성에 도달하여 또 다른 전략으로 전환될 때까지는 사람은 하나의 인지전략을 사용할지도 모른다.

Toglia의 역동적 시스템에 기초한 틀은 인지과정의 가장 포괄적인 체계화(formulation)로 자리잡았고, 그것은 다른 중요한 작업치료의 개념화와 특징을 공유하고 있다. 더욱이 이것은 가장 명확히 현대의 시스템 개념을 받아들이는 접근법이다. 이는 이 모델에서 나타낸 인지-지각 과정의 어떤 종류를 명확하게 표현한 것이다.

문제와 도전 (Problems and Challenges)

지각과 인지의 장애는 뇌손상과 질서의 붕괴(disorganization)로부터 초래된다. 인지-지각의 문제와 관련된 주된 진단명의 하나는 뇌혈관장애(CVA)이다. CVA는 또한 작업치료 실행에서 가장 빈번하게 대표되는 진단명의 하나이다. 이 모델은 또한 외상성 뇌손상이 있는 사람, CNS 장애(예컨대, 뇌성마비)가 있는 사람, 발달 및 학습장애가 있는 사람에게 적용된다. 뇌손상상이 있는 사람은 다음과 같은 정보처리 능력의 저하를 나타낸다.

> 정보처리능력에서의 이 저하는 뇌손상의 특성에 따라서 광범위한 또는 특정의 장애를 일으키는 일이 있다…. 뇌손상이 있는 사람은 정보를 조직화하고 구조화하는 데에 어려움이 있다. 임상적으로는 클라이언트는 과제와 관련되는 특징에 자동적으로 주의를 돌리는 것, 유사한 항목을 한데 모으는 것, 계획을 세우는 것 또는 과제를 단계별로 나누는 것을 할 수 없을지도 모른다(Abrue & Toglia, 1987, p.441).

Toglia는 또한 인지장애를 가진 사람이 들어오는 정보를 선택하고, 판별하고, 조직화하고, 구축하는 처리전략을 효율적으로 사용하는 것의 감소를 보이는 것을 관찰하였다(Toglia & Finkelstein, 1991). Neistadt(1994b)는 뇌손상은 학습능력에 다양한 영향을 미칠 가능성이 있다고 지적하였다. 사람들이 자기의 인지-지각적인 문제를 알아차리지 못할 때에는 메타 인지도 역시 손상되어 있을 가능성이 있다.

이 모델의 기본적 관점은 사람은 CNS의 손상이 있으면 정보처리능력, 학습능력 그리고 메타 인지의 결합이 손상될 가능성이 있다는 것이다(Neistadt, 1994b; Toglia, 1998). 따라서 클라이언트의 문제는 그들이 나타내는 정보처리의 어려움의 특정 종류, 그들이 경험하는 학습에서의 제한의 양, 그리고 그들의 메타 인지의 상태에 의해서 개념화된다.

사람들이 나타내는 인지-지각적 문제는 CNS에 대한 손상의 성질에 좌우된다. 이들의 문제는 또한 과제와 환경적 정황에 좌우된다고 인식되어가고 있다(Neistadt, 1994b; Toglia, 1998). 예컨대, 인지-지각적 문제가 있는 사람은 간단한 과제에서의 정보처리의 어려움이 없을지도

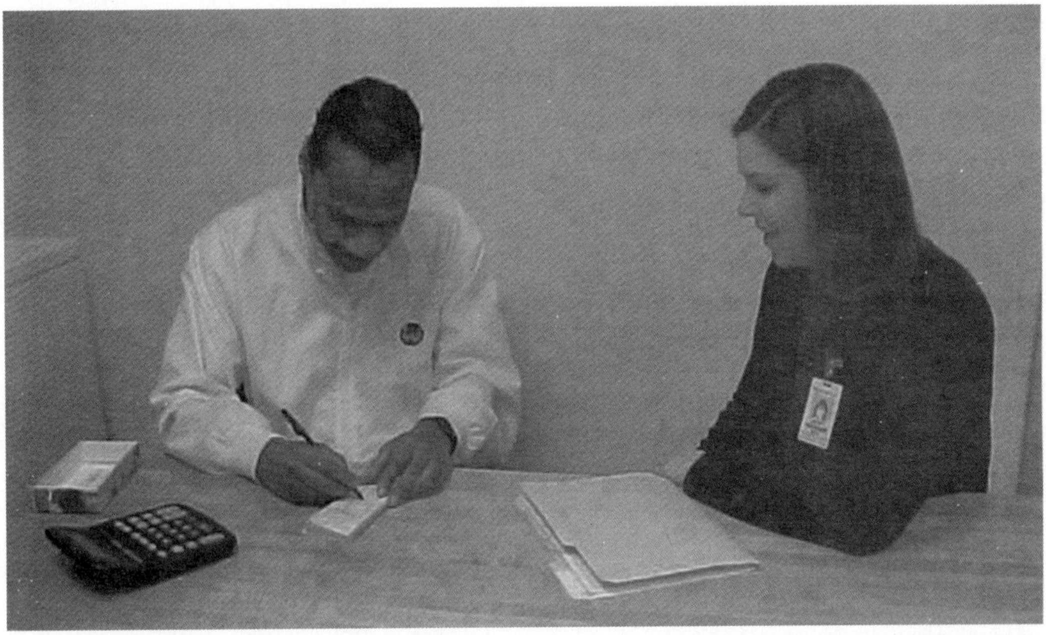

파킨슨병과 연관되어 처리의 어려움을 경험하고 있는 클라이언트가 작업치료사의 도움을 받아 개인용 수표장의 잔액을 맞추는 인지적 과제를 시행하고 있다.

모르지만, 과제 변수가 바뀌면 문제를 나타낼지도 모른다. 사람이 나타내는 인지-지각적 문제의 종류는 광범위하거나, 이들은 시각처리(visual processing)와 같은 인지-지각기능의 특정 영역에서 명백할지도 모른다. 이러한 이유 때문에 인지-지각 손상의 특정 영역에 여전히 유의해야 한다.

장애의 특정 영역의 분류
(Classifying Specific Areas of Impairment)

이 모델에서는 장애의 다수 특정 영역을 명백히 하고 있다. 이들 장애의 일부는 예컨대, 기억상실과 같이 용이하게 관찰할 수 있는 결손에 기초하고 있다. 기타의 것은 특정 평가로 확인되고 장애의 형태가 명백해진다.

인지-지각적 장애의 공통적인 예는 신체도식(body scheme)의 혼란, 좌우판별의 결여, 신체부위의 동일시의 어려움, 환측무시(즉, 신체의 한쪽의 무시), 실행장애(dyspraxia), 주의장애, 시각적 스캐닝의 문제, 지남력장애(disorientation), 기억장애가 있다.

작업수행의 붕괴
(Disruption of Occupational Performance)

손상된 뇌는 감각정보를 처리하는 능력이 저하되고 그 결과 적절한 행동계획의 해석이나 번역을 할 수 없기 때문에 개인의 작업수행은 어려움을 겪는다. 따라서 일, 놀이 또는 레저, 신변처리의 어려움은 지각과 인지 능력의 심각한 기능장애로부터 생긴다. 어떤 경우에는 특정의 작업수행의 어려움이 특정의 지각 손상과 연관되어 있다는 것을 보여 왔다. 예컨대, 반측무시의 사람은 신체의 환부 쪽을 인식하지 않기 때문에 옷을 입는 것이 곤란해진다. 또 다른 경우에서는 그 기능적 의미에 의해서 손상이 정의된다〔예컨대, 착의행위상실증(dressing apraxia)〕. 보다 광범위한 지각 또는 인지 장애는 수행의 많은 영역에 영향을 미칠지 모른다. 예컨대, 기억장애 또는 불충분한 문제해결은 작업과제의 전체 영역에 걸쳐서 기능에 장애를 줄 수 있다. 후에 언급할 것이지만, 지각이나 인지의 결손과 기능상의 수행의 문제와의 관계를 나타내려고 하는 연구논문이 증가하고 있다.

치료적 중재 (Therapeutic Intervention)

중재에 대한 지각과 인지의 접근법을 논하고 있는 저자들(Katz, 1998; Unsworth, 1999)은 이들의 접근법은 그 테크닉과 강조할 점은 다를 수 있으나, 원리와 전략에 중복된 공유점이 있다고 언급하였다. 결국은 인지-지각의 문제에 대한 모든 중재는 특정 인지-지각 능력을 회복하려고 하는 치료적 접근과 클라이언트에게 남아있는 능력의 사용과 장애의 보상을 가능케 하는 것을 강조하는 적응적 접근으로 분류될 수 있다(Quintana, 1995). 지각 및 인지의 문제를 치료하는 것을 목적으로 한 치료는 손상된 정보처리능력을 표적으로 하는 방법으로 뇌에게 정보처리를 요구하는 과제를 사용한다(Neistadt, 1990). 치료적 접근에서는 뇌는 재편성하는 능력을 가지며 따라서 어느 정도는 그 정보처리능력을 되찾는다는 사고에 기초하고 있다. 적응적 접근은 사람들이 기존의 잠재능력을 이용하여 제한을 대체 또는 보상하는 전략을 사용하는 것을 학습하는 데에 도움을 준다. 적응적 접근은 또한 그들의 문제를 보상하기 위해 지각과 인지의 제한을 인식시킬 것을 강조한다. 또한 이 접근법은 환경 또는 과제가 개인의 특정 제한에 대응하기 위해 수정된다면, 수행은 강화된다고 인식하고 있다.

Neistadt(1994b)가 논한 것처럼 치료적 및 보상적인 인지-지각의 중재 양쪽 모두가 학습과 관련되고 이것은 뇌의 가소성에 좌우된다. 이러한 것은 적절한 치료 접근이 정보처리능력의 회복에 대한 잠재능력과 뇌손상이 있는 사람의 학습에 대한 잠재능력에 의존한다는 것을 의미하고 있다. 학습과 회복에 대한 이 잠재능력은 "그 사람의 전반적인 정신적 및 신체적인 건강, 손상의 중증도, 그 사람의 생활에서의 환경적 자극의 양과 질(Neistadt, 1994b, pp. 426-427)"에 영향을 받는다. 작업치료는 작업과제를 제시하는 것과 사회적 배경을 수정하는 형태로 환경적 자극을 조작함으로써 학습과 회복을 가능케 한다. 이것이 어떻게 가장 잘 시행되고 그것이 무엇을 달성할 수 있는지는 위에 언급한 또 다른 요인에 달려있다.

Neistadt(1994b)는 작업치료가 정보처리의 수준과 사람들이 자기가 할 수 있는 학습의 종류(연합학습, 표상적 학습, 추상적 학습)에 의해서 시작되어야 한다는 것을 시사한다. 어떤 사람은 자기가 할 수 있는 학습의 종류에 따라 적용한 치료 접근이 가장 잘 기능을 할 것이다. 예컨대, 연합학습에 의존하는 사람은 학습된 과제와 매우 상이한 과제 또는 새로운 배경으로 학습을 전이하는 것에는 어려움이 있을 것이다. 표상적 학습을 하는 사람은 보다 용이하게 학습의 전이를 하지만(즉, 그들은 상이한 조건 하에서 학습된 관제를 수행할 수 있을 것이다), 그들은 새로운 과제 또는 완전히 새로운 상황으로 학습을 전이하는 것은 어렵다. Neistadt(1994b)에 따르면 학습을 전이하는 능력이 높은 클라이언트는 학습의 전이를 가정하는 치료적 접근법으로 이익을 얻을 것이지만, 한편 학습을 전이하는 능력이 적은 사람은 특정의 기능적 과제의 학습을 강조하는 적응적 접근법으로 이익을 얻을 것이다.

Toglia(1991)는 학습의 전이는 가까이에서부터 멀리까지의 연속선상에 있다고 논하고 있다. 과제의 단지 하나나 둘의 표면적 특성(예컨대 사용되는 물체의 물리적 특징 또는 배열, 배경, 규칙 또는 지시)이 바뀔 때에만 전이는 가깝다고 생각된다. 대부분 또는 모든 표면적 특성이 다르면 전이는 멀다고 생각된다. Neistadt와 마찬가지로 그녀는 치료는 클라이언트가 얼마만큼 많은 학습의 전이를 할 수 있는지 등급을 매겨야 한다고 논하고 있다. 클라이언트가 개선됨에 따라 과제는 학습의 전이를 한층 강화하도록 바꾸어야 한다(Toglia, 1991).

메타인지(metacognition) 역시 클라이언트가 학습을 전이하는 능력과 치료적 및 보상적 접근으로부터 이익을 얻는 능력을 결정한다. 메타인지에는 사람의 인지능력에 관한 지식, 과제의 어려움을 평가하는 능력, 적절한 인지전략의 선택 그리고 자기 수행의 모니터링을 포함하고 있다(Toglia, 1998). 메타인지가 손상되면 학습의 전이능력도 역시 손상되고, 치료적 및 보상적인 양자의 전략 모두가 성공적으로 이루어지는 것에도 제약을 받는다(Toglia, 1991).

전통적인 인지-지각적 치료 접근은 장애(deficit)에 특정화되는 경향이 있었다. 즉, 검사에서 확인된 장애의 특정 영역에 대한 치료나 보상을 목적으로 한 것이었다. 이와 같이 표적으로 한 접근은 인지-지각적 장애가 개별적으로 의미 있는 카테고리로 차별화되는 일도 있고, 이들의 장애가 구체적으로 다루어진다는 전제이었다. 다시 말해, 인지-지각 기능(skill)은 계층적으로 조직화되어 있으므로 보다 단순한 것이 처음으로 재훈련되어 보다 복잡한 것으로 진행될 것이라고 자주 생각하였다. 마지막으로 일단 특정의 영역이 개선되면, 클라이언트는 그 능력을 필요로 하는 온갖 과제와 상황에서 개선을 나타내어 보일 것이다(훈련의 일반화 또는 전이라 불린다)라고 생각되고 있었다.

최근의 접근은 보다 전체론적이고 과정 지향적이며 그리고 역동적 시스템 접근을 채택하고 있다. 전체론적 접근은 인지-지각적 기능의 최고차원의 수준과 보다 저차원의 수준 또는 구성요소의 기능을 통합하는 그 역할에 초점을 맞춘 상위-하달 전략(top-down strategy)을 강조하고 있다(Warren, 1993). 과정이라는 관점은 활동이 아래의 것을 위해 선택되어야 한다고 강조한다.

> 중추신경계의 특정 수준에서 특정의 처리에 관여하기 위해 선택된다. 그 클라이언트가 활동의 자극(stimulus event)에 주의를 돌린다면, 그 때 그 자극은 적합한 것으로 기록된다. 그 클라이언트가 정보를 감지한다면, 그때 사용하기 위해 정보를 분석하는 능력은 적합한 것이다. 그 클라이언트가 정보를 분석할 수 있다면, 그 때 클라이언트는 자극을 장기기억과 비교할 수 있고 그 자극을 활동의 전체적인 목적과 목표에 연관시킬 수 있다(Abreu & Hinajosa, 1992, p.175).

따라서 활동은 이들의 정보처리능력을 이끌어내고 도전하기 위해 선택되어야 한다.

역동적 접근은 인지-지각행동이 상이한 과제와 정황적 조건 하에서 어떻게 나타나는가를 이해할 것을 강조하고 있다(Toglia, 1998). 이 접근법은 클라이언트가 어떻게, 그리고 어떠한 조건 하에서 문제를 나타내어 보여주는지를 검토한다. 예컨대, 과제가 복잡성(구성요소 또는 단계의 수)의 역치를 초과할 때까지, 또는 환경이 바뀔 때까지 클라이언트는 인지-지각영역에서의 어려움은 없을지도 모른다. 따라서 치료사는 클라이언트가 정보를 어떻게 처리하고 상이한 과제와 환경적 조건 하에서 그러한 전략이 어떻게 성공하고 실패하는지를 동시에 검토한다. 이와 같이 하여 작업치료사는 상이한 종류의 과제 전체에 걸쳐 문제를 일으키는 클라이언트의 정보처리의 어려움은 물론 클라이언트에 있어서의 어려움을 일으키는 과제나 환경적 측면을 확인할 수 있다. 다음으로 이 정보를 고려한 개인에 맞춘 치료가 개발된다.

개인에 맞춘 치료의 기초는 변화에 대한 클라이언트의 잠재능력을 평가하는 것이다. 잘못을 인식하거나 과제의 단서와 수정에 반응하는 클라이언트는 상이한 상황 전체에 걸친 정보를 처리하는 능력이 강화되는 다상황적 접근(multi-context approach)으로부터 이익을 얻을 것이다(Toglia, 1998). 이러한 인식과 반응성이 없는 클라이언트는 기초를 이루는 능력의 개선과 훈련의 전이를 포함하지 않는 기능적 접근이 가장 적합할 것이다.

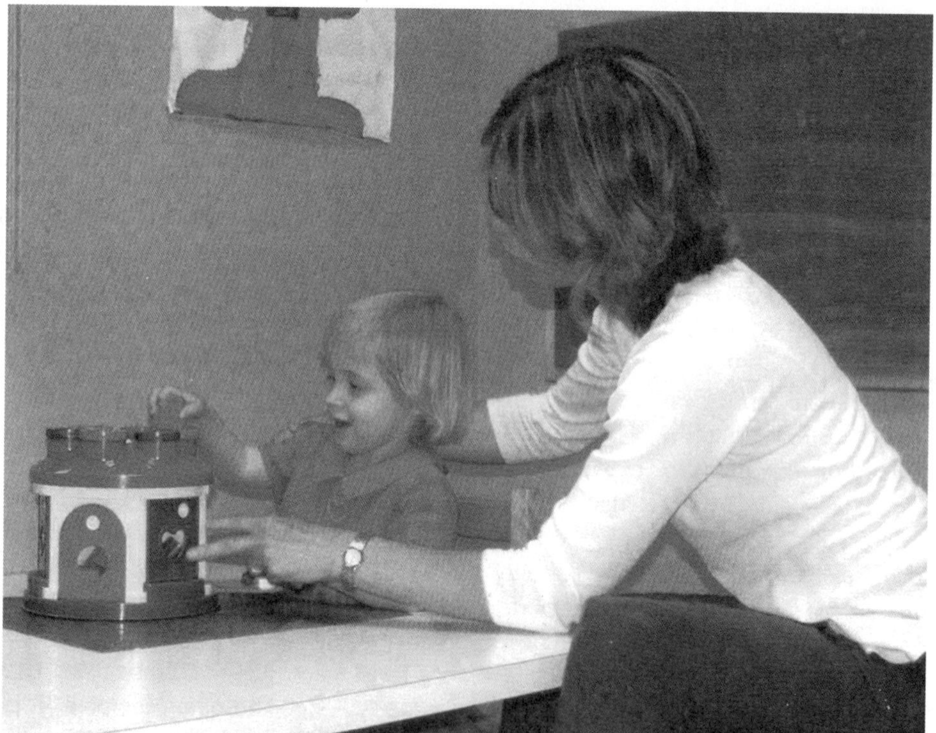

소아의 클라이언트가 숨겨진 형태를 찾아내기 위해 열쇠로 문을 여는 놀이를 하고 있다. 이들의 형태를 발견하고 확인하는 것은 형태의 인식과 지각-운동의 협동성을 발달시킨다.

응용의 기술 (Technology for Application)

평가 (Assessment)

지각이나 인지의 장애가 있는지 어떤지를 결정하려면 작업치료사는 다른 가장 기본적인 문제를 배제하여야 한다. 예컨대, 실행증(apraxia)은 감각이 정상이고 그 사람이 협동적이고 수의 운동의 능력을 갖고 있는데도 목적에 맞는 운동을 실행하는 능력이 없는 것이라 정의된다. 평가에 의해서 이들의 감각이나 협동성의 능력이 정상이라고 결정된 경우에만 그 기능장애가 과제를 수행하기 위해 감각정보를 조직화하고 협동적인 운동을 계획하여 실행하는 능력의 저하에 기인한 것이라 간주된다.

인지나 지각의 장애를 평가하는 데에는 광범위한 표준화된 검사나 비공식적 절차가 있다(Brockmann Rubino & Van Deusen, 1995; Katz, 1998; Unsworth, 1999). 작업치료사에 의해서 사용되는 표준화된 검사의 대부분은 신경심리학자에 의해서 개발되어 있으나 몇 가지의 검사는 작업치료사에 의해서 개발되어 있다. 예컨대 A-One은 작업의 기능적 수행을 신경행동학적 장애(neurobehavioral deficits)와 결부시킨 평가이다(Arnadottir, 1990). 이것은 5개의 일상생활활동(ADL)에서의 자립 수준과 기능장애가 ADL 과제에 어떻게 영향을 미치고 있는가의 분석을 통해서 특정의 신경행동학적 장애의 존재와 중증정도 모두를 확인한다.

또 하나의 예는 Loewenstein 작업치료 인지평가(LOTCA)이다(Cermak et al,. 1995; Izkovich et al., 1990). 원래는 이스라엘에서 개발되었는데 현재는 널리 사용되고 있다. 이것은 합계 20개의 하위검사에 의해서 나타내는 4개의 주요 영역(지남력, 지각, 시각운동 조직화, 사고조작)으로 구성된다. LOTCA는 클라이언트의 능력과 제한을 포착하고 일상 작업과제에 대처하는 능력을 결정하기 위해 만들어져 있다.

작업치료사는 보통 이 모델에 관련된 표준화된 검사를 위해 하나 이상의 도구를 사용한다(Abreu & Toglia, 1987; Zoltan, Seiv, & Freishtat, 1986). 그럼에도 불구하고 다른 평가방법도 또한 중요하다고 생각된다. Abrue와 Toglia(1987)는 지각이나 인지의 장애와 작업수행과의 사이에 완전한 관계가 없기 때문에 표준화된 검사는 클라이언트의 기능상태에 관한 한정된 정보밖에는 가져오지 않을지도 모른다고 언급하였다. 따라서 Abreu, Toglia 그리고 Neistadt(1990)는 질적 정보를 수집하고 그 장애가 작업과제에서 사람의 수행에 어떠한 영향을 미치고 있는가를 관찰하기 위해 표준화된 검사만 그치는 것은 적절하지 못하다고 언급하였다. Abreu와 Toglia(1987)가 지적한 것처럼 작업치료사의 역할은 기능과 기능장애를 평가하는 것이며 따라서 인지-지각적 데이터는 작업수행과의 관계라는 점에서 보아야 한다.

역동적 원리에 기초하는 평가에 대한 새로운 접근은 과제 요소와 환경조건의 변화에 의한 영향을 고려하고 사람의 인지나 지각의 처리를 동시에 검사할 것을 강조하고 있다(Toglia & Finkelstein, 1991). 예컨대, Toglia와 Finkelstein은 역동적 시각적 처리 평가(Dynamic Visual Processing Assessment)라는 스캐닝, 대상의 지각, 일측성의 부주의, 시각정보의 추적을 검사하는 평가를 개발하였다. 이 평가는 항목의 수와 요소가 이들의 영역에서의 수행에 어떻게 영향을 미치는가를 결정한다. 이것은 또한 환경적 단서의 영향과 잘못의 자기인식을 검사하는 것이기도 하다.

치료 (Treatment)

중재에 관한 이론에 대한 이전의 논의에서 지적한 것처럼 인지와 지각의 문제를 치료함에 있어 두 가지의 본질적으로 다른 접근법이 있다. 즉, 중재는 인지-지각능력의 제한을 개선하는가, 보상하는가의 어느 한쪽을 목표로 한다. 인지-지각장애의 치료에 대한 이들의 두 가지 접근법은 치료적 훈련과 기능적 훈련(때로는 적응적 훈련이라 불린다)이라 불리고 있다(Abreu & Toglia, 1987; Neistadt, 1990; Zoltan, Seiv, & Freishtat, 1986).

Neistadt(1990)에 따르면, 치료적 훈련은 "손상된 중추신경계의 기능 회복 또는 재 조직화의 촉진을 추구한다(p.299)". 치료적 훈련은 과제의 훈련이 그 특정 과제의 학습을 초래할 뿐만 아니라, 그 과제에 사용되는 인지적 또는 지각적 기능(skill)을 증가시킨다는 전제에 기초하고 있다(Zoltan, Seiv, & Freishtat, 1986). 따라서 훈련은 지각적 또는 인지적 기능(skill)을 필요로 하는 다른 상황이나 과제로 전이될 것으로 생각된다. 이전에 언급한 것처럼 이 접근법의 사용은 클라이언트가 훈련을 효과적으로 전이시킬 수 있는 지에 대한 학습 방법에 의존해야 한다.

기능적(또는 적응적) 훈련은 인지-지각적 능력을 변화시키는 것에 의존하지 않고 그러한 제한에도 불구하고 그 사람이 최적으로 수행하는 것을 가능케 하는 것을 추구한다. Neistadt(1990)는 이 접근법을 적응적이라 부르고 작업치료는 "기능적 행동의 지각 기능(skill)의 훈련이 아니라 일상생활활동 그 자체의 훈련(p.299)"을 제공하는 것에 있다고 지적하고 있다. 따라서 이 접근법은 인지-지각장애의 유무에 관계없이 그 사람이 필요로 하는 과제와 일상의 일을 완수하는 수단을 발견하고 사용할 것을 강조한다.

기능적 접근에는 2개의 카테고리가 있다.

1. 보상. 여기서는 클라이언트가 문제를 깨닫게 하고 그리고 문제를 참작하도록 가르쳐진다.
2. 적응. 그 사람의 장애를 보상하기 위해 환경을 바꾼다.

보상적 접근의 한 예는 시각적 스캐닝(visual scanning)의 장애를 극복하는 훈련이다. 보통, 시각적 스캐닝은 새로운 자극(즉, 자극영역에서의 어떠한 새로운 것이나 변화)에 대한 반응 중에서, 또한 사람의 시야 내의 정보를 의식적으로 탐색할 때에 자동적으로 일어난다. 시각적 스캐닝에 장애가 일어날 때에 클라이언트는 이들을 극복하는 학습을 할 수 있다. 일단 시각적 스캐닝이 정상에서는 어떻게 기능하고 있고 그리고 이들 자신이 어떻게 기능하지 않는지를 나타내어 보이면 그들은 독서나 자동차운전과 같은 상황에서와 같이 자동적이고 시각적 스캐닝의 결여를 보상하는 새로운 의식적인 시각적 행동을 배울 수 있다(Warren, 1993).

환경적 적응은 자주 그 사람이 과제를 수행하는 일련의 특정 상황을 확립하는 것을 포함한다(예컨대, 언제나 변함이 없는 일상의 일, 그 과제의 과정을 지원하기 위한 감각적 및 인지적 단서의 사용, 또는 과제를 완성시키기 위해 필요한 재료를 바꾸는 것). 몇 가지의 환경적 적응은 단서와 별개의 필요한 지원을 지도하거나 제공하는 가족이나 간병인을 필요로 한다(Abreu, 1981).

과거에 치료는 발달적 상태의 요점을 반복해야(그 단계를 반복하는) 한다고 생각하였다(Kaplan & Hier, 1982). 뇌손상과 지각 및 인지능력의 혼란에 잇달아서, 최초로 학습된 기능(skill)이 발달적 연속성을 뒤따른다면 사람은 가장 잘 재학습과 재편성을 한다고 하였다. Abreu와 Toglia(1987)는 의견을 달리하고 있다. 그들은 어른의 뇌에는 지식이 저장되어 있기 때문에 뇌손상 후에 지각적 및 인지적 과제를 재학습하기 위한 상황은 초기의 발달적 학습의 조건과는 매우 다르다고 논하고 있다. 현재 문헌에 기재되어 있는 대부분의 접근법은 발달적 연속성의 접근법을 권장하고 있지 않다. 오히려 그들은 잔존능력, 처리장애의 성질, 클라이언트의 학습 가능성에 맞춘 접근법을 논하고 있다.

마지막으로 메타인지는 학습의 전이와 문제를 보상하는 적응적 전략을 이용하는 클라이언트의 능력에 영향을 미치기 때문에 작업치료사는 메타인지를 개선하려고 한다. 이러한 것은 클라이언트가 문제에 대한 통찰을 얻고 과제요구를 평가하며 수행의 결과를 평가하는 것을 포함한다(Toglia, 1992).

작업치료에서 사용되는 수단
(Modalities Used in Therapy)

치료적 접근에서 사용되는 활동은 광범위하다. 많은 경우, 작업치료사는 인지-지각 기능

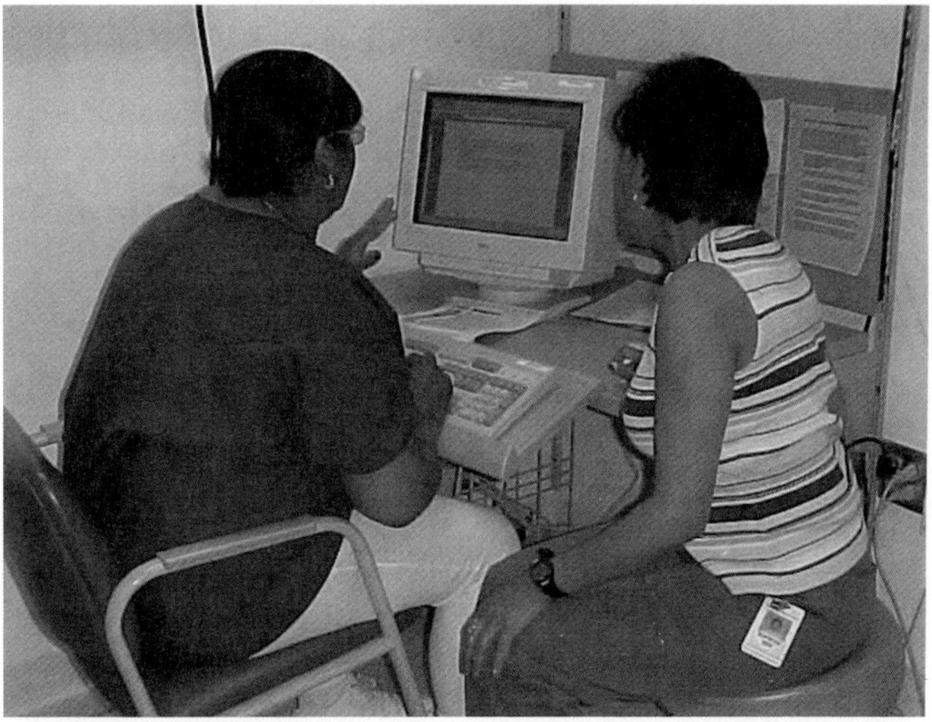

지각에 어려움이 있는 클라이언트는 일에 복귀하기 위해 주의, 스캐닝, 판별과 같은 컴퓨터 기능(skill)에 작용하고 있다.

(skill)을 훈련하기 위해 검사도구를 사용한다. 즉, 지각 및 인지능력을 검사하는 데에 사용되는 과제가 이들의 기능을 연습하거나 발달시키거나 하는 훈련으로서 사용된다(Neistadt, 1990; Zoltan, Seiv, & Freishtat, 1986). 예컨대, 클라이언트는 시각적 스캐닝의 장애를 극복하기 위해 일련의 점을 연결하는 것이나 간단한 도형을 그리는 연습을 할지도 모른다. Zoltan과 Seiv, 그리고 Freishtat는 클라이언트는 이러한 인지훈련을 유치하다거나 품위를 떨어뜨린다거나 부적절하다고 때때로 이의를 제기하는 일이 있다고 언급하고 있다. 이러한 이유 때문에 정상적인 작업수행에 기초한 훈련과제가 바람직할지도 모른다. 작업과제를 사용하기 위해서는 도전은 그 활동이 어떠한 지각이나 인지의 기능(skill)을 요구하는가를 결정하기 위해 우선 활동분석을 할 필요가 있다(Cermak, 1985). 작업이라는 면에서 사람들을 훈련하기 위한 프로토콜의 개발은 클라이언트가 지각적 및 인지적 요구를 어떻게 제시하는가를 표준화하는 하나의 방법이다. 이러한 접근의 예는 Neistadt(1994)에 의해서 개발된 식사준비의 치료 프로토콜이다. 역동적 시스템의 개념이 커짐에 따라 수행을 결정할 때의 과제 요소의 중요성이 강조되고 그리고 과제 훈련의 반복연습 하는 것이 감소하는 한편, 치료를 위한 작업과제의 이용은 증가할 것이다. 클라이언트의 컴퓨터 접근성이 커졌고 광범위하게 이용할 수 있는 관련 소프트웨어가 생겨난 이유로 지각기능의 재훈련에 컴퓨터의 이용이 점점 증가되고 있다. 컴퓨터가 처음으로 도입되었을 때 컴퓨터의 재훈련에 대한 열의는 컸지만 임상적인 관찰결과 컴퓨터를 이용한 훈련이 또 다른 활동영역으로 잘 일반화되지 않는다는 것을 알게되었다. 이러한 컴퓨터 훈련은 가장 기초적 능력이 되돌아오고 있는 회복의 초기단계에서 가장 도움이 된다. 그 후의 단계에서는 희망하는 생활과제와 보다 밀접하게 대응한 활동이 도움이 된다.

클라이언트의 광범위한 인지 및 지각의 장애나 작업치료사가 그러한 장애를 치료하기 위해 사용하는 광범위한 테크닉을 고려하면 이 모델은 작업치료 임상에서 중요하다.

이 모델이 더욱 발전함에 따라서 수단은 더 한층 세련된 것으로 될 것이고 그 적절성이나 효과성도 검증될 것이다. 그러나 인지-지각능력을 필요로 하고 장애를 명백히 하는 작업과제는 치료적 및 적응적인 중재 전략을 위해 가장 유용한 배경(context)이다.

연구 (Research)

이 모델에 관련된 연구는 여러 갈래에 걸쳐 있다. 하나의 활발한 연구영역은 평가방법의 개발과 검토이다(Baum & Edwards, 1993; Boys et al., 1988; Cermak, 1985; Van Deusen, Fox, & Harlowe, 1984; Van Deusen & Harlowe, 1987). 기타의 연구는 다양한 종류의 신경학적 손상이 있는 사람들에서의 인지-지각장애의 출현을 평가하고 있었다. 알츠하이머병 환자의 운동기획, 언어, 기억의 장애의 패턴의 연구가 있다(Baum et al., 1988). 또 다른 연구는 뇌성마비아의 시지각적 기능(visual-perceptual skill)의 발달이 정상아동보다 지체되어 있다는 것을 보여주었다(Menken, Cermak, & Fisher, 1987). 이 종류의 연구의 다른 예는 장애가 없는 어린이와 학습장애아에서의 시지각적 운동능력과 서투름의 관계를 조사한 연구(O'Brien, Cermak, & Murray, 1988), 그리고 뇌졸중 후유장애가 있는 사람의 시공간, 시지각, 행동 장애의 연구가 있다(Brockmann Rubino & Van Deusen, 1995; Kaplan & Hier, 1982; York & Cermak, 1995).

또 다른 연구는 작업수행에 대한 인지-지각장애의 영향을 나타내어 보이려고 하였다. 뇌졸중 발병부터 4년~6년 후의 사람들을 대상으로 한 연구는 지각손상이 지속할 뿐만 아니라, 운동장애와 마찬가지로 신변처리의 수행에 영향을 미치고 있음을 보여주었다(Abreu & Hinajosa, 1992). 또다른 연구(Kaplan & Hier, 1982; Nelle et al., 1991)는 지각의 장애는 신변처리의 문제와 상관성이 있다는 것을 발견하였다. 뇌졸중의 클라이언트에 관한 두 연구는 인지기능이 신변처리 기능과 연관성이 있다는 것, 그리고 인지의 개선은 신변처리 기능의 개선과 연관성이 있다는 것을 발견하였다(Carter et al., 1988). 그러나 이들의 연구결과 및 또 다른 연구는 지각과 인지의 기능적 수행에 대한 관계는 강력하지 않다는 것을 시사하고 있다.

작업과제와 환경을 하나의 요인으로서 포함하는 지각이나 인지 능력의 평가도구가 개발되고 이러한 연구가 사용된다면, 보다 강력한 관계를 보여줄 수 있을 것이다. 미래의 연구는 지각이나 인지의 장애가 일상작업에서의 수행의 문제와 어떠한 연관성을 갖는지를 보다 명확하게 나타내기 위한 노력이 필요하다. 마찬가지로 필요한 것은 상이한 치료 접근의 성과를 평가하는 연구이다(Neistadt, 1990; Van Deusen, 1988; Van Deusen & Harlowe, 1987). Neistadt (1990)는 지각이나 인지장애의 개선을 목적으로 하는 치료의 기초를 조사하도록 많은 연구문제를 확인하였다. 하나의 중요한 문제는 인지와 지각의 기능(skill)을 지향한 작업치료가 기능적 수행을 강화하는지 아닌지에 관한 토의이다.

고찰 (Discussion)

인지-지각 모델이 개발된 지 오래되지만 아직 잘 통합된 하나의 모델이라기보다는 오히려 다면적이고 완만하게 결부된 개념과 접근의 집합이라 볼 수 있다. 그럼에도 불구하고, 클라이언트의 광범위한 인지 및 지각의 장애나 작업치료사가 그러한 장애를 치료하기 위해 사용하는 광범위한 테크닉을 고려하면, 이 모델은 작업치료 임상에서 중요하다.

이 모델의 흥미 있는 측면은 이 모델의 임상 응용과 관련된 연구가 전체 영역에서의 흥미를 발전시키고 있다는 것이다. 연구문헌에서는 뇌손상이 있는 사람의 인지-지각 장애의 정도와 작업수행에 대한 이들의 장애의 영향을 상세하게 기록하기 시작하고 있다. 이 모델이 보다 명확하게 표현됨에 따라 연구는 축적되고 신뢰할 수 있는 지식으로 유도될 수 있을 것으로 생각된다. 이 모델은 작업수행이라는 면에 있어서는 기능적 영향과 병행하여 지각과 인지장애의 특성을 검증하는 조합된 접근의 방향으로 나아갈 수 있을 것으로 생각된다. 이와 같이 이것은 인지 및 지각의 장애나 작업적 생활에서 인지 및 지각의 영향에 대한 다차원적 이해와 접근을 제

이 모델의 용어

추상적 학습	배경 의존적이 아닌 규칙, 지식, 사실을 획득하는 것
연합학습	두 사건 사이의 결부를 학습하는 것
인지	정보를 처리하고 저장하고 검색하고 조작하여 동화하는 능력
인지전략	계획하는 것, 어디서 시작하는가를 선택하는 것, 속도를 바꾸는 것, 정보를 조직적으로 탐색하는 것, 대안(alternative)을 만들어내기 위한 전술
개념적 특성	과제가 요구하는 어떠한 종류의 기능(skill)과 전략과 그것이 환기시키는 의미
학습	행동에서의 변화, 또는 연습이나 경험으로부터 초래된 환경에 대해서 반응하는 능력에서의 변화
메타인지	자기의 인지과정에 대한 의식
지각	감각적 인상을 심리학적으로 의미 있는 정보로 통합하는 것
표상적 학습	일어난 일이나 이들의 공간적 시간적 조직화의 내적 표상 또는 이미지를 형성하는 것
표면적 특성	수, 양, 물건의 배열, 자극의 종류, 과제의 지시, 요구되는 움직임과 같은 것을 포함하는 과제를 용이하게 관찰할 수 있는 특징
학습의 전이	어떤 과제와 상황에서 학습한 전략을 또 다른 과제나 상황에 적용하는 능력

공하고 있다.

요약 : 인지-지각 모델 (Summary: The Cognitive-Perceptual Model)

초점

- CNS의 손상이 있는 사람에 초점을 맞춘다.
- 하나의 널리 받아들여진 체계화(formulation) 대신에 인지와 지각의 문제를 이해하고 개선하기 위한 많은 관련되는 개념 도식(conceptual scheme)이 있다.
- 뇌의 정보처리 능력이 손상된 경우의 그 장애에 대한 이해에 기초하여 구축되어 있고, 그 모델은 손상된 인지 및 지각과정이 어떻게 작업수행을 제한하는가에 관여한다.

지각과 인지의 정의

- 지각이란
  1. 감각인상을 의미 있는 정보로 통합하는 것
  2. 탐색과 분석, 가설형성, 감각에의 반응을 포함하는 역동적 과정
- 인지란
  1. 정보를 주의하여 듣고, 처리, 조직화, 저장, 검색 및 조작하는 능력
  2. 행위를 선택하는 깨달음(hindsight), 선견지명(foresight), 통찰(insight)을 사용하는 과정
  3. 주의, 기억, 시작, 계획, 반성, 적응적 문제해결의 복합체
- 지각과 인지는 연속선상의 양 극이라 생각되

고 있다.

1. 지각은 환경의 구체적 특징에 관련된 직접적인 행위와 의식을 포함하고 있다.
2. 인지는 추상적이고 자기반성적인 행위와 의식을 포함하고 있다.

◆ 지각은 차츰 인지의 구성요소라 간주되고 있다.

여러 학문분야에 걸친 기반

◆ 신경과학, 신경심리학, 형태학적 지각, 학습이론이 전통적으로 영향을 미치고 있다.

◆ 보다 최근의 영향은 역동적 시스템이론이다.

이론

◆ 작업수행에서의 인지-지각과정의 포괄적인 이론적 설명은 명확히 정의되지 않지만 명확한 테마가 나타나고 있다.

조직화

◆ 작업수행은 사람이 감각정보를 지각하고 평가하는 능력과 목적에 맞는 행위를 생각하고, 계획하고 실행하는 능력에 기초하고 있다.

◆ 초기의 노력은 인지와 지각 및 이들의 수행을 특정 분류하고, 역할을 설명하고 있는 것에 반해서 보다 최근의 문헌은 인지와 지각 과정의 설명을 강조하고 있다.

◆ 지각과 인지의 능력에 대한 보편적으로 인정된 분류는 없다.

◆ 기존의 분류법은 분류에 대한 일관된 접근을 반영하고 있지 않다.

◆ 일부의 저자는 분류의 유용성에 의문을 던지고 있다.

◆ 인지 및 지각 과정의 모델에서는 4개의 테마가 중요하다고 생각된다.

1. 정보의 조직화에서의 단계
2. 인지전략
3. 학습의 과정
4. 사람, 과제, 환경 사이의 역동적 상호 관계

◆ 정보처리의 3단계

1. 관련되는 자극의 검출
2. 자극의 식별과 분석
3. 현재의 감각자극과 과거의 경험과의 비교에 기초한 반응을 형성하는 것

◆ 인지전략

1. 정보처리의 효율성에 영향을 미치다.
2. 계획, 어디서 시작하는가의 선택, 속도의 변화, 정보의 탐색, 대안 형성에 대한 전술을 포함한다.

◆ 학습은 행동 또는 환경에 대해서 반응하는 능력에 있어서의 변화를 가리키고 이는 실행 또는 경험의 결과로부터 발생하고 뇌에서의 변화를 반영하는 것이다.

◆ 학습의 3개의 수준

1. 연합학습(일어난 일 사이의 연결을 학습하는 것)
2. 표상적 학습(일어난 일의 내적 표상 또는 이미지를 형성하는 것)
3. 추상적 학습(배경 의존적이 아닌 규칙, 지식, 사실을 획득하는 것)

◆ 역동적 상호관계적인 관점은 인지를 개인, 과제, 환경의 상호관계의 진행 중인 산물로 간주한다.

문제와 도전

◆ 지각과 인지의 장애는 뇌손상과 혼란으로부터 발생한다.

◆ 뇌손상이 있는 사람은 감정 정보처리의 3단계 모두에 영향을 미칠 수 있는 정보처리 능력의 저하를 나타낸다.

- 인지장애는 정보의 선택, 구별, 조직화, 구성에 대한 효율성의 감소를 반영한다.
- 클라이언트의 문제는 특정 종류의 정보처리 어려움, 학습에서의 제한의 양, 메타인지의 상황에서의 반응에 의해서 개념화된다.
- 사람이 나타내어 보이는 인지-지각의 문제는 아래의 것에 좌우된다.
  1. CNS에 대한 손상의 종류
  2. 과제 및 환경적 배경
- 행위의 적절한 계획에 맞게 감각정보를 처리하고 해석하고 번역하는 뇌의 능력의 저하는 작업수행을 손상시킨다.

치료적 중재

- 치료적 접근은 특정의 인지-지각능력을 회복하려고 한다.
- 적응적 접근은 클라이언트에게 잔존능력을 사용시켜 장애를 보상시킬 것을 강조한다.
- 작업치료는 작업과제를 제시하고 정보처리와 사람의 학습능력에 대응한 물리적 및 사회적 배경을 수정함으로써 학습과 회복을 가능케 한다.
- 전통적인 인지-지각이 치료 접근은 특정 장애의 영역을 치료 또는 보상하는 것을 목적으로 하지만 최근의 접근은 보다 전체론적, 과정 지향적, 역동적 시스템 접근을 채택하고 있다.
- 전체론적인 접근은 인지-지각 기능의 최고차원의 수준과 보다 저차원 수준 또는 구성요소적인 기능을 통합하는 역할에 초점을 맞추고 있다.
- 과정의 관점은 CNS의 특정 수준에서의 특정 처리에 관여하는 활동의 선택을 강조한다.
- 역동적 접근은 인지-지각행동이 상이한 과제나 배경적 조건 하에서 어떻게 나타나는지에 대한 이해를 강조하고 있다.

적용의 기술

- 인지와 지각의 장애를 평가하기 위해 광범위하게 표준화된 검사와 비공식적 절차가 있다. 작업치료사에 의해서 개발된 검사에는 아래의 것이 있다.
  1. A-One(작업의 기능적 수행과 신경행동학적 장애를 결부시키는 평가)
  2. Lowenstein 작업치료 인지평가(지남력, 지각, 시각운동적인 조직화, 사고조작)는 능력과 제한을 파악하여 일상의 작업과제에 대처하는 능력을 결정하기 위해 만들어짐.
- 지각 및 인지의 장애와 작업수행 사이에 완벽한 관계는 없기 때문에 표준화된 검사는 기능에 관한 한정된 정보밖에 제공하지 않을지도 모른다.
- 장애가 작업수행에 어떻게 영향을 초래하는가라는 질적 정보와 관찰은 중요하다.
- 역동적 원리에 기초한 평가는 과제 파라미터와 환경의 변화의 영향과 함께 인지와 지각의 처리를 검사할 것을 강조한다.

치료

- 치료적 훈련은 손상된 CNS 기능의 회복 또는 재 조직화를 촉진하고 지각적 또는 인지적 기능(skill)이 요구되는 또 다른 상황과 과제로 전이하는 능력의 향상을 제공한다.
- 기능적(적응적) 훈련은 개인의 제한에도 불구하고 최적으로 수행시키어 다음의 내용을 포함한다.
  1. 보상, 여기서는 사람이 문제를 깨닫게 되

고 참작하는 것의 가르침을 받는 것

2. 적응, 또는 장애를 보상하기 위해 환경을 바꾸는 것

◆ 현재의 접근은 발달적 연속성을 제공하고 있지 않으며 오히려 잔존능력, 처리장애의 특성, 클라이언트의 학습 가능성에 맞춘 것이다.

연구

◆ 연구 분야

1. 평가의 개발과 검증
2. 인지-지각 장애의 발생을 평가하는 것
3. 작업수행에 대한 인지-지각 장애의 영향을 나타내어 보이는 것

참고문헌

Abreu, BC. (1981). Physical Disabilities Manual. New York: Raven Press.

Abreu, BC & Hinajosa, J. (1992). The process approach for cognitive-perceptual and postural control dysfunction for adults with brain injuries. In Katz, N (ed.), Cognitive Rehabilitation: Models for Intervention in Occupational Therapy, pp 167–194. Boston: Andover Medical Publishers.

Abreu, BC & Toglia, JP. (1987). Cognitive rehabilitation: A model for occupational therapy. American Journal of Occupational Therapy, 41, 439–448.

Arnadottir, G. (1990). The Brain and Behavior: Assessing Cortical Dysfunction Through Activities of Daily Living. St. Louis: CV Mosby Co.

Baum, C & Edwards, DF. (1993). Cognitive performance in senile dementia of the Alzheimer's type: The Kitchen Task Assessment. American Journal of Occupational Therapy, 47, 431–436.

Baum, CM, Edwards, DF, Leavitt, K, et al (1988). Performance components in senile dementia of the Alzheimer type: Motor planning, language, and memory. Occupational Therapy Journal of Research, 8, 356–368.

Boys, M, Fisher, P, Holzberg, C & Reid, DW. (1988). The OSOT perceptual evaluation: A research perspective. American Journal of Occupational Therapy, 42, 92–98.

Brockmann Rubino, K & Van Deusen, J. (1995). Relation of perceptual and body image dysfunction to activities of daily living of persons after stroke. American Journal of Occupational Therapy, 49, 551–559.

Carter, LT, Oliverira, DO, Duponte, J, et al. (1988). The relationship of cognitive skills performance to activities of daily living in stroke patients. American Journal of Occupational Therapy, 42, 449–455.

Cermak, SA. (1985). Developmental dyspraxia. In Roy, EA (ed.), Advances in Psychology: Vol 23: Neuropsychological Studies of Apraxia and Related Disorder, pp 225–248. North Holland, New York: Elsevier Science.

Cermak, SA, Katz, N, McGuire, E, et al. (1995). Performance of Americans and Israelis with cerebrovascular accident on the Loewenstein Occupational Therapy Assessment (LOTCA). American Journal of Occupational Therapy, 49, 500–506.

Izkovich, M, Elazar, B, Averbuch, S, et al. (1990). LOTCA: Loewenstein Occupational Therapy Cognitive Assessment Manual. Pequannock, NJ: Maddak.

Kaplan, J & Hier, DE. (1982). Visuo-spatial deficits after right hemisphere stroke. American Journal of Occupational Therapy, 36, 314–321.

Katz, N. (1998). Preface. In Katz, N. (ed.), Cognition and Ocupation in Rehabilitation: Cognitive Models for Intervention in Occupational Therapy, pp ix-xiii. Bethesda, MD: American Occupational Therapy Association.

Kunstaetter, D. (1988). Occupational therapy treatment in home health care. American Journal of Occupational Therapy, 42, 513–519.

Menken, C, Cermak, SA & Fisher, A. (1987). Evaluating the visual-perceptual skills of children with cerebral palsy. American Journal of Occupational Therapy, 41, 646–651.

Neistadt, ME. (1986). Occupational therapy treatment goals for adults with developmental disabilities. American Journal of Occupational Therapy, 40, 672–678.

Neistadt, ME. (1990). A critical analysis of occupational therapy approaches for perceptual deficits in adults with brain injury. American Journal of Occupational Therapy, 44, 299–304.

Neistadt, ME. (1994a). A meal preparation treatment protocol for adults with brain injury. American Journal of Occupational Therapy. 48, 431–438.

Neistadt, ME. (1994b). The neurobiology of learning: Implications for treatment of adults with brain injury. American Journal of Occupational Therapy, 48, 421–430.

Nelle, D, Titus, M, Gall, NG, et al. (1991). Correlation of perceptual performance and activities of daily living in stroke patients. American Journal of Occupational Therapy, 45, 410–417.

O'Brien, V, Cermak, SA & Murray, E. (1988). The relationship between visual-perceptual motor abilities and clumsiness in children with and without learning disabilities. American Journal of Occupational Therapy, 42, 359–363.

Quintana, LA. (1995a). Evaluation of perception and cognition. In Trombly, C (ed.), Occupational Therapy for Physical Dysfunction, 4th ed, pp 201–223. Baltimore: Williams & Wilkins.

Quintana, LA. (1995b). Remediating cognitive impairments. In Trombly, C (ed.), Occupational Therapy for Physical Dysfunction, 4th ed, pp 539–548. Baltimore: Williams and Wilkins.

Toglia, JP. (1991). Generalization of treatment: A multicontext approach to cognitive perceptual impairment in adults with brain injury. American Journal of Occupational Therapy, 45, 505–516.

Toglia, JP. (1992). A dynamic interactional approach to cognitive rehabilitation. In Katz, N. (ed.), Cognitive Rehabilitation: Models for Intervention in Occupational Therapy, pp 104–143. Boston: Andover Medical Publishers.

Toglia, JP. (1998). A dynamical interactional model to cognitive rehabilitation. In Katz, N. (ed.), Cognitive Rehabilitation: Models for Intervention in Occupational Therapy, pp 4–50. Bethesda, MD: American Association of Occupational Therapy, Inc.

Toglia, JP & Finkelstein, N. (1991). Test protocol: The dynamic visual processing assessment. New York: New York Hospital–Cornell Medical Center.

Unsworth, C. (ed.) (1999). Cognitive and Perceptual Dysfunction: A Clinical Reasoning Approach to Evaluating and Intervention. Philadelphia: FA Davis.

Van Deusen, J. (1988). Unilateral neglect: Suggestions for research by occupational therapists. American Journal of Occupational Therapy, 42, 441–448.

Van Deusen, J, Fox, J & Harlowe, D. (1984). Construct validation of occupational therapy measures used in CVA evaluation: A beginning. American Journal of Occupational Therapy, 38, 101–106.

Van Deusen, J & Harlowe, D. (1987). Continued construct validation of the St. Mary's CVA evaluation: Bilateral awareness scale. American Journal of Occupational Therapy, 41, 242–245.

Warren, M. (1993). A hierarchical model for evaluation and treatment of visual perceptual dysfunction in adult-acquired brain injury, Part 1. American Journal of Occupational Therapy, 47, 42–54.

York, CD & Cermak, SA. (1995). Visual perception and praxis in adults after stroke. American Journal of Occupational Therapy, 49, 543–550.

Zoltan, B, Seiv, E & Freishtat, B. (1986). Perceptual and Cognitive Dysfunction in the Adult Stroke Patient. Thorofare, NJ: Slack.

제 10 장

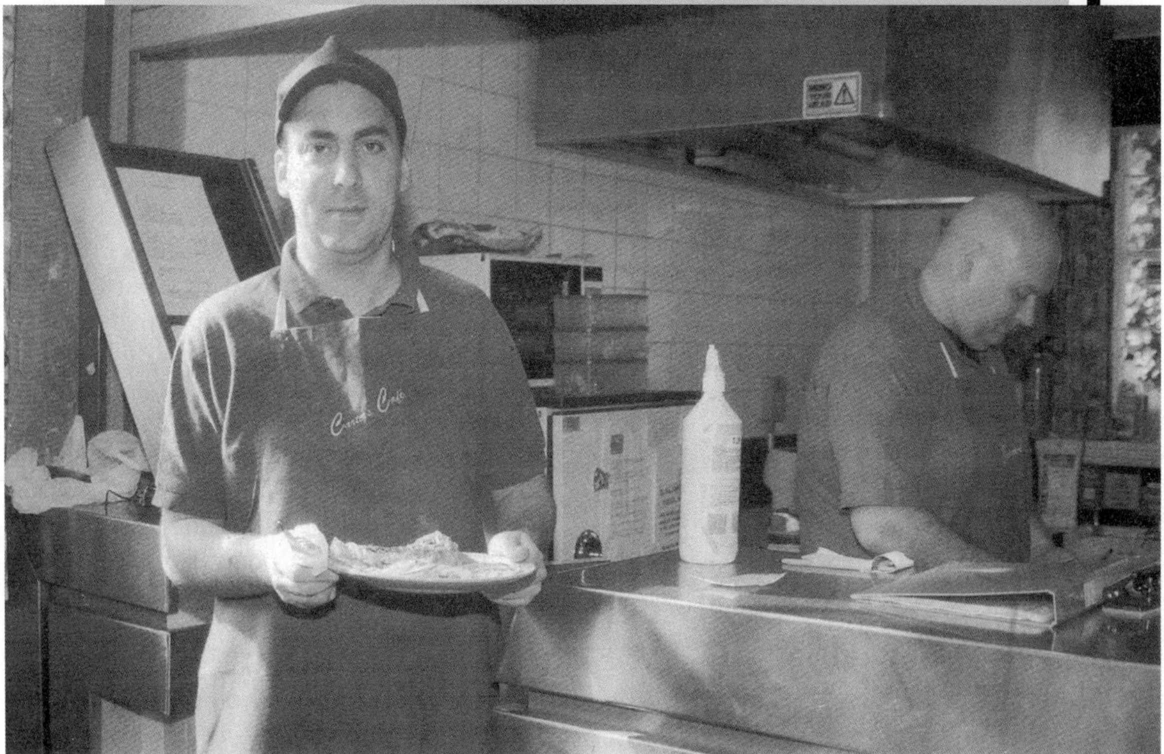

인간작업 모델 (The Model of Human Occupation)

정신건강상의 문제를 갖고 있는 사람에 대해서 일의 훈련과 경험을 제공하기 위해 운영되고 있는 커피숍에서 한 사람의 클라이언트가 일하고 있다. 이 클라이언트는 작업치료사의 지원과 지도로 일에 유능감(competence)과 만족감을 키우는 기회를 가졌다. 그는 또한 그 직장에서의 성공에 필요한 습관과 기능을 키울 것이다. 중요한 것은 이 프로그램이 또한 역할이라는 사회적 정체성만이 아니라, 보통의 요구와 기대가 있는 실제생활의 면에서 클라이언트가 근로자의 역할을 담당하는 것을 가능하게 하였다는 것이다. 인간작업 모델에 기초하는 다른 프로그램과 마찬가지로 이러한 것은 작업적응에 영향을 미치는 다양한 인적 및 환경적 요인에 대처하기 위해 의미 있는 작업에 종사하는 것을 중요시하고 있다.

인간작업 모델은 1980년대에 소개되고(Kielhofner, 1980a, b ; Kielhofner & Burke, 1980 ; Kielhofner, Burke, & Heard-Igi, 1980) 그리고 "인간작업 모델 - 이론과 응용" (Kielhofner, 2002)의 세 번째 판(edition)에서 보다 충분히 분명하게 설명되었다. 이 모델은 다음의 것과 관계가 있다.

- 작업에 대한 동기부여
- 작업의 패턴
- 수행의 주관적 측면
- 작업에 관한 환경의 영향

특정 형태의 장애를 위해 만들어진 대부분의 모델과 달리 이 모델은 작업적 생활에 문제를 체험하고 있는 어떠한 사람에게도 사용할 수 있도록 구성되어 있다. 이것은 또한 평생에 걸쳐서 적용할 수 있도록 만들어져 있다.

여러 학문분야에 걸친 기반 (Interdisciplinary Base)

이 모델은 인간의 욕구와 동기에 관한 심리학과 인류학의 여러 개념을 사용하고 있다. 작업이 일상적인 패턴으로 어떻게 조직화되어 있는지를 이해하기 위해 사회학과 사회심리학의 개념 및 초기의 작업치료의 문헌으로부터의 개념을 도입하고 있다. 이 모델에서 제공되는 수행능력의 관점은 주로 철학의 현상학의 개념에 기초하고 있다. 이 모델의 환경적 관점은 환경심리학, 사회학, 인류학의 문헌에 영향을 받고 있다. 마지막으로 이 모델은 이들의 요인이 인간의 행위와 경험 속에서 함께 어떻게 조직화되는지의 틀을 만들기 위해 시스템이론을 사용하고 있다.

이론 (Theory)

이 모델은 인간을 3가지 요소로 구성되는 것으로 개념화하고 있다.

- 의지(volition)
- 습관화(habituation)
- 수행능력(performance capacity)

의지란 사람들이 시행하는 것을 향해서 동기가 부여되고 그리고 선택하는 과정을 가리킨다. **습관화**는 행위가 패턴과 일상의 일(routine)로 조직화되는 과정을 가리킨다. **수행능력**은 기초가 되는 객관적인 정신적 및 신체적 능력과 수행의 양쪽을 형성하는 살아있는 경험을 가리킨다.

의지 (Volition)

이 모델에 따르면, 의지는 행위에 대한 깊은 인간의 동기(human drive)를 포함하고 목적을 수행하는 것에 관한 사고와 감정을 결부시키며 이전의 경험에 의해서 형성되고 미래로 연결될 수 있는 것이다. 의지적인 사고와 감정은 다음의 것에 관련된다.

- 사람은 세계에 대해서 어떻게 효과적으로 영향을 미치고 있는가.
- 사람이 수행하는 것을 중요하고 의미가 있다고 생각하는 것은 무엇인가.
- 사람이 수행하는 것을 즐겁고 만족스럽다고 알게 되는 것은 무엇인가.

이들 3가지의 사고와 감정은 개인적 인과관계, 가치, 흥미라 불린다.

개인적 인과관계 (Personal Causation)

개인적 인과관계(personal causation)는 사람이 소망하는 것을 성취하는 데에 있어서 자기 능력을 인식하는 것과 자기가 어떻게 효과적인가의 의식에 반영되어 있다. 이것은 그 사람의 사회문화적 배경과 개인적 능력(예컨대, 신체적, 대인적 또는 정신적 능력)을 강조하고 요구하는 정도에 의해서 영향을 받는다. 이것은 또한 발달적 연속성에 걸쳐서 일어나는 능력에 대해서 변화하는 요구에 의해서 영향을 받는다. 따라서 **개인적 인과관계**는 개인적 수행과 그 결과의 진행 중인 인식에 의해서 영향을 받는 자기의 능력과 효과성에 관한 사고와 감정의 일련의 역동적 표명이다.

가치 (Values)

가치는 사회문화적 배경에 의해서 제공되는 세계의 상식적인 이해에 기초하고 있다. 이들은 무엇이 시행할만한 가치가 있는가, 사람은 어떻게 수행해야 하는가, 그리고 어떠한 목표나 소망이 맡길만한 가치가 있는가를 명백히 한다. 가치는 강한 감정(예컨대, 안심감, 가치관, 소유감 또는 성취감)과 관련되어 있다. 사람들은 행위의 과정을 한편으로는 어떻게 시행해야 하는가의 것이라 간주할 때, 그리고 다른 한편으로는 목적을 수행하는데 부적절하거나 열등한 방법이라 간주할 때 그들의 가치를 표현한다. 가치는 그 사람의 다양한 작업의 가치에 대한 관점을 결정한다. 따라서 작업에서 성공하는 것으로부터 파생되는 자존심에 영향을 미친다. 요약하면, **가치**는 사람이 수행하는 중요한 것과 의미 있는 것을 발견하는 일이다.

흥미 (Interests)

흥미란 사람이 수행하는 것에 즐거움과 만족감을 발견하는 것이다. 이것은 개인적 형태의 행동을 즐기고 작업에 종사하는 것에 기쁨과 만족감의 경험을 하는 것을 통해서 발달하는 자연스런 성질로부터 시작된다. 어떤 작업에 흥미가 있다는 것은 사람의 긍정적인 경험의 기대에 기초한 매력을 느끼는 것을 의미한다. 이 매력은 능력의 훈련, 지적 또는 신체적 도전, 다른 사람과의 교제, 미적인 자극 또는 기타의 요인과 연관된 긍정적 감정으로부터 초래되는 것인지도 모른다. 작업과 관련되는 또 다른 즐거움은 수행, 미적인 흥분 또는 지적 호기심 사이에 일어나는 감각적 경험으로부터 일어날지도 모른다. 많은 작업이 결과나 성과를 가져오기 위해 만족감은 또한 창출되거나 만들어내어지는 것으로부터 나타날 수 있다. 어떠한 특별한 작업에 대한 매력도 전형적으로는 이들의 요인의 하나 이상의 수렴을 나타내고 있다.

의지의 결정과정 (The Volitional Process)

의지의 사고는 행위와 그 후에 일어나는 해석 사이에 예측, 선택, 경험이라는 순환 속에 간직되어 있다(Kielhofner, 2002). 작업에 대한 매력, 능력에 관한 신뢰 및 수행에 관한 확신은 사람들이 어떻게 세계에 관심을 돌리고 목적을 수행하는 기회와 요구를 예측하는가에 영향을 미친다. 의지는 또한 사람들이 작업에 종사하기 위한 선택과 그들이 시행한 것의 경험과 해석의 방법을 구체화한다. 예컨대, 경쟁이 심한 대학에 다니고자 하는 의지를 지닌 학생은 불안을 예상하고, 공부에 많은 노력을 하며 시험에서 평균적인 성적을 얻는 것에 부정적으로 반응하게 된다. 숙련을 요하는 직업에 취업할 예정인 학생은 시험에 대비하는 것에는 별로 관심을 두지 않고 평균적인 성적을 얻은 것에 매우 만족할지도 모른다. 자기가 수행하는 것을 예상하고 선택하고 경험하며, 그리고 의미를 해석하는 방법은 항상 자기만의 특유한 의지에 기초하고 있다.

습관화 (Habituation)

습관화는 일상적으로 하는 일의 대부분을 구성하고 있는 순환패턴으로 사람들의 행위를 조직화한다. 이들 패턴은 사람들을 물리적, 사회적 그리고 시간적인 세계의 리듬과 습관으로 통합한다.

습관화는 친숙해진 사회적, 물리적, 시간적인 상황 속에서 사람들을 결부시키고 사람들을 기능적으로 만든다. 습관화는 또한 행동을 유도하기 위해 이들의 환경 속의 규칙성에 의존하거나 사용한다(예컨대, 1일이나 1주일이라는 리듬, 패턴화한 다른 사람의 행동 그리고 안정된 물리적 환경). 이것은 환경의 다양한 특징의 행동-의미를 평가하는 능력을 포함한다. 예컨대, 아는 사람이 나타나는 것은 인사하는 기회로 인식되고 알람시계의 버저가 울리는 소리는 기상하는 시간으로 인식되며 또는 차츰 가까워지는 이정표는 직장으로 가는 길로 자동차의 방향을 바꾸는 장소로서 인식된다. 이러한 인식은 사람들이 숙고하거나 또는 주의함이 없이 올바른 방법, 장소, 시간에 익숙해질 수 있게 한다.

행위의 습관화된 패턴은 습관과 역할에 의해서 지배된다. 동시에 습관과 역할은 사람들이 자기의 시간적, 물리적, 사회적 상황을 가로지름으로써 그 패턴을 만들어낸다. 습관과 역할은 사람들이 무엇을 어떻게 시행하는가에 대해서 규칙성, 특징, 질서를 부여한다.

습관 (Habits)

개개인은 반복된 경험을 통해서 친숙한 환경 속에서 인식하거나 행동하는 방법을 획득한다. 이들의 습관은 자동적으로 전개되는 작업을 시행하는 학습된 방법이다. **습관**은 환경적인 우연성에 대처하는 방법을 제공함으로써 행동을 조정한다. 이들은 전개되고 있는 일어난 일 중에서 사람들을 자리매김하고 그들의 행동을 친숙해진 기대되는 상황으로 나아가게 한다. 따라서 습관은 친숙해진 환경 또는 상황에서 어떤 일정한 일관된 방법으로 자동적으로 반응하거나 수행하는 경향을 얻게 된다.

역할. 사람들은 다른 사람과의 상호작용을 통해서 주어진 역할에 속하는 태도와 행동의 방법을 내면화한다. 일단 내면화되면 역할은 세계를 내다보고 행동을 하기 위한 틀로서의 구실을 한다. **역할**을 한다는 것은 그 사람의 의복, 행위 그리고 사람의 거동 그리고 그 사람의 행위의 내용에 반영될지도 모른다. 역할은 사람의 태도나 행위를 형성할 뿐만 아니라, 자기는 누구인가라는 생각에 근본적인 영향을 미친다. 예컨대, 사람들은 자기를 학생, 근로자, 부모, 친구 등이라 본다.

일상생활에서의 습관화의 영향. 습관화는 패턴화되는 것, 친숙해지는 것, 그리고 일상의 일을 조정하여 사람들이 그 환경 속에서의 특징과 상황을 자동적으로 인식하고 그것에 반응하게 한다. 중요한 것은 이와 같이 반사적으로 주의를 기울임이 없이 관리되는 많은 일상적인 상황을 통해서 사람들을 인도한다는 것이다. 그렇게 함으로써 습관화는 사람이 일상적인 일을 하고 있는 동안에 의식적으로 다른 사고나 행위에 관여할 수 있게 한다. 예컨대, 직장에 가기 위해 운전을 하고 있는 동안에 우리들은 그날의 계획을 세우거나, 라디오방송을 듣거나, 회화를 할 수 있다. 이러한 활동의 계층화는 각 사람의 일에서 나타나는 대부분의 특징이라 할 수 있다.

수행능력 (Performance Capacity)

수행능력은 기초를 이루는 객관적인 신체적 및 정신적인 구성요소와 상응하는 주관적인 경험의 상태에 의해서 제공되는 목적을 수행하기 위한 능력이다. 수많은 실행 모델은 운동, 지각, 인지와 연관된 능력과 장애에 초점을 맞추고 있었다. 따라서 인간작업 모델은 수행능력에는 직접적으로는 관여하지 않았다. 그러나 이 모델의 새로운 이론(Kielhofner et al., 2002)은 주관적 또는 살아있는 경험과 사람들이 어떻게 수행하는가라는 그 역할에 초점을 맞춘 수행능력을 이해한다는 상이하지만 보완적인 방법을 제공하고 있다. 이 관점은 단순히 인위적인 것, 또는 무엇인가를 하는 것의 결과 대신에 경험이 사람을 어떻게 수행하는가에 대해서 중심적으로 주장하였다. 기본적인 논의는 어떠한 수행을 학습하기 위해 사람들은 그것이 느껴지는가를 발견해야 한다는 것이다(즉, 살아있는 신체 안에 경험을 찾아내는 것). 따라서 **살아있는 신체**는 특정 신체를 통해서 세계가 있다는 것을 안다는 경험이다. 이 때 수행은 작업에 종사한다는 것이 어떻게 느껴지는가에 따라서 좌우된다.

환경 (The Environment)

이 모델은 환경을 기회, 자원, 요구 그리고 제한을 제공하는 것이라 개념화하고 있다 (Kielhofner, 2002). 환경이 각각의 사람에게 어떻게 영향을 미치는가는 그 사람의 가치, 흥미, 개인적 인과관계, 역할, 습관 그리고 수행능력에 좌우된다. 각각의 사람에서 환경의 특유한 영향은 **환경적 영향**이라 불린다.

물리적 및 사회적 환경 (Physical and Social Environment)

물리적 및 사회적 환경은 작업의 동기부여, 패턴화, 수행에 영향을 준다. **물리적 환경**은 자연과 인간이 만든 공간(예컨대, 숲, 연못, 교실, 극장)과 이들 안에 있는 물체(예컨대, 나무, 바위, 책, 자동차, 컴퓨터)로 구성된다. **사회적 환경**은 사람의 집단과 이들의 집단에 속하여 있는 개인이 수행하는 작업형태로 구성된다. 집단은 그 구성원에게 역할을 할당하고 집단은 그 안에서 이들의 역할이 집단의 분위기, 규범, 풍조에 따라서 행동으로 옮기는 사회적 공간을 구성한다. **작업형태**란 목적에 맞춰지고, 집합적 지식으로 유지되며 문화적으로 인지되고 이름 붙여진 규칙에 얽매인 일련의 행동이다. 다시 말해, 작업형태는 어떠한 사회적 정황 속에서도 시행할 수 있는 것이다. 사람들이 수행하는 **작업세팅**(예컨대, 집, 이웃, 학교, 일터)은 수행에 있어서 흥미 있는 점을 조합하여 구성하는 공간, 물체, 작업형태 및 사회적 집단이라는 독특한 윤곽을 만들어내고 있다. 따라서 예컨대, 지방의 작은 도시에 있는 주민은 도심의 공영주택을 둘러싸는 지역에 있는 주민과 기회와 자원, 요구, 제한이 매우 다를 것이다.

작업의 조직화
(Organization of Occupation)

인간작업 모델은 의지, 습관화, 수행능력, 환경이 시간과 더불어 어떻게 상호관계를 갖고 조직화되는가를 생각해내기 위해 시스템 이론을 사용한다(Kielhofner, 2002). 주된 두 가지 점이 아래와 같이 강조된다.

> **의지, 습관화, 수행능력 그리고 환경적 조건은 항상 상호작용하고 우리들의 사고, 감정, 행동이 일어나는 것으로부터 조건을 만들어낸다.**

- 작업은 역동적이고 상황 의존적이다.
- 사람들은 자신의 수행을 통해 자기가 누구인지를 나타낸다.

첫째로, 인간의 내적 특성이 인간이 어떻게 동기부여가 되고, 무엇을 수행하고 어떻게 수행하는가에 영향을 미치기 위해 환경과 끊임없이 상호작용을 할 것을 강조한다. 사람이 수행하는 것은 인적 및 환경적 상황의 일치(confluence)의 결과이다. 이와 같이 작업의 동기, 습관과 역할, 수행능력, 환경적 조건의 복잡한 상호작용을 반영하고 있다.

의지, 습관화, 수행능력 그리고 환경적 조건은 항상 상호작용하고 우리들의 사고, 감정, 행동이 일어나는 조건을 만들어낸다. 다음은 상호작용의 예이다.

- 수행을 방해하는 기능(skill)에 대한 신뢰의 결여로부터 일어난 불안
- 새로운 의지적 선택을 방해하는 낡은 습관
- 신체적 통증 또는 환경적 장벽에도 불구하고 사람이 수행을 계속하도록 영향을 주는 가치의 힘

가치, 흥미, 개인적 인과관계, 역할, 습관, 수행능력, 물리적 및 사회적 상황은 항상 역동적 전체 안으로 연결된다. 사람들이 수행하고 그리고 느끼는 것은 이 역동적 전체로부터 나온다.

둘째로 인간은 끊임없이 유지와 재조직화를 필요로 한다는 것을 강조하지만 이것은 그 사람의 진행 중인 행위의 패턴을 통해서 달성된다. 발달, 연속하는 존재, 그리고 사람의 특징의 변화는 진행 중인 행동, 사고 그리고 감정에 좌우된다. 의지, 습관화, 수행능력은 바로 그 과정을 통해서 구성되고 유지되며 변화를 받는다.

작업은 사람들이 자기의 신체와 정신의 조직화를 유지하는 것을 통한 역동적 과정이다. 일, 놀이, 일상생활활동에 종사하는 것은 자기 자신을 조직화하는 데에 도움이 된다(예컨대, 능력을 연마하는 것, 자기에 관한 사고와 감정을 형성하는 것, 사회적 정체성을 창조하는 것, 습관을 형성하는 것).

참여, 수행과 기능
(Participation, Performance and Skill)

이 모델은 작업의 수행을 아래의 3개 수준으로 개념화한다.

- 참여(participation)
- 수행(performance)
- 기능(skill)

참여 (Participation)

작업참여는 어떤 사람의 사회문화적 정황의 일부이며 그리고 어떤 사람의 건강을 위해 필요하거나 소망하는 일, 놀이 또는 일상생활활동에

참여하는 것을 가리킨다. 이는 가장 폭넓은 수준이 행위이다. 작업적 참여의 예는 일에 종사하는 것, 일상적으로 취미를 추구하는 것, 가정을 유지하는 것, 학교에 다니는 것 등이다.

수행 (Performance)

작업수행은 특정의 작업형태를 수행하는 것을 가리킨다. 예컨대, 사람이 개를 산보시키는 것, 케이크를 굽는 것, 마루바닥을 청소하는 것, 수표장의 잔액을 맞추는 것, 셔츠를 수선하는 것 등을 할 때 그들은 수행하고 있다. 참여의 각각의 영역은 다수의 수행으로 구성된다. 예컨대, 학교에 다닌다는 것은 책을 읽는 것, 수업을 듣는 것, 노트에 필기를 하는 것, 숙제를 하는 것, 시험을 치르는 것 등의 작업형태를 포함할 것이다.

기능 (Skill)

작업수행 중에 사람들은 개개의 목적에 맞는 행위를 실행한다. 예컨대, 커피를 끓여서 따르는 것은 많은 서양문화에서는 문화적으로 인정되는 작업형태이다. 사람은 커피와 커피 끓이는 기구와 찻잔을 한데 모아서 그 재료와 물건을 다루며 그리고 커피를 끓여서 따른다는 필요한 단계를 일정한 순서로 배열하는 목적에 맞는 행위에 관여한다. 작업수행을 만들어내는 이들의 행위는 기능(skill)이라 불린다. **기능**(skill)은 사람이 수행하는 동안에 사용하는 목표 지향적 행위이다(Fisher, 1999,; Kielhofner, 2002). 기초를 이루는 능력을 가리키는 수행능력과는 대조적으로 기능(skill)은 실제의 수행을 만들어내는 개개의 기능적 행위(functional action)를 가리킨다. 이 모델은 **운동기능**(motor skills), **처리기능**(process skills), **의사소통과 상호작용 기능**(communication and interactions skills)이라는 세 종류의 기능(skill)을 명백히 하고 있다. 이 세 종류의 기능(skills)의 각각이 만들어내고 있는 기능(skills)의 상세한 분류는 기능(skills)의 평가를 만들어내는 것의 일부로서 개발되었다. Fisher와 동료들은 운동 및 처리기능 평가를 만들어내는 운동과 처리기능의 분류법을 개발하였다(Doble, 1991; Fisher, 1993; Berspang & Fisher, 1995). Forsyth와 동료들은 의사소통과 상호관계 기능평가를 만들어내고 있는 의사소통과 상호관계 기능(skills)의 분류법을 개발하였다(Forsyth et. al., 1998; Forsyth, Lai, & Kielhofner, 1999).

작업적응, 작업정체성, 작업유능성 (Occupational Adaptation, Identity and Competence)

이 모델은 **작업적응**(occupational adaptation)을 그 사람의 환경적 상황과 시간 안에서 긍정적으로 정체성의 조직화와 유능성을 달성하는 것으로서 정의한다(Kielhofner, 2002). 이 정의는 작업적응에는 2개의 개개의 상호관계적인 요소를 가진다고 인정하고 있다.

- 작업정체성(occupational identity)
- 작업유능성(occupational competence)

작업정체성 (Occupational Identity)

작업정체성이란 작업적으로 현재 어떠한 존재이며 경력을 쌓아 장차 어떠한 모습이 되기를 바라는지에 대한 개인의 생각을 가리킨다. 그 사람의 의지, 습관화 그리고 살아있는 신체로서의 경험 모두가 작업정체성으로 통합된다. 작업

정체성은 축적된 인생경험을 반영하고 다음으로 그 사람이 누구였는가에 대한 이해와 그 사람의 미래에 대해서 희망하고 가능한 방향의 감각으로 조직화하도록 한다. 작업정체성은 자기인식의 수단 및 진행 중인 행위의 청사진(미래의 계획)의 양자 모두에게 도움이 된다.

작업유능성 (Occupational Competence)

작업유능성은 사람이 자기의 작업정체성을 반영하는 작업참여의 패턴을 유지하는 정도를 가리킨다. 이와 같이 정체성은 그 사람의 작업적 생활의 주관적 의미로 하지 않으면 안되는 것이지만 유능성은 어떤 지속적인 방법으로 그 정체성을 행위로 바꿔야 한다. 유능성은 기본적인 책임과 개인적 기준을 충족하기 위해 그 사람의 생활을 조직화하는 것을 시작으로 역할의무를 수행하고 다음으로 만족스러운, 흥미 있는 생활을 성취하는 것으로 넓혀간다 (Kielhofner & Forsyth, 2001).

사람들은 발전하고 생활을 바꾸기 위해서(질병 및 장애를 포함한다) 시간을 들여서 자기의 작업정체성과 작업유능성을 인식한다. 적응은 그 사람의 기초를 이루는 능력과 환경의 가능성을 일치시키는 정체성을 구축하는 것에 달려있으며, 그리하여 이것이 지속되어 생활에서 실행되는 것이다.

요약 (Summary)

이 모델은 동기부여, 패턴화 및 작업의 수행 그리고 이 과정에 대한 환경의 영향에 관계되는 일련의 개념을 편입시킨다. 그림 10-1에 나타낸 것처럼 이 모델은 의지, 습관화, 수행능력이 작업에 영향을 미치는 개인의 내적 특징을 나타내는 것이라 제안한다. 이들은 개인이 시행하는 것을 결정하는 환경과 상호작용을 한다. 이 모델은 3개의 수준〔기능(skill), 수행, 그리고 참여)에서 행위를 검토한다. 시간을 들여서 하는 일, 놀이, 일상생활활동에의 개인의 참여는 작업적응을 함께 구성하고 있는 작업정체성과 작업유능성을 만들어내고 유지하는 것이다.

문제와 도전 (Problems and Challenges)

사람들의 정체성이 그것을 실행시키는 가능성과 맞지 않을 때, 또는 생활상황에 의해서 훼손될 때 작업적응은 어려워진다. 대부분의 사람들은 언젠가는 작업적응에 대한 위협 또는 작업적응의 문제를 경험한다. 이 모델에서는 작업적응의 문제는 의지, 습관화, 수행능력 그리고 환경적 요인의 상태에 의해서 설명된다.

> **사람들의 정체성이 그것은 실행시키는 가능성과 맞지 않을 때 또는 생활상황에 의해서 훼손될 때 작업적응은 어려워진다.**

장애에서의 의지의 역할은 크게 달라질 것이다. 의지는 장애의 근원인 활동과 작업 선택을 야기할지도 모른다. 후천적 장애는 이전의 긍정적인 개인적 인과관계, 흥미 그리고 가치를 위협하고 바꾸어 하고자 하는 의욕과 동기부여를 저하시킬 수도 있다.

습관화가 능력 장애에 의해서 영향을 받으면 사람들은 생활에 익숙해짐, 일관성 그리고 상대적인 편안함을 주고 있었던 많은 것을 상실할 가능성이 있다. 장애는 확립된 습관을 무너뜨리

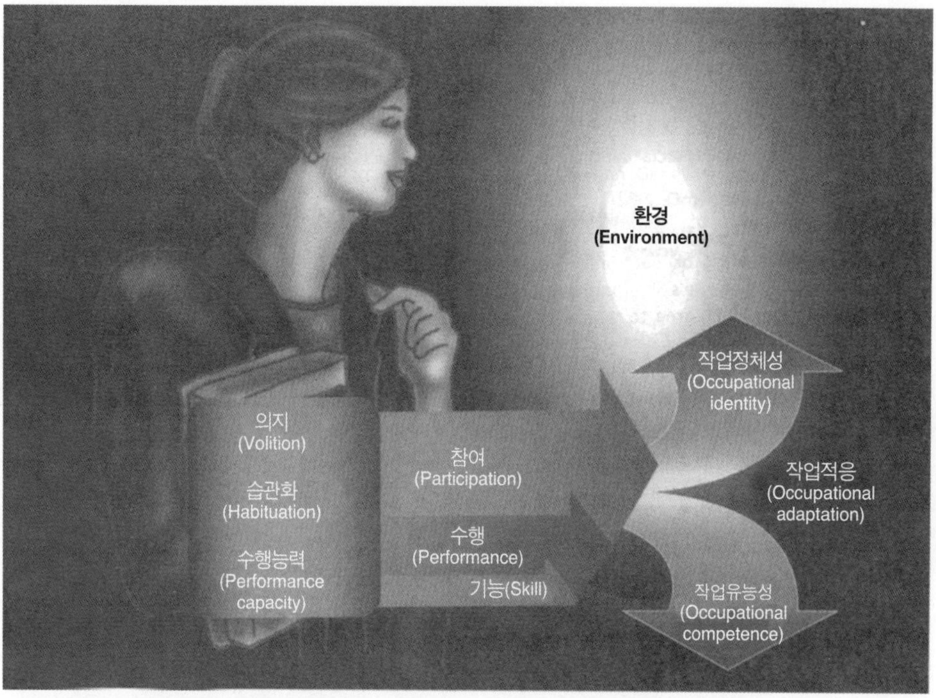

그림 10-1. 작업적응의 과정(Kielhofner : 인간작업 모델 : 이론과 응용. 제3판 Lippincott Williams & Wilkins, Philadelphia 2002에서 전재)

고 일상생활의 많은 것에 새로운 습관을 개발할 필요를 가지게 한다. 새로운 습관은 장애에 순응시키거나 또는 장애를 관리할 필요가 있을지도 모른다. 습관은 또한 장기간의 강제된 비활동에 의해서 손상될 수 있고, 또는 그 사람의 장애의 변동이나 점진적인 악화에 의해서 불안정해질 수도 있다. 장애의 발생은 당연한 것이라 생각되는 것, 친숙해진 것 등 매일의 일들을 성취하는 많은 방법을 변하게 할 지도 모른다.

장애가 있는 사람은 작업역할을 학습하거나 작업역할에 참여할 기회가 적어질 수도 있고, 한편 자기 자신이 중요하지 않은 역할에 할당되어 있음을 알게 될 수도 있다. 능력의 제한은 역할수행을 중단시키거나 끝나게 할지도 모르고 또는 역할을 수행하는 방법을 크게 수정하도록 하는 결과를 가져올지도 모른다.

장애를 가진 생활의 주요 과제의 하나는 개인적 욕구와 필요성에 따라서 사람을 효과적이고 동시에 쾌적하게 생활을 할 수 있게 하는 습관화된 패턴을 스스로 구축하는 것이다. 장애의 발생에 이어서 생활을 재건하는 것은 이미 아는 것으로부터 아직 알지 못하는 것으로 옮기는 것을 의미한다. 사람은 새로운 또는 변화한 역할과 습관 안에 보여주는 생활패턴을 재건하기 위해 자기의 변화한 조건 속에서 세계와 다시 부딪쳐야 한다.

경험을 강조하는 수행능력의 새로운 개념은 장애에 대처하는 데에 관리되고 사용되어야 하는 특정의 장애를 가진 특유의 경험에 관심을 갖도록 한다. Kielhofner 외(2002)는 장애체험

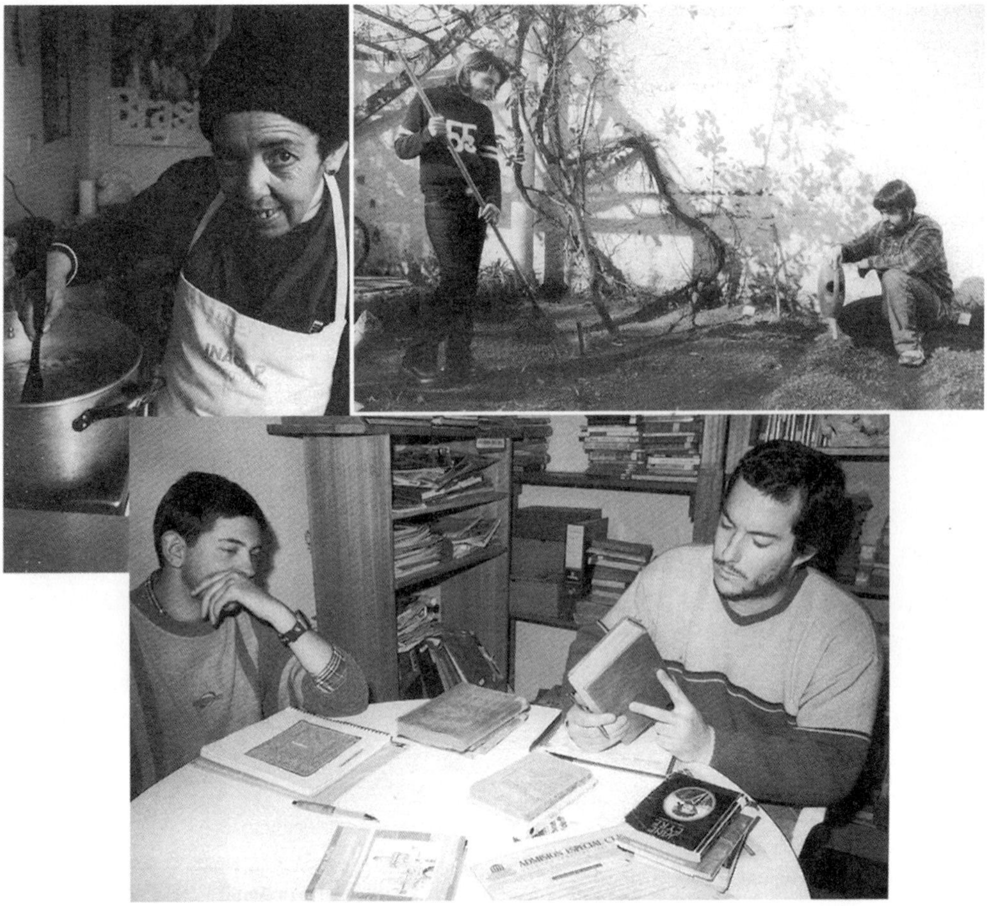

칠레의 지역재활센터인 린쿠엔트로스(Reencuentros)에서 클라이언트가 점심식사 준비나 센터의 도서관의 관리, 땅바닥의 청소 등에 종사하고 있다. 이 MOHO에 기초하는 프로그램은 클라이언트의 기능(skill), 습관, 역할 그리고 의미와 효과의 감각을 높이는 수단으로서 이들의 작업 및 다른 실생활의 작업을 제공하고 있다.

의 특성으로 신중하게 주의를 돌림으로써 장애와 변화가 어떻게 명백해지는지를 설명하고 있다. 이 접근법은 수행능력을 보는 전통적인 방식을 근본적으로 바꾸는 것이기 때문에 이것은 수행능력의 장애에 대처하는 새로운 사고와 혁신적 전략을 제공한다.

이 모델은 또한 물리적이고 사회적인 환경이 작업적응에 대한 중요한 장벽을 나타낼 수 있다고 인정한다. 신체장애인에게 장해물이 되는 건축구조에서부터 사회적 불공정성에 이르기까지 많은 요인이 장애인에게 기회를 제한하고 부정적인 요구를 가져온다.

이 모델이 작업적응을 의지, 습관화, 수행능력 그리고 환경적 조건의 상호작용적인 원동력의 기능이라고 간주하는 것과 마찬가지로 적응의 문제도 역시 이들 요인의 역동적 상호작용의 기능이라고 인식하고 있다. 인간작업 모델은 이와 같이 작업적 문제를 동기부여, 행위의 패턴화, 장애의 체험, 물리적 및 사회적 상황의 요인을 포함하는 다요인적인 것으로 인식하고 있다.

작업적 문제를 이해하는 것은 이들의 개인적 및 환경적 요인이 어떻게 상호관계를 가지는가라는 인식을 필요로 한다.

치료적 중재
(Therapeutic Intervention)

인간작업 모델의 모든 중재의 형태(보상적 목적인 것조차도)는 변화를 수반한다는 사고로부터 시작된다. 예컨대, 개인이 영구적인 장애를 보상하기 위해 환경을 바꿀 때 그 사람은 수행의 습관을 조정해야 하고 가치나 개인적 인과관계를 재점검해야 한다. 이와 같이 변화의 개념 및 변화의 특성과 과정을 이해하는 것은 이 모델의 작업중재의 설명에 있어 중심적이다.

"인간작업 모델 : 이론과 응용"의 최신판의 제18장(Kielhofner & Forsyth, 2002)은 작업치료에서 일어나는 변화의 과정에 관한 상세한 설명을 제공하고 있다. 거기서는 클라이언트만이 자기의 변화를 성취할 수 있다고 강조하고 있다. 의지, 습관화 그리고 수행능력이 변화는 클라이언트의 **작업참여**의 기능이라고 개념화되어 있다(즉, 클라이언트의 하나 이상의 작업형태의 수행과 작업치료의 부분으로서 일어나는 부수된 사고와 감정). 작업참여의 개념은 아래의 두 가지 점을 강조하고 있다.

> **변화의 개념 및 변화의 특성과 과정을 이해하는 것은 이 모델의 작업중재의 설명에 있다. 중심적이다.**

- 행위가 작업 치료적이기 위해서는 고안된 활동만이 아니라, 실제의 작업형태를 포함해야 한다.
- 클라이언트가 행위를 통해서 변화를 성취하기 위해서는 그 클라이언트가 수행하는 것이 적절하고 의미를 갖는 것이어야 한다.

이 모델의 개념은 또한 작업치료의 결과로서 일어나는 변화를 확인하기 위해 사용된다. 예컨대, 아래는 이 모델의 개인적 측면에 연관된 변화이다.

- 수행능력(장점과 단점)의 이해를 높인다.
- 제한점에 대한 감정적 수용과 작업능력에서의 긍지를 계발한다.
- 새로운 것을 편입시키는 새로운 습관 패턴을 획득한다.
- 긍정적인 작업선택을 지원하는 가치를 계발한다.
- 다양한 역할에서의 성공과 관련된 책임의식을 개선한다.
- 흥미 있는 것에의 참여를 증가시킨다.

이 모델은 또한 클라이언트의 행위, 사고, 감정이 어떻게 방금 언급한 것 같은 변화의 종류를 추진하는가의 설명을 제공한다. Kielhofner와 Forsyth (2002)는 작업치료에서 나타나고 그러한 변화를 만드는 클라이언트의 행위의 분류법을 제공하고 있다. 이 분류는 클라이언트가 작업치료에서 행동하고 생각하고 느끼는 것에 대해서 생각하기 위해 보다 구성적인 방법을 제공하기 위해 만들어져 있다.

응용의 기술
(Technology for Application)

이 모델을 적용하기 위한 수단은 아래의 것이 있다.

- 일련의 평가
- 평가, 치료계획, 중재에서 이 모델의 적용을 묘사한 다수의 자료로 뒷받침된 사례
- 이 모델에 기초하는 프로그램의 실시를 기술하고 있는 발표된 논문과 매뉴얼

거의 모든 영역의 실행시 위와 같은 다양한 수단이 있다.

평가도구 (Assessment Tools)

현재까지 19개의 평가법이 이 모델에서 사용하기 위해 개발되어 있다(충분한 경험적 타당성이 있는 것을 포함한다). 대부분의 평가방법은 사례로 뒷받침된 실시와 해석을 위한 사용설명을 제공하는 매뉴얼로 설명하고 있다. 각각에 대해서 아래에 간결하게 개략적으로 설명한다. 표 10-1은 이들의 평가방법의 특징을 요약한 것이다.

관찰평가 (Observational Assessments)

의사소통과 상호작용 기능평가(Assessment of Communications and Interaction Skills; ACIS)(Forsyth et al. 1998)는 일상의 작업과정에서의 대화나 사회적 상호작용에서 개인의 기능(skill)을 측정하는 관찰에 기초하는 도구이다. 클라이언트의 생활에 의미가 있고 관련되는 상황에서 관찰로 실시하며, 신체적 특징, 정보의 교환, 관계라는 3가지 의사소통과 상호작용의 영역으로 나뉘어 20개 항목으로 구성되고, 평가양식에 기입하는 데에 사용된다. 운동 및 처리기능평가(Assessment of Motor and Process Skills : AMPS)(Fisher, 1999)는 일상생활 활동(즉, 개인적, 가정적인 일상생활활동) 중에서 나타내는 운동과 처리기능을 측정하는 구조화된 관찰평가이다. 클라이언트는 16개의 운동기능(motor skill) 항목과 처리기능(process skill) 항목에 대해서 평가된다. AMPS와 ACIS의 결과는 사람들이 왜 수행이 곤란하게 되어있는가라는 이유에 관한 상세한 정보를 제공한다.

의지 설문지(Volitional Questionnaire, VQ)(de las Heras et al., 2002)는 클라이언트의 의지와 동기부여에 관한 환경적 영향의 정보를 파악하는 관찰평가이다. VQ는 클라이언트의 자발성의 정도에 따라서 평가되는 14개 항목으로 구성된다. 환경적 형태가 동기부여에 대한 영향에 관한 정보를 파악한다. VQ는 클라이언트의 흥미와 가치 그리고 그 사람의 동기를 최적으로 하는 데 필요한 환경적 지원의 양과 종류에 대한 정보를 제공한다. 어린이용 의지 설문지(PVQ)(Geist et al., 2002)는 VQ와 마찬가지의 형식과 유사하지만 2세에서부터 6세까지의 어린이에게 사용하기 위해 만들어졌다.

자기보고 평가 (Self-Report Assessments)

수정판 흥미 체크리스트(Kielofner & Neville, 1983)는 클라이언트에게 과거와 현재의 흥미, 그리고 클라이언트가 이들의 흥미에 표출한 매력의 정도를 나타내도록 의뢰하는 자기보고 양식이다. 이것은 또한 클라이언트의 현재와 예측되는 미래의 흥미에 대한 정보를 수집하는 것이다.

NIH 활동기록(ACTRE)(Furst et al., 1987; Gerber & Furst, 1992)은 과제수행에 대한 증상의 영향, 일상과제에 대한 흥미와 중요성의

표 10-1. 인간작업 모델에 기초한 평가

평가에 의해서 다루어지는 개념	작업 적응		의지			습관화		기능(Skill)			수행		환경		정보수집 방법			대상			
평가	정체성	유능성	개인적 인과관계	가치	흥미	역할	습관	운동	처리	의사소통과 상호관계			물리적	사회적	관찰	자기보고	면접	어린이	청년	어른	고령자
의사소통과 상호작용 기능(skill)의 평가										×					×			×	×	×	×
운동 및 처리기능(skill) 평가								×	×						×			×	×	×	×
작업기능 평가			×	×	×	×	×	×	×	×									×	×	×
어린이용 작업에 관한 자기평가		×	×	×	×	×	×	×	×	×	×	×				×		×			
흥미 체크리스트					×											×			×	×	×
인간작업 모델의 선별검사(MDHOST)			×	×	×	×	×	×	×	×	×				×		×		×	×	×
NIH 활동기록			×	×	×	×	×				×	×				×			×	×	×
작업상황평가-면접과 척도			×	×	×	×	×				×	×	×	×			×		×	×	×
작업수행 과거력 인터뷰 - II	×	×	×	×	×	×	×				×	×	×	×			×		×	×	×
작업 설문지			×	×	×	×	×					×				×			×	×	×
작업에 관한 자기평가		×	×	×	×	×	×	×	×	×			×	×			×		×	×	×
학습의 심리사회적 작업치료 평가			×	×	×	×	×				×	×	×	×			×	×			
어리인용 흥미 프로파일			×		×	×						×						×	×		
어린이용 의지 설문지			×	×	×								×	×	×			×			
역할 체크리스트				×		×										×			×	×	×
학교장면 면접법													×	×			×	×			
의지 설문지			×	×	×								×	×	×				×	×	×
근로자 역할 면접			×	×	×	×	×						×	×			×			×	
일의 환경영향 척도													×	×			×			×	

개인적 인식 그리고 일상의 습관 패턴을 상세하게 제공하는 24시간의 활동기록이다. 수집된 구체적인 정보는 역할활동과 휴식에 사용한 빈도와 시간의 비율, 활동 중의 휴식기간의 빈도, 통증과 피로가 있었던 시간의 빈도와 비율, 그리고 흥미, 의미, 즐거움, 개인적 효과성의 인식이라는 의지적 관심사에 더해서 그것이 일어나는 하루의 시간 또는 활동을 망라하는 것이다.

작업설문지(Occupational Questionnaire, OQ)(Smith, Kielhofner, & Watts, 1986)는 클라이언트에게 일반적인 주일 및 주말의 날에 30분마다 수행하는 활동을 제시하도록 하는 지필검사의 자기보고 방법(pen-and paper self-report instrument)이다. 활동을 기입한 후에 클라이언트는 그 활동이 일인가, 일상생활 과제인가, 레크리에이션인가 또는 휴식인가를 나타내고 그 활동을 얼마만큼 잘 하는가, 자기에게 어느 정도 중요한가, 그리고 그것을 하는 데에 얼마만큼 즐기는가를 평가한다.

역할 체크리스트(Oakley, Kielhofner, & Barns, 1985)는 우선 클라이언트가 10개의 역할의 각각에 대해서 어떻게 수행하여왔는가, 현재 관여하고 있는가, 그리고 미래에 수행할 계획인가를 나타내는 자기보고 양식이다. 다음으로 클라이언트에게 10개의 역할의 각각이 얼마만큼 가치가 있는지를 제시하도록 요구한다.

작업에 관한 자기평가(Occupational Self Assessment ; OSA)(Baron et al., 2002)는 2부 형식의 평가양식이다. 제1부는 작업기능에 관한 질문을 클라이언트에게 강점, 적절한 기능 또는 약점 영역이라고 응답하게 한다. 클라이언트의 응답을 통해 그들이 가치를 두는 항목을 알 수 있다. 제2부에는 환경에 관한 질문에 응답하도록 한다. 클라이언트가 일단 자기의 행동과 환경을 평가하는 기회를 가졌다면 작업치료의 우선순위를 결정하기 위해 다시 그 항목을 검토하는데 이는 작업치료의 목표로 전환할 수 있다. 어린이용 작업에 관한 자기평가(Child Occupational Self Assessment; COSA)(Federico & Kielhofner, 2002)는 OSA와 유사하지만 나이 어린 응답자에 적합한 내용과 양식으로 되어있다.

어린이용 흥미 프로파일(Pediatric Interest Profiles; PIP)(Henry, 2000)은 연령에 기초하는 놀이와 레제의 흥미 프로파일이다. 3개의 프로파일(어린이의 놀이 프로파일은 6세에부터 9세 ; 사춘기 전 어린이 프로파일은 9세에서부터 12세 ; 청년기 레저 흥미 프로파일은 12세에서부터 21세)은 치료사가 놀이에 관련된 문제를 확인할 수 있도록 개발되었다. 또한 중재에 적용하기 위해 특정 놀이의 흥미를 확인하는 데에 도움이 될 것이다.

면접 (Interviews)

작업수행 과거력 인터뷰(Occupational Performance History Interview; OPHI-Ⅱ)은 클라이언트의 과거와 현재의 작업수행에 관한 정보를 수집한다. 다음의 세 가지로 구분되어 있다.

- 반구성적 면접
- 클라이언트의 작업정체성, 작업유능성 그리고 작업장면의 영향을 측정하는 3개의 평가척도
- 클라이언트의 작업적 이야기(narrative)를 특징짓는 생활사 이야기

작업적 환경 평가의 면접과 척도(Occupational

Circumstances Assessment Interview and Rating Scale; OCAIRS)(Haglund et al., 2001)는 OPHI-Ⅱ 보다도 더 간략한 면접이며 개인의 작업 참여에 초점을 맞추고 있다. 반구성적 면접을 실시한 후에 작업치료사는 의지, 습관화, 기능(skill) 그리고 변화에 대한 준비에 관련되는 11 항목의 평가척도를 완성한다.

근로자 역할 면접(Worker Role Interview; WRI)(Velozo, Kielhofner, & Fisher, 1998)은 일의 성공에 영향을 주는 사회심리적/환경적 요인에 관한 정보를 제공하는 반구성적 면접이다. 면접은 클라이언트와 과거의 일, 경험과 결부된 자기의 생활과 일의 세팅의 다양한 측면에 대해서 논의하도록 되어있다. WRI의 평가척도는 의지, 습관화, 그리고 환경의 인식을 반영하는 16 항목으로 구성된다.

일의 환경영향 척도(Work Environment Impact Scale; WEIS)(Moore-Corner, Kielhofner, & Olson, 1998)는 사람의 수행, 만족감 그리고 양호한 상태에 대한 일의 세팅의 영향에 관한 정보를 수집하기 위해 만들어진 반구성적 면접이다. 면접 후 작업치료사는 물리적 공간, 사회적 접촉과 지원, 일시적인 요구, 이용되는 물건 그리고 일상적 일의 기능(function)이라는 17개의 환경요인을 반영한 척도를 끝마친다.

학교세팅 면접(School Setting Interview; SSI)(Hoffman, Hemmingson, & Kielhofner, 2000)은 학교세팅에서 장애가 있는 학생들이 적응하기 위한 필요성을 확인하기 위해 만들어진 반구성적 면접이다. SSI는 쓰는 것, 읽는 것, 이야기하는 것, 사물을 외우는 것, 산수를 하는 것, 숙제를 하는 것, 시험을 치르는 것, 미술 · 체육 · 음악을 하는 것, 교실을 이동하는 것, 휴식을 하는 것, 야외여행에 참여하는 것, 도움을 받는 것, 학교에 다니는 것, 직원과 교류하는 것의 14개의 내용 영역에서 어린이가 기능하는 상황을 제공한다.

정보수집의 혼합된 방법을 사용한 평가
(Assessment Using Mixed Metbods of Information Gatbering)

작업기능 평가(Assessment of Occupa-tional Function; AOF)(Watts et al., 1999)는 반구성적 면접이나 또는 자기보고 양식으로 실시된다. 이것은 개인적 인과관계, 가치, 역할, 습관, 기능(skill)에서의 장점과 단점을 확인한다. 이들의 개념을 반영한 20개 항목으로 구성된 평가척도이다.

인간작업 모델 선별검사(Model of Human Occupation Screening Tool; MOHOST)(Parkinsn & Forsyth, 2001)는 MOHO 모델 개념의 효율적인 개요를 제공하는 광범위한 선별검사이다. 이것은 의지, 습관화, 기능(skill), 환경적 지원에서의 클라이언트의 장점과 단점을 확인한다. MOHOST는 유연하게 실시할 수 있도록 되어있다(정보를 수집하기 위해 관찰, 클라이언트와의 토론, 병동에 상주하는 직원과의 대화, 친척과의 대화라는 조합을 사용한다). 이 평가는 임상가가 많은 정보출처로부터 클라이언트에 관한 지식을 얻는 것을 가능케 하고 베이스라인(base-line)의 평가와 전반적인 개선을 기록하기 위해 일정한 시간의 간격을 두고 사용할 수 있다. MOHOST의 평가양식은 작업치료사의 일반적 실행의 일부인 관찰을 객관화한다.

학습의 심리사회적 작업치료 평가(Occupa-tional Therapy Psychosocial Assessment of Learning(OT PAL)는 관찰과 서술적 평가의 도

구이다. 이것은 학생의 의지(선택하는 능력), 습관화(역할과 일상의 일) 그리고 교실세팅 내에서의 환경적 적합성을 평가한다. 학생, 교사, 부모의 관찰과 간단한 면접으로부터 정보를 수집한다. 평가척도는 선택하는 것, 습관과 일상적인 일, 역할이라는 주요 영역에 초점을 맞추는 21개 항목으로 구성된다. OT PAL은 학생과 교실세팅 사이의 적합성이 효과적이라는 것과 그 적합이 교실에서의 그 학생의 수행에 어떻게 영향을 미치고 있는가를 작업치료사가 결정을 하도록 한다.

중재와 프로그램의 형식화된 전략 (Formal Strategies for Intervention and Programs)

최근에 이 모델이 주로 강조하는 것은 그 응용을 위해 특정 전략의 윤곽을 묘사하는 것이었다. Kielhofner(2002)는 이 모델을 응용하는 과정에 관해 상세한 정보를 제공하고 있다. 더욱이 이 모델의 응용을 제시하기 위해 상세한 매뉴얼이 개발되어 왔다(Braveman, 2001; de las Heras, Llerena , & Kielhofner, 2003; Olson, 1998). 응용을 위한 출처는 문헌에서 볼 수 있는 이 모델을 응용한 다수의 사례에서도 찾을 수 있다. 최신판의 13단원에서는 다양한 세팅에서 다양한 클라이언트에게 이 모델을 응용한 사례를 소개하였고 발표된 논문의 많은 사례를 볼 수 있다.

인간작업 모델을 사용한 광범위한 프로그램이 문헌에 서술되어 왔다. 이들에는 예컨대, 만성 통증(Gusich, 1984; Padilla & Bianchi, 1990), 외상성 뇌손상(DePoy, 1990), 알츠하이머치매(Oakley, 1987; Olin, 1985), 에이즈(Pizzi, 1990; Schindler, 1990), 그리고 경계인격장애(Salz, 1983) 등의 다양한 클라이언트 집단에 대한 프로그램이 포함된다. 이 모델은 집없는 사람(homeless)이나 정신장애가 있는 사람들(Kavanaugh & Fares, 1995), 전쟁에서 피폐한 병사(Gerardi, 1996), 정서장애가 있는 어린이나 사춘기의 젊은이(Reekmans & Kielhofner, 1998; Sholle-Martin, 1987; Weissenberg & Giladi, 1989), 주의력결핍과잉행동장애(attention deficit hyper-activity disorder) 어린이들(Woodrum, 1993)에 대한 프로그램이다. 더욱이 문헌에는 인간작업 모델에 기초한 많은 프로그램이 기재되어 있다. 이들의 프로그램은 낮병동(day hospital)(Gusich & Silverman, 1991), 직업재활 프로그램(Mentrup, Niehaus, & Kielhofner, 1999), 교도소(Michael, 1991; Schindler, 1990), 그리고 초기 중재세팅(Schaaf & Mulrooney, 1989)이라는 특정 상황을 위해 만들어져 있다.

연구 (Research)

이 모델에 기초하는 80개 이상의 연구가 발표되어 있다(재검토를 위해 Kielhofner & Lyenger, 2002 참조). 이들에는 이론을 검증하기 위해 만들어진 기초연구와 실행에서의 유용성을 검증하는 응용연구가 포함되어 있다. 모델에 관한 기초연구는 다음과 같다.

- 개념을 검증하려고 하는 구성개념 타당성의 연구(Doble, 1991; Mallinson, Kielhofner, & Mattingley, 1996; Oakley et al., 1986; Pan & Fisher, 1994).
- 이론 안에서 제안된 구성개념 사이의 관계의 정확성을 검증하는 상관연구(Barns, Dickie,

& Baron, 1988; Dueliman, Barns, & Kielhofner, 1986; Neville-Jan, 1994, Peterson et al., 1999).

- 그룹차이를 설명할지 어떤지를 검증하기 위해 이론으로부터의 개념의 그룹을 비교하는 연구(Barns et al., 1986; Davies et al., 1994; Ebb, Coster, & Duncombe, 1989; Lederer, Kielhofner, & Watts, 1985).
- 미래의 행동이나 상태를 예측하기 위해 모델의 개념과 명제의 가능성을 검증하는 전향적 연구(Chen et al., 1999; Henry, 1994; Rust, Barns, & Hooper, 1987).
- 이 모델의 개념과 명제를 깊이 탐색하는 질적 연구(Jonsson, Josephsson, & Kielhofner, 2000; Jonsson, Josephsson, & Kielhofner, 2001; Jonsson, Kielhofner, & Borell, 1997).

이 모델에 기초하는 응용연구는 다음의 내용이다.

- 평가의 개발을 유도하는 연구(Broillier et al., 1989; Forsyth, Lai, & Kielhofner, 1999; Fossey, 1996; Viik et al., 1990).
- 모델의 개념이 치료적 추론(reasoning)과 실행에 어떻게 영향을 주고 있는가의 연구(Mufioz, Lawlor, & Kielhofner, 1993; Oakley, Kielhofner, & Barris, 1985).
- 작업치료에서 일어나는 것을 검증하는 연구(Helfrich & Kielhofner, 1994; Kielhofner & Barrett, 1998).
- 이 모델에 기초하는 서비스의 성과를 검증하는 연구(Josephsson et al., 1995; Kielhofner & Brinson, 1989).

MOHO 모델에 기초하는 연구는 시간이 지남에 따라 보다 세련되고 엄밀해졌다. 초기의 연구 및 계속되는 연구의 대부분은 인간작업 모델의 개념과 평가의 타당성에 초점이 맞춰져 왔다. 이 모델에 관련 연구에 대한 강조점은 증대하였지만, 작업치료의 과정과 성과를 검증하는 연구는 많이 이루어지고 있지 않다.

고찰 (Discussion)

인간작업 모델은 광범위하게 초점을 맞추고 있기 때문에 광범위하게 사용되고 있고 많은 사람들이 그 발전에 기여하고 있다. 그 결과 이 모델에 관한 수많은 문헌이 있고 적용을 위한 많은 기술이 개발되어 왔다. 이 모델의 이론적, 응용적 또는 연구적 측면을 논하고 있는 80개 이상의 논문과 책이 영어로 발표되어 있다. 이 모델에 관한 현재의 문헌목록은 웹 사이트를 통해 볼 수 있다.

동시에 이 모델이 광범위한 초점을 맞추고 있는 것은 그것을 적용하기 위한 기술(technology)의 정당성을 입증하고 만들어내기 위해 매우 많은 발전적 연구가 필요하다는 것을 의미한다. 적용을 위한 기술은 다른 영역과 비교하여 어떤 영역에서의 적용이 양호하다. 이 모델은 다른 모델보다도 특별히 사용하기 위해 개발된 평가가 많지만, 만일 그것이 가능성을 가진 일련의 상황에 걸쳐서 적용된다면, 더욱 많은 평가를 필요로 한다. 이 모델은 견고한 연구의 배경이 있다. 이전에 언급한 것처럼 연구의 대부분은 이론을 검증하는 것이나 평가를 개발하는 것에 초점을 맞추고 있다. 미래의 연구는 이 모델에 기초하는 서비스의 성과를 보다 명확히 문서화하는 것이 필요할 것이다. 중재의 사례와 프로그램을 포함하는 매우 많은 사례의 데이터가 이 모델이 효과적인 작업치료를 유도하고 있다는 것을 시사하고 있으나 추가적인 증거가 필요하다.

인간작업 모델은 그것이 다루는 몇 가지 문제에서는 독특하다. 예컨대, 그것은 작업에 대한 동기부여에 직접 대처하는 유일한 모델이고 역할과 습관을 강조하는 유일한 것이다. 이것은 또한 환경의 독특한 관점을 제공한다. 그 광범위한 초점 때문에 이 모델은 실행을 위한 전체론적이고 포괄적인 모델로 인식되고 있다(Hubbard, 1991). 마지막으로 이 모델은 작업에 강하게 초점을 맞춰 개발하기 위한 최초의 모델의 하나였기 때문에 많은 사람들은 작업치료를 위해, 또한 작업치료의 특유한 초점을 설명하기 위해 유익한 통합된 틀로서 보고 있다.

이 모델의 용어

의사소통과 상호작용 기능(skill)	사람들과 함께 행위를 하기 위해 의도와 필요성을 전달하고 사회적 행동을 전달하는 것
환경적 영향	환경이 특정의 사람에 대해서 가지는 영향(기회, 지원, 요구, 제한의 형태로)
습관	친숙한 환경 또는 상황에서 어떤 시종일관 일정한 방법으로 자동적으로 반응하거나 수행하는 획득된 경향
습관화	습관과 역할에 의해서 유도되고 일상의 일의 시간적, 물리적, 사회적 환경의 특성에 맞는 일관된 행동 패턴을 나타내는 내면화된 준비성
흥미	사람이 시행하는 것을 즐기거나 만족한다고 느끼는 것
내면화된 역할	사회적으로 그리고 개인적으로 정의된 입장과 태도나 행위의 연관된 집단의 편입
살아있는 신체	특정의 신체를 통해서 세계에 존재하는 것을 아는 것의 경험
운동기능(motor skill)	자기나 과제의 대상물을 움직이는 것
작업적응	어떤 사람의 환경적 측면에서 시간을 들여서 긍정적인 작업 정체성의 구축과 작업유능성의 획득하는 것
작업유능성	사람의 작업 정체성을 반영하는 작업참여의 패턴을 유지할 수 있는 정도
작업참여	클라이언트의 하나 이상의 작업형태의 수행과 작업치료의 부분으로서 일어나는 부수된 사고와 감정
작업형태	목적 지향적이고 집합적 지식으로 유지되며 문화적으로 인지되고 그리고 이름 붙여진 규칙에 묶인 일련의 행동
작업정체성	작업적으로 현재 어떠한 존재이며 경력을 쌓아 장차 어떠한 모습이 되기를 바라는지에 대한 개인의 생각
작업참여	어떤 사람의 사회문화적 정황의 일부이며 그리고 어떤 사람의 건강을 위해 필요하거나 요망되는 일, 놀이, 또는 일상생활활동에 종사하는 것
작업수행	작업형태를 수행하는 것
작업세팅	수행에 있어 의미있는 상황을 결합하고 구성하는 공간, 물체, 작업형태 및 사회적 집단이라는 독특한 윤곽

이 모델의 용어

수행능력	기초를 이루는 객관적인 육체적 및 정신적인 구성요소와 대응하는 주관적인 경험의 상태에 의해서 제공되는 목적을 수행하기 위한 능력
개인적 인과관계	유능성과 효과성의 감각
물리적 환경	자연과 인간이 만든 공간(예컨대 숲, 연못, 교실, 극장)과 이들 안에 있는 물체 (예컨대, 나무, 바위, 책, 자동차, 컴퓨터)
처리기능(process skill)	시간과 더불어 행위를 논리적으로 배열함으로써 적절한 도구나 재료를 선정하거나 사용하는 것. 그리고 수행에 직면하였을 때에 수행을 적응시키는 것
기능(skills)	사람이 수행하고 있는 동안에 사용하는 관찰가능하고 목표 지향적인 행위
사회적 환경	사람의 집단과 이들의 집단에 속해 있는 개인이 수행하는 작업 형태
가치	사람이 수행하는 것에 중요성과 의미를 찾아내는 것
의지	사람이 자기가 수행하는 것을 예측하고 선택하며 경험하고 그리고 해석함에 따라 일어나는 그 사람의 세계에서의 한 사람의 행위자로서의 자기에 관한 사고와 감정의 패턴

요약
(Summary)

초점

인간작업 모델은 아래의 사항에 관여하고 있다.

- 작업에 대한 동기부여
- 작업적 생활의 패턴
- 수행의 주관적 측면
- 작업에 관한 환경의 영향

이 모델은 작업적 생활에 문제를 경험하고 있는 어떠한 사람에게도 사용하도록 의도되어 있다.

여러 학문분야에 걸친 기반

이 모델은 아래의 개념을 사용한다.

- 인간의 욕구와 동기에 관한 심리학과 인류학
- 행동의 패턴화에 관한 사회학, 사회심리학 및 초기의 작업치료 문헌
- 현상학적 철학으로부터의 수행에 관련된 개념
- 심리학, 사회학, 인류학으로부터의 환경의 개념
- 이들의 요인이 어떻게 함께 조직화되는가의 틀을 잡는 시스템 이론

이론

이 모델은 인간을 아래의 3개의 요소로 구성되는 것이라 개념화하고 있다.

- 의지
- 습관화
- 수행능력

의지는 사람이 수행하는 것을 향해서 동기가 부여되고 그것을 선택하는 과정을 가리킨다.

습관화는 행위가 패턴과 일상의 일로 조직화되는 과정을 가리킨다.

수행능력은 기초를 이루는 객관적인 정신적 및 신체적 능력과 수행을 형성하는 살아있는 경

험의 양자를 가리킨다.

의지

목적을 수행하는 것에 대한 사고와 감정을 결부시키는 행위에 대한 인간의 깊은 동기(drive)를 포함한다.

의지적인 사고와 감정은 아래의 것을 포함한다.

- 개인적 인과관계 : 이것은 그 사람 능력의 인식과 자기가 바라는 것을 성취하는 데에 어떻게 효과적인가의 감각
- 가치 : 시행할만한 가치가 있는 것. 어떻게 수행해야 하는가, 그리고 목표나 포부가 약속받을만한 가치가 있는 것이라 정의
- 흥미 : 행위의 개인적 형태를 즐기는 경향

의지적인 사고와 감정은 행위를 하는 동안의 예상, 선택, 경험과 그리고 이어지는 해석이라는 순환 속에 있다.

습관화

습관화는 사람의 행위를 매일의 일상적인 일의 대부분을 만들어내는 재현적인 패턴으로 조직화한다.

행위의 습관화된 패턴은 사람들이 수행하는 것이나 그것을 어떻게 수행하는가라는 규칙성, 특징 그리고 질서를 부여하는 습관과 역할에 의해서 지배된다.

습관은 아래와 같다.

- 자동적으로 전개되는 작업을 수행하는 학습된 방법
- 환경적인 우연성에 대처하는 방법을 제공하는 것에 의해서 행동을 조정하는 것

습관은 전개되고 있는 일어난 일로 사람들을 자리매김하고 그들의 행동을 친숙하고 기대되는 상황으로 이끌 수 있게 한다.

역할은 아래와 같다.

- 세계를 내다보기 위한 그리고 행동하기 위한 틀로서의 구실을 한다.
- 자기는 누구인가라는 감각에 깊이 영향을 준다.

습관화는 아래와 같다.

- 패턴화되고 친숙해진 일상의 일을 통제하여 사람들이 환경에서의 특징과 상황을 자동적으로 인식하고 그것에 응답하게 한다.
- 반사적으로 관리되는, 일상적 일의 상황을 통해서 사람들을 이끈다.

수행능력

새로운 이론은 아래와 같다.

- 주관적 경험과 사람들이 어떻게 수행하는가의 그 역할에 초점을 맞춘 수행능력을 이해하는 상이하지만 보완적인 방법을 제공한다.
- 단순히 인위적인 것 또는 행동의 결과 대신에 사람들이 어떻게 수행하는가에 대한 경험이 핵심이 된다고 주장한다.

환경

아래의 것을 제공한다.

- 기회
- 자원
- 요구
- 제약

각 개인에 대한 환경의 특유한 영향(influence)은 환경적 충격(impact)을 가리킨다.

물리적 및 사회적 환경은 작업의 동기부여, 패턴화 그리고 수행에 영향을 미친다.

- 물리적 환경
- 자연 및 인간이 만들어낸 공간
- 그 안에 있는 대상물
- 사회적 환경
- 사람의 집단
- 작업형태

작업세팅은 공간, 대상물, 작업형태 그리고 사회적 집단이라는 특유한 형상으로 구성된다.

시스템 이론

시스템 이론은 의지, 습관화, 수행능력 그리고 환경이 시간이 흐르면서 어떻게 서로 관계부여가 되고 조직화되는가의 틀을 잡고 아래의 것을 강조한다.

- 작업은 역동적이고 상황 의존적이다.
- 사람들은 수행하는 것을 통해 자기가 누구인가를 나타낸다.
- 다음의 3개의 수준에서 작업을 시행하는 것을 개념화한다.
  1. 참여
  2. 수행
  3. 기능(skill)

작업적응, 작업정체성, 작업유능성

작업적응에는 2개의 다르지만 서로 관계가 있는 요소가 있다.

- 작업정체성
- 작업유능성

사람들은 성장하고 생활의 변화에 반응함에 따라 시간이 흐르면서 작업정체성과 작업유능성을 인식한다.

문제와 도전

대부분의 사람들은 언젠가는 작업치료에서 위협 또는 문제를 경험한다.

작업적응의 문제는 아래의 사항들이다.

- 의지, 습관화, 수행능력 그리고 환경적 요인의 상태에 의해서 설명된다.
- 동기부여, 행위의 패턴화, 장애의 경험, 그리고 물리적, 사회적, 정황적 요인을 포함하는 다차원적인 것이다.

치료적 중재

변화의 개념을 변화의 특성과 과정을 이해하는 것이 이 모델의 작업치료적인 중재를 설명하는 중심이 된다.

작업치료에서 일어나는 변화의 과정에 대한 상세한 설명을 제공한다.

클라이언트만이 자신의 변화를 이룩할 수 있다고 강조한다.

작업참여라는 개념은 아래의 두 가지 점을 강조한다.

- 행위가 작업치료적이기 위해서는 인위적인 활동이 아니라 실제적인 작업형태를 수반해야 한다.
- 클라이언트가 행위를 통해서 변화를 성취하기 위해서는 수행된 것이 클라이언트에게 연관성과 의미를 가져야 한다.

이 모델의 개념도 역시 작업치료의 결과로서 일어나는 변화의 종류를 확인하기 위해 사용된다.

모델도 또한 클라이언트의 행동, 사고, 감정이 방금 언급한 변화를 어떻게 추진하는가의 설명을 제공한다.

적용을 위한 기술

이 모델을 응용하는 자원은 아래의 것을 포함한다.

- 일련의 평가
- 사례
- 이 모델에 기초한 프로그램

평가의 도구

현재까지 이 모델을 사용하기 위해 19개의 평가가 개발되어 있다(개요는 표 10-1을 참조).

중재와 프로그램을 위한 형식화된 전략

최근의 주된 중점은 응용에 대한 특정 전략의 윤곽을 나타내는 것이다.

새로운 교과서는 이 모델을 응용하는 과정에 대해서 상세한 정보를 제공하고 있다.

이 모델의 응용을 적용한 상세한 매뉴얼이 개발되어 있다.

많은 사례가 문헌에 있다.

이 모델을 사용한 광범위한 프로그램이 문헌에 기재되어 있다.

연구

이 모델에 기초하는 80개 이상의 연구가 출판되어 있으며 아래와 같은 것이 있다.

- 개념을 검증하기 위한 구성개념 타당성의 연구
- 이 이론에서 제기된 구성개념 사이의 관계의 정확성을 검증하는 상관연구
- 그룹의 차이를 설명할지 아닐지를 검증하기 위해 이론의 개념에 관한 그룹을 비교하는 연구
- 미래의 행동이나 상태를 예측하기 위해 개념과 명제의 가능성을 검증하는 전향적 연구
- 개념과 명제를 깊이 탐색하는 질적 연구
- 평가의 개발을 유도하는 연구
- 모델의 개념이 어떻게 치료적 추론(reasoning)과 실행에 영향을 미치는가에 대한 연구
- 치료에서 일어나는 것을 검증하는 연구
- 모델에 기초한 서비스의 성과를 검증하는 연구
- 모델에 관한 연구는 시간이 흐르면서 보다 세련되고 정밀함이 증가됨

고찰

인간작업 모델은 광범위하게 초점을 맞추기 위해 널리 사용되며 많은 사람들이 그 발전에 기여하고 있다.

이 모델에 관한 많은 문헌이 있다.

적용을 위한 기술(technology)이 개발되어 있다.

이 모델은 그것이 다루는 문제의 일부에서는 독특한 것이다.

이 모델은 광범위하게 초점을 맞추고 있기 때문에 실행을 위한 전체론적이고 동시에 포괄적인 모델로서 인정되어 있다.

참고문헌

Baron K, Kielhofner, G, Iyenger, A, et al. (2002). The Occupational Self Assessment (OSA) (Version 2.0). Chicago: Model of Human Occupation Clearinghouse, Department of Occupational Therapy, College of Applied Health Sciences, University of Illinois at Chicago.

Barris, R, Dickie, V, & Baron, K. (1988). A comparison of psychiatric patients and normal subjects based on the model of human occupation. Occupational Therapy Journal of Research, 8, 3-37. Commentary by Mann, W & Klyczek, J, in same issue. Response to commentary by Barris, R & Dickie, V, in same issue.

Barris, R, Kielhofner, G, Burch, RM, et al. (1986). Occupational function and dysfunction in three groups of adolescents. Occupational Therapy Journal of Research, 6, 301–317.

Bernspang, B & Fisher, AG. (1995). Differences between persons with right or left cerebral vascular accident on the Assessment of Motor and Process Skills. Archives of Physical Medicine and Rehabilitation, 76 (12), 1–1151.

Braveman, B. (2001). Development of a community-based return to work program for people living with AIDS. Occupational Therapy in Health Care, 13(3–4), 113–131.

Brollier, C, Watts, JH, Bauer, D, et al. (1989). A concurrent validity study of two occupational therapy evaluation instruments: The AOF and OCAIRS. Occupational Therapy in Mental Health, 8(4), 49–59.

Chen, C, Neufeld, PS, Feely, CA, et al. (1999). Factors influence compliance with home exercise programs among patients with upper-extremity impairment. American Journal of Occupational Therapy, 53(2), 171–180.

Davies Hallet, J, Zasler, N, Maurer, P et al. (1994). Role change after traumatic brain injury in adults. American Journal of Occupational Therapy, 48(3), 241–246.

Depoy, E. (1990). The TBIIM: An intervention for the treatment of individuals with traumatic brain injury. Occupational Therapy in Health Care, 7(1), 55–67.

Doble, SE. (1991). Test-retest and inter-rater reliability of a process skills assessment. Occupational Therapy Journal of Research, 11(1), 8–23.

Duellman, MK, Barris, R & Kielhofner, G. (1986). Organized activity and the adaptive status of nursing home residents. American Journal of Occupational Therapy, 40, 618–622.

Ebb, EW; Coster, W & Duncombe, L. (1989). Comparison of normal and psychosocially dysfunctional male adolescents. Occupational Therapy in Mental Health, 9(2), 53–74.

Federico, J, & Kielhofner, G. (2002). The Child Occupational Self Assessment (COSA) (Version 1.0). Chicago: Model of Human Occupation Clearinghouse, Department of Occupational Therapy, College of Applied Health Sciences, University of Illinois at Chicago.

Fisher, AG. (1993). The assessment of IADL motor skills: An application of many-faceted Rasch analysis, American Journal of Occupational Therapy, 47 (4), 319–329.

Fisher, AG. (1999). The assessment of motor process skills (AMPS), 3rd ed. Ft. Collins, CO: Three Stars Press.

Forsyth, K, Lai, J-S & Kielhofner, G. (1999). The Assessment of Communication and Interaction Skills (ACIS): Measurement properties. British Journal of Occupational Therapy, 62(2), 69–74.

Forsyth, K, Salamy, M, Simon, S, et al. (1998). The Assessment of Communication and Interaction Skills (ACIS) (Version 4.0). Chicago: Department of Occupational Therapy, University of Illinois at Chicago.

Fossey, E. (1996). Using the occupational performance history interview (OPHI): Therapists' reflections. British Journal of Occupational Therapy, (5), 59, 223–228.

Furst, G, Gerber, L, Smith, C, et al. (1987). A program for improving energy conservation behaviors in adults with rheumatoid arthritis. American Journal of Occupational Therapy, 41, 102–111.

Geist, R, Kielhofner, G, Basu, S, et al. (2002). The Pediatric Volitional Questionnaire (PVQ) (Version 2.0). Chicago: Model of Human Occupation Clearinghouse, Department of Occupational Therapy, College of Applied Health Sciences, University of Illinois at Chicago.

Gerardi, SM. (1996). The management of battle-fatigued soldiers: An occupational therapy model. Military Medicine, 161(8), 483–488.

Gerber, L & Furst, G. (1992). Validation of the NIH Activity Record: A quantitative measure of life activities. Arthritis Care and Research, 5, 81–86.

Gusich, R. (1984). Occupational therapy for chronic pain: A clinical application of the model of human occupation. Occupational Therapy in Mental Health, 4, (3), 59–73.

Gusich, RL & Silverman, AL. (1991). Basava day clinic: The model of human occupation as applied to psychiatric day hospitalization. Occupational Therapy in Mental Health, 11(2/3), 113–134.

Haglund, L, Henriksson, C, Crisp, M, et al. (2001). The Occupational Circumstances Assessment-Interview and Rating Scale (OCAIRS) (Version 2.0). Chicago: Model of Human Occupation Clearinghouse, Department of Occupational Therapy, College of Applied Health Sciences, University of Illinois at Chicago.

Helfrich, C & Kielhofner, G. (1994). Volitional narratives and the meaning of occupational therapy. The American Journal of Occupational Therapy, 48, 319–332.

Henry, AD. (2000). The Pediatric Interest Profiles: Surveys of Play for Children and Adolescents. San Antonio, TX: Therapy Skill Builders.

Henry, A, Tohen, M, & Tickle-Degner, L. (1994). Predicting psychosocial functioning and symptomatic recovery of adolescents and young adults following a first psychotic episode. Paper presented at the Joint Annual Conference of the American Occupational Therapy Association and the Canadian Association of Occupational Therapists, Boston.

de las Heras, CG, Geist, R, Kielhofner, G, et al. (2002). The Volitional Questionnaire (VQ) (Version 4.0). Chicago: Model of Human Occupation Clearinghouse, Department of Occupational Therapy, College of Applied Health Sciences, University of Illinois at Chicago.

de las Heras, CG, Llerena, V & Kielhofner, G. (2003). The remotivation process: Progressive intervention for individuals with severe volitional challenges (Version 1.0). Chicago: Model of Human Occupation Clearinghouse, Department of Occupational Therapy, College of Applied Health Sciences, University of Illinois at Chicago.

Hoffman, OR, Hemmingson, H & Kielhofner, G. (2000). A user's manual for the School Setting Interview (SSI) (Version 1.0). Chicago: Model of Human Occupation Clearinghouse, Department of Occupational Therapy, College of Applied Health Sciences, University of Illinois at Chicago.

Hubbard, S. (1991). Towards a truly holistic approach to occupational therapy. British Journal of Occupational Therapy, 54(11), 415–418.

Jonsson, H, Josephsson, S & Kielhofner, G. (2000). Evolving narratives in the course of retirement: A longitudinal study. American Journal of Occupational Therapy, 54(5), 463–470.

Jonsson, H, Josephsson, S & Kielhofner, G. (2001). Narratives and experience in an occupational transition: A longitudinal study of the retirement process. American Journal of Occupational Therapy, 55(4), 424–432.

Jonsson, H, Kielhofner, G & Borell, B. (1997). Anticipating retirement: The formation of narratives concerning an occupational transition. American Journal of Occupational Therapy, 51(1), 49–56.

Josephsson, S, Backman, L, Borell, L, et al. (1995). Effectiveness of an intervention to improve occupational performance in dementia. Occupational Therapy Journal of Research, 15, 36–49.

Kavanaugh, J & Fares, J. (1995). Using the model of human occupation with homeless mentally ill patients. British Journal of Occupational Therapy, 58(10), 419–422.

Kielhofner, G. (1980a). A model of human occupation, Part two: Ontogenesis from the perspective of temporal adaptation. American Journal of Occupational Therapy, 34, 657–663.

Kielhofner, G. (1980b). A model of human occupation, Part three: Benign and vicious cycles. American Journal of Occupational Therapy, 34, 731–737.

Kielhofner, G. (2002). A Model of Human Occupation: Theory and Application, 3rd ed. Baltimore: Lippincott, Williams & Wilkins.

Kielhofner, G & Barrett, L. (1998). Meaning and misunderstanding in occupational forms: A study of therapeutic goal setting. American Journal of Occupational Therapy, 52(5), 345–353.

Kielhofner, G, Braveman, B, Finlayson, M, et al: Outcomes of vocational programs for persons with AIDS. American Journal of Occupational Therapy, in press.

Kielhofner, G & Brinson, M. (1989). Development and evaluation of an aftercare program for young and chronic psychiatrically disabled adults. Occupational Therapy in Mental Health, 9(2), 1–25.

Kielhofner, G, & Burke, J. (1980). A model of human occupation, Part one: Conceptual framework and content. American Journal of Occupational Therapy, 34, 572–581.

Kielhofner, G, Burke, J & Heard-Igi, C. (1980). A model of human occupation, Part four: Assessment and intervention. American Journal of Occupational Therapy, 34, 777–788.

Kielhofner, G & Forsyth, K. (2001). Measurement properties of a client self-report for treatment planning and documenting therapy outcomes. Scandinavian Journal of Occupational Therapy, 8 (3), 131–139.

Kielhofner, G, & Forsyth, K. (2002). Therapeutic strategies for enabling change. In Kielhofner, G: A Model of Human Occupation: Theory and Application, 3rd ed, pp 296–308. Baltimore: Lippincott, Williams & Wilkins.

Kielhofner, G & Iyenger, A. (2002). Research: Investigating MOHO. In Kielhofner, G: A Model of Human Occupation: Theory and Application, 3rd ed, pp 520–545. Baltimore: Lippincott, Williams & Wilkins.

Kielhofner, G, Mallinson, T, Crawford, C, et al. (1997). A user's guide to the Occupational Performance History Interview-II (OPHI-II) (Version 2.0). Chicago: Model of Human Occupation Clearinghouse, Department of Occupational Therapy, College of Applied Health Sciences, University of Illinois at Chicago.

Kielhofner, G & Neville, A. (1983). The modified interest checklist. Chicago: Model of Human Occupation Clearinghouse, Department of Occupational Therapy, College of Applied Health Sciences, University of Illinois at Chicago.

Kielhofner, G, Tham, K, Baz, T, et al. (2002). Performance capacity and the lived body. In Kielhofner, G: A Model of Human Occupation: Theory and Application, 3rd ed. Baltimore: Lippincott, Williams & Wilkins.

Lederer, J, Kielhofner, G & Watts, J. (1985). Values, personal causation and skills of delinquents and nondelinquents. Occupational Therapy in Mental Health, 5(2), 59–77.

Mallinson, T, Kielhofner, G & Mattingly, C. (1996). Metaphor and meaning in a clinical interview. American Journal of Occupational Therapy, 50, 338–346.

Mentrup, C, Niehaus, A & Kielhofner, G. (1999). Applying the model of human occupation in work-focused rehabilitation: A case illustration. Work, 12(1), 61–70.

Michael, PS. (1991). Occupational therapy in a prison? You must be kidding! Mental Health Special Interest Section Newsletter, 14, 3–4.

Moore-Corner, R, Kielhofner, G & Olson, L. (1998). The Work Environment Impact Scale (WEIS) (Version 2.0). Chicago: Model of Human Occupation Clearinghouse, Department of Occupational Therapy, College of Applied Health Sciences, University of Illinois at Chicago.

Muñoz, JP., Lawlor, M & Kielhofner, G. (1993). Use of the model of human occupation: A survey of therapists in psychiatric practice. Occupational Therapy Journal of Research, 13 (2), 117–139.

Neville-Jan, A. (1994). The relationship of volition to adaptive occupational behavior among individuals with varying degrees of depression. Occupational Therapy in Mental Health, 12(4), 1–18.

Oakley, F. (1987). Clinical application of the model of human occupation in dementia of the Alzheimer's type. Occupational Therapy in Mental Health, 7(4), 397–450.

Oakley, F, Kielhofner, G & Barris, R. (1985). An occupational therapy approach to assessing psychiatric patients' adaptive functioning. American Journal of Occupational Therapy, 39, 147–154.

Oakley, F, Kielhofner, G, Barris, R, et al. (1986). The role checklist: Development and empirical assessment of reliability. Occupational Therapy Journal of Research, 6, 157–170.

Olin, D. (1985). Assessing and assisting the person with dementia: An occupational behavior perspective. Physical & Occupational Therapy in Geriatrics, 3(4), 25–32.

Olsen, LM. (1998). Word Readiness: Day Treatment for Persons with Chronic Disabilities. Chicago: Model of Human Occupation Clearinghouse, Department of Occupational Therapy, College of Applied Health Sciences, University of Illinois at Chicago.

Padilla, R & Bianchi, EM. (1990). Occupational therapy for chronic pain: Applying the model of human occupation to clinical practice. Occupational Therapy Practice, 1(3), 47–52.

Pan, AW & Fisher, A. (1994). The assessment of motor and process skills of persons with psychiatric disorders. American Journal of Occupational Therapy, 48, 775–780.

Parkinson, S & Forsyth, K. (2001). A user's manual for the Model of Human Occupation Screening Tool (MOHOST) (Version 1.0). Unpublished manuscript. UK: MOHO CORE, University of London.

Peterson, E, Howland, J, Kielhofner, G, et al. (1999). Falls self-efficacy and occupational adaptation among elders. Physical and Occupational Therapy in Geriatrics, 16(1/2), 1–16.

Pizzi, MA. (1990). The model of human occupation and adults with HIV infection and AIDS. American Journal of Occupational Therapy, 44, 257–264.

Reekmans, M & Kielhofner, G. (1998). Defining occupational therapy services in child psychiatry: An application of the model of human occupation. Ergotherapie, 5, 6–13.

Rust, K, Barris, R & Hooper, F. (1987). Use of the model of human occupation to predict women's exercise behavior. Occupational Therapy Journal of Research, 7, 23–35.

Salz, C. (1983). A theoretical approach to the treatment of work difficulties in borderline personalities. Occupational Therapy in Mental Health, 3(3), 33–46.

Schaaf, RC & Mulrooney, LL. (1989). Occupational therapy in early intervention: A family-centered approach. American Journal of Occupational Therapy, 43, 745–754.

Schindler, VP. (1990). AIDS in a correctional setting. Occupational Therapy in Health Care, 7(2/3/4), 171–183.

Sholle-Martin, S. (1987). Application of the model of human occupation: Assessment in child and adolescent psychiatry. Occupational Therapy in Mental Health, 7(2), 3–22.

Smith, N, Kielhofner, G & Watts, J. (1986). The relationship between volition, activity pattern and life satisfaction in the elderly. American Journal of Occupational Therapy, 40, 278–283.

Townsend, SC, Carey, PD, Hollins, NL, et al. (2001). The Occupational Therapy Psychosocial Assessment of Learning (OT PAL) (Version 1.0). Chicago: Model of Human Occupation Clearinghouse, Department of Occupational Therapy, College of Applied Health Sciences, University of Illinois at Chicago.

Velozo, C, Kielhofner, G, & Fisher, G. (1998). A user's guide to the Worker Role Interview (WRI) (Version 9.0). Chicago: Model of Human Occupation Clearinghouse, Department of Occupational Therapy, College of Applied Health Sciences, University of Illinois at Chicago.

Viik, MK, Watts, JH, Madigan, MJ, et al. (1990). Preliminary validation of the Assessment of Occupational Functioning with an alcoholic population. Occupational Therapy in Mental Health, 10(2), 19–33.

Weissenberg, R & Giladi, W. (1989). Home economics day: A program for disturbed adolescents to promote acquisition of habits and skills. Occupational Therapy in Mental Health, 9(2), 89–103.

Woodrum, SC. (1993). A treatment approach for attention deficit hyperactivity disorder using the model of human occupation. Developmental Disabilities Special Interest Section Newsletter, 16 (1), 1–2.

제 11 장

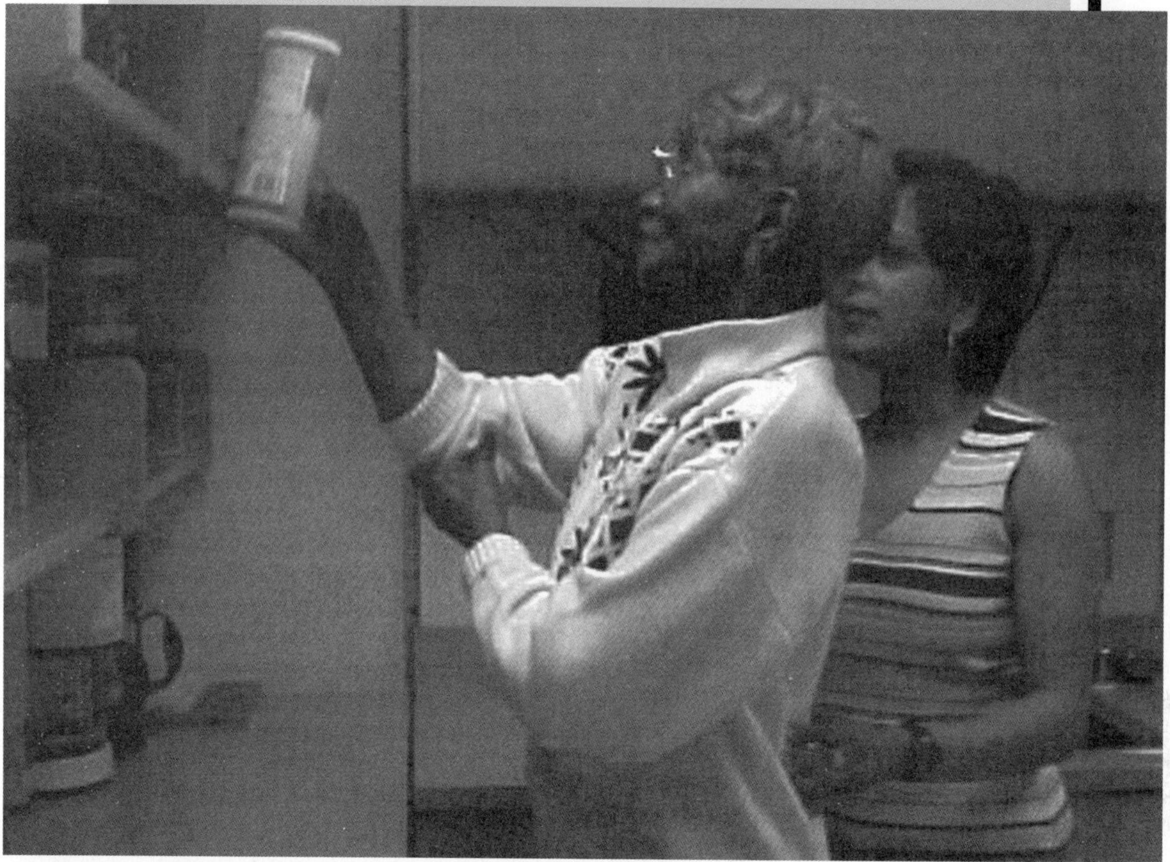

운동조절모델 (The Motor Control Model)

반사성교감신경이상증의 2차 장애에 의한 어깨관절 탈구를 최근에 경험한 클라이언트가 조리활동에 종사하고 있다. 그 클라이언트가 요구받은 다양한 과제(예컨대, 선반에 있는 식사재료에 손을 뻗히는 것)를 시행할 때 작업치료사는 그녀의 운동행위를 주의 깊게 관찰함과 동시에 그녀의 선 자세를 안정시키기 위해 신체적 지지를 제공한다. 작업치료사는 이 필요한 일상생활활동을 달성하기 위해 대처할 수 있는 가장 기능적인 방법을 클라이언트가 발견하도록 촉진하고, 한편 어떻게 물리적 환경과 클라이언트가 조리 과제를 하는 방법을 수정하는 것이 클라이언트의 효율성을 높일 수 있는지도 언급한다. 클라이언트가 성공적으로 식사를 마칠 수 있기 위한 이러한 전략의 조합은 오늘날 실행되고 있는 운동조절모델에 반영되어 있다.

운동조절모델에는 유사한 기원과 개념, 기법을 가진 4개의 치료 접근을 통해 뇌손상이 있는 사람에 대해 사용되고 있다. 이들은 아래와 같다.

- Rood의 접근법
- Bobath의 신경발달적 치료
- Brunnstrom의 운동치료
- 고유감각수용성신경근육촉진법(PNF)

이들의 접근법은 유사한 개념과 기법을 공유하고 있다(Trombly & Radomski, 2002). 이들은 신경계통의 관점에 기초하고 있고 그 발달적 특성을 강조하고 있기 때문에 총체적으로 신경발달적 접근이라 불린다. 이들 4개의 모든 신경발달적 접근은 운동조절 즉, 어떤 작업을 시행할 때에 자기의 신체를 효과적으로 사용하는 능력을 개선한다는 목표를 공유하고 있다. **운동조절**에는 머리, 사지, 몸통의 운동패턴을 만들어 내어 협동시키는 것이나 작업수행 중의 균형을 유지하는 것과 같은 다양한 요인이 포함된다.

이들의 접근은 운동기능 장애를 하나의 그룹으로서 설명하고 운동조절을 개선할 목적을 가진 특정의 개입전략을 추구하여왔다. 이들의 접근은 중추신경계(CNS)에 대한 손상의 결과로서 일어나는 운동의 문제에 대처한다. CNS의 손상에서는 근육에 대한 신경계의 정보전달은 유지되나 뇌의 중추성 처리라는 구심성요소의 손상 때문에 장애가 된다.

신경발달적 접근은 개념을 공유한다는 이유만이 아니라, 대부분이 같은 여러 학문분야에 걸친 지식(interdisciplinary knowledge)에 의거하고 있다는 이유 때문에 자주 가르쳐지고 사용된다. 최근에는 인간이 어떻게 운동조절을 달성하는가의 여러 학문분야에 걸친 개념이 극적으로 변화하여 왔다(Mathiowetz & Bass-Haugen, 1994). 그 결과 작업치료사는 신경발달적 접근의 가장 기본적인 가정의 일부에 이의를 제기하고 작업의 측면에서 사람들이 어떻게 운동을 조절하는가의 새롭게 수정된 관점으로 운동조절의 새로운 개념화를 발전시켜 왔다.

현대의 운동조절모델은 인간이 어떻게 운동을 조절하는가의 명백히 상이한 개념화를 제공하고 있음에도 불구하고, 전통적인 신경발달적 접근으로부터 발전해왔다. 그러므로 이들의 신경발달적 접근의 개념과 기법 그리고 최신의 운동조절모델에서 이들의 접근이 어떻게 재 개념화되는가를 검토하는 것은 중요하다.

여러 학문분야에 걸친 기반 (Interdisciplinary Base)

최신의 운동조절모델과 마찬가지로 전통적인 신경발달적 접근도 운동조절이 어떻게 발달하여 학습되는가에 관한 여러 학문분야에 걸친 개념에 기초하고 있다. 이들의 개념은 신경생리학, 신경심리학, 인간발달학, 심리학, 인체운동학으로부터 초래된다(Trombly & Radomski, 2002). 운동조절의 개념은 운동조절과 운동발달이라는 최근의 개념을 대표하는 것에 반해서 신경발달적 접근은 이전의 지식에 기초하고 있다.

전통적인 여러 학문분야에 걸친 개념 (Traditional Interdisciplinary Concepts)

여러 학문분야에 걸친 기반은 복잡하지만, 아래의 개념은 신경발달적 접근에 공통되는 것이다. 원래 정상적인 운동은 "발생학적으로 볼 때 복잡한 신경배열"로부터 나오는 것이라 생각된다(Trombly, 1989, p.78). 이 생물학적으로 결정된 운동패턴은 **반사**라 불리고, 감각자극에 대한 반응으로서 일어난다. 정상발달의 경과 중에서 신경계가 성숙해짐에 따라서 상이한 반사패턴이 출현한다. 척수 및 뇌의 하위중추와 결부된 운동패턴이 제일 먼저 출현하고 뇌의 고위중추와 결부된 운동패턴은 후에 출현한다. 반사를 중요시하는 것은 운동조절에 관한 가장 초기의 여러 학문분야에 걸친 사고로부터 비롯되고 있다. 이 접근법은 운동이 다양한 반사의 집합적 행위를 통해서 달성된다는 것을 시사하였다(Mathiowetz & Bass-Haugen, 1994, 2002).

현대의 운동조절모델은 인간이 어떻게 운동을 조절하는가를 명백히 상이한 개념을 제공하고 있음에도 불구하고 전통적인 신경발달적 접근으로부터 발전해왔다.

최근의 연구와 개념은 운동조절을 설명하려면 반사모델로는 불충분하다는 것을 보여주었다. 이러한 것이 운동이 상위-하달식(top down)에 의해서 조절된다고 주장하는 **계층성 조절**(hierarchical control)이라는 개념으로 유도하였다. 이 주장에 따르면, 신경계의 보다 고위중추가 반사를 조직화하고 하위의 신경계를 조절한다고 했다(Mathiowetz & Bass-Haugen, 1994, 2002). 고위의 중추는 운동을 위한 명령으로서 작용하는 운동 프로그램을 획득하고 유지한다. 그래서 예컨대, 어떤 물건을 잡기 위해 손을 뻗치도록 요구되는 운동패턴은 손을 뻗쳐 물건을 잡는다는 이제까지의 경험으로부터 얻은 운동 프로그램을 일반화하여 CNS에 저장된다고 그 이론은 생각하고 있다. 운동의 순서, 기간, 속도 및 방향이라는 추상적인 표현인 프로그램은 팔이 미치는 범위(reach)에 필요한 운동과 자세조절을 달성하기 위해 필요하다.

이 계층적 설명에 따르면 반사패턴은 수의운동에 통합되고 따라서 보다 고위수준의 조절에 의해서라고 설명한다. 반사의 출현과 수의운동이라는 계층적으로 조절된 패턴으로의 최종적인 통합도 역시 CNS에서의 전진적 발달과 재조직화의 결과라 생각된다. 신경계가 운동조절에 관한 가장 고위 실행 시스템이라 생각되고 있기 때문에 운동조절을 수행하는 능력과 그 문제는 그 시스템으로부터 나온다. 이와 같이 CNS의 완전성과 그 조직화는 운동조절의 기초라 생각된다.

초기의 여러 학문분야에 걸친 문헌으로부터 얻어진 다른 중요한 개념은 발달과 연관되어 있었다(Mathiowetz & Bass-Haugen, 1995). 신경발달적 개념은 변화하지 않는 발달의 연속성에 있다는 것을 강조한다. 운동조절은 머리에서부터 발바닥으로(**머리-꼬리 쪽으로**, cephalocaudal), 그리고 신체의 중심에서부터 사지의 말단(**근위-원위로**, proximodistal)으로 발달한다. 이 발달의 연속성은 CNS의 성숙에 의해서 촉진되고 하위중추에 대한 고위중추의 조절이 점진적인 발달을 나타내는 것이라 생각되고 있다. 이 개념형성에서 환경은 운동조절에 영향을 주는 직접적인 역할을 갖는 것은 아니다. 오히려 CNS의 조직화가 운동패턴을 결정하거나 CNS에서의 변화가 운동 수행에서의 변화를 일으켰다.

네 가지의 모든 접근법에 공통되는 마지막 개

념은 신경계의 **가소성**(plasticity)이다. 신경발달적 접근들의 모두가 CNS는 경험의 결과로서 조직화와 재조직화의 잠재적 가능성을 가지는 유연한 시스템이라 가정하고 있다. 이 신경계의 가소성이라는 개념을 묘사함으로써 신경발달적 접근은 운동을 조절하는 경험이 뇌의 조직화에 필요하기 때문에 이러한 경험은 뇌의 조직화 또는 재조직화를 달성하기 위해 치료에서 이용할 수 있다고 논하고 있다.

현대의 여러 학문분야에 걸친 개념 (Contemporary Interdisciplinary Concepts)

보다 새로운 여러 학문분야에 걸친 개념은 신경발달적 접근이 기반으로 하는 개념을 비판하고 대체하였다(Kamm, Thelen, & Jensen, 1990; Mathiowetz & Bass-Haugen, 1994, 2002).

운동의 계층적 조절이라는 사고의 가장 중요한 비판은 많은 수의 운동 프로그램중 간단한 과제라 하더라도 그것이 다른 상황에서 수행되기 위해서는 CNS에서 상당히 많은 정보를 받는다는 것이다. 간결하게 말하면, 이 논의는 아래와 같이 진행된다. 운동에 수반되는 다양한 근육과 관절은 매우 많은 방법으로 사용되고 조합될지도 모른다(이들의 가능성은 자유도라 불린다). 이들의 각각의 정도가 중추의 기전에 의해서 직접적으로 조절된다면, 중추 기전이 기억해두어야 할 지령은 불가능할 정도로 복잡한 것이 될 것이다. 따라서 운동조절의 계층적 개념화는 받아들이기 어려운 것으로서 인식된다.

그 대신 역동적 시스템이라는 개념에 기초한 새로운 개념화가 제안되어 있다(Kamm, Thelen, & Jensen, 1990; Mathiowetz & Bass-Haugen, 1994, 2002). 이 개념화는 환경과 인간의 신경계나 근골격계와의 상호작용에 초점을 맞추고 있다. 더욱이 중추신경계와 근골격계의 구성요소는 혼합적으로 상호 작용한다고 생각된다. 즉, 중추의 관리적인 조절과 함께 운동을 만들어내기 위해 협력한다. 마지막으로 그 사람이 수행하고 있는 상황과 과제는 운동조절의 조직화에서 주된 역할을 갖는다고 이해된다. 이 운동을 조직화하기 위해 함께 공헌하는 다양한 개인적이고 환경적인 요인이라는 사고는 **heterarchical control**이라 불린다.

역동적 시스템의 틀 속에서 이 문제는 **협동적 구조**(coordinative structure)라는 개념으로 다루어지고 있다. 이 개념은 많은 관절에 걸쳐서 작용하는 근육군이지만 목적에 적합한 운동을 달성하기 위해 단일의 기능단위로서 함께 행동하도록 억제된다. 예로, tenodesis가 있다. 손목관절과 손가락관절에 작용하는 긴손가락굽힘근(장지굴근)과 폄근군(신근군)이 움켜잡기(grasping)라는 단일의 기능적 패턴으로서 손목관절의 폄과 손가락관절의 굽힘을 만들어내기 위해 조화하여 움직인다. 이와 같이 협동된 구조는 관계되는 모든 근육으로의 상세한 중추신경계의 지령이 필요없이 입수할 수 있는 자유도(예 ; 손목관절과 손가락관절의 온갖 일어날 수 있는 운동)를 가지고 있다. 이 과정에 대한 역동성(dynamics)은 운동 시의 관절이나 근육에 나타나는 특징으로서 국부적으로 제공된다. 따라서 협동된 구조는 운동의 모든 상세한 부분에 대한 계층적 조절을 필요로 하지 않는다.

인간이 일상적 과제를 수행할 때 그 특정의 과제를 성취하기 위해 가능한 많은 패턴 속에서부터 특정의 좋아하는 운동패턴을 사용한다. 어떤 물건에 손을 뻗히는 것과 같은 과제를 시행하는 것에 있어 이러한 좋아하는 패턴은 **어트랙터 상태**(attractor state)라 개념화되어 있다. 이 어트렉터 상태는 중추화한 지시(즉, 운동 프로그램)를 필요로 하지 않는데, 이것은 모든 필요한 운동패턴이 부호화되어 있기 때문이다. 오히려 운동의 패턴들은 실제로 수행하는 동안에 공동작용(synergy)으로서 동시에 발생한다. 즉, 운동패턴은 환경과 신경 및 근골격계의 역동적 상호작용과 수행되고 있는 과제로부터 나온다.

역동적 시스템의 관점은 운동조절이 많은 구성요소 사이에 분배된다고 주장하고 있다. 이들의 구성요소는 중추신경계, 근골격계의 구성요소, 과제의 목표, 환경에서의 연관되는 조건(예컨대 그 사람이 집어서 들어올리는 물체의 크기, 형상, 중량, 위치)을 포함한다. 이들 변수의 어느 것도 그 변화가 있는 운동행동의 패턴을 다른 패턴으로 전환할 수 있다는 것이며 **조절 파라미터**(control parameter)라 생각된다.

역동적 시스템 이론은 운동조절을 구성요소가 상호 작용을 함에 따라 이들 모든 구성요소의 역동적으로부터 일어나면서 나타나는 현상으로 보고 있다. 따라서 이 시스템의 설명은 CNS를 운동의 중추적 실행자로서 보지 않고 사전에 운동의 상세한 것을 특정화한 미리 부호화된 지시의 필요성을 제시하였다. 운동조절은 운동에 필요한 정보의 모두를 포함하는 프로그램에 좌우되기 보다는 오히려 상호 작용하는 시스템의 역동적인 조건에 좌우되고 있다. 역동적 시스템의 관점은 CNS의 각 부분이 고위중추가 하위의 중추를 조절하도록 계층적으로 조직되어 있다기 보다는 운동을 수행하기 위해 함께 협동할 것을 강조하고 있다. 따라서 역동적 시스템 이론은 고정적이고 중추적으로 지시되는 방법보다는 기능적으로 연관되고 의존적인 방법으로 함께 되는 인간 시스템의 모든 부분을 설명하고자 한다(Kamm, Thelen, & Jensen, 1990; Mathiowetz & Bass-Haugen, 1994, 2002).

이 시스템의 관점은 발달이 CNS에서의 변화에 의해서만이 아니라 운동조절에 관계되는 모든 요소에서의 변화에 의해서도 영향을 받는다고 강조하고 있다(예컨대, 환경, 과제, CNS 그리고 근골격계). 발달은 운동변화의 고정된 연속성이라기보다는 **운동의 문제**(즉, 어떤 물체에 손을 뻗혀 잡는다는 것을 학습하는 것 같은 운동도전) 개개의 최적의 해결을 발견하기 위해 학습하는 변화할 수 있는 과정이다 라고 하였다(Mathiowetz & Bass-Haugen, 1994, 2002).

이 고찰로부터 운동조절에 대한 작업치료 접근의 기반인 여러 학문분야 사이의 개념이 극적으로 변화하여야 한다. 이와 같이 운동조절이라는 개념적 실행 모델이 변화한 것은 놀라운 일이 아니다. 현재의 역동적 시스템에 기초하는 접근과 이들의 접근을 비교하기 전에 우선 초기 반사의 계층적 개념에 기초하는 작업치료의 네 가지 신경발달적 접근에 대해서 검토하자.

신경발달적 접근의 응용을 위한 이론과 기술 (Theory and Technology for Application of the Neurodevelopmental Approaches)

이 절에서는 주된 이론을 강조하고 네 가지 신경발달적 치료접근의 응용을 위한 기술의 전체를 살펴본다. 이들의 접근이 같은 많은 여러 학문분야에 걸친 기반에 기초하고 있으며 상당히 중복되어 있는 한편, 이들은 상이한 강조점과 운동문제와 운동조절의 회복에 대해서 얼마간 상이한 논의를 갖고 있기 때문에 따로따로 검토된다.

루드의 접근법 (The Rood Approach)

이 접근법은 물리치료사이고 작업치료사인 창시자 Margaret Rood의 이름이 붙여져 있다. 그녀는 원래 이 접근을 뇌성마비가 있는 사람을 치료하기 위해 개발하였는데 그 때부터 운동조절의 다양한 문제에 널리 응용되어 왔다.

조직화 (Organization)

Rood에 따르면, 정상적인 운동조절은 태어날 때에 관찰되는 반사패턴의 이용으로부터 나온 것이다. 이들의 패턴이 목적에 적합한 활동 안에서 사용되고 감각자극을 발생시키기 때문에 이들은 의식적〔겉질의(피질의)〕 수준에서의 수의적 조절을 지원한다. 그러나 이들의 패턴 그 자체는 무의식적〔겉질밑의(피질하의)〕 조절에 있다고 생각된다. 기본적인 운동패턴은 의식적 주의(conscious attention)를 필요로 하지 않고 그 대신에 과제의 목표 또는 목적으로 유도될 수 있다. 이 운동조절의 겉질밑의 조직화는 운동과제의 효율성을 만들어낸다. 이 접근의 또 하나의 관찰은 상이한 근육은 신체에서 상이한 책임이 있다는 것 즉, 이들은 상이한 종류의 일을 한다는 것이다. 따라서 Rood는 근육을 경노동근육(그 기능이 주로 운동을 관장하는 근육)과 중노동근육(그 기능이 주로 안정을 관장하는 근육)으로 분류하였다. 이들 두 가지 형태의 근육은 상이한 종류의 신경계의 조절 하에 있고 (즉, 중노동근육은 보다 반사적으로 통제되고 경노동근육은 보다 수의적으로 조절되는 경향에 있다) 이들은 감각자극에 대해서 상이한 반응을 한다.

운동의 문제 (Motor Problems)

Rood(1956)는 CNS가 손상되었을 때에는 반사의 정상발달의 연속성과 학습된 수의운동의 조절이 일어나지 않는다는 것을 관찰하였다. 더욱이 비정상적 근육긴장이 빈번하게 관찰되었다. **근육긴장**이란 근육의 딱딱함 또는 긴장의 상태를 나타낸다. 근육의 긴장은 자세를 유지하기 위해 필요하다. 충분히 긴장한 근육은 필요로 할 때에 적절하게 수축할 수 있다. 근육긴장은 CNS에 의해서 진행 중인 감각정보에 대한 반응으로서 유지된다. CNS에 장애가 있으면 근육은 적절하게 긴장할 수 없을지도 모르고(낮은 긴장상태) 또는 과도하게 긴장할지도 모른다(과도한 긴장상태).

치료적 중재 (Therapeutic Intervention)

이 접근의 기초에는 적절한 감각자극이 특정의 운동반응을 유발할 수 있다는 가설이다 (McCormack & Feuchter, 1996). 치료적 접근에는 아래의 네 가지 전략이 포함된다.

- 적절한 근육반응을 유발하기 위해 감각자극을 사용해서 근육긴장을 정상화하는 것
- 그 사람의 현재의 발달수준에서부터 시작하여 운동발달의 정상적인 연속성의 흐름에 따라서 진행시키는 것
- 어떤 활동의 목표 또는 목적에 주의를 집중하는 것
- 학습을 강화하기 위해서는 반복의 기회를 제공하는 것

Rood의 기법의 대부분은 근육의 반응을 유발하기 위해 적절한 감각입력을 제공하는 것에 집중하고 있다(Rood, 1956). 근육을 촉진하기 위해 감각자극〔예컨대, 근육 위의 피부에 얼음, 브러시, 가볍게 쓰다듬기(stroking)를 적용하는 것〕과 고유수용자극〔예컨대, 치료사에 의한 도수에 의한 관절의 압박, 급격한 견인, 두드리기(태핑), 압박 및 운동에의 저항〕이 사용된다. 천천히 하는 율동적인 운동, 중간정도의 따뜻함, 지속적 스트레칭 등의 감각자극은 근육긴장을 억제하기 위한 목적으로 치료사에 의해서 사용된다. 후각, 미각, 청각, 시각 등의 자극도 반응을 촉진 또는 억제하기 위해 사용된다. 후자의 감각자극은 수의적인 조절이 최소이고, 비정상적인 근육긴장이나 반사가 출현하고 있는 경우에 사용된다.

치료는 감각자극으로 근육의 반응을 환기시키는 것에서부터 발달적으로 적절한 운동패턴 속에서 얻어진 반응을 사용하는 것으로, 그리고 활동 속에서 그 운동을 목적에 적합하도록 사용하는 것으로의 순서로 진행된다. Rood는 치료에서 따라야 할 운동행동의 정상적 발달의 순서를 확인하였다. 이상적으로는 클라이언트가 수의적으로 움직이는 것을 지원하고 또한 목적에 적합한 활동으로의 클라이언트의 자발적인 참여의 준비를 하기 위해 작업치료에서 감각자극의 다양한 기법이 사용된다(McComack & Feuchter, 1996).

응용의 기술 (Technology for Application)

Rood의 접근에서는 작업치료사는 처음에 그 사람이 용이하게 시행할 수 있는 가장 높은 차원의 발달적인 운동패턴을 확인한다. 그리고 치료는 그 다음의 수준으로 시작한다. 감각자극이나 도수적인 원조는 그 사람이 만족할 수 있는 운동의 수의적 조절을 달성할 수 있을 때까지 그 운동을 수행하는 것을 돕기 위해 사용된다.

Rood의 일은 운동조절의 회복에 있어서의 감각의 역할에 관한 작업치료에 대한 관심으로부터 시작되었다. 그러나 신경과학의 정보는 감각자극이 운동반응에 영향을 주는 방법이 접근법보다 복잡하다는 것을 알려주었다(Brunnstrom, 1970). 예컨대, 감각자극에 대한 신체반응은 그 사람의 정서적 상태나 감각자극의 지각된 의미(예컨대, 만지다)라는 심리적 요인에 의해서 전달되거나 조정된다는 증거가 있기 때문이다. 따라서 감각자극과 운동반응과의 관계는 감각자극의 전통적인 치료적 이용과 같이 단순하고 직선적인 것은 아니다.

보바스의 신경발달적 치료(NDT)
(Bobaths' Neurodevelopmental Treatment)

신경학자와 물리치료사의 팀인 보바스 부부는 원래 뇌성마비가 있는 사람을 위해 신경발달적 치료(neurodevelopmental treatment, NDT) 접근법을 개발하였다(Bobath, 1978). 이 접근은 또한 CNS의 장애에 의한 비정상 운동을 가진 어떠한 사람에 대해서도 효과적이라 생각되고 있다. 예컨대, 이 접근법은 성인 편마비환자의 치료에 빈번하게 사용되고 있다(Trombly & Radomski, 2002).

조직화 (Organization)

NDT는 아래의 가설에 기초하고 있다.

- 운동조절은(운동 그 자체가 아니라) 운동의 감각의 학습을 포함한다.

- 기본적인 자세운동이 먼저 학습되고 후에 면밀히 검토되고 기능적 기능(functional skills)으로 통합된다.
- 모든 활동은 그 기초를 이루는 기초로서 자세의 조절을 갖고 있다.

운동의 문제 (Motor Problems)

뇌손상 후의 운동의 문제는 일상의 기능적 활동을 방해하는 비정상적인 근육긴장〔예컨대, 경직(spasticity)〕이나 비정상적인 자세와 운동패턴을 수반한다. 더욱이 자세나 운동이 비정상이라면 그 사람의 감각은 이들의 비정상 패턴을 반영하고 CNS에 잘못된 정보를 제공한다. 따라서 이 사람은 정상적인 운동을 체험하거나 학습 또는 재학습을 할 수 없다.

치료적 중재 (Therapeutic Intervention)

치료는 비정상 패턴을 억제하고 운동학습을 위한 적절한 감각정보를 제공하는 정상적 운동패턴으로 치환되는 것이 필요하다. 적절한 감각자극을 제공함으로써 비정상 패턴이 억제되고 정상적 패턴이 이끌어내어진다. 인간이 바른 운동패턴을 수행할 수 있을 때는 자기를 위해 만들어내는 운동에 관한 감각정보가 운동조절의 학습을 가능케 한다. 이와 같이 이 접근법의 기본은 클라이언트에게 적절한 운동이란 어떻게 느껴지는 것인지를 학습시키는 것에 있다.

응용의 기술 (Technology for Application)

평가는 그 사람이 항상 수행할 수 있는 가장 높은 차원의 발달수준을 결정하는 것으로 구성된다. 평가는 또한 신체가 다양한 발달적인 위치에 있을 때의 근육긴장과 외적 자극이나 수의적 노력에 대한 반응 속에서 근육긴장이 어떻게 변화하는지를 서술하는 것을 목적으로 하고 있다. 이 평가는 예컨대, 어떤 사람이 운동조절의 특정 발달수준에 머무르고 있는지 어떤지, 또는 몇 가지의 발달수준 사이의 간격에 걸쳐서 운동능력이 분산되는지를 확인한다. 이와 같이 평가는 인간의 운동조절의 발달에 관한 개개의 모습을 제공한다.

치료는 발달의 진행방향을 따라서 이루어지고 그 다음의 발달수준의 자동적인 운동수행을 자극하고 촉진하면서 근육긴장이나 자세의 비정상적인 분포를 억제하기 위해 그 사람을 바르게 **핸들링**(handling)할 것을 강조한다. 핸들링은 운동 조절의 중요한 부분〔보통은 그렇지만 항상 그렇지는 않고, 팔이음뼈(견갑대)의 몸쪽(근위)영역〕이 있다는 원리에 기초하고 있다. 작업치료사는 비정상 운동을 억제하고 정상적인 운동을 촉진하기 위해 이곳을 핸들링한다(Trombly & Radomski, 2002). 핸들링은 클라이언트의 자발적 노력과 연관시켜서 시행할 수 있고 그 목적은 보다 정상적인 운동을 촉진하는 것이다.

근육을 물리적으로 두드리는(tapping) 것 같은 감각자극도 역시 사용된다. 일단 정상적인 반응이 유도되면 이들은 반복되고 그 사람은 목적에 적합한 과제 속에서 그 운동을 실행하는 기회가 주어진다. 작업치료의 주안점은 정상적 반응에 대한 수의적인 조절을 촉진하는 것에 있다. NDT 접근이 기초를 이루는 신념은 인간이 일단 특정의 발달적 운동패턴을 수의적으로 조절할 수 있다면 그 사람은 그것을 숙련된 활동(skilled activities)으로 통합할 수 있을 것이라는 것이다. 치료목적은 그 사람에게 기능적 수행을 준비시키는 것에 있다. 그러나 능력에 비해 어려운 과제에 도전하는 것은 부적응인 근육긴장이나 운동패턴을 이끌어내고 강화할 우려가 있기 때문에 금기가 된다고 생각된다.

NDT 접근은 목적에 적합한 활동이라는 측면에서 정상적 운동을 지원하고 촉진하기 위해 작업치료에서 사용된다(Trombly & Radomski, 2002). 치료 활동은 이 접근의 원리에 따라서 편마비환자에게도 응용할 수 있다. 더욱이 이 원리는 성인의 편마비환자가 일상 활동을 수행하는 훈련에 편입시킬 수 있다(예컨대, 비정상 근육긴장이 착탈의를 방해하는 경우에 그 사람의 신체의 비정상적인 근육긴장을 억제하도록 가르치는 것).

브룬스트롬의 운동치료 (Brunnstrom's Movement Therapy)

Brunnstrom은 뇌혈관 장애 후의 편마비환자에서의 운동조절 문제의 치료 접근으로서 운동치료를 전개하였다(Brunnstrom, 1970).

조직화 (Organization)

조직화의 관점은 정상적 발달은 반사의 발달의 진행을 포함한다는 관찰에 기초하고 있다. 더욱이 반사는 수정되고 그 구성요소는 목적에 적합한 운동으로 재배열된다. 이것은 뇌의 고위중추가 우세해짐에 따라 달성된다.

운동의 문제 (Motor Problems)

Brunnstrom은 뇌혈관장애를 경험한 사람은 낮은 수준의 운동기능(즉, 반사행동)을 나타낸다는 것을 관찰하였다(Brunnstrom, 1970). 그녀는 편마비의 회복과정에서 연속적으로 일어나는 틀에 박힌 사지의 운동패턴을 확인하고 분류하였다. 그녀는 이들의 패턴을 사지의 공동작용(limb synergies)이라 불렀다. 이들의 공동작용은 사지를 수의적으로 움직이려고 하는 것, 건전한 쪽의 사지를 움직이려고 하는 노력 또는 다른 감각자극에 의해서 야기되는 사지 전체의 패턴화된 굽힘(굴곡) 또는 폄(신전)운동이다. Brunnstrom은 이들의 반사패턴의 각각이 발달과정의 어떤 단계에서는 정상이기 때문에 이들이 뇌손상의 결과로서의 편마비환자에서 볼 수 있는 것은 정상이라고 생각된다고 추론하였다. 이들의 패턴의 동시발생은 손상을 받은 CNS의 기능이 보다 초기의 발달단계로 되돌아갔다는 사실을 시사하고 있을 뿐이다.

치료적 중재 (Therapeutic Intervention)

Brunnstrom의 치료 접근은 처음에 반사적 공동작용을 이끌어내는 것, 그리고 수의운동이 정상발달에서 학습되도록 이들을 보다 성숙된 수의운동을 단계적으로 학습하는 기초로서 사용하는 것부터 시작된다. 이 접근은 회복단계를 통해서 개선하기 위해 클라이언트가 시행할 수 있는 운동패턴을 사용할 것을 강조한다.

응용의 기술 (Technology for Application)

이 접근법에서는 평가는 그 사람의 감각의 상태(운동패턴을 감지하고 인식하는 능력은 치료에 있어 중요하기 때문에)와 어떤 반사가 출현하고 있는가, 그리고 현재의 회복수준을 결정하는 것을 포함한다. Brunnstrom(1970)은 편마비로부터 회복되는 6단계를 확인하였다.

1. 수의운동을 전혀 볼 수 없는 이완
2. 협동작용이 출현하기 시작한 운동

3. 협동작용에서의 수의적 조절
4. 협동작용으로부터 벗어난 수의운동
5. 기본적인 협동작용으로부터 자립한 수의운동
6. 정상에 가까운 협동성을 가진 개개의 관절의 수의운동

치료는 아래와 같은 원리에 기초하고 있다.

- 발달적 회복의 순서를 사용하는 것
- 수의운동이 나타나지 않는 경우에는 감각자극을 통해서 운동을 촉진하는 것
- 자극된 운동에 대해서 의지적인 조절을 장려하는 것
- 클라이언트에게 자세를 유지하고 수의적으로 움직이도록 요구함으로써 나타나는 공동작용을 강화하는 것
- 기능적 활동에서 조절되어 있는 공동작용을 사용하는 것

이 접근의 작업치료에 대한 응용은 목적에 적합한 활동에서의 조절된 운동의 이용을 중심으로 한 것이다. 회복단계 3과 4에서 클라이언트가 어느 정도의 수의적 조절이 있을 때 이들의 운동행동을 사용하기 위해 활동이 수정이 필요하다. 때로는 이것은 건전한 쪽 팔을 과제로 사용하면서 환측 팔을 물건을 안정시키기 위해 사용하는 것을 포함한다. 활동은 기존의 공동작용의 사용을 촉진하기 위해, 그리고 공동작용을 분리하거나 결부시키게 하는 운동행동을 이끌어내어 보다 큰 의지적인 운동조절을 달성하기 위해 변경될 수 있다(Pedretti & Zoltan, 2001).

Brunnstrom의 접근은 Bobath의 접근과는 다르다. Bobath의 접근은 뇌손상 후에 출현하는 운동패턴은 운동조절을 재훈련하기 위해 사용해서는 안된다고 주장하고 있다. 그러나 Brunnstrom은 반사적 움직임만 나타나는 회복초기의 단계에서는 그러한 활동은 이용되어야 한다고 주장한다. 그러나 Brunnstrom 역시 반사활동은 회복 후의 단계에서는 억제되어야 한다는 것에 동의하고 있다.

고유수용성신경근육촉진법(PNF) (Proprioceptive Neuromusclar Facilitation)

고유수용성신경근육촉진법(PNF)은 "고유수용기의 자극을 통해서 신경근육의 기전의 반응을 촉진하고 추진하는 방법"이라 정의된다(Voss, Ionta, & Mayers, 1985, p.xvii). 이 접근법은 이제까지의 3개의 접근법보다 광범위한 것이고 보다 절충적이다.

조직화 (Organization)

몇 가지의 원리가 이 접근법에 의한 조직화를 정의한다(Meyers, 1995). 이 관점에 따르면, 정상운동의 발달은 머리에서부터 꼬리로, 중추에서부터 말초로 진행된다. 반사는 초기의 운동행동을 지배하고 성숙에 수반해서 수의적인 운동행동으로 통합된다. 운동행동은 순환적이다(굽힘과 폄이 교차한다). 정상적인 목표 지향적 활동은 반대방향의 운동(예컨대, 굽히고 다음으로 펴는 것)에 의해서 형성되어 있고, 길항근군(예컨대, 굽힘근군과 폄근군) 사이의 균형에 좌우된다. 운동행동은 전체적인 운동패턴의 순서가 있는 배열 속에서 발달한다. 이 발달은 순차적으로 하는 것이 아니라, 운동발달의 연속하는 단계에서 중복이 있다.

운동능력의 증가는 학습을 필요로 한다. 이 학습은 자주 연쇄적 또는 연속적인 단계의 획득을 포함하고 후에는 이들의 과제로의 통합을 포

함한다. 빈번한 자극과 운동의 반복은 학습된 운동능력의 유지를 지탱한다. 마지막 중요한 원리는 운동학습은 다중 감각정보를 필요로 한다는 것이다. 운동의 학습을 프로그램화하기 위해 고유수용각적 정보와 함께 청각, 시각, 촉각계통이 감각 데이터를 제공한다.

운동의 문제 (Motor Problems)

이 접근법의 측면에서 보면 장애는 운동조절에서 어떠한 어려움이 있다. PNF는 원래 뇌성마비나 다발성경화증의 치료를 위해 개발되었으나 운동의 제한이 CNS유래가 아닌 사람들을 포함하는 광범위한 클라이언트에 대한 응용도 볼 수 있다.

치료적 중재 (Therapeutic Intervention)

PNF의 치료적 중재는 다중감각(multi-sensory)이다. 사용되는 감각자극에는 치료사에 의한 신체적 접촉, 시각적 단서 및 언어적 지시가 포함된다. 치료의 중심적 특징은 운동기능의 회복을 위해 운동의 대각선 패턴(즉, 신체의 정중선에 대해서 대각선적인 면에서 사지를 움직이는 것)을 사용하는 것이다. 대각선 패턴은 정상발달의 일부이고 또한 신체 양쪽의 통합을 필요로 하는 자연스런 운동을 포함하기 때문에 치료로 선택되었다고 생각된다.

응용의 기술 (Technology for Application)

평가는 넓은 범위에 걸치는 것이며 개개인이 할 수 있는 발달적 자세와 운동패턴의 결정 및 이들의 능력을 기능적 활동에서 사용하는 그 사람의 능력의 결정을 포함한다. 평가의 목표는 운동을 위한 클라이언트 능력의 장점과 과제의 포괄적인 모습을 수집하는 것과 적절한 중재기법을 선택할 수 있도록 충분하고 상세하게 확인하는 것이다.

클라이언트가 자연스런 대각선적 운동패턴을 수행하는 것을 촉진하기 위해 몇 가지의 기법이 사용된다. 하나의 기법은 방사(irradiation)라 하는데 보다 약한 근육군의 활동을 자극하기 위해 보다 강한 근육군을 사용하는 것으로 특정 근육 활동을 촉진하려고 노력하는 것이다. 또 다른 기법은 연속적인 유도(successive induction)라 하고 어떤 수의운동을 사용해서 별개의 수의운동을 촉진하는 것이다. 세 번째 기법은 상호신경지배(reciprocal innervation)라 하고, 수의운동에 의한 반사억제법이다. 그 밖의 기법에는 적절한 포지셔닝(positioning), 포지셔닝이나 자극을 위한 도수에 의한 접촉의 이용 및 운동을 위한 언어적 명령이나 지시가 포함된다. 근육의 스트레칭이나 운동에 대한 저항의 제공이라는 다른 감각자극도 사용된다. 이 촉진기법과 조합된 목표 지향적 운동은 가장 효과적인 치료수단이라고 생각된다.

신경발달적 접근법의 요약 (Summary of Neurodevelopmental Approaches)

이제까지의 고찰에서는 4개의 신경발달적 접근법의 상이한 강조점에 대해서 설명해왔지만, 이들의 접근법은 공통된 관점을 갖고 있다. 이들 4개의 공통된 관점을 요약함으로써 이 접근법은 작업치료에서의 현대의 운동조절 접근을 총괄하여 비교할 수 있다.

조직화 (Organization)

모든 신경발달적 접근법은 아래의 운동조절

의 관점을 공유하고 있다(Mathiowetz & Bass-Haugen, 1994, 2002). 이들은 CNS가 계층적으로 조직화되어 있고(즉, 고위 중추가 하위 중추를 통제하고 있다) 운동은 하위 중추에의 감각 입력과 고위 중추에서 부호화된 운동 프로그램에 의해서 조절된다. 발달이나 학습은 CNS에서의 성숙이나 경험적인 것에 의해서 움직여진 변화 때문에 일어난다. 본질적으로 운동조절은 인간이 운동을 습득하기 위해 학습하고 그 후 과제를 성취하기 위해 이들의 운동을 사용하기 때문에 일어난다. 운동학습과 발달의 고정된 순서는 시스템이 어떻게 계층적으로 구축되고 그리고 하위 수준의 운동패턴을 수정하는가의 결과로서 간주된다(예컨대, 수의적 운동은 반사에 유발된 자세조절을 기초로 하고 있다).

운동의 문제 (Motor Problems)

신경발달적 접근법에 따르면 비정상적 운동패턴은 CNS의 혼란에 직접적으로 기인한다. CNS의 손상은 감각이나 지각의 입력, 운동 프로그램, 운동조절의 정상적인 계층적 조직화를 혼란시키거나 방해한다. 이것은 차례로 비정상적인 근육긴장, 반사 및 운동패턴을 만들어낸다.

치료적 중재 (Therapeutic Intervention)

신경발달적 접근법은 오로지 CNS에서의 손상이나 혼란의 본질로부터 직접적으로 초래된다고 생각되는 운동조절의 장애에 대한 이해와 재조정에 초점을 맞추고 있다. 중재를 위한 접근의 기초를 이루는 가장 기본적인 개념은 아래의 것에 초점을 맞추고 있다.

- 감각자극에 의한 비정상 근육긴장, 반사, 운동패턴의 억제
- 감각자극에 의한 정상적인 근육긴장과 운동패턴의 촉진

이 초점의 기초에 있는 것은 근육이나 운동의 역동성에서 관찰된 모든 변화는 CNS의 조직화에서 달성된 변화와 직접적으로 연관된다는 전제이다.

신경발달적 접근은 작업치료사로부터의 지속적인 지원〔예컨대, 핸들링(handling), 포지셔닝, 지시)과 피드백이 있는 과제의 반복을 통한 학습을 강조한다. 이들은 또한 어떤 과제의 일부를 학습하는 것으로부터 그 부분을 전체로 결합시키는 것으로 진행한다는 발달적 연속성을 강조하고 있다.

회복과 치료는 반사로부터 수의적 조절로, 투박하고 큰 운동으로부터 분리운동으로, 몸쪽(근위)부분에서부터 먼쪽(원위)부분의 조절이라는 정상적인 발달적 연속성에 따른다고 생각된다. 따라서 이들의 접근법은 정상적인 운동 또는 회복의 연속성에 따르는 운동을 사용할 것을 강조하고 있다. 이들의 연속성의 중요성은 이들이 CNS에 "연결(hard-wired)"되어 있다는 전제에 기초하고 있다.

응용의 기술 (Technology for Application)

신경발달적 접근법에서는 평가는 아래의 것에 초점을 맞춘다.

- 근육긴장, 감각과 지각, 자세조절의 상태를 결정하는 것
- 비정상 반사와 운동패턴을 확인하는 것
- 기존의 운동조절 패턴의 발달수준을 확정하는 것

치료를 위한 기술은 올바른 운동패턴을 끌어

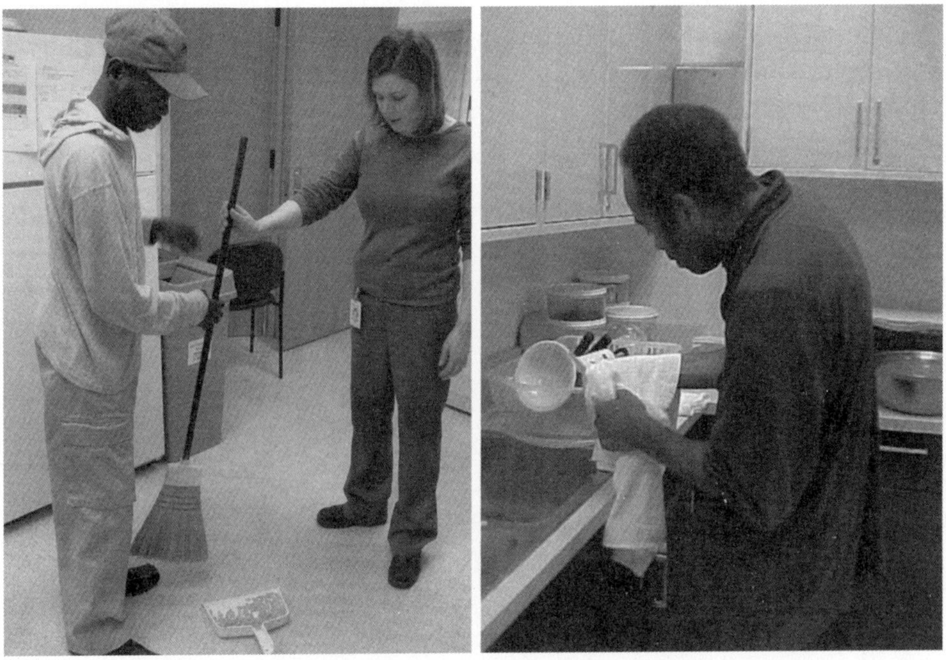

일상생활 과제는 현대의 운동조절 모델의 평가와 중재의 배경으로서 사용된다.

내기 위해 외부의 감각자극과 핸들링(handling)의 사용에 매우 의존하고 있다. 더욱이 이들의 접근법은 일단 정상적인 운동패턴이 습득되면, 작업수행에서의 기능적인 운동조절에 광범위하게 적용된다는 전제를 수반한 운동패턴을 훈련하고 습득할 것을 강조하고 있다. 작업에 참여하는 것은 강조되어 있지 않다. 작업을 사용할 때는 그것이 적절한 운동패턴을 끌어낸다고 생각되기 때문에 선택된다. 때로는 고립된 단편적인 기교(splinter skills)를 발달시킨다고 간주되었기 때문에 작업 활동의 사용은 장려되지 않았다. 이러한 단편적 기교는 수행되는 과제에 특징적이고 따라서 수행의 다른 영역에는 일반화할 수 없다고 생각된다. 일반적으로 작업은 신경발달적 접근에서의 운동조절의 장애의 중재에 있어 중심적 역할을 하고 있지 않다.

운동조절은 인간(CNS와 근골격계의 구성요소)과 환경과 과제의 변수와의 상호작용으로 나타난다.

오늘날의 운동조절 접근의 응용에 대한 이론과 기술 (Theory and Technology for Application of the Contemporary Motor Control Approach)

오늘날의 운동조절 접근은 작업치료에서는 보다 완전하고 명백하게 표현되고 있다. 다수의 저자가 오늘날의 운동조절의 개념을 인용하고 이용하기 시작하는 한편 Mathiowetz & Bass-Haugen(1994, 1995, 2002)과 Trombly & Radomski(2002)는 지금까지의 작업치료의 문헌상에서 가장 체계적이고 명료한 표현을 제안하고 있다.

이론 (Theory)

이 접근의 이론은 오늘날 운동조절에 대한 여러 학문분야에 걸친 개념화와 강하게 연계되어 있다. 작업치료분야에서 최근에야 (접근이론의 효과가) 밝혀졌음에도, 접근의 이론이 작업치료에서의 운동조절에 영향을 미침에 따라, 그것은 조직화, 문제와 도전 그리고 중재에 대한 일관된 해법을 제시한다.

조직화 (Organization)

운동조절은 인간(CNS와 근골격계의 구성요소)과 환경과 과제 변수와의 상호작용으로부터 나오는 것으로 간주된다. 운동은 이 역동적인 상호작용에 의존하는 자기조직화를 하는 현상이다. 이것은 오로지 CNS에 의존하고 있는 것은 아니다. CNS는 고위 중추와 저위 중추가 서로 협동적으로 작용하고, 또한 근골격계와 서로 작용하는 이계층적으로(heterarchically)조직화된 시스템이라 간주된다.

운동패턴은 CNS에 "미리 연계된" 변화하지 않는 연속성은 아니다. 인간의 특유한 특징과 특정 환경조건을 감안하면 이들은 작업수행을 성취하는 안정된(또는 좋아하는) 방법이다. 이들의 선호된 운동패턴은 어떠한 참여하는 시스템에서 또는 환경에서의 변화에 의해서 변하될 수 있다.

운동조절은 인간이 어떤 작업을 성취하기 위한 최적의 해결책을 추구하는 과정을 통해서 학습된다. 따라서 학습은 수행하는 사람, 그 배경, 수행되는 작업의 목표라는 특징에 좌우된다. 운동패턴은 실행될 때에는 어트랙터 상태(attractor state)가 된다. 이들이 광범위한 조건하에서 실행될 때 좁은 조건하에서 학습되는 경우보다도 더 안정된다. 환경적 조건, 수행되고 있는 작업 또는 그 사람에서의 변화는 선호된 운동패턴에서의 붕괴나 질적 전환을 초래할 수 있다.

그 변화가 운동행동의 다른 패턴으로 전환할 수 있는 변수는 조절 매개변수(control parameter)라 불린다. 조절 매개변수는 근골격계, 과제, 환경 또는 CNS에 내재하는 변수에 의한 변화일지도 모른다. 예컨대, 근력, CNS의 성숙, 다루는 대상물의 크기나 무게 또는 과제에 필요한 운동속도의 변화는 운동행동의 패턴을 변화시키는 조절 매개변수가 될 수 있다.

작업치료에서의 오늘날의 운동조절 모델은 수행하는 작업의 역할과 그것이 수행되는 작업적 상황을 강조하고 있다. 수행되는 작업 활동의 목표와 순서를 가리키는 작업형태는 모든 운동조절에 대해서 중요한 영향을 가진 것이라 인식되고 있다. 이 모델에서 운동조절은 주어진 작업형태를 수행한다는 측면에서 특히 자기 조직화하는 행동이라 간주된다(Lin, Wu, Trombly, 1998; Trombly, 1995; Wu, Trombly, & Lin, 1994).

마지막으로 오늘날의 운동조절 모델은 고정된 발달적 연속성을 중요시하지 않는다. 발달의 경로는 개개의 특유한 성질과 운동조절이 학습되는 환경에서의 변수에 의해 좌우된다.

문제와 도전 (Problems and Challenges)

사람이 CNS의 손상을 입었을 때 운동행동의 문제는 어떤 주어진 상황에서 특정 작업형태를 수행하는 동안 손상의 보상을 하려고 시도하는 결과로서 생긴다. 그 사람이 수행하고 있는 작업 또는 환경이 변화하면, 그 사람이 보여주는 운동의 종류도 역시 변화한다(Mathiowetz & Bass-Haugen, 1994, 1995; Trombly, 1995). 따라서 운동의 장애는 CNS에서의 장애와 연관성이 있으나, 이들의 장애에 의해서 직접적으로 야기되고 있는 것은 아니다. 오히려 운동패턴은 특정의 능력과 제한을 가진 사람(CNS와 근골격계의 양자로 대표되는 것으로서)과 수행에서 직면하는 작업적 · 환경적 요구와의 사이에 일어난 역동성의 결과이다. 이와 같이 예컨대, 어떤 비정상 운동패턴은 CNS의 장애와 근력저하에 의해서 영향을 받지만 어떤 특정의 작업적, 환경적 조건에서만 존재할지도 모른다.

치료적 중재 (Therapeutic Intervention)

과제 지향적 접근의 중심적 전제는 "기능적 과제가 행동을 조직화하는 것을 돕는다"는 것이다(Mathiowetz & Bass-Haugen, 2002, p.139). Mathiowetz와 Bass-Haugen에 따르면, 작업치료는 수행하는 것이 곤란한 작업을 확인하고 그 사람이 이 과제를 위해 사용하는 선호하는 운동패턴을 인식하는 것에 의해서 시작된다. 작업치료사는 그 다음으로 최적의 수행을 지원하거나 또는 효과적이지 않은 수행에 공헌하는 사람과 환경의 시스템을 결정한다. 이것은 운동조절에서 지지하는 요소와 제한하는 요소를 확인하고 중재를 결정하기 위한 기초로서 도움이 된다. 치료사는 또한 작업적 및 환경적 조건에 걸쳐서 운동행동의 안정성 또는 불안정성을 결정한다. 이와 같은 결과로 기능적 또는 장애적인 운동패턴이 나타나는 조건의 범위가 결정된다. 이것은 어떤 특정의 운동패턴을 유도하는 상태가 얼마나 강력한가, 따라서 다른 패턴을 어떻게 방해하거나 전환하는가를 나타내고 있다.

오늘날의 운동조절 접근은 개개의 부분보다도 작업 전체를 학습하는 것을 강조하고 있다.

평가가 무엇을 나타내는가에 따라서 중재는 달라진다. 예컨대, 어떤 사람의 운동행동이 불안정할 때 작업치료사는 클라이언트가 최적의 운동의 해법을 발견하고, 그것이 보다 안정되도록 실행하는 것을 지원할 것이다. 그 클라이언트가 과제의 목표를 달성하기는 하지만, 보다 효율적이지 않거나 안전하지 않은 운동조절 전략을 사용하고 있을 때는 작업치료사는 클라이언트에게 다른 운동의 전략을 찾아내어 안정하도록 지원할 것이다.

오늘날의 운동조절 접근은 개개의 부분보다도 작업 전체를 학습하는 것을 강조하고 있다. 이 접근은 또한 지시나 불변의 피드백에 의존하기 보다는 오히려 사람들이 운동 문제에 대한 자신의 최적의 해결방법을 찾아낼 것을 강조하고 있다. 사람들은 작업수행이라는 측면에서 탐색하고 문제를 해결하게 한다. 수행의 전체적인 결과에 대한 피드백은 수행의 부분에 관한 개개의 피드백보다도 유용하다고 생각된다.

이 접근에서의 치료목표는 아래의 점에 초점을 맞추고 있다.

- 클라이언트의 특징을 살려서 가장 효율적인 방법으로 필요하고 동시에 바람직한 작업 형태를 성취하는 것
- 학습된 운동행동이 보다 안정되기 위해 다양하게 변화하는 자연스런 상황에서 실행하게 하는 것
- 사람이나 환경의 수행을 높이는 특성을 최대한으로 살리는 것

- 치료 세팅을 넘어선 새로운 환경 속에서 만나는 도전에 대한 해결방법을 용이하게 찾아내기 위해 클라이언트의 문제해결능력을 높이는 것

응용의 기술 (Technology for Application)

오늘날의 운동조절 접근은 그 발전의 초기단계이기 때문에 그 기술은 아직도 더욱 발전하고 정밀해지고 있다. 평가에 대한 접근은 클라이언트 중심이고 문제 지향적이어서 그러한 맥락에서 의미 있는 작업과제를 수행하기 위한 그 사람의 시도를 관찰하는 것을 강조하고 있다. 평가방법은 상이한 작업형태와 상황에서 운동조절이 어떻게 변화하는가를 검토하는 양적 및 질적인 데이터 수집을 포함하고 있다(Mathiowetz & Bass-Haugen, 2002; Trombly, 1995). 평가는 작업수행의 관찰로 시작되고 다음으로 이들 시스템이 어떻게 수행을 방해하고 있는가에 대해서 더 한층 이해하는 것이 필요할 때에만 기초를 이루는 시스템의 검토를 진행한다. 예컨대, 작업치료사는 반사나 근육긴장의 평가로부터 시작하는 일은 없을 것이다. 오히려 작업치료사는 그 사람이 필요한 작업형태를 수행하였는지, 그리고 어떻게 수행하였는지의 검사부터 시작할 것이다. 다음으로 작업치료사는 수행의 어려움을 인지하면 근육긴장이나 병적 반사가 존재하는가, 어느 정도 수행이 곤란한지(환경과 작업형태에 더해서)를 확인하는 것으로 진행할 것이다. 따라서 평가의 초점은 일반적인 기초를 이루는 운동능력에 맞춰지는 것이 아니라 작업수행에 맞춰진다.

이러한 것은 또한 작업치료사가 클라이언트의 역할수행을 위해서 어떠한 작업형태가 필요한지를 학습하는 것부터 시작한다는 것을 의미한다. 작업치료사가 인간 시스템이 어떻게 수행의 어려움에 기여하는지를 결정하기 위해 인간 시스템을 검토할 때 CNS는 중요하지만 수행을 결정하는 몇 가지 요인 중의 하나로서만 인식한다. 현재로서는 아직도 타당한 표준화된 평가방법은 없다. 그러나 평가의 원리와 기존의 평가를 이 접근으로 편입시키는 방법이 확인되어 있다(Mathiowetz & Bass-Haugen, 2002). 이 모델은 클라이언트 중심의 작업형태, 자연스런 환경, 그리고 최적의 운동의 해결방법을 위해 적극적인 실험의 이용을 강조하고 있기 때문에 이 기술은 신경발달적 접근의 기술과 마찬가지로 용이하게 특정화할 수 없다. 이들의 전통적 접근은 단일 시스템인 CNS에 의해서 운동조절이 조종되어 있다고 가정하고 있었다. 따라서 기술은 매우 독특한 것이었다. 이 접근은 운동조절에 영향을 주는 복합적 요소를 확인하고 클라이언트의 수행에 대한 그 상대적인 중요성이나 영향은 상황에 달려 있다고 논하고 있다. 따라서 작업치료에서 사용되는 실제의 기술은 많은 측면에 걸친 클라이언트의 상황의 개별화된 이해를 필요로 한다. 신경발달적 접근은 보다 표준화된 방법에 친숙해져 있기 때문에 운동조절 접근은 그다지 규범적인 것도 특정적인 것도 아닌 것처럼 생각된다. Bass-Haugen, Mathiowetz, 그리고 Flinn(2002)은 이 접근의 다수의 원리를 개략적으로 설명하고 있다. 예컨대, 그들은 작업에 기초한 초점을 사용한 일반적인 접근 하에서 작업치료사는 아래의 것을 시행해야 한다고 지적하고 있다.

- 치료의 초점으로서 기능적 과제를 사용한다.
- 클라이언트의 역할에서 의미가 있는 중요한

과제를 선택한다.
- 치료를 위해 선택된 과제의 특징을 분석한다.
- 과제의 수행에 사용되는 운동을 서술한다.
- 운동 패턴이 안정되어 있는지 과도기에 있는지를 결정한다.
- 과제 수행의 운동패턴과 기능적 성과를 분석한다.

이에 더해서 Sabari(1991), Flinn(1995, 1999), Tsa 그리고 Spaulding(1998)은 편마비나 파킨슨병과 같은 특정 질환이 있는 사람들의 치료를 위해 이 접근의 의미를 개략적으로 서술하였다. 이러한 평가와 중재의 원리와 평가의 전략이 정밀해지고 사례에 부수됨에 따라 이 모델의 기술은 보다 용이하게 이용이 가능해져야 할 것이다.

신경발달적 접근과 오늘날의 운동조절 접근의 요약과 비교 (Summary and Comparison of the Neurodevelopmental and the Contemporary Motor Control Approaches)

앞의 절에서는 전통적인 신경발달적 접근과 오늘날의 운동조절을 개략적으로 살펴보았다. 일반적으로 오늘날의 운동조절 접근은 보다 역동적이고 전체론적인 관점에서 운동의 기계론적 설명을 대체하고 있다. 운동조절과 운동조절의 장애의 치료에서 환경과 작업의 역할은 별로 중점을 두지 않는 신경발달적 접근과는 대조적으로 오늘날의 모델은 이들 2개의 요소를 크게 강조하고 있다.

연구 (Research)

Bobath의 NDT 접근은 그 연구가 방법론적으로 약점을 갖고 있음에도 불구하고, 4가지 접근법 중에서는 가장 잘 연구되어 있다(Levit 2002). 이들의 연구는 NDT 치료가 효과적인 치료방법이라는 것을 명확히 보여주지 않고 있다. 어떤 연구는 비특이적인 놀이의 활동이 운동행동의 이득을 만들어내는 데에 효과적이라는 것을 시사하였다(부언하면, 이 연구의 결과는 오늘날의 운동조절 접근의 이론과 거의 모순이 되지 않는 것처럼 생각된다). 편마비환자에 대한 NDT의 효과성의 연구는 출판되어 있지 않다. PNF 접근에 관한 연구는 한정되어 있고 주로 정상적인 모집단(population)에 초점을 맞추고 있다(Trombly & Radomski, 2002). 일반적으로 이들의 각각의 연구는 PNF의 단편적인 측면을 검증한 것이며 이들의 연구의 결과는 다양하다. 전체로서 신경발달적 접근에 관한 작업치료의 체계적 연구는 축적되어 있지 않다.

오늘날의 운동조절 접근은 상대적으로 새로운 것이지만 연구(Mathiowetz & Bass-Haugen, 1994; Wu, Trombly, & Lin, 1994)는 이 모델의 이론의 지지를 제공하기 시작하였다. 이 연구를 요약하면 Ma와 Tromblyh(2002) 그리고 Trombly와 Ma(2002)는 이제까지 15개의 연구가 협동적 운동에 대한 작업치료의 영향을 검증하였고 언급하고 있다. 이들의 연구는 긍정적인 성과와 연계된 요소 중에서 의미가 있는 목적과 목표 지향적 활동이라고 결론짓고 있다. 이들의 연구는 새로운 운동조절 모델에 대한 어떠한 지원을 제공하지만, 보다 많은 연구가 필요하다고 지적하였다.

전통적인 신경발달적 접근과 오늘날의 운동조절 접근의 양자가 여러 학문분야에 걸친 연구에 매우 기초하고 있기 때문에 이 연구는 고려할만한 가치가 있다. 분명한 것은 여러 학문분야에 걸친 연구는 많은 전통적인 운동조절의 개념을 부정하는 강력한 근거를 갖고 있다. 더욱이 확실한 연구의 문헌이 역동적 시스템 접근을 지지한다고 밝히고 있다. 따라서 여러 학문분야에 걸친 연구는 전통적인 신경발달적 접근이 오늘날의 운동조절 접근으로 재고되고 편입되고 또는 대체될 필요가 있다는 것을 강력하게 시사하고 있다.

고찰 (Discussion)

전통적인 신경발달적 접근에서부터 오늘날의 운동조절 접근으로의 전환은 많은 주요한 도전을 일으키고 있다. 전통적인 접근의 어떤 개념과 기술이 오늘날의 틀 속에서 여전히 타당하고 유용한지를 고려할 필요가 있을 것이다. 더욱이 이론의 보다 명확한 표현과 오늘날의 운동조절 모델의 응용 기술을 발전시키기 위한 많은 연구가 필요하다.

전통적인 실행에서부터 오늘날의 운동조절 모델에 기초하는 실행으로의 전환은 어느 정도 한결같지 않은 것처럼 생각된다. 전통적인 신경발달적 접근의 이용은 보급되어 있고 하나 이상의 접근에 대한 작업치료사의 강력한 충실성에 의해서 특징지어져 있다. 전통적인 접근 대 새로운 관념의 혼란도 역시 전통적인 접근의 몇 가지가 암묵 중에 원래의 신조의 대부분을 유지하면서 새로운 운동조절이 관념을 도입하는 것을 시도함에 따라서 문제로 되어있다.

이들의 상황은 전통적인 방법을 지지하는 사람과, 오늘날의 운동조절 접근과 전통적인 신경발달적 접근에 명백한 비평을 가하는 사람과의 사이에 이미 어느 정도의 의견의 불일치를 가져왔다. 이들 불일치의 좋은 예는 1995년 2월에 발행된 American Journal of Occupational Therapy의 "편집자에게 보내는 편지"이다. 암묵 중에 NDT 접근을 비판하고 새로운 운동조절의 개념을 소개한 Mathiowetz와 Bass-Haugen의 연구논문에 대해서 많은 치료사가 강력하게 항의하였다(Cammisa et al., 1995). 이들의 작업치료사들은 NDT는 운동조절의 새로운 개념을 편입시킨 최신의 것이라 주장하였다. 그러나 이 편지에 대한 회신에서 원저 논문의 저자는 새로운 운동조절의 개념은 NDT를 갱신하는 이상의 것을 필요로 한다고 지적하였다(Mathiowetz & Bass-Haugen, 1995). 그들은 새로운 개념이 패러다임의 전환을 필요로 하고 운동조절이 최근의 이해선상에는 없는 운동조절의 관점을 의미하는 것으로서 신경발달적이라는 용어의 적절성이 의문스럽다고 주장하고 있다(즉, 운동조절의 신경계에 동기가 부여된 모델과 고정된 발달적 연속). 이 대화는 문헌 안에서 계속되었다(Burgess, 1989, Cohen, 1989).

네 가지의 신경발달적 접근은 임상가(practitioners)에 의해서 지지되는 장기간에 걸친 작업치료 접근이기 때문에 낡은 개념과 기술을 대체하거나 재조직하기 위해 만들어낼 뿐만 아니라 비판하고 요구한다는 사고에 기초하는 새로운 모델로의 변화는 의심할 여지없이 얼마 동안 논의의 표적이 될 것이다. 또한 새로운 운동조절 모델이 그 응용기술과 충분히 유기적으로 연관성을 갖고 그 기술로 지지될 때까지 작업치료사는 의심할 여지없이 그것이 그들의 실행을 바꾸기 시작하는 도전이 된다는 것을 알게 될 것이다. 실행 모델에서의 어떠한 중대한 변화가 일어날 때도 그것이 필요로 하는 변화는 실행에서 한결같지 않게 일어나고 어떤 기간에 걸쳐서 일어난다.

그럼에도 불구하고, 오늘날의 운동조절 접근에 의해서 요구되는 개념화와 응용에서의 변화의 종류는 매우 전도유망한 것이다. 첫 번째로 이들은 많은 학문분야를 초월한 인간의 수행에 관한 사고의 전환과 유사하다. 두 번째로 이들은 운동기능(motor skill)의 학습과 운동능력의 회복에서의 작업의 중요성을 강조하는 전통적인 많은 작업치료의 개념을 다시 확인한다. 신경발달적 접근은 제3장에서 언급한 내적 기전의 패러다임에 근거를 두었다. 이들의 접근을 보다 오늘날의 운동조절 모델로 재조직하는 것은 낡은 패러다임으로부터 현재의 작업치료의 패러다임과 일치하는 실행으로 발산하는 실행의 전환 신호가 된다.

이 모델의 용어

어트랙터 상태(attractor state)	CNS의 지시 없이 환경과 사람과의 역동적 상호 작용에서부터 나오는 선호된 운동패턴
머리에서부터 꼬리로 (cephalocaudal)	머리에서부터 아래쪽으로의 운동발달의 연속을 말함
조절 매개변수 (control parameter)	그 변화가 있는 운동행동의 패턴을 다른 패턴으로 전환할 수 있는 변수
협동적 구조 (coordinative structure)	많은 관절에 걸쳐서 작용하고 목적에 적합한 운동을 성취하기 위해 단일의 기능단위로서 함께 행동하기 위해 억제하는 근육군
조작(handling)	치료사에 의한 클라이언트의 신체의 도수조작
이계층적 조절 (heterarchical control)	운동을 만들어내는 쪽으로 협동하지만, 중추의 실행 조절이 없는 시스템에 의해서 조절된다고 주장하는 개념화
계층적 조절 (hierarchical control)	운동이 상위-하달방식(top down)으로부터 조절된다고 주장하는 개념화(고위의 뇌 중추가 하위의 뇌 중추를 조절한다)
운동조절(motor control)	환경과의 상호작용 속에서 자기의 신체를 효과적으로 사용하는 능력
운동의 문제(motor problem)	어떤 물체에 손을 뻗혀서 물건을 잡는 학습과 같은 운동에 대한 도전
근육긴장(muscle tone)	근육의 뻣뻣함 또는 긴장 상태
가소성(plasticity)	경험의 결과로서 조직화와 재조직화에 대한 신경계의 잠재적 가능성
근위에서 원위로 (proximodistal)	몸의 중심에서부터 사지의 말단으로의 운동발달의 연속을 가리킴
반사(reflexes)	수의적 조절 하에는 없는 생물학적으로 결정된 운동패턴

운동조절 모델

초점

- 뇌손상 후의 운동의 문제에 관심을 가진다.
- 네 가지 전통적인 치료 접근과 오늘날의 운동조절 모델로 구성된다.

여러 학문분야에 걸친 기반

- 신경생리학, 신경심리학, 인지심리학, 운동학으로부터의 여러 개념

개개의 운동조절 접근의 비교

Rood의 접근법	Bobath의 신경발달적 치료	Brunnstrom의 운동치료	고유수용성신경근육촉진법(PNF)
조직화			
정상적인 운동조절은 태어날 때에 볼 수 있는 겉질밑(피질하)의 조절된 반사패턴의 사용으로부터 출현한다. 이들은 의식적(겉질적) 수준에서 수의적 조절을 지원한다.	운동의 조절은 운동감각의 학습을 포함한다. 기본적인 자세운동이 먼저 학습되고 그후에 다듬어져 기능적 기능(functional skills)으로 통합된다.	정상발달은 뇌의 고위중추가 우세하게 됨에 따라 수정되는 반사와 목적에 적합한 운동으로 재배열되는 구성요소의 순서를 포함한다.	운동행동의 발달은 순환적이다. 즉, 반대의 운동(예컨대, 굽히고 다음으로 펴는 것)이고 "길항"근육군(예컨대, 굽힘근군과 폄근군) 사이의 균형에 좌우된다.
상이한 근육은 상이한 일을 시행한다. 가벼운 일을 하는 근육은 주로 운동을 시행하고 보다 수의적으로 조절되어 있다. 무거운 일을 하는 근육은 주로 자세를 안정시키고 보다 반사적으로 조절되어 있다.			운동행동은 전체적인 운동패턴의 질서 있는 순서로 된 배열 속에서 연속되는 운동발달의 단계가 중복되면서 발달한다. 운동학습은 단계의 연쇄 또는 연속의 획득, 후에 자극과 운동의 반복을 통해서 나타나고 과제에 이 통합을 포함한다. 운동학습은 다중감각적(즉, 청각적, 시각적, 고유수용각적) 정보를 필요로 한다.

운동조절 모델

Rood의 접근법	Bobath의 신경발달적 치료	Brunnstrom의 운동치료	고유수용성신경근육촉진법(PNF)
문제와 도전			
CNS의 손상에서는 반사의 발달의 정상적인 연속성과 수의운동의 조절의 학습이 손상되어 비정상적인 근육긴장이 빈번하게 관찰된다.	뇌손상은 일상의 기능적 활동을 방해하는 경련 및 자세와 운동의 비정상 패턴을 초래한다. 자세나 운동이 비정상이라면, 감각은 잘못된 정보를 CNS에 초래하여 정상운동의 학습이나 재학습을 방해한다.	뇌혈관장애(및 다른 뇌손상)가 낮은 수준의 운동기능으로의 퇴행(즉, 반사적 행동)을 일으킨다. 틀에 박힌 사지의 굽힘과 운동패턴이 편마비의 회복과정에서 연속적으로 일어나는 사지의 협동운동을 방해한다.	CNS의 손상 및 정형외과적 문제가 정상적인 운동패턴을 방해하고 기능적 활동을 위한 잠재능력을 저하시킨다.
치료적 중재			
수의적 조절이 거의 관찰되지 않고 비정상 근육긴장과 반사가 출현하고 있는 경우에는 근육의 반응을 유발하기 위해 적절한 감각입력을 사용하는 것부터 시작하여 발달적으로 적절한 운동패턴 속에서 획득된 반응을 사용하는 것으로, 더욱이 활동에서의 운동의 목적에 적합한 이용으로 진행한다.	감각자극에 의해서 비정상 패턴이 억제되고 정상적인 패턴이 유도된다. 사람이 정상적인 운동패턴을 수행할 때에 운동에 관한 감각정보는 운동조절의 학습을 유도한다.	뇌손상에 의해서 야기된 반사패턴(발달과정의 다양한 단계에서는 정상이다)은 운동조절이 재학습을 위해 재건될 수 있다(즉, 반사는 처음에는 촉진되고 후에 억제된다).	다중감각자극(신체적 접촉, 언어적 지시, 시각적 단서를 포함한다). 자연스런 대각선운동 패턴(즉, 신체의 정중선에 대해서 대각선적인 면에 사지를 움직이는 것)의 이용

(계속)

운동조절 모델

Rood의 접근법	Bobath의 신경발달적 치료	Brunnstrom의 운동치료	고유수용성신경근육촉진법(PNF)
응용의 기술			
그 사람이 용이하게 시행할 수 있는 최고 수준의 발달하고 있는 운동패턴을 확인한다 긴장(tone)을 정상화하기 위해 감각자극을 사용한다. 현재의 발달수준에서부터 시작하고 정상적인 운동발달의 순서를 통해서 진행한다. 어떤 활동의 목표 또는 목적에 주의를 집중한다. 학습을 강화하기 위해 반복의 기회를 제공한다.	그 사람이 항상 수행할 수 있는 가장 고위의 발달수준, 신체가 다양한 발달적인 위치에 있을 때의 근육긴장의 분포, 및 외적 자극이나 수의적 노력에 대한 반응에서의 근육긴장의 변화를 결정한다. 발달적 순서 속에서 운동학습을 위한 적절한 감각정보를 제공하기 위해 비정상 패턴을 줄이고(감각자극을 통해서 억제한다) 정상 운동패턴으로 경험하게 한다(감각자극을 통해서 이끌어낸다). 다음 단계의 발달수준에서의 능동운동 수행을 자극하여 촉진하면서 비정상적인 근육긴장의 분포나 자세를 억제하기 위해 핸들링(handling)한다. 목적에 적합한 활동 속에서의 정상반응에 대한 수의적 조절을 촉진하기 위해 목적에 적합한 과제 속에서 새로운 능력을 실행한다.	그 사람의 감각의 상태를 확인한다(운동패턴을 인지하는 감각이 치료에서 중요하다). 어떤 반사가 출현하고 있는가를 확인하고 운동의 반사적 협동운동에 나타나는 것을 관찰하며 회복수준을 결정한다. 운동의 반사적 협동운동을 이끌어내고 이들을 보다 성숙된 수의적 운동을 서서히 학습하기 위한 기초로서 사용한다. 발달적 회복의 아래의 순서를 사용한다. 감각자극을 통해서 운동을 촉진하는 자극된 운동에 대한 의지적 조절을 장려한다. 기능적 활동 속에서의 수의적인 사용을 통해서 출현하고 있는 협동운동을 강화한다. 운동의 보다 큰 의지적 조절을 위해 협동운동을 붕괴하거나 결합하거나 하는 목적에 적합한 과제 중에서 운동조절을 이끌어낸다.	운동을 위한 능력의 포괄적인 상황을 만들어 내기 위해 가능한 발달적 자세와 운동패턴 그리고 이들을 기능적 활동 속에서 사용하는 힘을 결정한다. 운동기능의 회복을 위해 대각선 패턴을 자극한다. 보다 약한 근육군의 활동을 자극하기 위해 보다 강한 근육군을 사용해서 특정의 근육활동을 자극한다(방사). 다른 수의운동을 사용해서 어떤 수의운동을 촉진(연속하는 유도)하거나 수의운동에 의해서 반사를 억제한다(상반자극). 그 사람을 포지셔닝하거나 자극하기 위해 적절한 포지셔닝이나 도수에 의한 접촉을 사용한다. 운동을 요구하는 언어적 명령이나 지시를 주는 것 근육을 스트레칭을하거나 운동에 저항을 주는 감각자극 촉진기법과 목표 지향적 활동과를 연계시킨다.

신경발달적 접근과 운동조절 접근의 비교

전통적인 신경발달적 접근(일반적인 특징)	오늘날의 운동조절 접근
조직화	
CNS는 계층적으로 조직화되어 있다(즉, 고위 중추가 하위 중추를 통제하고 있다). 운동은 하위 중추에의 감각입력과 고위 중추의 운동 프로그램의 부호화에 의해서 통제된다. 발달과 학습은 CNS의 변화로부터 초래된다. 운동학습과 발달의 고정된 연속성에 있다.	운동조절은 인간계(CNS와 근골격계의 구성요소)와 환경적 및 작업적 변수와의 상호작용에 의해서 나오는 자기조직적인 현상이다. CNS는 협동하여 상호 작용하는 고위 중추와 하위 중추와, 또한 근골격계와 이계층적으로(heterarchically) 조직화된 체계이다. 운동패턴은 인간존재와 환경적 조건의 특유한 특징이 주어져서 작업수행을 성취하기 위한 안정되고 선호된 방법[끌어당기는 상태(attractor state)]이다. 운동조절은 사람이 작업을 성취하기 위한 최적의 해결책을 찾고 수행하는 사람의 특성. 시행되고 있는 작업의 상항과 목표에 의존할 때에 학습된다. 발달적 경로는 개개인에게 특유의 특성과 환경의 다양성에 좌우된다.
문제와 도전	
비정상적인 근육긴장, 반사, 운동패턴은 CNS가 붕괴한 직접적인 결과이다.	운동장애는 어떤 특정의 능력과 제한(CNS와 근골격계의 양자로 대표되는 것으로서)과 수행하려고 하여 직면하는 작업적 및 환경적인 요구와의 사이에 일어나는 역동적인 결과이다.

(계속)

신경발달적 접근과 운동조절 접근의 비교

전통적인 신경발달적 접근(일반적인 특징)	오늘날의 운동조절 접근
치료적 중재	
감각자극에 의해서 비정상적인 근육긴장, 반사, 운동패턴의 억제 감각자극에 의해서 정상적인 근육긴장과 운동패턴의 촉진 일정한 방식의 도움 (예컨대, 핸들링, 포지셔닝, 언어적 지시)에 의한 과제의 반복이나 치료사로부터의 피드백을 통한 운동학습 과제 부분의 학습으로부터 부분을 전체로 결합한다는 진전 발달적 연속성(수의적 조절 대 반사, 전체적인 운동 대 개별적인 운동, 몸쪽 대 먼쪽의 조절)을 통한 회복과 치료의 진전 정상 또는 회복의 연속성에 따르는 운동의 사용	사람이 어떤 정황 속에서 의미 있는 작업과제를 수행하려는 노력을 강조한다. 중재는 아래의 것에 의존한다: 수행하는 것이 곤란한 과제를 확인하고, 이들의 과제를 시행하기 위해 선호한 운동패턴과 그 안정성/불안정성의 정도에 주의한다. 최적의 수행을 지지하고 비효율적인 수행에 기여하는 개인적이고 환경적인 시스템을 결정한다. 아래의 것을 중요시한다: 개별적인 부분보다도 작업 전체를 학습하는 것. 사람이 자기 자신으로 운동의 문제에 대한 최적의 해결책을 발견하는 것을 인정하는 것.
응용을 위한 기술	
근육긴장, 감각과 지각, 자세조절의 상태를 결정한다. 비정상적인 반사와 운동패턴을 확인한다. 기존의 운동조절 패턴의 발달적 수준을 확인한다. 올바른 운동패턴을 끌어내기 위해 외적 감각자극이나 조작(handling)을 한다. 정상운동 패턴을 연습하고 습득한다. 작업형태에의 참여는 강조되지 않는다.	작업수행을 검토하고 이들의 시스템이 어떻게 수행을 제한하고 있는가에 관한 한층 더한 이해가 필요할 때 기초를 이루는 시스템을 검토하기 시작한다. 클라이언트 중심의 작업형태, 자연스런 환경 그리고 최적의 운동의 해결책을 위한 적극적인 경험의 과정을 사용할 것을 강조한다. 작업치료에서 사용되는 기술은 많은 차원에서 클라이언트의 상황에 관한 개별적인 이해를 필요로 한다.
연구	
신경발달적 접근에 관한 연구는 한정되어있다. 예비적인 연구가 오늘날의 운동조절 접근의 이론에 대한 지지를 제공하기 시작하고 있다.	

Bass-Haugen, JB, Mathiowetz, V & Flinn, N. (2002). Optimizing motor behavior using the occupational therapy task-oriented approach. In Trombly, CA & Radomski, MV (eds.): Occupational Therapy for Physical Dysfunction, 5th ed, pp 481–499). Philadelphia: Lippincott, Williams, & Wilkins.

Bobath, B. (1978). Adult Hemiplegia: Evaluation and Treatment, 2nd ed. London: William Heinemann Medical Books.

Brunnstrom, S. (1970). Movement therapy in hemiplegia. New York: Harper & Row.

Burgess, MK (1989). Motor control and the role of occupational therapy: Past, present & future. American Journal of Occupational Therapy, 43, 345–348.

Cohen, H. (1989). Occupational therapy and motor control. American Journal of Occupational Therapy, 43, 289–290.

Cammisa, K, Calabrese, D, Meyers, M, et al. (1995). NDT theory has been updated. American Journal of Occupational Therapy, 49, 176.

Flinn, N. (1995). A task-oriented approach to the treatment of a client with hemiplegia. American Journal of Occupational Therapy, 49, 560–569.

Flinn, N. (1999). Clinical interpretation of "Effect of rehabilitation tasks on organization of movement after stroke." American Journal of Occupational Therapy, 53, 345–347.

Kamm, K, Thelen, E & Jensen, JL. (1990). A dynamical systems approach to motor development. Physical Therapy, 70, 763–775.

Levit, K. (2002). Optimizing motor behavior using the Bobath approach. In Trombly, CA & Radomski, MV (eds.): Occupational Therapy for Physical Dysfunction, 5th ed, pp 521–541). Philadelphia: Lippincott, Williams, & Wilkins.

Lin, K, Wu, C, & Trombly, CA. (1998). Effects of task goal on movement kinematics and line bisection performance in adults without disabilities. American Journal of Occupational Therapy, 52, 179–187.

Ma, H, & Trombly, CA. (2002). A synthesis of the effects of occupational therapy for persons with stroke, part II: Remediation of impairments. American Journal of Occupational Therapy, 56, 260–274.

Mathiowetz, V & Bass-Haugen, J. (1994). Motor behavior research: Implications for therapeutic approaches to central nervous system dysfunction. American Journal of Occupational Therapy, 48, 733–745.

Mathiowetz, V & Bass-Haugen, J. (1995). Authors response (to NDT Theory has been updated). American Journal of Occupational Therapy 49, 176.

Mathiowetz, V, & Bass-Haugen, J. (2002). Assessing abilities and capacities: Motor behavior. In Trombly, CA & Radomski, MV (eds.): Occupational Therapy for Physical Dysfunction, 5th ed, pp 137–159. Philadelphia: Lippincott, Williams, & Wilkins.

McCormack, GL & Feuchter, F. (1996). Neurophysiology of sensorimotor approaches to treatment. In Pedretti, LW (ed.): Occupational Therapy: Practice Skills for Physical Dysfunction, 4th ed, pp 351–376. St. Louis: CV Mosby.

Meyers, BJ. (1995). Proprioceptive neuromuscular facilitation (PNF) approach. In Trombly, K (ed.): Occupational Therapy for Physical Dysfunction, 4th ed, pp 474–498. Baltimore: Williams & Wilkins.

Pedretti, LW & Zoltan, B. (eds.) (2001). Occupational Therapy Practice Skills for Physical Dysfunction, 5th ed. St Louis: CV Mosby Co.

Rood, M. (1956). Neurophysiological mechanisms utilized in the treatment of neuromuscular dysfunction. American Journal of Occupational Therapy, 10, 220–224.

Sabari, JS. (1991). Motor learning concepts applied to activity-based intervention with adults with hemiplegia. American Journal of Occupational Therapy, 45, 523–530.

Trombly, CA. (1989). Motor control therapy. In Trombly, CA (ed.): Occupational Therapy for Physical Dysfunction, 3rd ed, pp 72–95. Baltimore: Williams & Wilkins.

Trombly, CA. (1995). Occupation: Purposefulness and meaningfulness as therapeutic mechanisms. American Journal of Occupational Therapy, 49(10), 960–972.

Trombly, CA & Ma, H. (2002). A synthesis of the effects of occupational therapy for persons with stroke, Part I: Restoration of roles, tasks, and activities. American Journal of Occupational Therapy, 56, 250–259.

Trombly, CA & Radomski, M. (2002). Occupation therapy for physical dysfunction, 5th ed. Philadelphia: Lippincott, Williams, & Wilkins.

Tse, D & Spaulding, S. (1998). Review of motor control and motor learning: Implications for occupational therapy with individuals with Parkinson's disease. Physical & Occupational Therapy in Geriatrics, 15(3), 19–38.

Voss, DE, Ionta, MK & Meyers, BJ. (1985). Proprioceptive Neuromuscular Facilitation: Patterns and Techniques, 3rd ed. New York: Harper & Row.

Wu, C-Y, Trombly, C & Lin, K-C. (1994). The relationship between occupational form and occupational performance: A kinematic perspective. American Journal of Occupational Therapy, 48, 679–687.

제 12 장

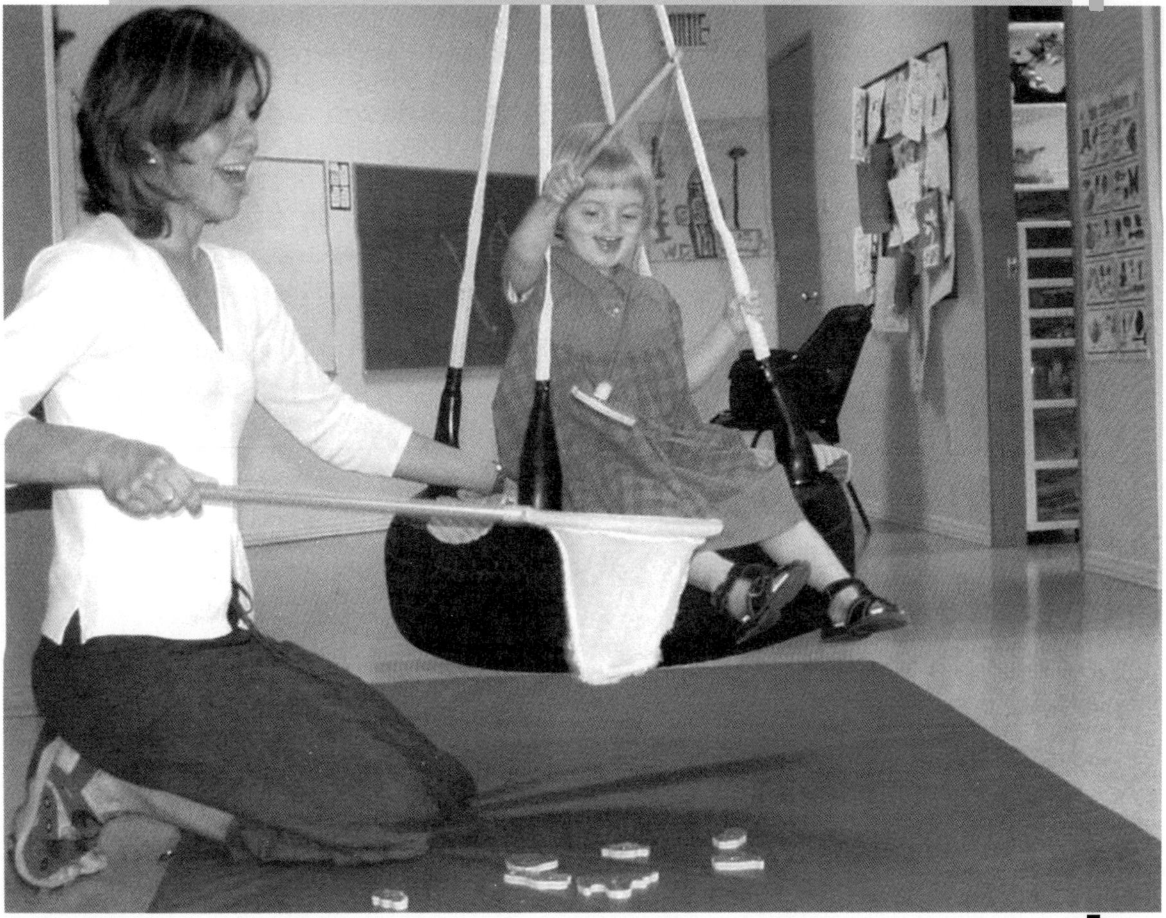

감각통합 모델 (The Sensory Integration Model)

작업치료사는 어린 클라이언트를 공중에 매단 그네에 앉혀서 낚시놀이 게임에 열중시키고 있다. 이 활동은 겉보기에는 놀이처럼 보이지만, 작업치료사는 어린이가 신체를 움직이는 다양한 감각을 다루고, 그네가 흔들리는 것을 느끼고, 자기의 표적을 응시하면서 어린이의 자세와 팔의 운동의 보다 양호한 조절을 육성하는 기회를 제공하기 위해 활동을 주의 깊게 선택하고 있다. 이러한 종류의 경험은 어린이가 즐기는 과제를 한창 수행하는 가운데 다수의 **감각정보**를 통합하여 사용하는 것에 대한 도움을 강조하는 것이며 감각통합 모델의 전형이라 할 수 있다.

A. Jean Ayres가 어린이들의 학습능력과 신체와 환경으로부터의 감각을 해석할 때의 어린이들의 문제와의 관계를 연구하는 과정에서 감각통합 모델이 개발되었다. Ayres는 두 권의 책 "감각통합과 학습장애(Ayres, 1972)"와 "어린이의 발달과 감각통합(Ayres, 1979)을 출판하였다. 그 외 다른 저자에 의한 다수의 간행물에서도 이 실행의 모델에 관한 임상적 응용과 연구를 제시하고 있다. 이 모델에 관한 최근의 교과서는 "감각통합 : 이론과 실제"의 제1판 및 제2판이다(Bundy, Lane, & Murray, 2002; Fisher, Murray, & Bundy, 1991). 이들의 교과서는 개념, 연구 그리고 이 모델의 임상응용이라는 종합적인 논평을 제공한다. 또 하나의 최근의 교과서 "영유아에서의 감각통합과 자기조절"(Williamson & Anzalone, 2001)은 또한 이 모델을 1세에서부터 3세의 어린이게 적용하기 위한 방법을 제공하고 있다.

이 모델은 학습장애아의 하위집단이 자기의 신체와 환경으로부터의 감각정보를 해석하는 것이 어려울 것이라는 Ayres의 관찰로부터 나왔다. 그녀는 또한 감각처리의 문제가 운동과 학업의 학습에서의 문제와 자주 연관성이 있다는 것을 관찰하였다. 감각통합은 감각정보를 구성하고 해석하는 것으로 뇌가 어떻게 기능하는가의 개념화에 기초한다. 감각정보를 처리하고 통합하기 위해 적절하게 조직하는 것은 뇌의 기능장애와 관계가 있다.

감각통합 모델은 일반적으로 명백한 신경학적 장애가 없고 학습이나 행동에 경미한 것에서부터 중등도의 문제를 가지 어린이들에게 가장 연관성이 있는 것처럼 생각된다. 이 모델은 뇌에서 감각 조직화의 문제에 대한 대처이고 예컨대, 뇌졸중, 뇌성마비, 이분척추에서 일어는 것 같은 중추신경계(CNS)에 대한 명백한 신체적 손상에 대처하는 것은 아니다. 따라서 감각통합 장애는 CNS 또는 말초의 감각경로에의 명백한 신경학적 장애가 없는 경우이지만, 뇌가 적절하게 조직화할 수 없을 때에 인지된다. 이 모델은 원래는 어린이들에 대한 적용을 계획하였으나 아동기에 출현한 문제를 계속 나타내어 보이고 있는 어른에게도 적용되고 있다.

Ayres는 모든 학습장애아가 동질인 것은 아니라고 생각하였다. 오히려 그녀는 어린이들이 상이한 종류의 감각통합의 문제를 나타내어 보이는 것은 아닌가라고 생각하였다. 이 추론의 선을 추구하기 위해 그녀는 감각처리 문제의 행동을 연구하기 위한 검사를 만들었다. 감각통합 장애의 패턴을 확인하기 위해 건전한 어린이들과 감각통합의 문제를 나타내어 보이는 어린이들을 비교한 일련의 연구결과가 분석되었다. 확인된 패턴은 기능적 신경학과 신경심리학에 대해서 알게 된 것을 고려하여 해석되었다. 이와 같이 이 모델은 문제의 수집의 존재를 위해, 그리고 이들의 문제의 신경학적 설명을 위해 경험적 지지를 제공하고 있다.

여러 학문분야에 걸친 기반 (Interdisciplinary Base)

감각통합 모델은 실험신경과학의 문헌(Bundy & Murray, 2002), 정상적 발전의 연구 그리고 학습장애가 있는 어린이들에 대한 연구(Clark et al., 1989)에 기초하고 있다. 그 발전의 초기에 이 모델은 신경발달적 접근(제11장 참조)의 영향을 받았다. 이 모델로서는 뇌에 대한 이해가 중심적이기 때문에 신경과학으로부터의 새로운 정보는 이 모델에 도입되고 그 이론을 개정하기 위해 사용된다. 최근의 교과서(Bundy et al., 2002; Fisher et al., 1991)는 시스템의 개념과 심리학과 사회과학으로부터의 놀이와 연관성이 있는 개념을 도입하고 있다.

이론 (Theory)

Ayres(1972)는 감각통합을 "그 사람의 신체와 환경으로부터의 감각을 조직화하고 환경 속에서 신체를 효과적으로 사용하는 것을 가능케 하는 신경학적 과정"이라 정의하였다. 감각통합 이론은 다음의 다섯 가지의 가설에 기초하고 있다(Bundy et al., 2002). 첫 번째 가설은 **신경 가소성**(neural plasticity)이며 진행 중인 감각처리의 경험의 결과로서 뇌의 능력이 변화하거나 또는 수정되는 것이다. 두 번째 가설은 감각통합 능력에는 발달적 연속성이 있다는 것이다. 이 연속성은 통상의 뇌의 성숙과 감각경험의 축적 사이의 상호작용의 결과로서 전개된다. 뇌의 발달적 연속성이 생물학적으로 결정된다고 생각되고 있지만, 뇌는 또한 발달과정에서 그 생물학적 가능성을 조직화하기 위한 감각처리에 의존하고 있다. 세 번째 가설은 뇌의 기능은 보다 고위 수준이 통제를 하고 기능수준에 따라서 통제된다는 통합적인 계층적 전체성이라는 것이다. 네 번째의 가설은 뇌의 조직화와 적응행동이 상호작용적이라는 것이며 이것은 뇌의 조직화는 적응행동을 가능케 하고, 적응행동(이것은 감각정보의 처리를 포함한다)은 뇌의 조직화에 영향을 준다는 것이다. 다섯 번째 가설은 사람들이 감각운동 활동에 참여하기 위해 내적 동기(inner drive)를 갖는다는 것이다. 이들의 가설은 이 모델의 이론에 반영되어 있다.

이 모델은 감각처리에 관련된 많은 구성개념(constructs)을 제안하고, 이들의 구성개념 사이의 관계를 확인하고 가정한다.

조직화 (Organization)

사람들이 보통 감각정보를 어떻게 조직화하여 사용하는가에 관한 감각통합의 기본적 관점은 아래와 같다(Bundy et. al., 2002).

> 학습은 운동과 환경으로부터 감각을 받아들여 처리하고 그것을 행동을 계획하여 조직화하기 위해 사용하는 능력에 좌우된다(p. 5).

어린이가 정상적인 환경의 도전과 상호작용을 함에 따라 감각정보를 조직화하고 그것을 학습과 수행을 위해 사용하며 감각통합 능력은 발달한다고 제안한다. 뇌 안에서의 감각정보의 처리는 감각정보를 적절한 채널 안을 흐르도록 하여 다른 감각의 데이터와 서로 관계를 갖도록 하는 새로운 신경적 상호접속의 발달을 가져온다. 감각통합은 자기와 세계의 의미 있는 모습의 형성을 초래하고 그것은 수행으로 유도한다. 예컨대, 자전거를 타는 것 같은 새로운 운동기능(motor skill)을

어린이가 환경에 도전하고 상호작용 함에 따라 감각정보를 조직화하고 그것을 학습과 수행하기 위해 사용하며 감각통합은 발달한다고 이 모델은 제안한다.

학습하는 것은 그 사람 자신의 신체 이미지를 생성하고 자전거, 중력 등과 연관된 신체운동의 감각을 처리할 수 있어야 한다. 자전거에 탈 수 있다는 것은 이들의 모든 요인을 인식한다는 것이며 이들을 수행으로 통합하는 데에 어떻게 느껴지는가를 아는 것이다. 이와 같이 감각 데이터의 통합에는 또한 그 데이터를 해석하고 이해하는 것이 수반된다(Bundy et al., 2002; Pratt, Florey, & Clark, 1989).

감각통합은 감각의 투입, 감각의 통합과 조직화, 적응적인 작업행동이 결과적 산물이 되는 나선모양으로 발달되는 과정이다(Bundy & Murray, 2002). 감각운동 활동의 측면에서 어린이가 감각정보를 적응적으로 이용하는 것은 뇌의 감각통합 능력을 더 한층 발달시킨다. 이 강화된 능력은 미래의 감각운동 활동에서 감각정보를 더 한층 투입하는 기초를 제공한다. 이와 같이 나선(spiral)은 이전의 적응행동의 결과로서 달성되는 뇌의 조직화가 새로운 수준에 기초하여 이어지고 있다. 이 모델에 따르면, 놀이는 감각운동 행동이 일어나는 주된 활동무대이다.

감각통합 모델은 원래는 뇌의 진화의 관점에 기초하고 있으며 이것은 "뇌가 진화함에 따라 대뇌겉질(대뇌피질)과 같은 보다 고위이고 보다 새로운 구조는 보다 낡은 구조의 적절한 기능상태에 의존한(좌우된)다는" 것을 강조하였다(Pratt, Florey, & Clark, 1989, p.45). 최근에 이 모델은 뇌가 겉질 기능과 겉질밑 기능과의 사이의 중요한 관계가 함께 기능한다는 것을 강조하고 있다. 보다 고차의 겉질의 과정은 감각통합이 보다 하위 겉질밑의 수준에서 일어나는 것을 필요로 한다. 더욱이 보다 하위 겉질밑의 수준은 감각정보를 처리하기 위한 겉질 기능에 의존하고 있다(Bundy & Murray, 2002). 그럼에도 역시 감각통합의 초점은 대부분 겉질밑에 있고 그리고 보다 높은 겉질 과정에 심대하게 영향을 미친다는 이들의 감각의 과정에 초점을 맞추고 있다. 이들의 감각통합의 과정은 이와 같이 매우 기본적이기 때문에 이들의 학습 기능(academic skill)을 학습하는 능력과 마찬가지로 어린이의 행동의 감정적 측면이나 행동적 측면에 다양한 영향을 미친다고 생각된다.

감각의 기능상태의 영역
(Areas of Sensory Functioning)

감각통합 모델은 감각처리의 복수양식(multimodal sensory processing)(즉, 적어도 2개의 감각의 정보 출처를 통합하는 것)에 관여한다. 중요한 감각은 촉각, **안뜰감각**(전정각), 고유수용감각의 감각정보이다. 또한 청각 및 시각이 감각의 정보도 중요하게 생각하고 있다(Bundy & Murray, 2002). Ayres는 특히 뇌에서의 감각의 조직화의 기초로서 안뜰감각(중력과의 관계 속에서의 사람의 위치에 대한 인식에 관한 감각)을 강조하였다. 그녀는 중력의 경험과 중력과의 관계 속에서 신체를 사용하는 것이 인간행동의 기본에 있는 특징이라는 것을 나타내어 보였다(Ayres, 1972). 예컨대, 유아가 운동 중에 직면하는 광범위한 도전은 중력에 거슬러서 일어나는 싸움이다.

고유수용감각은 관절과 신체운동 및 신체의 위치와 공간에서의 그 부위의 인식이다. 고유수용감각은 사람들의 상태에 관한 근육과 관절로부터의 감각정보에 의존한다. 고유수용감각은 또한 중요한 원심성 피드백 루프(efferent feedback loop)를 통해서 정보에 관여한다. 이 루프는 운동계획과 연계되고, 신체부위의 위치에 관한 감각적 데이터를 신체부위의 위치나 운동을 효과적으로 발휘하는 운동적 노력에 관한 데이터와 통합한다. 이 피드백은 활발한(자발적인) 운동과 수동적인(비자발적인) 운동 사이에 차이가 인정되고 또한 신체부위의 위치결정이나 이동에서의 그 사람의 노력 효과의 이미지를 형성한다(Fisher, 1991).

안뜰(전정)과 고유수용(안뜰-고유수용)의 감각은 함께 "그 사람의 신체의 활발한 움직임은 만드는 입력(Fisher, 1991, p.71)"이다. 안뜰수용기(전정수용기)〔속귀(내이)에 위치한다〕는 머리의 움직임을 감지하고, 머리 · 몸통 · 팔다리의 운동을 수정하는 머리 · 몸통 · 팔다리의 운동의 보상을 이끌어낸다. 이들의 수용기는 또한 외안근과 접속하여 있고, 머리의 운동을 보상하기 위해 안구의 움직임을 가능케 한다.

안뜰-고유수용계는 다른 감각 데이터가 해석되는 일관된 관계의 틀을 제공한다. 즉, 그 사람의 공간에서의 위치와 그 사람의 신체부위의 위치에 대한 지식은 다른 감각 데이터가 이해될 수 있는 인식의 배경을 제공한다. 특히 안뜰-고유수용각의 감각 데이터는 운동을 모니터하고 조절하기 위한 기준점(reference point)으로서의 역할을 한다. 촉각 데이터는 외계와의 신체접촉에 관한 개인의 정보를 제공한다. 시각이나 청각의 데이터도 또한 외부환경으로부터 나오는 정보를 제공한다. 감각통합은 모든 감각 데이터가 뇌 안에서 조직화되어 처리되고 의미 있는 정보로 변환되며 그리고 운동행동을 계획하여 실행하기 위해 사용되는 과정이다.

내적 동기, 놀이, 정신-뇌-신체의 관계
(Inner Drive, Play, Mind-Brain-body Relations)

Ayres는 어린이들이 감각의 조직화를 찾아내기 위해 내적 동기(inner drive)를 갖는다고 주장하였다(Ayres, 1979). 이 동기는 감각운동 활동과 놀이 활동에서 명백히 나타나고, 이들의 활동은 어린이의 감각통합의 발달에서 있어 매우 중요하다(Bundy, 2002b). 이 동기는 뇌의 자기조직화 경향으로 시작되는데 그것은 감각정보의 처리를 필요로 하고 탐색과 지배를 위한 주관적인 충동이라는 형태로 명백해진다(Pratt, Florey, & Clark, 1989).

이 모델은 거듭 정신과 뇌가 서로 관계한다고 제안한다(Kielhofner & Fisher, 1991). 이 상호의존성은 뇌가 정보를 받아서 조직화하도록 적절히 방향부여하기 위해, 그리고 어린이가 적절한 감각경험을 찾아내도록 동기부여를 하기 위해 어린이들이 자기의 신체를 사용함에 있어 긍정적인 경험을 가질 것을 필요로 한다. 이와 같이 경험과 동기부여는 감각통합의 과정의 필요한 요소로 간주된다.

놀이의 과정 중에 어린이들은 행동의 욕구를 충족한다. Bundy와 Koomar(2002)가 지적한 것처럼 놀이는 감각통합을 경험하는 주된 매체이다. 놀이라는 작업에서 어린이는 감각정보를 만들어내고 처리하도록 적절하게 적응시킨다.

자기실현의 나선과정
(The Spiral Process of Self-Actualization)

질서에 대한 관점의 다양한 구성요소는 총체적 도식으로 결합된다. 이것을 저자들(Bundy et al., 2002)이 자기실현의 나선과정(spiral process of self-actualization)이라 부른다. 이 개념화는

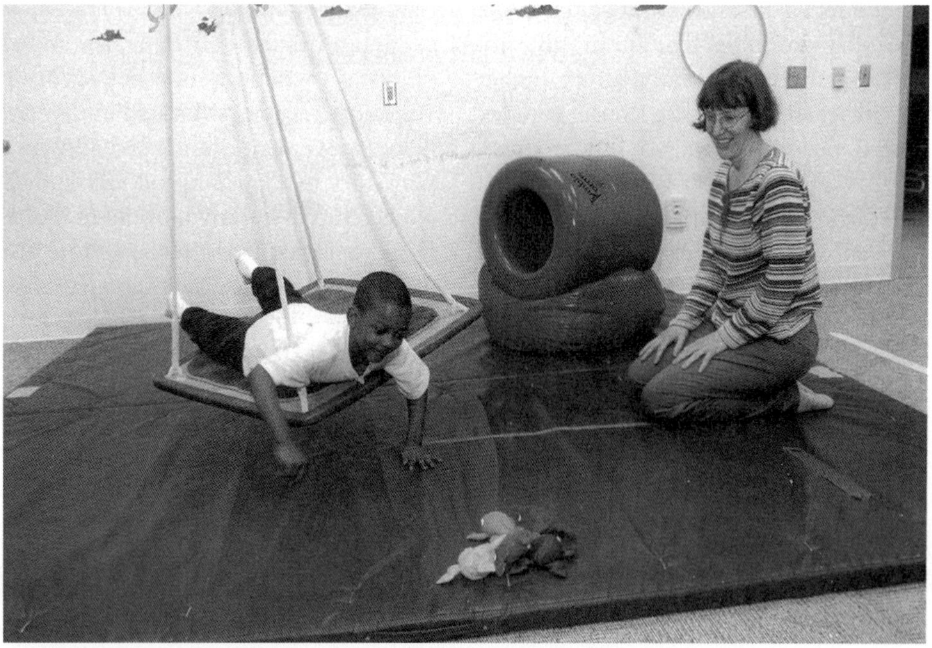

어린 소년은 안에 콩을 넣은 작은 장난감 동물(beanbag animals)에 손을 뻗혀서 통(barrel) 안에 "그들의 집을 찾으려고" 하는 것을 돕기 위해 고유수용 및 안뜰의 감각입력을 사용하고 있다.

감각통합 모델 중에서 오랜 기간에 걸쳐서 발전해온 많은 사고의 통합이다. Bundy, Lane, 그리고 Murray(2002)가 저술하고 있는 것처럼 이것은 또한 인간작업 모델(제10장 참조)이 동기부여의 개념화와 감각통합의 개념을 종합하는 시도를 반영하고 있다. 전통적으로 감각통합이론은 어린이의 동기부여가 중요하다는 것을 유념하고 있었으나, 개념과 논의에서의 주된 강조점은 감각의 처리와 조직화에 관계되는 신경학적인 구조와 과정에 있었다. 이 개념화는 감각통합에서의 동기부여의 특성과 역할에 대해서 보다 분명한 설명을 제공한다. 그림 12-1은 이 과정을 묘사하고 있다. 아래의 회색의 띠로 나타내어 보이는 것처럼 내적 동기는 개인에게 감각 입력(intake)의 기회를 제공하는 감각운동 활동을 찾아내어 참여하도록 유도한다(Bundy & Murray, 2002). 감각통합의 과정을 통해서 중추신경계(CNS)는 신체와 환경으로부터의 감각의 입력을 처리하고, 조직화하고 조정해야 한다(Buddy & Murray, 2002). 더욱이 개인 적응행동〔이것은 자세기능(postural skills)과 운동기능(motor skills)의 양자를 포함한다〕을 조직화하고 계획하여야 한다. 신경모델(즉, 무엇을 해야 하는지와 어떻게 해야 하는지의 신경학적으로 코드화가 된 기억)은 새롭고 보다 복잡한 행

사람들이 감각입력을 처리하여 통합하는 데에 장애가 있으면 행동을 계획하고 만들어내는 데에 어려움을 경험하고 이것은 반대로 개념적 학습이나 운동의 학습을 방해한다.

동을 계획하기 위해 사용된다. 이것은 감각통합의 경험으로부터 발생하여 새로운 적응행동의 조직화와 계획으로 유도하는 신경 모델을 나타내는 두 번째 루프(loop)(흑색의 선)로 나타냈다. 이와 같이 신경모델은 적응행동의 계획, 적극적인 수행, 결과에 따라서 만들어지는 감각적 피드백으로부터 발달한다.

나선의 상부의 백색 띠는 감각통합이 어떻게 어린이의 작업행동의 일부인지를 보여주고 있다. 의지의 상태(volitional state)〔작업에 참여하기 위한 타고난 동기(drive)와 기능(skill)에 대한 신뢰〕는 또한 감각운동 행위의 선택에 영향을 준다. 어린이의 작업행동은 행위의 생성과 성과의 피드백을 만들어낸다. 이 피드백은 행동에서의 의미와 만족의 경험과 마찬가지로 어린이의 숙달, 조절, 신뢰에 영향을 준다. 이것은 한층 더 동기부여와 자기방향부여를 위한 기초를 제공하며 그것은 반대로 적응행동, 감각통합 그리고 작업행동이라는 진행 중인 과정에 영향을 준다.

문제와 도전 (Problems and Challenges)

이미 언급한 것처럼 이 모델의 중요한 구성요소는 연구를 통해서 감각통합장애의 종류와 신경계의 기능에 관한 기존 지식의 입장에서의 이들의 설명을 확인하는 것이었다. 감각통합 모델에서의 장애의 기본적인 관점은 다음과 같은 것이다. 사람들이 감각입력을 처리하여 통합하는 데에 장애가 있으면 행동을 계획하고 만들어내는 데에 어려움을 경험하고 이것은 반대로 개념적 학습이나 운동의 학습을 방해한다(Bundy 외, 2002). 감각통합 장애에 대한 묘사는 시간이 흐르면서 새로운 연구결과에 수반해서 변화하여왔다. Bundy와 Murray (2002, p.6)에 따르면, "감각통합 장애는 두 가지의 주된 방법 즉, 서투른 조정과 서투른 행위로서 나타난다." 이들은 사람이 하나 또는 두 가지 형태의 감각통합 장애를 나타낼 가능성이 있다는 것에 계속해서 주의한다.

실행장애 (Dyspraxia)

실행(praxis)이란 새로운 운동을 계획하는 능력을 가리킨다. 감각통합의 문제와 연관된 실행장애(dyspraxia)는 "서투른 감각의 처리에 그 기초를 갖는다" (Reeves & Cermak, 2002, p.71). 실행장애가 있는 사람은 운동계획에 어려움이 있고 그것은 서투름으로서 나타난다 (Reeves & Cermak, 2002). 실행장애는 운동의 협동성(즉, 운동행동의 실행)의 문제가 아니라 오히려 행동의 계획을 형성하는 것의 어려움과 연관성이 있다. 실행이란 행동을 어떻게 실행하는지를 아는 것을 포함한다. 실행장애 아동에게서 새로운 과제를 어떻게 수행하는지를 학습하는 것의 어려움은 대부분 볼 수 있다. 일단 실행장애가 있는 사람이 어떤 과제를 학습하고 연습하면 그 사람은 보통은 그것을 적절하게 실행할 수 있다. 그러나 실행장애가 있는 사람으로서 특정의 기능(skill)을 학습하는 것은 다른 유사한 종류의 수행을 일반화하는 것보다 더 기본적인 학습이 되지 않는 것처럼 생각된다. 실행장애는 유아기의 서투름으로서, 그리고 단추 끼우기, 구두끈 매기, 필기(hand writing)와 같은 보통의 과제의 어려움으로 나타난다. 실행장애가 있는 모든 사람이 감각통합장애가 있는 것은 아니라고 인식되어 있지만, 어떤 종류의 실행장애는 감각통합장애에 연관성이 있다고 가정되어

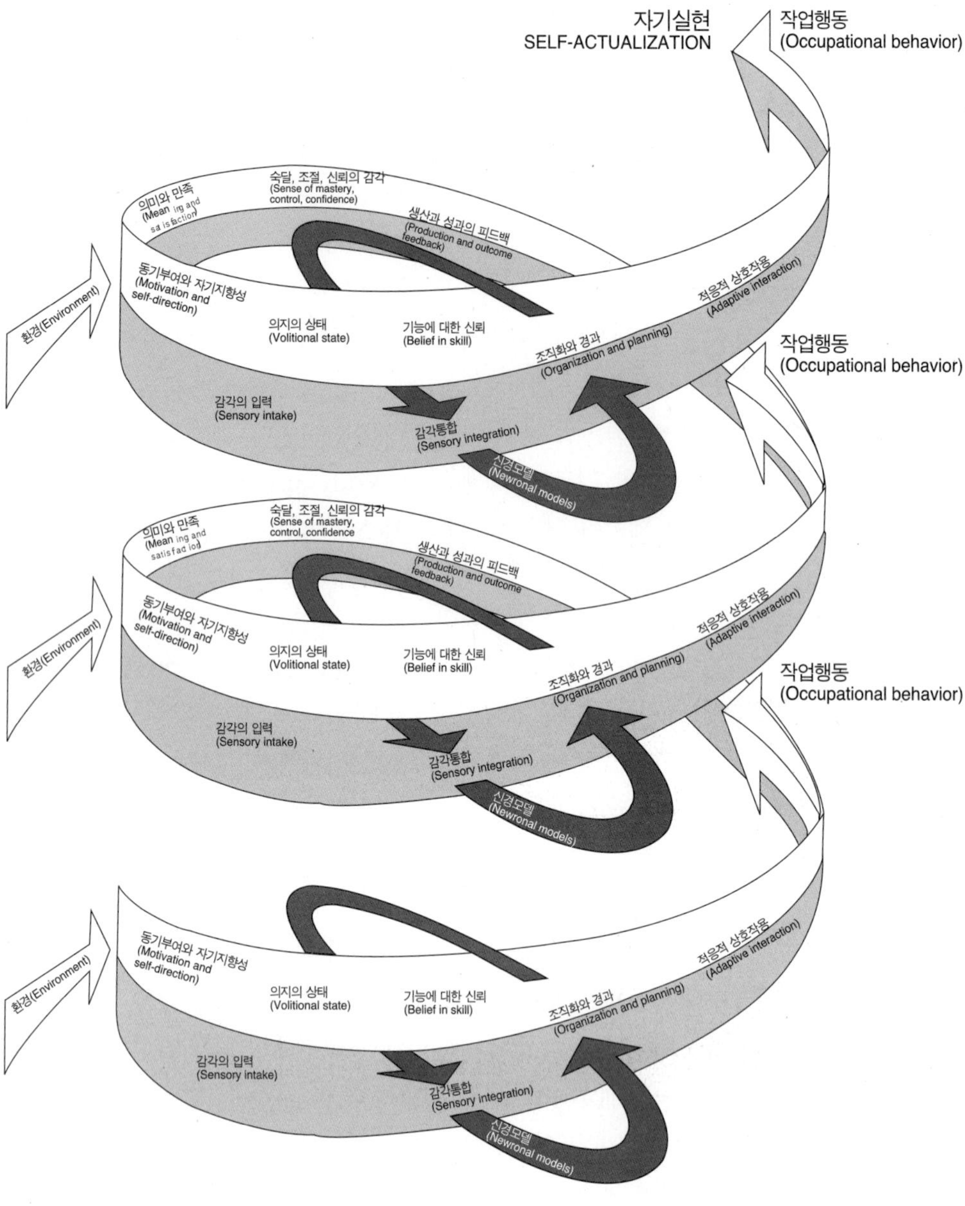

그림 12-1. 감각통합의 나선의 과정(Bundy et. al., Sensory Integration: Theory and Practice, 2nd ed. FA Davis, Philadelphia, 2002에서부터 허가를 얻어 게재)

있다. 감각통합에 연관성이 있는 실행장애의 두 가지 종류는 다음과 같이 인식되어 있다.

◆ 체성실행장애(somatodyspraxia), 이것은 촉각의 불충분한 처리와(또는 마찬가지로) 안뜰(전정) 및 고유수용감각의 결과라 생각되며 그리고 보다 중증의 종류의 실행장애라 생각되고 있다(Fisher & Bundy, 1991; Lai et al., 1996).

- **양측통합**(bilateral integration)(협동적인 방법으로 신체의 양쪽을 사용하는 것)의 장애와 안뜰-고유수용감각의 처리의 장애와 연관성이 있다고 제안되어 있는 운동행동에서의 배열의 장애는 몸의 양쪽의 불충분한 협동성, 좌와 우의 혼란, 자기의 팔을 몸의 정중선을 넘어서 몸의 또 다른 쪽으로 움직이는 것을 피하는 경향, 그리고 특히 몸의 양쪽에 관계 되는 운동을 계획하고 배열하는 것의 어려움을 포함한다.

이들의 두 종류의 실행장애의 기초에 있고 연관되는 것은 자세와 촉각 판별의 장애이다. 자세장애는 양측통합에서의 장애와 때로는 체성 실행장애에 기여하는 것이라 생각된다. 어린이들이 폄근(extensor muscle)의 긴장, 몸쪽(근위)의 안정성, 평형과 같은 것을 포함하는 의미 있는 지표의 집단(cluster)을 나타내어 보일 때 자세장애가 있다고 생각된다. 촉각 판별의 장애는 체성실행장애의 기초에 있다고 생각된다. 사람들은 촉각의 특징을 확인하는 문제를 나타내는 테스트에 기초하여 이들의 장애를 갖는다고 생각된다.

감각조절장애
(Sensory Modulation Impairments)

조절이란 신경계 그 자체의 활동의 조절을 가리킨다(Bundy & Murray, 2002). 감각조절의 문제는 전통적으로 연구에서 명백히 설명되지 않았다. 그러나 최근의 연구(Dunn, 1999, McIntosh et al., 1999)는 이들의 장애 특성을 명확히 하는 것을 지원하고 있다. 감각조절장애는 감각에 낮은 반응을 하거나 과잉반응을 하는 경향을 가리키고, 다음과 같은 4종류의 장애를 포함한다.

- **감각방어**(촉각방어를 포함한다), 이것은 다른 사람이 유해하다고 생각하지 않는 감각에 대한 "싸울 것인가, 도망갈 것인가"의 반응(예컨대, 공격성 또는 틀어박힘)이다.
- 중력불안, 이것은 "운동에 대한 두려움, 똑바로 선 자세에서부터 벗어나는 것에 대한 불안, 발을 땅에서부터 떼는 것에 대한 두려움(Bundy & Murray, 2002)"이다.
- 다른 사람에 의해서 유해하다고 생각되지 않는 움직임에 대한 회피적 반응
- 감각에 대한 낮은 반응성, 이것은 어린이들이 마치 감각을 인지하지 못하거나, 다른 사람에 비해서 반응하지 않는 것처럼 행동하는 어린이를 가리킨다.

요약하면, **감각조절장애**가 있는 사람은 감각을 등록하거나 반응하는 일반적인 조절을 유지하는 것이 어렵다. 그들은 **감각정보**에 과잉으로 반응하거나, 낮은 반응을 하거나, 또는 이 양 극단 사이에서 옮겨가는 경향이 있다(Lane, 2002).

확인된 감각통합 문제의 중요한 특징의 하나는 문제의 분류와 존재의 범위는 연구에 기초한다는 것이다. 이들의 문제가 어떻게 개념화되는가의 또 다른 중요한 요소는 기초를 이루는 뇌기능에서의 방해의 기초에 관한 이론이다. 많은 노력은 어린이들에서 관찰되는 감각통합에 연관되는 행동 패턴을 문서화하고 설명하는 것에 사용되었다.

치료적 중재 (Therapeutic Intervention)

이전에 서술한 것처럼 저자들은 감각통합을

러스터(cluster)에 기초한다. 연구는 낮은 득점의 특정 패턴이 특정 종류의 문제를 나타낸다는 것을 보여주었다. 이와 같이 해석은 그러한 패턴이 있는지 아닌지를 보기 위해 검사득점의 검토부터 시작한다(Bundy, 2002a).

SIPT는 감각통합 평가의 큰 기둥이지만, 그러나 연령범위의 제한(4세에서부터 9세) 때문에 운동, 인식-지각, 감각처리능력의 다른 검사가 사용되는 경우도 있다. 더욱이 Bundy (2002a)가 언급한 것처럼 SIPT에 의한 평가는 아래의 종류의 정보로 보충해야 한다.

- 발달의 패턴, 지적 능력, 진단명
- 관찰, 특히 자세반응의 관찰
- 관찰과 태어나서 자란 과거력, 또는 감각 프로파일(Dunn, 1999)과 같은 새로운 평가의 이용을 통한 감각조절의 평가

감각통합치료는 실행에 대한 폭넓은 영향을 갖는다는 것을 의미한다. 이와 같이 신경운동의 상태와 행동의 조직화의 관찰은 또한 개선을 모니터하는 것과 연관성이 있다(Clarl et al., 1989).

치료 접근 (Treatment Approach)

이 모델의 실행에서의 적용에 대한 어떠한 논의도 이 모델이 원래 개발된 학습장애아동의 범위를 넘어서 감각통합의 절차가 넓은 범위의 집단에게 적용되어왔다는 인식으로부터 시작해야 한다. 예컨대, 이 모델은 명백한 뇌장애가 있는 사람, 정신분열증(schizophrenia)이 있는 사람, 정신지체가 있는 사람과 같은 성인에게 적용되어왔다(Arendt, MacLean, & Baumeister, 1988; King, 1974). 이러한 사람들이 감각통합 접근의 적절한지 아닌지에 대해서는 상당한 논쟁이 있었다. 게다가 많은 사람들이 그 원칙의 조직적 적용 없이 감각통합의 기술을 사용하는 것에 대해서 비판을 받아왔다. 그들이 감각통합이라는 결과로서의 치료를 가리킬지도 모르지만, 그것은 실제로는 그렇지 않다. 교과서 "감각통합 : 이론과 실행(Bundy et al., 2002)"은 보수적인 접근을 취하고 감각통합치료를 사용하기 전에 감각통합의 문제의 존재를 분명히 확인하는 것이라 논하고 있다. 이 교과서의 저자들은 이 모델이 어른에게 적용되고 있다는 것, 그리고 학습장애 이외의 문제를 가진 사람들에의 잠재적 가능성을 가질지도 모른다고 생각하고 있다. 이 교과서는 이 모델의 적용을 위한 저자들의 이론적 근거를 개략적으로 설명하고 있다.

전통적인 치료 가이드라인 (Traditional Treatment Guidelines)

감각통합 모델은 아동에게 최대의 이익이 된다고 가정되는 감각통합 경험의 종류에 대해 특정의 가이드라인을 제공하고 있다. 치료계획은 어린이 문제의 확인 그리고 이들 문제의 기초를 이루는 이유 즉, 감각정보를 처리하는 특정의 어려움에 기초하고 있다. 그 어려움을 이해하는 데에는 감각계의 구조와 기능의 이해 그리고 그것이 어떻게 감각통합의 문제에 연관되어 있는지를 이해하는 것을 필요로 한다(Lane, 2002). 안뜰-고유수용계는 중재에 있어 좋은 예를 제공한다. 안뜰-고유수용계의 해부학과 생리학에 관한 지식은 어떠한 종류의 감각경험이 가장 효과적으로 안뜰기관(전정기관)과 고유감각기를 자극하고 그리고 특정 **자세반응**을 유발하는지를 결정하기 위해 사용된다. 이 경우, 신경학적 구조를 이해하는 것은 어떤 치료적 절차가 감각계

에 대한 특정한 영향을 제공하는지를 결정하기 위한 논리를 제공한다. Steven이라는 한 아동에 대한 치료계획에 관한 논의를 위해 인용한 아래의 인용문은 적절한 감각통합치료를 선택함으로써 달성할 수 있는 특이성의 종류를 한층 더 설명하고 있다(Bundy, 1991).

> 감각통합이론을 통해 알게된 자세의 안정성과 양측 통합 그리고 팔다리의 운동의 배열에 대한 Steven의 어려움은 안뜰-고유수용감각의 정보의 입력 기회를 제공하는 활동에 의해서 향상될 수 있다. 보다 명확히 말하면 (여러 가지 위치에서의) 자세조절과 신체 양쪽의 협동적인 사용이 활동의 수행시 적절히 이용되기 위해서는 안뜰-고유수용감각의 정보를 받아들이는 것이 필요하다는 것이다(p. 342).

감각통합이론은 아동이 나타내는 다양한 문제의 완전한 모습을 나타내고 있지 않고, 기초를 이루는 모든 기전을 설명하지 않는다. 이와 같이 치료에서 어떻게 진행시키는 것이 최선인가에 관한 정보는 어떠한 간격이 있다. 이러한 경우에 작업치료사는 치료의 현명한 방향을 결정하기 위해 아동에 관한 모든 이용할 수 있는 정보를 사용한다.

이 모델은 아동이 치료 중에 일어나는 활동을 자발적으로 선택해야 한다는 것을 강조하고 있다.

매체로서의 놀이 (Play as the Media)

이 모델은 아동이 치료 중에 일어나는 행위를 자발적으로 선택해야 한다는 것을 강조하고 있다. 놀이에서 어린이는 적절한 감각운동 행동을 선택하기 위해 조절된다. Bundy(2002b)는 감각통합 모델에 기초하는 치료를 위한 견인차로서의 놀이의 중요성을 강조하고 있다. 그녀는 중재를 위한 놀이와 같은 접근을 유지하기 위해 중요한 아래의 세 가지 요인을 지적하고 있다.

- 내적 조절의 인식
- 내재적 동기부여
- 현실의 제약으로부터의 해방(Bundy, 2002b)

(Bundy, 2002b)는 또한 "놀이 검사(Test of Playfulness) (Bundy, 2002)"와 같은 도구를 사용해서 신중한 놀이의 평가를 필요성을 주장하였다. 그녀는 놀이가 감각통합의 개선을 가져올 수 있고 그리고 치료의 가장 중요한 부산물이 놀이를 위한 클라이언트의 능력을 향상시킬지도 모른다고 언급하고 있다.

장비 (Equipment)

감각(특히, 안뜰계통의) 경험에 대한 특별한 필요성때문에 감각통합치료는 다양한 특별히 설계한 매다는 놀이도구(공중 그네, 해먹, 그네 등)와 스쿠터보드(scooter boards)를 사용한다. 시중에서도 판매되는 이러한 기구는 놀이의 측면에서 바람직한 감각경험을 성취하는 수단을 제공한다.

이 모델의 적용을 위한 오늘날의 가이드라인
(Conteporary Guidelines for Application of This Model)

이 단원의 처음에 언급한 것처럼 많은 요인이

감각통합치료를 어떻게 가장 잘 제공하는가를 재고하도록 유도하였다. Bundy와 Murray(2002)는 실행에서의 이 모델의 이용에 관한 현재의 사고방법을 반영하는 수많은 원칙을 제안하였다. 이 가이드라인의 어떤 것은 치료의 시간이 한정되어 있다는 인식을 반영하여 단기간에 해낼 수 있고, 클라이언트와 돌보는 사람의 이해를 도와 중재의 실제적 측면에서 목적을 설정하는 접근을 포함하고 있다. 또한 가족이나 다른 전문가에 대한 상담역으로서의 작업치료사의 역할은 서비스의 측면에서의 변화와 연관성이 있다. 이 역할의 중요한 점은 감각통합의 문제가 있는 아동과 교류하는 사람에 대한 이해를 돕기 위해서이다(예컨대, 조용히 앉아있다는 것이 교실에서 주의를 기울이는 어린이의 능력을 향상시키기보다는 오히려 방해할지도 모른다는 것을 교사가 이해하도록 돕는 것).

다른 가이드라인은 과제와 환경이 수행에서 관찰된 어려움이 어떻게 나타나는가와 그리고 이들의 문제점에 적절한 중재가 필요하다고 강조하는 과제 지향적 접근(제11장 참조)으로부터의 새로운 사고를 반영하고 있다. 전체로서 클라이언트의 기초를 이루는 문제를 치료하는 것에 초점을 맞춘다는 것으로부터 일상적인 수행을 방해하는 외적 조건과 문제가 어떻게 상호작용을 하는가라는 것, 그리고 중재의 가장 효과적인 전략을 결정하는 것에 초점을 맞추는 방향으로의 전환이 있다.

연구 (Research)

감각통합 모델은 많은 연구의 대상으로 되어왔다. 진행 중인 연구는 SIPT의 개발(Bundy, 2002a)과 동시에 감각통합의 기초를 이루는 구성개념의 정당성의 입증에 기여해왔다. 이 영역에서의 중요한 연구는 인자 분석적 연구이고, 이것은 검사 득점의 의미있는 클러스터(cluster)를 확인하였다(Bundy, 2002a). 이들의 연구는 검사의 특정 클러스터에서의 빈약한 수행이 특정 종류의 감각통합의 문제가 있는 어린이에게 전형적이라는 것을 보여주었다. 이 연구에 기초하여 검사 득점의 패턴은 어떤 사람이 감각통합의 문제가 있는지, 또한 어떠한 형태의 문제가 있을지도 모른다는 것을 나타낼 수 있다고 생각되었다.

연구의 두 번째 영역은 감각통합치료의 효과에 관한 연구를 포함한다. 1972년에서부터 1981년 사이에 완료된 이 연구를 검토하기 위해 Ottenbacher(1991)는 메타분석(치료효과의 증거가 있는지 어떤지를 결정하기 위해 몇 가지의 연구 데이터를 사용하는 방법)을 실시하여 치료효과의 증거가 있다고 결론을 내렸다. Hoehn과 Baumeister(1994)는 Ottenbacher의 연구를 포함한 연구의 일부에서는 충분한 엄격성(rigor)이 결여된다고 비판하였다. Vargas와 Camilli (1999)는 후에 1983년에서부터 1993년 사이에 보고가 된 연구를 조사하기 위해 메타분석을 사용해서 치료효과에는 극히 약간의 증거밖에 발견하지 못하였다. 이러한 것은 과거 20년 동안에 실시된 많은 연구가 치료의 긍정적인 성과를 나타내지 못하였다는 것은 놀랄 일이 아니다. Bundy, Lane, 그리고 Murray(2002)는 감각통합에 기초하는 증거가 "가지각색이고, 최악의 경우는 부정적이다"(p.22)라고 결론을 내리고 있다. 그들은 또한 치료효과에 대한 증거부족에도 불구하고, 부모와 작업치료사는 감각통합에 기초하는 치료에 대해서 직접 경험하는 것에 열중한다는 것에 주목하고 있다. 하나의 가능성은 그 치료가 긍정적인 성과를 만들어내었으나 감각통합 이론에 의해서 특정화되고 그리고 연구에서 측정된 이유 때문은 아니라는 것이다(Kaplan et al., 1993). 예컨대, 작업치료사와 어린이의 관계가 그 성과를 설명해줄지도 모르고 또는 감각통합의 원리가 어린이의 환경 속에서 다른 사람에 의해서 어떻게 지각되는가를 재구성하기 위해 사용되고 긍정적인 성과에로 유도된다고 가정된다.

Tickle-Degnen(1988)은 감각통합에 기초하는 치료가 언제, 어떻게 효과가 있고 또한 어떠한 형태의 어린이에게 효과가 있는지를 보다 잘 설명할지도 모르는 요인을 전달하기 위해 검토하는 것이 필요하다고 언급하고 있다. 감각통합에 관한 연구가 그렇게 광범위하게 논의되고 비평되고 있다는 사실은 의미가 있는 논의와 비평을 통해 기초를 가질 가능성이 있으며 연구의 모체가 된다는 사실을 반영하고 있다.

고찰 (Discussion)

감각통합 모델은 작업치료에서 가장 광범위하게 연구되고 또한 개발된 실행 모델이다. 그럼에도 실행에서의 이 모델의 이용은 어떠한 비평과 논쟁의 대상이 되어왔다. 작업치료사는 감각통합치료에는 부적절하다고 생각된 모집단에 이 모델을 적용해왔다. 몇몇의 사람들은 이 모델로부터 불완전하게 사고와 기술을 빌려서 이 이론에 의해서 정당화되지 않는 임상실행이 되었다.

더욱이 이것은 때때로 연관성이 있는 다른 접근법과 혼동되고 있다. 예컨대, Bundy, Lane, 그리고 Murray(2002)는 감각운동 접근이 특정의 운동반응을 강조하는 한편 감각통합치료의 관심은 구체적으로는 어린이가 어떻게 감각을 처리하는가의 점에서 감각통합치료는 감각운동 접근과는 구별되어야 한다고 언급하고 있다. 그들은 또한 감각자극 프로그램이 감각을 아동에게 적용하고 있는 것에 반해서 감각통합 접근에서는 아동은 감각을 추구한다는 점에서 양자를 구별하고 있다.

이 고도로 복잡하고 잘 발달된 모델은 작업치료사에게 매력적이고 관심을 가지도록 한다. 그러나 이미 언급한 것처럼 이 모델의 적용은 반드시 체계적인 것은 아니었다. Clark 외(1989)는 "갓 취직한 수준의 작업치료사는 졸업 후 즉각 감각통합의 절차를 제공할 수 있다고 기대해서는 안된다(p.484)"라고 언급하고 있다. 그들은 이 실행 모델을 이용하기 위해서는 상당한 기능(skill)이 필요하다고도 지적하고 있다. SIPT를 실시하고 싶다고 생각하는 작업치료사는 인가된 대학원이나 평생교육 코스를 통해서 검사처리의 자격을 취득해야 한다. 훈련과 경험을 필요로 하는 작업치료에서 일반적으로 훈련을 받은 작업치료사의 훈련과 경험을 초월하여 이 모델은 전문직의 실행의 영역을 대표하고 있다.

요약 : 감각통합 모델 (Summary: The Sensory Integration Model)

초점

- CNS에서의 감각정보의 조직화와 작업수행

이 모델의 용어

양측통합	몸의 양쪽을 함께 사용하는 것
실행장애	환경으로 향한 의지적인 행동의 어려움
신경의 가소성	변화하는, 또는 수정되는 뇌의 능력
자세반응	평형을 유지하기 위해 자기 몸의 위치에서의 변화
행동	운동행동을 계획하는 것, 어떤 행동을 어떻게 시행하는지를 알고 있는 것을 포함한다.
고유수용감각	관절과 신체운동의 지각과 신체와 그 공간에서의 분절적인 위치의 지각
감각방어	비조직적인 출력을 초래하는 감각에 대한 과도한 과민성
감각정보	감각(예컨대, 접촉이나 운동으로부터)
감각의 받아들임	환경으로부터, 또는 몸의 내부로부터의 감각을 받아들이는 것
감각조절	감각에 대해서 낮은 반응 또는 과잉반응을 하는 경향
안뜰감각(전정감각)	중력과의 관계에서 자기의 몸의 위치를 인식하는 감각

을 만들어내는 적응적인 운동행동을 유도함에 있어서의 그 사용

여러 학문분야에 걸친 기초

- 실험신경과학(뇌의 구조와 과정)
- 정상발달의 연구
- 시스템 개념
- 심리학으로부터의 놀이에 관련된 개념

이론

조직화

- 감각통합은 감각의 받아들임, 감각의 통합과 조직화 그리고 적응적 작업행동이 발달의 나선을 가져오는 과정이다. 뇌는 전체로서 기능한다.
- 감각통합은 감각 데이터가 뇌 안에서 조직되고 처리되어 의미 있는 정보로 변환되며 운동행동을 계획하여 실행하기 위해 사용되는 다양식의(multi-modal) 감각처리(즉, 적어도 2개의 감각 정보 출처를 통합하는 것)이다.
- 아동은 감각을 조직화하는 것을 추구하는 내적 동기(inner drive)를 갖고 있다.
- 정신과 뇌는 서로 관계가 있으며 주관적인 경험은 감각통합의 적응적 나선에 있어 필요한 부분이다.

문제와 도전

- 사람들이 감각입력을 처리하여 통합하는 데에 장애가 있을 때 행동을 계획하여 만들어 내는 것의 어려움은 개념학습이나 운동학습을 방해한다.
- 두 가지의 주요 감각통합의 장애형태가 있다.
  1. 서투른 조절
  2. 서투른 행동

실행장애

- 실행장애는 행동의 계획을 형성하는 것의 어려움과 연관성이 있다.
- 감각통합과 연관성이 있는 두 가지 실행장애의 형태가 인식되고 있다.
  1. 체성실행장애
  2. 양측통합의 장애

- 감각조절장애란 감각에 대해서 낮은 반응이나 과잉반응을 하는 경향을 가리키며 아래의 네 가지 형태의 장애를 포함한다.
  1. 감각방어
  2. 중력불안
  3. 운동에 대한 회피반응
  4. 감각에 대한 낮은 반응성

치료적 중재

- 감각통합의 문제의 개선(변화)을 지향한다.
- 목표는 뇌의 조직화를 바꾸는 것에 의해서 감각정보를 통합하는 능력을 개선하는 것이다.
- 감각을 받아들이는 것을 강화한다. 이것은 아동이 의미있는 활동에서의 적응적 행동을 계획하고 조직화하며 감각입력을 처리하여 통합하기 위해서 CNS의 능력을 사용할 때에 일어난다.

적응을 위한 기술

- 평가를 위한 절차는 공식적인 검사(감각통합실행검사), 수행의 비공식적 관찰, 돌보는 사람이나 다른 사람으로부터 수집되는 자료를 포함한다.
- 자료는 어떤 사람이 감각통합장애가 있는지 어떤지의 결과에 도달하기 위해 사용되고, 그리고 가능하다면 그 장애의 특성을 특정화하기 위해 사용된다.
- 아동에게 유익하도록 선정된 감각통합의 경험은 아동의 장애를 확인하는 것, 그리고 이들의 장애에 대한 기초를 이루는 이유 즉, 감각정보를 처리하는 특정의 어려움에 관한 이론으로부터 유도된다.
- 놀이는 치료를 위한 견인차이다. 환경의 요구는 사람들의 능력에 영향을 주고 그들에게 새로운 감각-운동적인 행동에 관여하기 위해 도전하도록 한다. 놀이 중에서 아동은 적절한 감각운동행동을 선택하기 위한 조절된다.
- 이 접근의 새로운 응용은 아래의 것을 강조한다.
  1. 과제와 환경이 어떻게 수행에 영향을 미치고 이들의 문제에 대처하는가를 생각하는 것
  2. 단기목표
  3. 부모, 선생, 기타의 사람들과의 상담

연구

- 진행 중인 연구는 감각통합실행검사의 개발과 기초를 이루는 감각통합의 구성 개념을 타당한 것인가에 관한 내용이다.
- 감각통합치료의 효과성에 대한 연구는 치료효과가 가지각색이고 점점 부정적으로 된다는 증거를 제공하여왔다.

참고문헌

Arendt, RE, MacLean, WE & Baumeister, A. (1988). Critique of sensory integration therapy and its application in mental retardation. American Journal on Mental Retardation, 92, 401–411.

Ayres, AJ. (1972). Sensory Integration and Learning Disabilities. Los Angeles: Western Psychological Services.

Ayres, AJ. (1979). Sensory Integration and the Child. Los Angeles: Western Psychological Services.

Bundy, AC. (1991). The process of planning and implementing intervention. In Fisher, AG, Murray, EA & Bundy, AC (eds.): Sensory Integration: Theory and Practice, pp 333–353. Philadelphia: FA Davis.

Bundy, AC. (2000). Test of playfulness manual (Version 3). Ft. Collins, CO: Colorado State University.

Bundy, AC. (2002a). Assessing sensory integrative dysfunction. In Bundy, AC, Lane, SJ & Murray, EA (eds.): Sensory Integration: Theory and Practice, 2nd ed, pp 169–198. Philadelphia: FA Davis.

Bundy, A.C. (2002b). Play theory and sensory integration. In Bundy, AC, Lane, SJ & Murray, EA (eds.): Sensory Integration: Theory and Practice, 2nd ed, pp 227–240. Philadelphia: FA Davis.

Bundy, AC & Koomar, JA. (2002). Orchestrating intervention: The art of practice. In Bundy, AC, Lane, SJ & Murray, EA (eds.): Sensory Integration: Theory and Practice, 2nd ed, pp 241–260. Philadelphia: FA Davis.

Bundy, AC, Lane, SJ, & Murray, EA. (eds.) (2002). Sensory Integration: Theory and Practice, 2nd ed. Philadelphia: FA Davis.

Bundy, AC & Murray, EA. (2002). Introduction to sensory integration theory. In Bundy, AC, Lane, SJ & Murray, EA (eds.): Sensory Integration: Theory and Practice, 2nd ed, pp 3–33. Philadelphia: FA Davis.

Clark, F, Mailloux, Z, Parham, D, et al. (1989). Sensory integration and children with learning disabilities. In Clark, PN & Allen, AS (eds.): Occupational Therapy for Children, 2nd ed, pp 457–509. St. Louis: CV Mosby.

Dunn, W. (1999). Sensory profile: User's manual. San Antonio: Psychological Corporation.

Fisher, AG. (1991). Vestibular-proprioceptive processing and bilateral integration and sequencing deficits. In Bundy, AC, Lane, SJ & Murray, EA (eds.): Sensory Integration: Theory and Practice, pp 71–107. Philadelphia: FA Davis.

Fisher, AG & Bundy, AC. (1991). The interpretation process. In Bundy, AC, Lane, SJ & Murray, EA (eds.): Sensory Integration: Theory and Practice, pp 234–250. Philadelphia: FA Davis.

Fisher, AG & Murray, EA (1991). Introduction to sensory integration theory. In Fisher, AG, Murray, EA & Bundy, AC (eds.): Sensory Integration: Theory and Practice, pp 3–26. Philadelphia: FA Davis.

Fisher, AG, Murray, EA, & Bundy, AC. (eds.) (1991). Sensory Integration: Theory and Practice. Philadelphia: FA Davis Company.

Hoehn, TP & Baumeister, A (1994). A critique of the application of sensory integration therapy to children with learning disabilities. Journal of Learning Disabilities, 27, 338– 350.

Kaplan, BJ, Polatajko, HJ, Wilson, BN, et al. (1993). Reexamination of sensory integration treatment: A combination of two efficacy studies. Journal of Learning Disabilities, 26, 342–347.

Kielhofner, G & Fisher, AG. (1991). Mind-brain-body relationships. In Fisher, AG, Murray, EA & Bundy, AC (eds.): Sensory Integration: Theory and Practice, pp 27–45. Philadelphia: FA Davis.

King, LJ (1974). A sensory-integrative approach to schizophrenia. American Journal of Occupational Therapy, 28, 529–536.

Lai, JS, Fisher, AG, Magalhaes, LC, et al. (1996). Construct validity of the Sensory Integration and Praxis Test. Occupational Therapy Journal of Research, 16, 75–97.

Lane, SJ. (2002). Sensory modulation. In Pratt, PN & Allen, AS (eds.): Occupational Therapy for Children, 2nd ed, pp 101–122. St Louis: CV Mosby.

McIntosh, DN, Miller, LJ, Shyu, V, et al. (1999). Sensory modulation and disruption, electrodermal responses, and functional behaviors. Developmental Medicine and Child Neurology, 41, 608–615.

Ottenbacher, K. (1991). Research in sensory integration: Empirical perceptions and progress. In Fisher, AG, Murray, EA & Bundy, AC (eds.): Sensory Integration Theory and practice, pp 388–389. Philadelphia: F.A. Davis.

Paraham, LD & Mailloux, Z. (2001). Sensory integration. In Case-Smith, J, Allen, AS & Pratt PN (eds.): Occupational Therapy for Children, 4th ed, pp 329–351. St. Louis: Mosby.

Pratt, PN, Florey, LA & Clark, F. (1989). Developmental principles and theories. In Pratt, PN & Allen, AS (eds.): Occupational Therapy for Children, 2nd ed, pp 19–47. St Louis: CV Mosby.

Reeves, GD & Cermak, SA. (2002). Disorders of praxis. In Bundy, AC, Lane, SJ & Murray, EA (eds.): Sensory Integration: Theory and Practice, 2nd ed, pp 71–100. Philadelphia: FA Davis.

Tickle-Degnen, L. (1988). Perspectives on the status of sensory integration theory. American Journal of Occupational Therapy, 42, 427–433.

Vargas, S & Camilli, G. (1999). A meta-analysis of research on sensory integration treatment. American Journal of Occupational Therapy, 53 (2), 189–198.

Williamson, GG & Anzalone, ME. (2001). Sensory integration and self-regulation in infants and toddlers: Helping very young children interact with their environment. Washington, DC: Zero to Three.

제 13 장

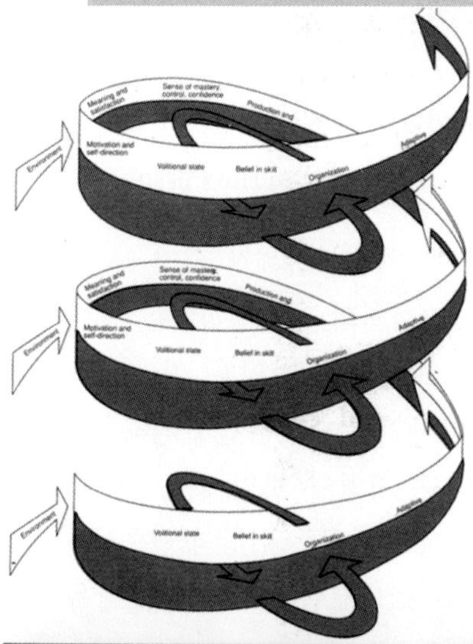

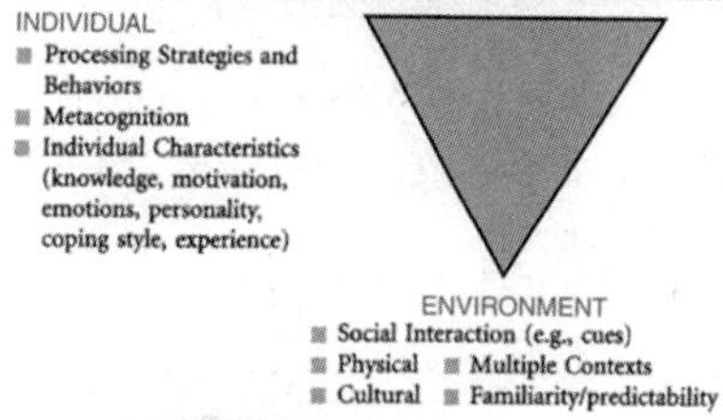

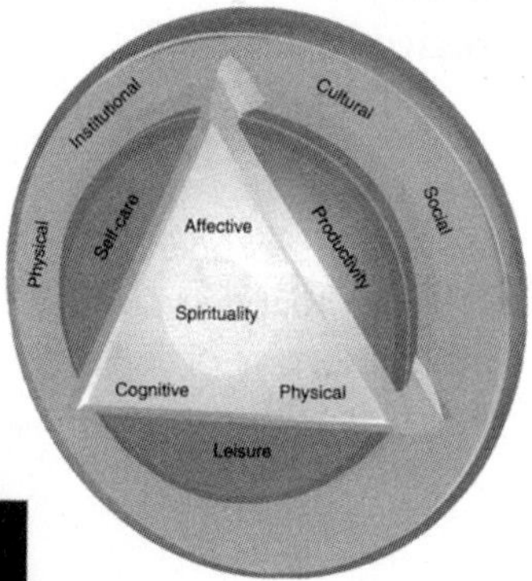

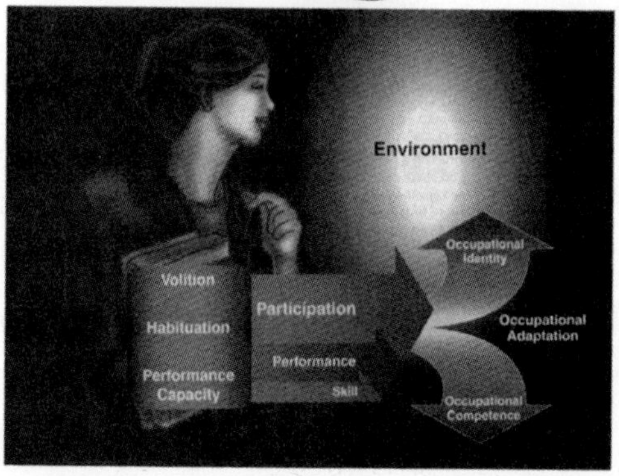

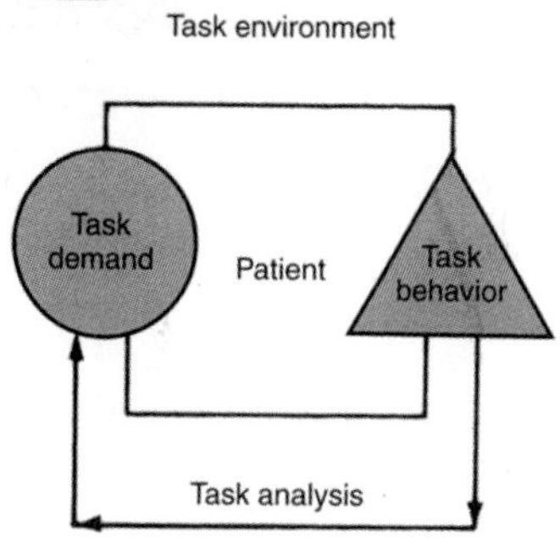

개념적 실행 모델 : 예술적 측면
(Conceptual Models of Practice: The State of the Art)

이제까지의 각 단원에서는 7개의 오늘날의 개념적 실행 모델을 소개하여왔다. 이 단원에서는 이들의 모델을 전체적으로 봄으로써 아래의 것을 확인한다.

- 이들의 모델이 다루는 현상의 범위
- 이들의 모델이 확인하는 클라이언트의 문제의 성질
- 이들의 모델에 의해서 제공되는 작업치료의 관점과 접근
- 이들의 모델이 제공하는 이론의 종류
- 각 모델의 연구의 기초

이 단원의 목적은 모델의 개발에서의 기술적 수준을 특징짓는 것이다. 이것은 개별적으로 그리고 집합적으로 이 분야의 개념적 기초에 어떠한 기여를 하고 있는지를 논의한다.

모델이 다루는 현상 (Phenomena Addressed by the Models)

작업치료의 전체의 관심사는 사람들이 자기의 상황에서 작업참여의 적응적(즉, 기능적 및 만족스런) 패턴을 어떻게 유지하는가이다. 제4장에서 보아온 것처럼 이 분야는 많은 요인이 작업적응의 성공에 기여한다고 인정하고 있다. 이들의 요인은 신체적으로 필요하고 그리고 바람직한 작업을 할 수 있다는 것, 작업에 종사하는 동기가 있다는 것, 필요한 습관을 갖고 있다는 것, 적절한 환경의 지지를 이용할 수 있다는 것 등을 포함한다. 이들의 요인과 기타의 그러한 요인이 이 분야에서 이해되어야 하는 현상이다.

각각의 개념적 실행 모델은 이들의 현상의 하나 또는 그 이상에 초점을 맞추고 있다. 어느 하나의 모델도 그들의 모두에 대처할 수 있는 것은 아니지만 실행 모델을 통해 작업참여에 관여하고 있는 개인적 및 환경적인 현상의 범위를 이해하는 것을 전체적으로 제공하는 것은 중요하다.

제4장에서 언급한 것처럼 작업치료라는 분야는 사람과 환경의 양자에 관련되는 요인이 작업참여에 영향을 준다는 것을 인정하고 있다. 따라서 모델은 전형적으로는 이들 양자의 요소를 다룬다. 아래 문단에서는 각각의 모델이 다루는 사람과 연관성이 있는 현상을 우선 검토한다. 다음으로 각 모델이 어떻게 환경과 관련된 현상을 다루는지를 논의할 것이다.

사람과 관련된 현상 (Phenomena Related to the Person)

우리들은 인간의 신체적 측면에서부터 심리사회적 측면까지의 연속선상에서 모델이 다루는 현상을 개념화할 수 있다. 따라서 모델은 사람의 어떤 측면을 다루는가에 의해서 연속선상에 배분되는 것처럼 보일 가능성이 있다. 표 13-1은 모델이 다루는 현상의 연속선을 나타내고 있으며 또한 모델이 이들의 현상을 다루는 전형적인 개념을 나타내고 있다.

생체역학 및 운동조절 모델의 양자는 사람이 일상생활을 만들어내고 있는 작업을 수행하기 위해 필요한 신체적 운동을 어떻게 만들어내는가에 관계하고 있다. 생체역학 모델은 생체역학(즉, 뼈, 관절, 근육의 조직화가 사람이 만들어낼 수 있는 운동의 종류에 어떻게 영향을 주는가)에 초점을 맞추는 것을 통해서 운동에 대처한다(Trombly & Radomski, 2002). 이 모델의 대표적인 개념은 근력과 가동범위이다.

운동조절 모델은 운동이 어떻게 조절되는가에 관여한다(Mathiowetz & Bass-Haugen, 2002). 원래는 이 모델은 운동을 조절할 때의 중추신경계(CNS)의 역할에 오로지 초점을 맞추고 있었다. 이 모델은 운동을 조직화할 때에 CNS, 과제, 환경의 협동적인 역할을 강조하는 최근의 관점을 채택하는 한편, 여전히 CNS에 대한 강한 초점을 유지하고 있다. 이와 같이 운동에 대한 CNS의 영향을 나타내는 근육긴장과 반사와 같은 개념을 제공한다.

감각통합 모델은 감각정보가 어떻게 신경계

표 13-1. 현상의 연속성

모 델	다루어지는 현상	대표적 개념
생체역학	신체적 운동	• 근력 • 관절가동범위 • 지구성
운동조절	운동의 협동성	• 근육긴장 • 반사 • 운동의 패턴
감각통합	운동적 행위를 계획하고 유도하기 위한 감각처리	• 실행(praxia) • 양측성 • 감각조절
인지-지각	지각과 인지	• 전경-배경 구별 • 계획 • 문제해결
인지장애	인지	• 주의 • 인지 수준
인간작업 모델	수행에 대한 동기부여, 조직화, 능력	• 흥미 • 가치 • 역할 • 습관
캐나다 작업수행 모델	감정적, 인지적, 신체적 및 영적인 것	• 자기결정 • 의미 • 연계

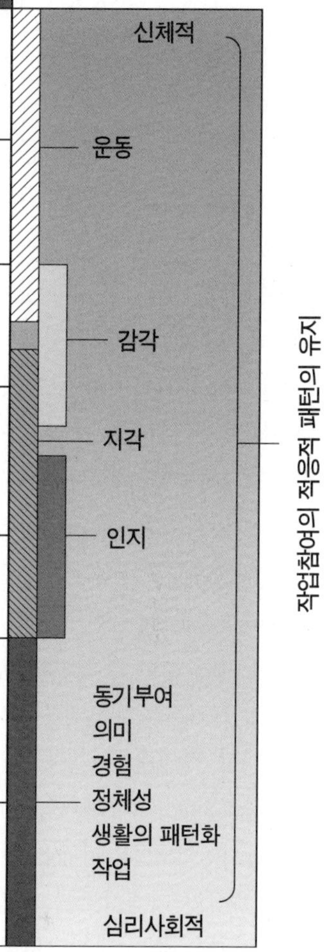

에서 처리되고 운동행동을 계획하고 유도하기 위해 사용되는가에 초점을 맞춘다(Bundy, Lane, & Murray, 2002). 이 모델은 감각의 수용, 해석, 통합에 관계되는 과정을 널리 고려하고 있다. 사람이 다양한 감각입력에 어떻게 반응하는가를 처리하는 감각조절이라는 개념은 감각통합 모델의 이 측면을 대표하고 있다. 이 모델은 또한 감각의 처리가 어떻게 운동행동에 영향을 미치는가에 주된 초점을 맞추고 있다. 운동의 계획을 의미하는 실행이라는 개념은 이 모델의 이 측면을 대표하고 있다. 마지막으로 이 모델은 감각이 어떻게 통합되고 해석되는가를 생각하기 때문에 이것은 또한 지각(perception)을 이해하는 데에도 기여한다.

인지-지각 모델(Katz 1998, Toglia, 1998)은 지각과 인지의 이차원적인 현상과 수행에 대한 이들의 과정의 영향에 대처한다. 전경-배경 구별(figure-ground discrimination)은 계획이나 문제해결과 같은 개념은 물론 지각과 인지에 맞춘 초점을 대표하는 전형적인 개념이다.

인지장애 모델(Allen, 1992)은 인지와 수행의 역할에 초점을 맞추고 있다. 주의라는 개념은 이 모델이 인지과정을 어떻게 설명하는가를 대표하고 있다. 인지 수준이라는 개념은 이 모델이 인지를 보다 높은 수준에서부터 보다 낮은 수준으로의 연속선상에 있다고 보는가에 중심이 된다.

인간작업 모델은 3가지 현상을 다룬다(Kielhofner, 2002). 첫째로 사람이 작업에 종사하도록 어떻게 동기부여가 되는지를 생각한다. 흥미와 가치라는 개념은 이 모델이 어떻게 동기부여를 생각하는가의 일부분이다. 두 번째로 이 모델은 역할과 습관이라는 개념을 제공하고 사람들이 어떻게 자기의 작업을 일상적 패턴으로 조직화하는가를 생각한다. 세 번째로 이 모델은 사람들이 수행한 경험이 어떻게 사람들의 수행능력에 기여하는가를 생각한다.

캐나다 작업수행 모델은 작업수행에 초점을 맞춘다(Canadian Association of Occupational Therapists, 1997). 이것은 감정적, 인지적 그리고 신체적인 구성요소를 포함하는 것으로써 수행에 영향을 주는 개인인자를 확인한다. 이것은 더욱이 영적인 것(spirituality)을 인간의 중심에 있다고 확인한다. 영적인 것에 연관성이 있는 대표적인 개념은 자기결정, 의미, 연계이다.

환경에 관련된 현상
(Phenomena Related to the Enviornment)

이들의 모델의 각각은 어떠한 의미로든 환경을 고려하고 있다. 어떤 모델에서는 환경은 암묵 중에 처리되고 있을 뿐이다. 또 다른 모델에서는 환경은 작업참여에서의 하나의 요인으로서 명확히 개념화되어 있다. 표 13-2는 각 모델에 의해서 다루어지는 환경의 현상을 보여주고 환경에 대한 각 모델의 전형적인 관계를 확인하고 있다.

생체역학 모델은 그 개념에 있어서 특별히 환경을 다루고 있지 않다. 그러나 이 모델에서 의미하고 있는 것은 물리적 환경이 운동에 대한 요구를 어떻게 제시하는가이다. 이것은 대상물의 중량이나 계단에 오르기 위해서 필요한 것 등을 포함한다.

운동조절 모델은 최근의 계통적 서술에서(Mathiowetz & Bass-Haugen, 2002) 환경에서의 대상물이나 과제의 특성은 운동에 영향을 주기 위해 인적인 특징과 조합된다고 명시하였다. 이와 같이 이 모델은 예컨대, 사용되는 대상물의 형태, 또는 운동에 대한 특정 과제의 요구가 운동의 협동성에 어떻게 영향을 주는가와 같은 것들을 고려한다.

감각통합 이론은 특히 환경을 개념화하는 것에는 초점을 맞추고 있지 않지만 환경의 감각적 특성을 다룬다(Bundy, Lane & Murray, 2002). 이 모델은 특정 감각의 경험을 제공하는 장난감과 장비(예컨대, 그네나 스쿠터보드)의 촉각적 특성과 가능성에 관계한다.

인지-지각 모델은 그 최근의 체계화에서 환경의 사회적, 물리적, 문화적 요인이 어떻게 감각처리에 영향을 주는가를 생각하고 있다(Katz 1988). 이 모델은 환경에서 이용 가능한 시각적 및 언어적 단서와 같은 것에 관계한다.

인지장애 모델(Allen, 1992)은 환경에는 명확히 초점을 맞추지 않지만 환경적 보상과 과제분석에 맞춘 초점이 환경에서의 대상물과 과제

표 13-2. 환경적인 현상

모 델	다루어지는 현상	전형적인 관심사
생체역학	운동을 필요로 하는 물리적 특성	• 대상물의 중량
운동조절	운동의 조건을 만들어내는 대상물과 과제의 특성	• 대상물의 특징을 어떻게 다루는가에 영향을 주는 대상물의 특징 • 과제의 요구
감각통합	환경의 감각적 특성	• 대상물의 촉각적 특성
인지-지각	정보를 처리하는 능력에 영향을 미치는 사회적, 물리적 및 문화적 요인	• 시각적 및 언어적 단서
인지장애	사용되는 과제와 대상물의 인지적 요청	• 과제의 복잡성
인간작업 모델	아래의 것에 의해서 야기되는 영향(자원, 기회, 제약, 요구) • 대상물 • 공간 • 작업형태 • 사회적 집단	• 목적의 의미 • 대상물의 사회적 태도
캐나다 작업수행 모델	반응을 이끌어내는 제도적, 물리적, 사회적, 문화적 측면	• 사회정책 • 사회적 관계의 패턴

에 의해서 제시된 인지적 요구와 은연중에 관계하고 있다고 설명한다. 이와 같이 과제의 복잡성(예컨대, 과제에 포함되는 단계의 수)은 이 모델의 전형적인 관심사이다.

인간작업 모델과 캐나다 작업수행 모델의 양자는 사람과 환경의 불가분성과 사람의 수행에 있어 환경이 가지는 영향을 강조하고 있다. 두 모델 모두 환경의 특성과 그것이 작업참여에 어떻게 영향을 주는가를 명확히 개념화하고 있다.

인간작업 모델은 환경은 그것과 상호작용을 하는 사람들에게 영향을 주는 대상물, 공간, 작업형태, 사회적 집단으로 구성되는 것이라 개념화하고 있다(Kielhofner, 2002). 영향이라는 개념은 환경이 개인의 특유한 특징에 의존하는 자원의 기회, 요구, 제약을 제공한다는 것을 강조하고 있다. 이 모델에 의해서 확인되는 몇 가지의 전형적인 관심사는 대상물이 개인에 대해서 가지는 의미와 사회적 태도가 사람들에게 영향을 주는 방법이다.

캐나다 작업수행 모델(Canadian Association of Occupational Therapists, 1997)은 환경을 제도적, 물리적, 사회적, 문화적인 측면으로 구성되는 것이라 개념화하고 있다. 이 모델은 사회적 관계의 패턴과 이들이 작업수행에 어떻게 영향을 주는가와 같은 것에 대한 관심을 포함한다. 이 모델은 또한 사람에게 영향을 주는 사회정책과 같은 거시적 요인(macro-factors)을 명확히 확인하는 데에 있어서 특징적이다(Townsend, 1998).

문제 인식과 작업치료의 관점 (Problems Identified and View of Therapy)

각각의 개념적 실행 모델은 특정 종류의 문제를 확인하고 초점을 맞춘다. 각 모델은 이들의 확인된 문제에 대응해서 작업치료를 시행하기 위한 이론적 설명과 접근을 제공한다. 표 13-3은 각 모델과 연관되는 문제, 작업치료의 이론적 설명 그리고 접근을 요약하였다.

생체역학 및 운동조절 모델은 운동의 문제를 다루고 있다(Trombly & Radomski, 2002; Mathiowetz & Bass-Haugen, 2002). 전자는 가동범위의 제한, 근력 그리고 주로 근골격계, 말초신경계, 심폐계와 연관되는 지구력 때문에 일어나는 운동의 제한과 관계가 있다. 운동조절 모델은 CNS의 손상에 의한 협동성의 문제와 관계가 있다. 생체역학 모델은 예컨대, 포지셔닝이나 운동과 같은 것을 통해서 변형을 예방하는 방법과 운동능력을 개선하는 방법에 초점을 맞춘다. 운동제한이 영속적일 때는 이 모델은 의지(prostheses), 보장구(orthoses), 보조 도구 그리고 환경의 변경에 의해서 이들을 보상하려고 한다. 오늘날의 운동조절 모델은 운동조절을 CNS의 상태, 과제, 환경의 기능이라 보고 있다. 따라서 그것은 CNS의 과정을 강화하거나 과제와 환경을 수정하는 것을 통해서 운동의 조절을 개선하는 것을 제안한다.

7개의 개념적 실행모델을 동시에 생각하면 작업치료가 넓은 범위에 걸치는 문제를 다룬다는 것은 명백해진다. 이것은 작업치료사가 자기의 실행을 전체론적이라 생각하는 경향이 있다는 이유이다.

감각통합은 감각의 처리와 적응적 운동에 관한 문제에 초점을 맞춘다. 전통적으로 이 모델은 클라이언트가 감각정보를 이끌어내고 뇌를 조직화하기 위해 적응적인 행동에 관여하는 것을 지원하는 치료적인 전략을 사용하였다. 더 최근에는 이 모델(Bundy, Lane, & Murray, 2002)은 또한 클라이언트의 욕구를 이해하기 위해 교사나 부모와 같은 돌보는 사람을 교육하는 것이나 그 사람의 감각통합의 한계를 이해하고 기능상태를 최대로 하기 위해 환경을 수정하는 전략을 포함하고 있다.

인지-지각 모델과 인지장애 모델은 지각과 인지의 영역에서의 문제에 초점을 맞춘다. 인지-지각 모델은(운동조절 모델과 같이) 수행이 그 사람의 특징, 과제 그리고 환경에 의해서 영향을 받는다는 현대의 관점을 사용한다. 이와 같이 이 모델은 그 사람의 능력의 훈련, 그 사람이 한계를 고려하여 목적을 수행하는 것에 대해서 어떻게 적응하는가를 가르치는 것, 그리고 수행을 강화하기 위해 과제와 환경을 적응시키는 것 같은 전략을 조합한다. 인지장애 모델은 어떠한 치료적 접근도 추천하지 않으며 따라서 과제와 환경을 바꿀 것과 돌보는 사람에게 클라이언트의 제한에 대해서 조언할 것만을 제안한다.

표 13-3. 모델에 의해서 다루어지는 문제와 중재에의 접근

모 델	다루어지는 현상	대표적인 개념
생체역학	관절가동범위, 근력, 지구력의 제한	• 기능장애를 예방하고 능력을 개선하기 위한 포지셔닝, 운동을 제공한다. • 기능장애를 보상하기 위해 의지, 보장구, 적응기구(보조기구) 그리고 환경의 변경을 제공한다.
운동조절	운동의 협동성의 문제	• 운동패턴을 이끌어내어 조직화하기 위해 감각입력과 목표 지향적 활동을 이용한다. • 보다 효과적인 운동을 이끌어내기 위해 과제와 환경의 변경을 시도한다.
감각통합	감각처리와 적응적 운동의 문제	• 감각정보를 이끌어내고 뇌를 조직화하기 위해 적응적 운동에 관여하도록 사람을 지원한다. • 주어진 감각통합적인 도전의 기능상태를 최대로 하기 위해 돌보는 사람을 교육하고 환경을 적응시킨다.
인지-지각	지각과 인지장애	• 인지 및 지각의 능력을 훈련한다. • 한계를 고려하기 위해 하는 방법을 클라이언트에게 가르친다. • 과제나 환경을 적응한다.
인지장애	인지장애	• 인지능력의 수준에 맞춰서 과제나 환경을 바꾼다. • 제한에 대해서 돌보는 사람을 교육한다.
인간작업 모델	작업의 선택과 조직, 수행에 영향을 미치는 개인적이고 환경적인 문제	• 작업의 동기부여, 적응적인 패턴화, 수행을 지지하거나 강화하기 위해 클라이언트의 작업참여를 지원한다. • 작업의 동기부여, 적응적인 패턴화, 수행을 지지하거나 강화하기 위해 환경을 수정한다.
캐나다 작업수행 모델	인간, 작업환경 사이의 부적응으로 나오는 작업 수행의 제한	• 수행을 제한하고 있는 개인적, 작업적, 환경적 요인을 바꾸기 위한 의사결정과 행위에서의 협동과 클라이언트(또는 그들을 돌보는 사람)의 참여를 촉진한다.

인간작업 모델은 사람들이 어떻게 자기의 작업을 선택하고 조직화하고 수행하는가에 대해서 부정적인 영향을 주는 개인적 및 환경적 문제의 양자에 초점을 맞춘다. 이 모델에 기초하는 중재는 동기부여, 작업의 적응적 패턴화 그리고 수행을 지원하거나 강화하는 것이다. 이것은 또한 같은 목적을 성취하기 위해 사회적 및 물리적인 환경의 수정을 제안한다.

캐나다 작업수행 모델은 인간, 작업, 환경 사이의 부적합(mismatch)으로부터 나오는 작업수행의 제한에 초점을 맞춘다. 이것은 수행을 강화하기 위해 개인적, 작업적 그리고 환경적 요인을 바꾸는 의사결정과 행동에 클라이언트(또는 돌보는 사람)를 끌어들이는 협동적 접근을 제안한다.

7개의 개념적 실행모델을 동시에 생각하면 작업치료가 넓은 범위에 걸치는 문제를 다룬다는 것은 명백해진다. 이것은 작업치료사가 자기의 실행을 전체론적이라 생각하는 경향이 있다는 이유이다. 그러나 보통은 어느 하나의 모델만으로 어떤 한 사람의 클라이언트가 경험하는 모든 문제를 다루는 것은 아니다. 이와 같이 실행에서는 작업치료사는 모델을 조합해야 한다. 모델은 실행에 대한 전체론적 접근 또는 작업치료에서 다루는 문제의 범위의 포괄적인 이해를 제공하기 위해 하나의 모델만으로는 충분하다고 할 수 없다.

인간작업 모델과 캐나다 작업수행 모델의 양자는 예컨대, 동기부여, 생활양식의 조직화, 개인적인 자기결정과 같은 다른 요인이 어떻게 작업에 영향을 미치는가에 대해서 보다 폭넓게 초점을 맞춘다는 점에서 다른 모델과 구별될 가능성이 있다. 나머지의 모델은 수행에 대한 기능장애의 범위 또는 영향을 감소시키는 것에 초점을 맞춘다. 이러한 이유에 의해서 보다 폭넓은 2개의 모델은 기능장애에 초점을 맞추는 모델과 조합하여 사용한다.

모델이 제공하는 이론 (Theory Offered by the Models)

이론을 세우는 것은 서술(description)과 설명(explanation)을 포함한다. 서술이란 현상에 대한 정돈된 사고방법을 제공하는 보다 기본적인 수준의 이론을 세우는 것이다. 이와 같이 서술은 현상을 명명하는 것, 그리고 이들을 종류 또는 형태로 분류하는 것을 포함한다.

설명은 어떠한 현상이 어떻게 작용하는가의 설명을 제공하는 보다 진전된 수준의 이론화이다. 설명은 그것이 예측과 관리의 두 가지 중요한 과정에 대한 기초를 제공하기 때문에 응용이론에 매우 중요하다. 이론은 현상이 어떻게 작용하는가의 정확한 설명을 할 때 아래의 것을 인정한다.

- 상이한 상황 하에서 무엇이 일어날 것인가를 정확히 예상하는 것(예측)
- 바람직한 성과를 달성하기 위해 상황 또는 일어난 일에 조직적으로 영향을 주거나 형성하는 것(관리)

예측과 관리는 작업치료에서 중요하다. 예컨대, 작업치료사는 장차 특정의 상황(예 : 자립하여 생활하는 것) 하에서 기능하는 클라이언트의 능력을 예상하기(그리고 클라이언트 및 클라이언트의 가족이 예상하는 것을 돕기) 위해 클라이언트의 능력을 평가한다. 작업치료사는 자기들이 환경을 변경하거나 특정의 성과나 변화의 달성을 목표로 하는 경험에 클라이언트를 관여시킬 때 현상을 관리하려고 한다. 작업치료사는 이들의 과정에 대한 합리적 이유를 제공하는 설명이 없이는 현상을 정확히 예측하거나 관리할 수 없다.

현재의 실행모델은 이들이 제공하는 이론의 형태에 기초하여 아래의 2개의 범주로 분류된다.

- 이론이 주이고 서술적인 모델
- 서술적이고 설명적인 모델

주로 서술적인 모델
(Predominantly Descriptive Models)

7개의 모델 중 인지장애 모델과 캐나다 작업수행 모델의 2개는 주로 서술적이다. 인지장애 모델은 인지가 수행의 기초를 이루고 수행에 영향을 주는 것이며 그리고 뇌의 상태가 인지를 결정한다고 언급하고 있다. 그러나 이 모델은 이 과정의 어떠한 설명도 제공하고 있지 않으며 인지를 제한하는 뇌의 병리학이라는 의학적 설명을 참조하고 있다. 이 모델은 인지 수준과 구성요소를 서술하는 것에 초점을 맞추고 있다. 이 모델은 인지의 변화를 만들어내는 데에는 관여하지 않기 때문에 인지적 발달의 과정의 설명은 하지 않는다.

제7장에서 언급한 것처럼 캐나다 작업수행 모델은 실행을 위한 가이드라인을 명기하고, 작업치료의 관심영역을 서술하기 위한 시도로서 시작되었다. 이 모델은 양식(format)에서는 대부분 서술적인 채로였다. 이것은 작업수행, 환경 그리고 사람이라는 구성요소의 분류를 제공한다. 이것은 또한 일련의 신념과 가치를 언급하고 클라이언트 중심의 실행의 원칙과 가이드라인을 명시하고 있다. 그러나 이 모델은 모델이 명명한 현상이 어떻게 실제로 작용하는가에 대해서는 극히 약간의 설명적인 문장밖에는 제공하지 않는다. 이 모델을 적용하는 과정에는 작업치료의 과정을 유도하기 위한 설명을 제공하는 다른 이론과 함께 적용하는 것이 필요하다(Fearing & Clark, 2000).

서술적이고 설명적인 모델
(Descriptive and Explanatory Models)

서술에 더해서 현상의 설명을 제공하는 5개의 모델은 현상 사이의 관계에 관한 진술에 의해서 특징지어진다. 이들의 진술은 다양한 특성이나 과정이 어떻게 연결되어 있는지를 설명한다(예, 이들이 함께 변화하는 또는 하나의 것이 다음의 것의 원인이 되는). 이러한 몇 가지의 진술이 함께 연결되었을 때 어떤 현상이 어떻게 작용하는가를 설명하는 "설명의 네트워크"를 구성한다.

생체역학 모델은 인간의 근골격계의 상세한 설명을 제공한다. 이것은 또한 근육이 힘을 어떻게 만들어내는가와 운동에 의해서 근력은 어떠한 변화를 하는가와 같은 운동의 기초를 이루는 요인의 설명을 제공한다. 이 이론의 대부분은 작업치료의 외부에서 발전하였으나 그럼에도 불구하고 인간이 어떻게 운동을 만들어내는가의 역동성을 이해하기 위한, 그리고 운동의 기능장애를 이해하여 대처하기 위한 중요한 지식을 제공한다.

운동조절 모델은 반사와 운동조절의 발달적 연속성과 같은 설명을 제공한다. 이것은 또한 협동적 운동이 어떻게 만들어지는가의 설명을 제공한다. 제11장에서 나타낸 것처럼 운동의 생성에 관한 이론적 설명은 CNS에의 초점에서부터 CNS가 운동에 영향을 주기 위해 어떻게 근골격계, 과제, 환경을 조합시키는가의 초점으로 전환하였다. 이 설명은 작업치료의 외부에서 개발된 사고에 매우 의존하고 있다. 그럼에도 불구하고 이 분야의 연구자들은 작업치료의 틀 안에서 이들의 논의의 상황을 설명하였다(Mathiowetz & Bass-Haugen, 2002).

감각통합은 감각처리의 분류를 제공하고 이 분야의 가장 세련된 이론의 하나를 제공하고 있다.

이것은 감각이 운동을 위해 어떻게 조직화되고 사용되는가를 설명하려고 한다. 이 모델이 다른 분야에서 개발된 이론에 기초하고 있는 경우일지라도 이것은 명백히 작업치료 안에서 발전된 특유의 이론적인 논의이다.

인지-지각 모델은 전통적으로 서술과 매우 관계가 있다(예컨대, 지각과 인지의 기능상태의 분류를 전개하고 있다) 그러나 제9장에서 언급한 것처럼 이 모델은 현재 작업수행에 관계되는 지각과 인지 과정의 설명을 제공하는 것에 보다 관계하고 있다. 이 모델은 아직도 계속 발전하고 있으며 작업치료의 틀로 발전하는 이론적 개념을 편입시키고 있다.

인간작업 모델은 마찬가지로 처리, 운동, 의사소통과 상호작용의 기능(skills)의 분류와 같은 수많은 분류를 제공하고 있다. 이 모델은 작업에의 동기부여에 대한 설명이나 사람들이 자기의 작업수행을 일상의 패턴에 어떻게 조직화할 수 있는가의 설명을 제공한다. 최근에는 이것은 경험에서 수행하는 역할을 설명하는 것에 대한 관심을 추가하였다. 이 모델은 광범위한 학문영역으로부터 개념을 이끌어내고 이들을 작업치료에 있어 특유한 이론적 틀로 통합한다.

요약하면, 이론적인 설명을 제공하는 모델은 신념이나 가치의 단순한 설명 또는 진술을 넘어서 현상이 어떻게 작용하는가의 설명을 제공한다. 그렇게 함으로써 이들의 모델은 실행 속에서 대처해야 할 현상의 성질과 작용의 중요한 이해를 제공한다. 서술에서부터 설명으로 이동하는 것은 모델의 개발에서의 중요한 단계이다. 더욱이 모든 모델은 여러 학문분야에 걸친 개념을 빌려서 그것에 의존하고 있으나 작업치료 모델에 의해서 제공되는 이론적 표현이 특유한 작업치료의 관점에 초점을 맞추도록 만들어지는 것은 중요하다. 우리들이 여기서 보아온 것처럼 모델은 설명적인 이론을 개발해온 범위와 그 이론이 작업치료 이론으로서 독자적으로 발전해온 범위와는 매우 다르다.

> **서술에서부터 설명으로 이동하는 것은 모델의 개발에서의 중요한 단계이다.**

연구 (Research)

제5장에서 언급한 것처럼 연구는 모델의 이론과 기술의 정당성을 입증하고 개선하기 위해 중요하다.

각 모델의 기초를 이루는 연구는 대부분은 그 모델이 어떻게 개발되었는가를 반영하고 있다. 이 절에서는 우리들은 각 모델의 기초를 이루는 연구를 개략적으로 비교하게 될 것이다.

생체역학 모델은 근골격계와 그것이 어떻게 수정되는가(예컨대, 운동이 근력에 어떻게 영향을 미치는가의 연구나 운동에서의 근육과 근육군의 역동적인 역할을 검토한 연구), 그리고 운동에 대한 능력과 어떤 일을 하는 능력과의 관계에 관한 많은 연구에 기초하고 있다. 이 연구는 대부분이 작업치료의 외부에서 실시되어왔다.

작업치료의 범위 내의 이 모델은 근골격계의 기능상태와 수행과의 관계에 대한 연구나 실제의 과제의 수행에서의 근육의 행위와 운동을 검토한 연구라는 보다 한정된 연구의 내용을 검토하고 있다. 마지막으로 생체역학에 기초하는 중재의 성과를 검토한 몇 가지의 연구가 있다.

운동조절 모델과 인지-지각 모델은 여러 학문분야에 걸친 개념 그리고 CNS와 운동, 지각, 인지에서의 그 역할에 관한 연구를 초래하고 있다. 소수의 연구는 환경과 과제에서의 차이가 수행의 지각, 운동 또는 인지적 측면에 어떻게 영향을 미쳤는가를 검토하였다. 실행에서 있어 이들 두 모델의 현대판의 적용과 효과성을 검토한 연구는 극히 드물다. 이는 어느 정도까지는 한정된 연구와 이들 두 모델이 다시 고안되어왔다는 사실, 그리고 새로운 이론의 연구에의 접근이 아직 이루어지지 않았다는 사실을 반영할지도 모른다. 이것은 또한 이미 이들의 모델에 연관된 상당한 여러 학문분야에 걸친 연구가 있다는 사실을 반영할지도 모른다. 예컨대, 다수의 분야로부터의 과학자는 운동조절 모델의 기초를 이루는 이론에 관련되는 상당한 연구에 기여하여왔다.

인지장애 모델은 작업치료 중에서 개발된 특유한 모델. 따라서 이 모델에 관련된 모든 연구는 이 분야에서 이루어져왔다. 이 연구는 적당하고(발표된 연구는 20편 정도가 발견되었다) 대부분은 이 모델과 관련된 평가의 개발에 초점을 맞추고 있었다. 마찬가지로 캐나다 작업수행 모델은 작업치료 분야로서 특유하고 그 연구의 양에 대해서는 작업치료사에 의해서 기여되어 왔다. 이 모델은 또한 적당한 양의 연구에 의해서 지지되어 있다. 20편 이상의 발표된 연구를 발견할 수 있었다. 대부분의 연구는 캐나다 작업수행 측정의 개발에 초점을 맞추고 있다.

모델은 항상 개선되어가는 것이기 때문에 모델이 어떻게 개발되어 있는가를 생각하는 것은 중요하다.

인간작업 모델의 어떠한 측면을 검토하고 있는 연구는 작업치료에서 80편 이상이나 간행되었다. 이들에는 기초를 이루는 이론을 검토한 다수의 연구를 포함하고 있다. 연구의 대부분은 평가를 개발하는 것과 연관되어 있다. 더욱이 다른 연구는 실행에서의 이 모델의 유용성을 검토하고 이 모델에 기초하는 서비스의 성과를 문서화하고 있다.

감각통합 모델은 작업치료에서 가장 광범위하게 연구된 모델이다. 많은 연구가 이 모델에 연관되어 있으나 엄밀하게는 그것에 기초하지 않는 개념을 사용하기 때문에 이 모델에 연관된 연구의 정확한 수를 확인하는 것은 어렵다. 그럼에도 불구하고 다수의 연구가 검토되어 감각통합에 관한 문제의 개념화에 기여하고 실행에서의 이 모델의 영향을 검토하였다.

요약하면, 모델은 연구의 범위와 방법이 매우 다양하다. 우리들이 보아온 것처럼 어떤 모델은 상당한 연구를 포함하는 여러 학문분야에 걸친 지식 위에 구축되어 있다. 그러나 이들의 모델은 작업치료에서의 이들의 표현과 사용을 위해 경험에 근거하지 않은 지원을 하는 경향이 있다. 작업치료의 범위 내에서 오로지 개발되고 연구된 다른 모델은 보다 적당한 연구기반을 가지는 경향이 있다. 이 시점에서는 인간작업 모델과 감각통합 모델은 경험적으로 가장 많은 상세한 조사를 갖고 있다.

제 14 장

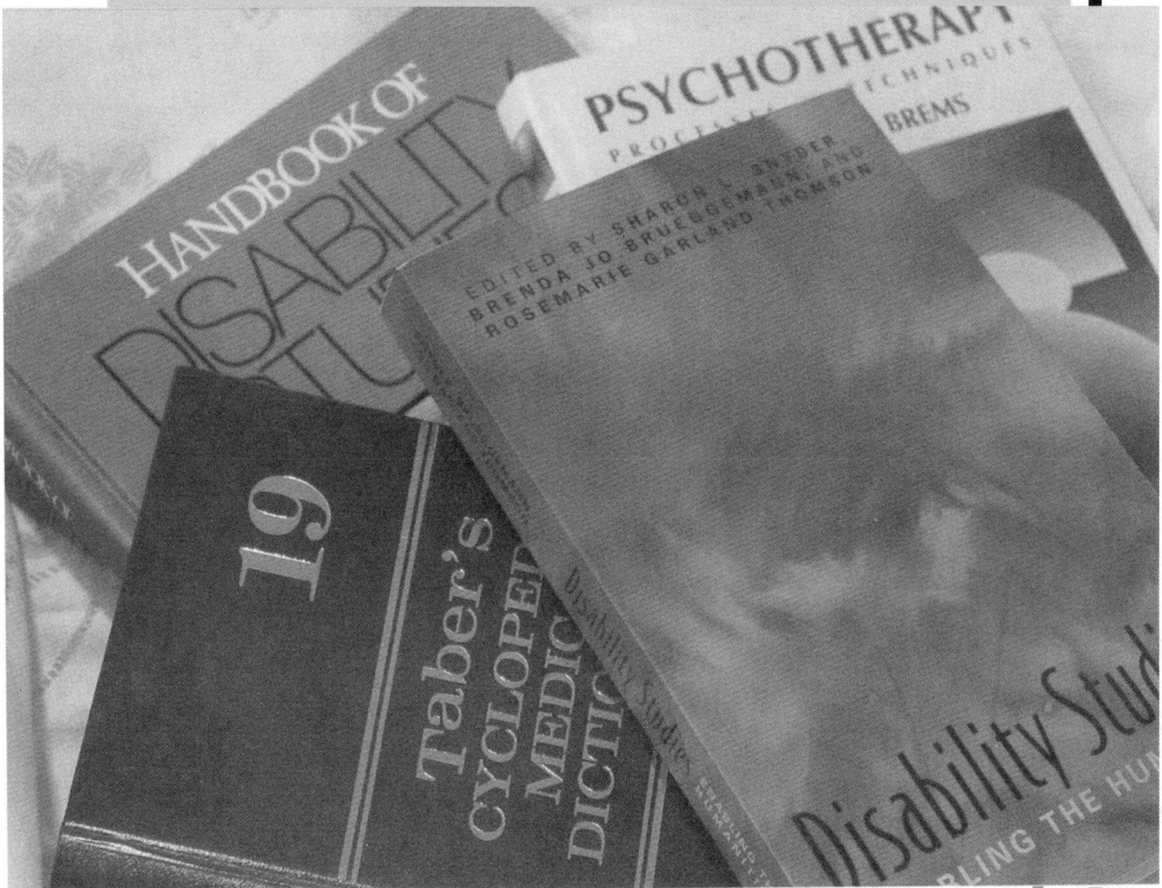

관련지식의 특성과 이용
(The Nature and Use of Related Knowledge)

제2부에서는 7개의 개념적 실행모델을 검토하였다. 이들의 모델은 작업치료사가 임상에서 사용하는 다수의 이론과 기술을 제공한다. 그럼에도 불구하고 작업치료사는 보통 이들의 모델이 제공하는 것 이상의 지식을 필요로 한다. 따라서 작업치료사는 다른 분야에서 개발된 지식을 사용해야 한다. 나는 그것이 작업치료 범위에는 속하지 않지만 우리의 관심사와 실행에 관련되어 있기 때문에 그러한 지식을 관련지식(related knowledge)이라 부른다.

작업치료사는 작업치료 실행의 주된 요소를 정의하고 그리고 유도하는 개념적 실행모델을 보완하기 위해 관련지식을 사용한다.

관련지식의 형태 (Types of Related Knowledge)

두 가지 형태의 관련지식이 개념적 실행모델을 보완하기 위해 사용된다.

- 이 모델의 여러 학문분야에 걸친 기반에 관련된 기초지식
- 모델에서는 다루지 않는 문제를 다루는 응용지식

기초지식이란 일반적으로 기초과학 또는 기초적 학문과 연계되어 있는 지식이다. 예컨대 생체역학 모델은 해부학(특히, 근골격계의 해부)과 생리학의 지식 위에 구축되어 있으며 그리고 감각통합 모델과 인지지각 모델은 신경과학의 지식에 기초하고 있다. 인간작업 모델과 같은 다른 모델은 심리학과 사회과학의 지식에 기초하고 있다. 실제로 많은 독자는 이들 일련의 지식이 개념적 실행모델을 가르치는 수업의 사전 필요조건이라 생각되는 것을 구성하고 있다고 인식할 것이다.

응용지식은 일반적으로 다른 전문직에서의 적용을 위해 개발된 지식이다. 하나의 예는 심리학에서 개발된 행동수정(behaviorism)이다. 이 이론은 행동패턴의 획득과 포기를 설명하고 관리하기 위해 강화(즉, 행동의 긍정적 및 부정적인 결말)라는 개념을 사용한다. 아래의 것은 작업치료사가 작업치료의 모델과 조합하여 행동주의적 접근법을 사용할 수도 있다. 행동상의 문제가 있는 사춘기의 클라이언트들이 인간작업 모델에 기초하여 그들에게 흥미를 탐색하여 추구시키고 그리고 효과성을 발달시키도록 의도된 작업에 종사하고 있다고 하자. 그들이 작업치료에 참여하기 전 언어적 또는 신체적으로 공격적이라면 token economy(즉, 클라이언트가 특전이나 희망하는 물품과 바꿀 수 있는 점수를 얻거나 잃거나 하는 행동적 접근)를 수행하지 못할 수도 있다. 이 경우 작업치료의 모델은 작업치료의 주된 측면에 대해서 정의를 내리지만 행동주의로부터 얻어지는 지식과 기술은 작업치료에의 참여를 방해하는 행동을 관리하기 위해 사용된다.

3개의 관련지식의 전형적인 모체 (Three Exemplary Bodies of Related Knowlege)

작업치료를 위한 관련지식을 만들어내는 지식의 잠재적인 모체는 매우 광범위하기 때문에 이 정보를 포괄적으로 다룰 수는 없다. 관련지식이 그 분야에서 어떻게 사용되는가를 설명하기 위해 나는 작업치료 대부분의 적용이 관련되는 세 개의 주요 지식의 모체를 포함하는 전략을 채택하였다. 제3부에서 논의하는 세 개의 지식의 모체는 아래와 같다.

- 의학 모델
- 개인 내 및 개인간의 이론
- 장애 연구

의학 모델은 의학에서 개발되고 사용되고 있다. 이것은 작업치료에서는 항상 중요한 관련지식으로서의 역할을 수행하여 왔다. 작업치료의 실행에서의 치료적으로 자신을 응용하기 위해 자주 심리학과 정신의학의 정신치료적인 전통

으로부터의 지식을 빌렸다. 장애 연구의 여러 학문분야에 걸친 분야는 장애가 있는 사람의 관점으로부터의 장애에 대한 이해를 얻을 수 있다(Albrecht, Fitzpatrick, & Scrimshaw, 2000; Longmore, 1995; Oliver, 1996; Scotch, 2001; Shapiro, 1993). 이 관점의 핵심을 이루는 것은 장애인이 직면하는 문제의 대부분이 신체적 장벽에서부터 비난하는 태도로, 나아가서는 노골적인 차별까지의 모두를 포함하는 그 환경 속에 보다 적절하게 자리매김이 된다는 논의이다. 장애 연구로부터의 생각은 작업치료사에게 많은 것을 학습시키고 따라서 중요한 관련지식을 구성한다.

작업치료사는 작업치료 실행의 주된 요소에 정의부여하고 그리고 유도하는 개념적 실행 모델을 보완하기 위해 관련지식을 사용한다.

내가 논의하기 위해 선정한 3개의 관련지식의 모체는 장애의 상태와 그것을 어떻게 변화시키려고 노력에 명확하거나 때로는 대립하며 그리고 잠재적으로는 보완적인 3가지 관점을 대표하고 있다. 의학 모델은 개인의 조건으로서 문제를 자리매김하는데 이것은 그 문제를 제거하거나 감소시키기 위한 권위주의적인 의학 전문가의 직무를 필요로 한다. 정신요법은 클라이언트와 치료사 사이의 공감적 관계를 통해서 다시 촉진되어야 하는 발달의 저지된 과정에 문제를 자리매김한다. 장애 연구는 기능장애를 능력 장애로 변환하는 사회적 상황에 문제를 자리매김한다. 즉, 이것은 사회적 변화와 그룹으로서의 장애인의 능력부여를 구상하는 것이다. 이들 관점의 각각은 어떠한 클라이언트의 상황에서 부분적으로는 진실이라고 생각되는 것을 확인하고 클라이언트는 박식한 전문가, 존경할만한 옹호자 그리고 공감이 가는 협력자를 필요로 한다는 사실을 강조하고 있다.

고찰 (Discussion)

대부분의 경우, 작업치료사는 관련지식에 의존함이 없이는 효과적인 임상가가 될 수는 없었다. 따라서 관련지식의 이용은 양호한 실행의 기본적인 특징이다. 그러나 관련지식은 작업치료사에게는 특유한 것은 아니라는 것을 기억해두는 것은 중요하다. 이와 같이 그것은 전문직의 정체성의 근원으로 또는 작업치료사의 능력을 특징짓는 요소로서 도움이 되지 않는다. 오히려 관련지식은 그 분야의 패러다임과 개념적 실행 모델로서 부가적이고 보완적인 것으로서 도움이 된다.

참고문헌

Albrecht, GL, Fitzpatrick, R & Scrimshaw, SC. (eds.). (2000). Handbook of Social Studies in Health and Medicine. London: Sage Publications.

Longmore, PK. (1995). The second phase: From disability rights to disability culture. The Disability Rag and ReSource, 16, 4–11.

Oliver, M. (1996). Understanding Disability: From Theory to Practice. New York: St. Martin's Press.

Scotch, RK. (2001). From Good Will to Civil Rights: Transforming Federal Disability Policy, 2nd ed. Philadelphia: Temple University Press.

Shapiro, JP. (1993). No Pity: People with Disabilities Forging a New Civil Rights Movement. New York: Random House.

제 15 장

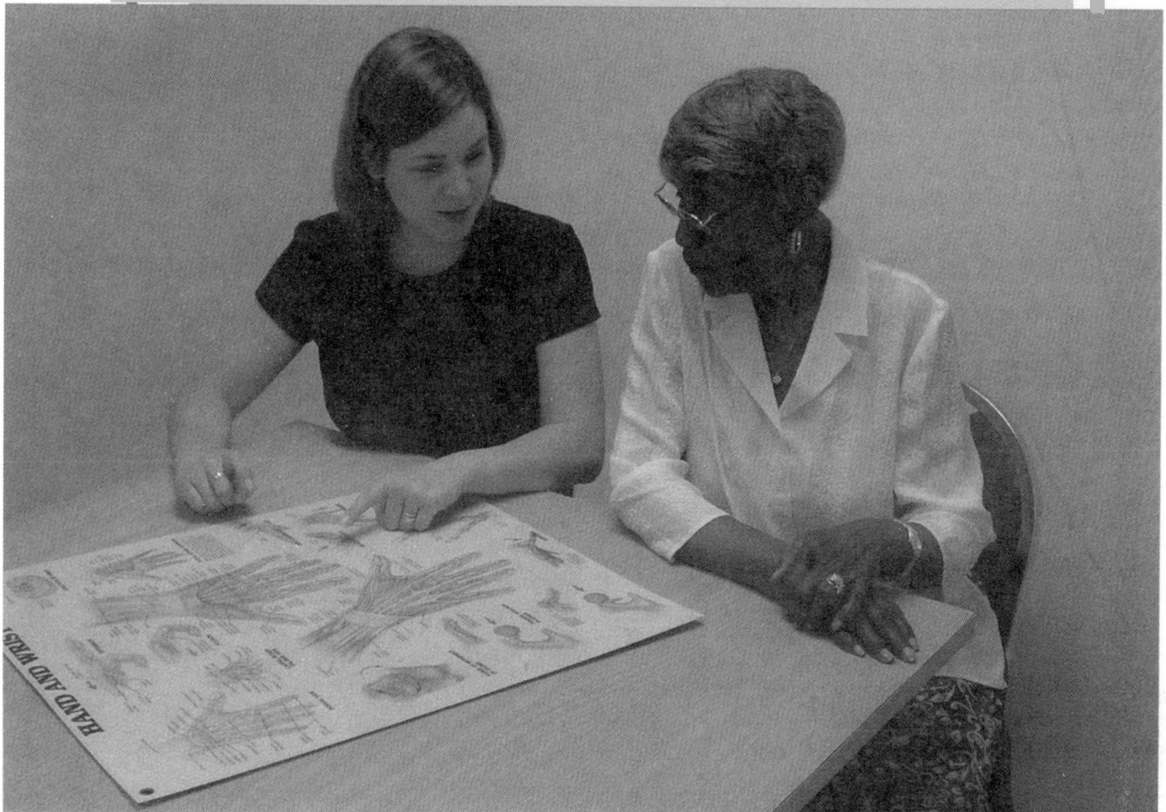

의학 모델 (The Medical Model)

작업치료사는 수술을 앞둔 팔(상지) 손상 클라이언트를 다룬다. 작업치료사의 접근의 한 부분으로서 그녀는 수술 후의 치유과정에 대해서, 그리고 안전하게 작업에 종사하는 것의 의미에 대해서 클라이언트에게 설명한다. 광범위한 상황에서 작업치료사는 클라이언트의 질병의 과정과 예후, 예상되는 약의 부작용 또는 외상과 수술의 처치로부터의 회복의 경과에 관해서 이해하여야 한다. 이들의 예에서는 작업치료사는 의학 모델로부터의 관련지식을 참고로 한다.

의학 모델은 그 일부의 측면이 작업치료를 포함하는 많은 건강의 학문분야에서 사용되고 있지만 의학의 실행 속에서 그리고 의학의 실행을 위해 개발된 것이다. 이 모델은 보통의 신체적 기능을 방해하는 질병이나 외상을 다룬다. 이 모델은 아래에 관한 과학적 지식의 안정된 성장과 연관된다.

- 인체의 생화학적 구성요소와 그 인과관계
- 질병이나 외상의 특성, 원인 및 관리(Dubos, 1959)

이 모델을 사용하는 임상가는 신체의 구조와 과정의 조작 또는 변경을 통해서 질병이나 외상의 영향을 제거하거나 억제하는 것을 지향한다.

여러 학문분야에 걸친 기반 (Interdisciplinary Base)

현대의학의 지식은 몇 가지의 여러 학문분야에 걸친 출처로부터 유래되고 있다. 첫째로 의학 모델은 고대 그리스의 의학체계에 기원을 가진 치유에 관한 일련의 신념을 포함하고 있다(Dubos, 1959). 그리스 신화에 따르면, 아스클레피오스는 약초와 외과수술로 병을 고치는 치료사였다. 아스클레피오스는 치료기술의 일부로서 비전의 지식을 사용하였다. 그는 절대적인 권위를 갖고 수동적이고 복종하는 사람에게 치료활동을 베풀었다. 권위자로서의 의사와 시키는 대로 하는 치료를 받는 사람으로서의 클라이언트라는 사고방법은 이 신화의 신성한 치료자로부터 유래되었다(Siegler & Osmond, 1974).

20세기의 도래와 함께 의학은 극적으로 그 과학적 기반을 높였다. 그때에 과학자는 자연의 기초 요소와 그들의 상호관계의 주의 깊은 연구를 통해서 물리적 세계를 이해하는 데에 장족의 진보를 하였다(Capra, 1982). 의학은 초기의 물리과학이라는 지적모델을 모방하여 아래와 같은 관점을 채택하였다(Capra, 1982; Riley, 1977).

- 신체를 복잡한 기계라 간주하였다.
- 의학의 과제는 기계의 고장(즉, 질병과 외상)을 수리하는 것이라 이해되었다(Capra, 1982).

의학 모델로서 기초적인 지식, 그리고 의학 모델과 일체가 되는 지식은 유전학, 생화학, 해부학 및 생리학과 같은 기초과학과 약리학, 영양학 및 생체공학과 같은 응용과학을 포함하는 많은 학문분야에 의해서 만들어졌다(Bertalanffy, 1966; Capra, 1982).

이론 (Theory)

조직화 (Organization)

의학모델은 주로 문제(즉, 질병과 외상)에 초점을 맞추기 위해 인체의 기초를 이루는 질서를 밝히는 개념을 개발하는 데에는 별로 관여하지 않았다. 실제로 의학은 이 정보에 대해서 기초적 및 응용적인 생물과학과 생화학 안에서 시행되는 일에 주로 의존하고 있다. 그러나 의학은 언제나 명백한 것은 아닐지라도, 암묵 중에 인체의 구조에서의 조직을 정의하기 위해 건강의 개념을 사용하였다. 의학모델에서는 건강은 일반적으로 아래의 3가지 테마에 의해서 정의된다.

◆ 병이 없는 것
◆ 항상성(homeostasis)
◆ 표준적인 상태

그 동안의 의학모델 접근법은 "병"에 초점을 맞춰왔기 때문에, 먼저 질병의 증상들을 일일이 열거한 뒤, 이러한 질병의 증상이 나타나지 않은 상태를 건강으로 정의하는 귀납적 추론방식을 채택해왔다(Brody, 1973, p.75). 단순히 병이 없다는 것 이상의 것으로서 건강을 정의하기 위해 어떠한 노력이 이루어졌지만(예컨대, 건강한 상태의 개념)(Berliner & Salmon, 1980) 이들의 노력은 대부분이 전통적 의학모델의 외부에 있었다.

의학모델은 또한 살아있는 시스템이 어떤 미리 결정되어 있는 상태를 유지하려고 하는 개념인 항상성(homeostasis)이라는 관점에서 정상적인 상태를 보고 있다(Bertalanffy, 1966). 항상성의 과정의 예는 혈압과 체온의 유지이다. 항상성이라는 사고방법의 확대는 신체가 질병이나 외상에 의해서 방해되었을 때 어떻게 정상 상태를 회복하려고 노력하는가이다. 이와 같이 예컨대 인체에 대한 감염을 예방하고 또는 수술에 의한 외상의 치유과정인 면역학적 과정을 이해하는 것이 의학으로서는 중요한 것이다.

의학모델의 발전에서의 중요한 단계는 그 사람의 확인된 질병으로부터의 병을 경험하고 있는 사람을 개념적으로 분리하는 것이다.

마지막으로 인체의 해부학적 및 생리학적인 측면의 연구는 무엇이 표준인가라는 설명을 가져왔다. 예컨대, 근골격계 조직을 이해하는 것은 무엇이 평균적 인체를 구성하는가의 사고를 초래하였다. 마찬가지로 생리학적 과정의 설명은 전형적인 생리적 상태의 설명을 가져왔다. 이들 표준은 건강을 위한 기준과 이들의 표준으로부터의 일탈이 문제를 확인하는 기초라는 것으로서 받아들였다.

문제와 도전 (Problems and Challenges)

의학모델은 아래의 것에 의해서 문제를 확인한다.

◆ 질병과 외상
◆ 항상성의 장애
◆ 신체의 표준으로부터의 일탈

의학적으로 확인된 이들 3가지 측면은 자주 중복되는 일이 있다. 의학모델의 중심은 질병이라는 개념이다. 의학모델의 발전에서의 중대한 단계는 그 사람의 확인된 질병으로부터의 병을 경험하고 있는 사람을 개념적으로 분리하는 것이다(Foucault, 1973). 이 추상적 개념이 의학의 모든 사고와 실행의 핵심이며 부정적인 상태로서의 질병, 항상성의 장애, 또는 신체의 비정상의 정의를 내리게 하는 것이 된다. 질병은 기준한도를 넘어서 체성기능(somatic function)을 강제하기 때문에 생물학적 과정의 항상성의 질서를 붕괴시키고 있다고 간주된다.

질병을 이해하기 위한 결정적인 것은 아래와 같다.

◆ 증후적인 징후와 증상
◆ 병인
◆ 예후

질병의 징후(signs)란 신체적인 표준으로부터의 일탈을 나타내는 신체적 지표의 클러스터(예컨대, 종창, 발열, 비정상적인 생리적 수치)를 가리킨다. 증상(symptom)이란 개인의 경험과 환자의 호소증상(complaints)(예컨대, 통증, 피로, 신체적 과정과 기능의 어려움)을 가리킨다. 어떠한 질병이나 외상을 이해하는 중요한 단계는 부수되는 징후와 증상을 확인하는 것이다.

병인(etiology)이란 질병과정의 기초를 이루는 원인을 가리킨다. 각각의 질병과정을 구성하는 신체적으로 일어난 일의 근본적 근원과 전개의 주의 깊은 서술은 의학모델로서 기본이다. 질병의 전형적 원인에는 아래의 것을 포함한다.

- 신체에 들어오는 감염증 또는 유해인자(예컨대, 바이러스성 감염, 납중독, 석면에의 노출)
- 유전성 장애(예컨대, 다운증후군)
- 신체에 외적으로 가해진 물리적 외상(예컨대, 척수 손상), 또는 신체의 파손〔예컨대, 손목굴증후군(수근관증후군)이나 뇌혈관 장애〕

의학연구자는 원래 질병과정의 단일 원인을 확인하려고 하였다. 즉, 대부분의 질병은 아니지만 많은 것이 많은 기여 및 상호작용 인자의 결과라는 것이 현재 인식되고 있다. 원래는 의학모델은 질병상태에 기여하는 생물학적 인자에만 관심을 갖고 있었다(Blaney, 1975; Ludwig & Othmer, 1977; Siegler & Osmond, 1974). 현재 생물학적 인자가 병의 유일한 원인이 아니라는 것, 그리고 심리적 스트레스와 같은 인자가 몇 가지의 질병과정에 기여한다는 것이 인식되고 있다.

예후란 질병이 거치게 될 자연의 경과를 가리킨다. 예후에는 생리적 과정의 기초를 이루는 전개와 이들의 결과(예컨대, 장애, 통증, 또는 죽음)를 이해하는 것이 포함된다. 예후는 개입을 할 것인지 아닌지, 언제 어떠한 개입을 할 것인지에 대해서 의사결정을 하는 데에 중요하다. 예컨대, 질병이 자연경과를 거치게 하였을 때의 결과와 의학적 절차의 부작용을 감수하는 모험을 하였을 때의 결과는 때로는 비교검토가 되어야 한다. 또한 자연경과와 더불어 질병이 어디까지 진행되었는가를 확인하는 것은 선택되는 의학적 개입의 종류에 영향을 미칠지도 모른다.

의학은 매우 다수의 질병과 외상의 상태에 대해서 질병의 증후, 병인 및 예후를 조사하는 기초적 접근을 적용해왔다. 이들의 대부분은 현재 아직 부분적이거나 또는 불충분하게 이해되고 있지만, 대부분은 잘 정립되고 있다. 또한 새로운 질병과정(AIDS는 하나의 예이다)의 출현 때문에 의학은 새로운 문제를 끊임없이 조사하고 이해를 만들어내고 있다.

행위의 연관성 (Action Implications)

의학모델로부터 유래된 행위는 질병의 병원균이론에 의해서 유도된다. 즉, 질병의 조절은 원인이 되는 인자를 공격하는 것에 의해서, 또는 질병에 의해서 영향을 받은 신체의 부분에 대한 치료에 초점을 맞춤으로써 가장 잘 성취된다(Dubos, 1959). 의학의 목적은 질병과정을 근절하거나 또는 억제하기 위해 응용할 수 있었던 적절한 치료적인 인자를 확인하는 것이다

(Brody, 1973). 치료적인 인자에는 질병을 공격하거나 또는 질병의 구성요소를 삭제 또는 수복하는 약제와 절차(예컨대, 수술, 방사선)가 포함된다(Ludwig & Othmer, 1977). 의사가 정확한 진단에 도달하기 위해서는 클라이언트에 의해서 확인되는 징후나 증상에 관한 데이터를 신중하게 모으는 것이 필요하다. 질병이 바르게 확인될 때 그 질병에 관한 기존의 지식에 의해서 의사는 병의 경과를 예측하고 조절하기 위한 어느 정도의 능력을 갖고 있다. 진단은 질병의 경과를 예측하고 적절한 치료 또는 치료의 선택지를 제시하기 때문에 의학모델에서 매우 중요하다.

그럼에도 불구하고, 의학은 한정된 수의 질병에만 이 방법을 계속하기 위해 충분한 지식을 갖고 있다(Brody, 1973). 실제로 병인, 경과 및 치료의 일정한 지식이 있다는 이들의 질병에서부터 거의 모르거나 아무것도 알려져 있지 않은 질병까지의 연속성이 있다.

그 결과, 의사는 질병과 그 치료에 대한 부분적인 지식만으로 일을 하는 일이 많다. 의학적 개입의 효과에 관한 상당한 양호한 지식을 가질 때조차도 개개의 클라이언트가 그 치료에 어떻게 반응하는지에 상당한 변화가 있을 것이다. 예컨대, 약물의 최적의 투여와 부작용의 경험은 어떤 일정한 조건과 그들의 치료에 대한 클라이언트 사이의 큰 변동의 문제이다. 이와 같이 투약은 올바른 처방을 성취하기 위해 바람직한 결과와 부작용의 양자가 모니터링이 되는 동안은 시행착오의 기간을 수반하게 된다.

흔히 치료는 기초를 이루는 원인(그것은 알려져 있지 않을지도 모른다)으로 돌려지지 않고 그 대신에 기초를 이루는 문제에 영향을 미침이 없이 증상을 관리하는 데에 초점을 맞춘다(Ludwig & Othmer, 1977). 이것은 의학모델의 치료가 치유적, 보상적, 증후적 또는 증상적으로 될지도 모른다는 것을 의미한다(Mechanic, 1978). 치유적인 치료에서는 원인이 되는 인자가 공격을 받아 조건이 역전된다. 보상적인 치료는 보다 한층 더 문제를 최소로 하여 기능을 유지하려고 하는 반면, 증후적인 치료는 치유됨이 없이 그 질병에 관련된 주요 문제를 관리한다. 마지막으로 증상적인 치료는 질병의 기본적 원인이나 효과를 바꿈이 없이 어떤 문제를 단순히 경감시킨다. 의학적 치료의 극히 약간의 비율이 치유적이다(Ludwig & Othmer, 1977).

연구
(Research)

의학연구는 진행 중인 신체의 기본적인 생리적 과정의 연구, 질병의 특성, 원인, 경과의 조사, 각종 질병에 대한 치료법을 개발하여 검사하기 위한 조사를 포함한다. 생물 의학적 연구는 현대사회에서 이용할 수 있는 최대의 과학적인 지식의 모체를 가져왔다. 20세기에서의 위대한 진보는 인체를 이해하는 것, 특히, 가장 중요한 인간 게놈의 해독이었다. 거액의 자금이 다양한 질병과정의 연구와 그들이 어떻게 치유되는가, 또는 약화되는가의 연구에 투입되었다. 그 결과 의학모델의 지식은 급격하게 계속 성장하고 있다. 그럼에도 불구하고, 질병에 관한 지식은 아직도 극히 조금밖에 알려져 있지 않다는 것, 또는 거의 아무것도 할 수 없다는 것에서부터 보다 완전하게 이해되는 것, 용이하게 박멸할 수 있는 것, 또는 관리할 수 있는 것까지의 범위에 이른다. 이러한 상황은 항상 새로운 문제가 나타나고 있다는 사실을 반영하고 진행되고 있는 기초 위에 조사되어야 할 거대한 수의 의학의 문제를 제시하고 있다. 또한 모든 분석력을 위해, 의학모델은 때때로 어떤 질병과정의 복합적 요소의 성질을 인식하는 그 능력에 한정되어 있다는 사실도 반영하고 있다.

의학모델은 이와 같이 의사를 권위 있는 치료자라 정의하고 그 신체적 상태의 출현의 인식과 수정을 통해서 질병의 치유, 개선 또는 억제를 가능케 한다는 신념이고 지식이라 정의할 수 있다.

고찰
(Discussion)

의학모델이 현대의 건강관리에서 가장 영향력이 있고 성공한 힘이라는 것은 명백하다. 이 모델의 지식은 여러 가지 병과 외상의 상태를 성공적으로 관리하는 기초가 된다. 이 모델을 응용하는 성과의 대부분은 의미 있는 구명 및 통증과 고통의 감소를 가져오는 참으로 주목해야 할 성취를 보여주고 있다. 의학모델은 기술적인 성취로서 주목할만한 가치가 있다.

의학모델은 관념적 구성요소와 지식적 구성요소의 양면을 갖는다. 의학모델의 관념적 구성요소는 클라이언트에 대해서 권위 있는 치료자로서의 의사의 역할에 관한 일련의 신념을 포함한다. 지식적 구성요소는 환원주의자이고 질병을 정상적인 생리적 과정의 방해라 설명하고 신체적 구조와 과정의 조작 또는 수정을 통해서 질병을 제거하기 위한 절차를 초래하는 정보의 생화학적 보체이다. 의학모델은 이와 같이 의사를 권위 있는 치료자라 정의하고 그 신체적 상태의 출현의 인식과 수정을 통해서 질병의 치유, 개선 또는 억제를 가능케 한다는 신념이고, 지식이라 정의할 수 있다. 그 중요한 성취에도 불구하고 의학모델에는 수많은 제한과 약점이 확인되어 있다.

권위 있는 치료자로서의 의사와 의학적 케어를 받는 사람으로서의 수동적이고 순종하는 클라이언트라는 사고는 비판을 받았다. 저자들은 클라이언트가 질병과 회복을 관리하는 과정을 공유하는 보다 평등주의적이고 협동적인 모델을 추구하고 있었다. 이것은 의학이 의학적 문제를 치료 또는 원상회복을 제공할 수 없어 클라이언트가 질병과정의 지속적인 관리에 적극적인 역할을 가져야 하는 경우에 특히 진실이 되었다.

Engel(1962, 1977)은 의학모델이 생물 의학적 요인 이외의 요인에 관심이 결여되었다고 비판하고 있다. 그는 의학모델이 수술과 약물의 남용과 같은 바람직하지 않은 치료실행과 진단적 절차의 부적절한 사용에 이르게 되었다고 논하였다. 진단적 절차의 가치는 병인의 확실성과 진단의 치료적 연관성에 직접적으로 관계가 있다. 이것은 질병과 그 경과, 그 가변성 그리고 질병과정을 조절하는 힘을 가진 요인에 대해서 잘 알 것을 필요로 한다. 지식이 보다 확실하지 않은 곳에서는 의학모델을 효과적으로 적용하는 의사의 능력은 제한된다. 예컨대, 많은 사람들은 많은 진단이 병인, 경과(예후) 및 치료를 효과적으로 묘사하기 위해 필요한 지식과 확실성의 정도에 접근하고 있지 않은 정신의학에서의 의학모델의 사용을 비판하였다(Goffman, 1961; Leifer, 1970; Szasz, 1961).

의학모델에 대한 또 하나의 비판은 질병은 부정적인 상태라는 그 입장에 있다. 질병이 확인되고 근절될 수 있는 경우는 이 입장은 대부분 문제가 되지 않는다. 그러나 질병과정이 만성이고 기능장애를 만들어내며 의학적 절차로는 근절되지 않을 때 의학모델의 측면은 동요한다. 이러한 예 중에서 부정적인 것으로서의 질병과 장애에 관한 의학모델의 입장은 사람의 가치를 깎아내리는 결과가 될 수 있다(Gill, 2001, Leifer, 1970). 더욱이 질병의 부정적 정체성은 정신과 질환의 경우에서와 같이 사회적 조절에 상당하는 실행을 정당화하기 위해 사용될 수 있다(Leifer, 1970; Szasz, 1961).

의학모델에 관한 어떠한 논의에서도 많은 예에서 작업치료사는 의학모델로부터 그 입장과 전문적 지식을 끌어내는 의사 쪽에서 일하고 있다고 인정해야 한다. Rogers(1982)는 문제를 인식하고 치료를 하는 작업치료의 접근법과 의학모델의 그것과의 사이에는 결정적인 차이가 있다고 강력하게 지적하고 있다. 의학은 주로 질병을 근절하는 것에 관계한다. Siegler와 Osmond(1974)는 의사의 역할에는 장애를 다루는 일은 포함조차 되지 않는다고 논하고 있다. 작업치료는 사람들이 영속적인 장애에 직면하고 어떻게 생활을 영위하는가에 주된 영향을 주려고 한다(Reilly, 1962). 이러한 관점에서 의학모델과 작업치료가 각각 기여하는 것은 상호보완적이다. 작업치료사는 의학모델의 강점과 약점을 알아야 한다. 작업치료사가 실행의 관련지식으로서 의학모델로부터의 정보를 사용하면서 작업치료의 종합적 접근과 기여가 의학모델과는 다르다는 것을 인식하는 것도 역시 중요하다.

요약 (Summary)

의학모델은:

- 인체의 생화학적 구성요소와 그 인과관계에 관계한다.
- 질병 및 외상의 성질, 원인 및 관리에 관계한다.
- 신체의 구조와 과정의 조작 또는 변경을 통해서 질병이나 외상의 결과를 제거하거나 억제하는 것을 목적으로 한다.

여러 학문분야에 걸친 기반

- 의사를 권위자로서, 클라이언트를 순종하는 치료를 받는 사람으로서 정의하는 치료에 관한 신념은 그리스 신화의 신성한 치료자 아스클레오피스로부터 유래되었다.
- 초기의 자연과학의 지적 모델은 아래의 것을 초래하였다.
  1. 신체는 복잡한 기계라 간주된다.
  2. 의학의 과제는 그 기계의 고장과 수리라 이해된다.
  3. 유전학, 생화학, 해부학 및 생리학과 같은 기초과학
  4. 약리학, 영양학 및 생체공학과 같은 응용과학

이론

조직

건강은 아래의 세 가지 테마에 의해서 정의된다.

- 병이 없다는 것
- 항상성(살아있는 시스템이 사전에 결정된 일정한 상태를 유지하려고 한다는 개념)
- 표준적인 생리학적 상태

문제와 도전

의학모델은 아래의 것에 의해서 문제를 확인한다.

- 병과 외상
- 항상성의 장애
- 신체의 표준으로부터의 일탈

질병은 표준의 한도를 넘어서 신체적 기능을 강제하기 위해 생물학적 과정의 항상성의 질서를 붕괴시키는 것이라 볼 수 있다.

질병을 이해하기 위해 결정적인 것은 아래와 같다.

- 증후적인 징후(신체적 지표)와 증상(개인의 경험과 호소, 증상)
- 병인(질병과정의 기초를 이루는 원인)
- 예후(질병이 취하는 자연의 경과)

행위의 관련성

- 의학모델로부터 비롯된 행위는 신체적이고 질병의 병원균이론에 의해서 유도된다(원인이 되는 요인을 공격하는 것, 또는 질병에 의해서 영향을 받은 신체의 부분에 대한 치료에 초점을 맞추는 것).
- 진단은 질병의 경과를 예측하고 적절한 치료 또는 치료의 선택지를 제시하기 때문에 의학모델에서 매우 중요하다.

연구

- 의학연구는 신체의 기본적인 생리적 과정에 대한 진행 중인 연구, 질병의 특성, 원인, 경과의 조사, 각종 질병에 대한 치료법을 개발하고 검사하기 위한 조사를 포함한다.
- 질병에 관한 지식은 극히 약간밖에 알려지지 않은 것 또는 거의 아무것도 할 수 없는 것에서부터 보다 완전하게 이해되어 있거나 용이하게 근절할 수 있거나 관리할 수 있는 것까지의 범위에 이른다.

고찰

- 의학모델은 관념적 구성요소와 지식적 구성요소의 양면을 가진다.
- 관념적 구성요소는 클라이언트에 대해서 권위 있는 치료자로서의 의사의 역할에 관한 일련의 신념이다.
- 지식적 구성요소는 환원주의자이고 질병을 정상적인 생리적 과정의 방해로서 설명하고, 질병을 제거하기 위한 절차를 초래하는 정보의 생화학적 모체이다.
- 비판
  1. 생물의학 이외의 요인에 대한 관심의 부족
  2. 수술과 약물의 남용과 같은 바람직하지 않은 치료실행과 진단적 절차의 부적절한 사용
  3. 질병은 부정적 상태라는 입장은 사람의 가치를 깎아내리고 사회적 조절에 상당하는 실행을 정당화하는 결과를 가져올 가능성이 있다.
- 문제를 인식하고 치료를 시행하는 작업치료의 접근과 의학모델의 그것과의 사이에는 결정적인 차이가 있다.
- 의학은 주로 질병을 근절하는 것과 그것이 기능장애를 기져온 범위를 감소시키는 것에 관여한다.
- 작업치료는 사람들이 영속적인 장애에 직면

하여 어떻게 그들의 생활을 영위하는가에 주된 영향을 주려고 한다.

참고문헌

Berliner, HS & Salmon, JW. (1980). The holistic alternative to scientific medicine: History and analysis. International Journal of Health Services, 10(2), 133–147.

von Bertalanffy, L. (1966).General systems theory and psychiatry. In Arieti, SR (ed.). American Handbook of Psychiatry, vol 3. New York: Basic Books.

Blaney, PH. (1975). Implications of the medical model and its alternatives. American Journal of Psychiatry, 132, 911–914.

Brody, H. (1973). The systems view of man: Implications for medicine, science, and ethics. Perspectives in Biology and Medicine, 17, 71–92.

Capra, F. (1982). The Turning Point: Science, Society, and the Rising Culture. New York: Simon & Schuster.

Dubos, R. (1959). The Mirage of Health. New York: Harper & Row.

Engel, GL. (1962). The nature of disease and the care of the patient: The challenge of humanism and science in medicine. Rhode Island Medical Journal, 65, 245–252.

Engel, GL. (1977).The need for a new medical model: A challenge for bio-medicine. Science, 196, 129–135.

Foucault, M. (1973). The Birth of the Clinic: An Archaeology of Medical Perception. New York: Vintage Books.

Gill, CJ. (2001). Divided understandings: The social experience of disability. In Albrecht, G, Seelman, K & Bury, M (eds.). Handbook of Disabilities Studies, pp 351–372). Thousand Oaks, CA: Sage.

Goffman, E. (1961). Asylums. New York: Doubleday.

Leifer, R. (1970). Medical model as ideology. International Journal of Psychiatry, 9, 13–34.

Ludwig, AM & Othmer, E. (1977). The medical basis of psychiatry. American Journal of Psychiatry, 134, 1087–1092.

Mechanic, D. (1978). The doctor's view of disease and the patient. In Mechanic D (ed.). Medical Sociology, 2nd ed. New York: Free Press.

Reilly, M. (1962). Occupational therapy can be one of the great ideas of 20th century medicine. American Journal of Occupational Therapy, 76, 1–9.

Riley, JN. (1977). Western medicine's attempt to become more scientific: Examples from the United States and Thailand. Social Science and Medicine, 11, 549–560.

Rogers, J. (1982). Order and disorder in medicine and occupational therapy. American Journal of Occupational Therapy, 36, 29–35.

Siegler, M & Osmond, H. (1974). Models of Madness, Models of Medicine. New York: Harper & Row.

Szasz, T. (1961). The Myth of Mental Illness: Foundations of a Theory of Personal Conduct. New York: Harper & Row.

제 16 장

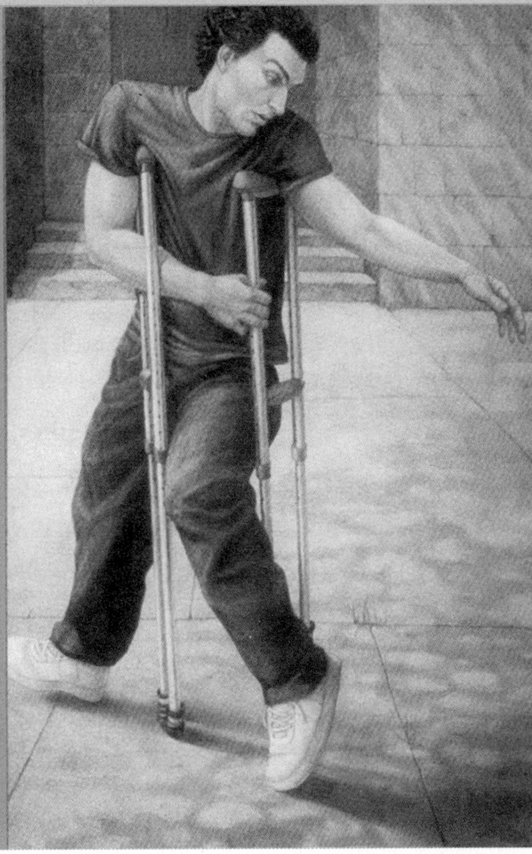

장애 연구 (Disability Studies)

위의 그림은 Riva Lehrer가 그린 훌륭한 댄서, 안무가, 비디오아티스트인 William Shannon, 별명 "목발의 우두머리(Crutchmaster)"의 초상화이다. Shannon의 안무는 중증의 변형성관절증과 페르테스병의 영향을 받은 그의 신체와 움직임에 기초하고 있다. Lehrer나 Shannon과 같은 비주얼 아티스트나 퍼포먼스 아티스트는 비장애인의 아름다움에 대한 관점에 도전하고 판에 박힌 장애의 관점에 이의를 제기하려고 노력하고 있다. 그들의 일은 부분적으로는 장애 연구 즉, 우리들의 장애에 대한 이해를 재구성하고 그것에 어떻게 반응하려고 하는가의 다양한 학문적이고 자성적인 일이다.

장애 연구(disability studies)는 독득한 관점에서부터 장애의 문제를 다루고 있다. 이 분야는 1970년대와 80년대에 당시의 장애의 지배적인 관점과 대조적인 요소로서 출현하였다(Scotch, 2001). 장애 연구가 반대하고 있는 일반적인 장애의 관점은 세 가지의 광범위한 서로 관계가 있는 테마로 요약할 수 있다.

첫째로 장애는 의학모델에 의해서 개념화되고 전문직의 관리를 필요로 하는 비정상성이나 결손으로서 보건전문직을 관련시켰다(Linton, 1998; Nagi, 1991; Scotch, 2001; Zola, 1972). 이 틀은 장애(disability)를 개인적인 기능장애(impairment)와 동의어로서 생각하고, 그 해결방법은 장애자*를 고정하는 것이었다(Nagi, 1991; Rioux, 1997). 장애를 정의하는 두 번째의 관점은 경제모델이었다. 장애는 장애자가 경제적으로 자립하여 생산적으로 될 능력이 없다는 점에서 개념화되고 이것에 의해서 경제적 및 사회적인 지원을 필요로 하였다(Hahn, 1985; Oliver, 1990; Rioux, 1997). 세 번째의 개념은 사회의 관점이며 장애자를 악의가 있는 성격이상자에서부터 개인적 비극의 희생자에 이르기까지의 다양한 이미지로 묘사하고 기능장애를 타고난 부정적인 것이라 하였다(Asch & Fine, 1988; Gill, 2001; Snyder, Brueggeman, & Garland-Thomson, 2002; Zola, 1972).

의학적 및 경제적 관점은 장애를 부정적인 용어로 본다는 지배적이고 문화적인 관점을 방영하고 강화하였다. 더욱이 이들 직업적이고 사회적인 장애의 개념화는 장애자의 생활을 정의하고 형성하는 공공정책으로 전환하였다(Hahn, 1997; Scotch, 2001).

장애 연구는 장애의 이러한 관점에 도전하고 수정하려고 노력하였다. 이러한 노력의 가장 결정적인 목표는 장애의 원인을 기능장애로서보다는 오히려 환경적 장벽으로서 확인하는 것과 그리고 장애를 개인 안에 존재하는 것에서부터 사회의 태도와 행위 안에 주어져 있는 것으로 재배치하는 것이었다. 장애 연구가 발전됨에 따라 장애를 둘러싼 학설도 재해석되고 있다. 즉, 장애의 원인은 물론 그 본질에 대한 기존의 가설에 반론이 제기되고 있다. 마지막으로 장애 연구는 장애를 "개인적이거나 의학적인 문제를 시민권의 문제로" 변환시키려고 추구하여왔다(Paterson & Hughes, 2000, p.30).

장애 연구가 발전됨에 따라 장애를 둘러싼 학설도 재해석되고 있다. 즉, 장애의 원인은 물론 그 본질에 대한 기존의 가설에 반론이 제기되고 있다.

여러 학문분야에 걸친 기반 (Interdisciplinary Base)

장애 연구는 어떤 범위의 학문분야의 연구자의 관심을 끌게 하였다. 이 분야를 대표하는 테마의 대부분은 사회과학에서 처음으로 명료하게 표현되었다. 장애 연구는 장애자가 어떻게 억압되는가를 명료하게 표현함에 있어서 정치적 및 경제적 개념은

* 언어의 문제는 장애 연구에서 중요한 테마이다. 결과적으로 장애를 초래하는 기능장애가 있는 사람들을 가장 잘 표현하는 것은 어떠한 것인가를 생각하는 가운데 나는 "장애자"라는 용어를 즐겨 사용하는 현대의 많은 연구자에게 이끌렸다.

물론 성(gender)과 인종의 연구를 참고로 한다. 그것은 장애가 대중문화, 문학, 예술로 대표되는 다양한 방법의 검토 속에서 인문과학의 개념을 토대로 하고 있다. 장애 연구로서 특히 중요한 것은 일상적이고 전문적으로(예컨대, 과학적으로) 안다는 방법이 절대적인 것이 아니고 그 대신에 역사적, 관념적 그리고 문화적인 힘과 편견을 반영하는 사회구성주의자(social constructivist)의 논의이다(Jeffreys, 2002). 이 최첨단의 관점이 장애의 지배적인 문화적 및 전문적 개념을 비판하고 해체하는 발판으로서 발달되어 왔다.

장애 연구는 일반적으로 그 관념적 기초 때문에 전문직의 문헌에 있는 장애의 개념을 삼가왔으나 심리학으로부터의 정체성의 개념과 같이 이들 분야로부터의 어떤 사고가 사용되어왔다. 결국 장애 연구는 여러 분야에 걸치는 관점의 폭넓은 범위를 포함한다.

장애의 개념을 해체하고 재건하는 것 (Deconstructing and Reconstructing Conceptions of Disability)

장애 연구는 작업치료사가 직면하는 다른 전형적인 지식의 모체와는 근본적으로 다르다. 그 목적은 장애의 현존하는 관념을 비판하고 해체하는 것에 있기 때문에 그것은 아래와 같다.

- 장애에 대처하기 위해 기존의 사회적 및 전문적 개념과 접근에서의 편견과 잘못된 생각을 명확하게 한다.
- 장애를 대체하는 개념과 행위의 의미를 제공한다.

이와 같이 장애와 관련하여 생각하고 조치를 취하는 다수의 근본적인 전환을 성취하려고 하였다.

이 절에서는 나는 장애의 전통적이고 지배적인 3가지 개념을 상세히 서술하고자 한다. 장애 연구자가 이들의 관점을 어떻게 비평하였는가를 검토하고, 마지막으로 장애를 대체하는 개념을 제시하고자 한다.

기능장애에 근원을 가진 의학적 문제로서의 장애 (Disability as a Medical Problem Rooted in Impairment)

재활전문직에 의해서 전개된 의학모델의 관점은 차례로 어떠한 질병의 과정이나 외상의 결과인 장애자의 신체적, 정서적, 감각적, 인지적인 기능장애에 근원을 가진 것으로서의 장애의 개념을 만들어내었다(Longmore, 1995a; Longmore, 1995b; Wendell, 1996; Zola, 1993a). 이 접근법은 장애를 그 사람 안에 확고하게 자리매김하도록 했다(Linton, 1998; Nagi, 1991; Rioux, 1997; Scotch, 2001). 질병이나 외상, 기능장애 및 장애는 모두가 개인의 불행한 속성이라 생각되었다.

이 관점은 장애자의 기능장애를 서술하고 측정하려 하고, 그리고 일상생활활동과 일의 제한과의 관계를 기록하려고 한 실증주의적 접근에 의해서 강화되었다(Rioux, 1997; Zola, 1993a). 독자는 이 관점이 이 책의 제2부에서 언급된 작업치료 모델의 기초를 이루고 있는 학식의 대부분을 반영하고 있다고 인식할 것이다.

의학모델에 기초하고 있기 때문에 장애에 대한 재활의 기능장애에의 접근은 기능장애와 그 잠재적인 원인을 문제로서 생각하였고(즉, 근절하거나 감소한다는 부정적 상태), 그리고 재활계획은 기능장애의 결과를 예방하고 최소화하며 가능한 범위까지 감소시키는 노력으로서 나타났다(Zola, 1993a). 재활의 문제시되지 않는 전제는 장애(기준이 되는 신체적, 심리적인 구조와 과정으로부터의 일탈이라 정의되었다)가 장애자와 일반사회 모두에게 바람직하지 않다는 것이었다. 이 관점은 기능장애(그리고 기능장애 그 자체가 아니라면 공개되는 외관)를 예방하고 감소하기 위한 노력을 합리화하고 또한 노력을 하게끔 한다(Linton, 1998; Nagi, 1991; Scotch, 2001; Zola, 1972). 재활을 위해서 강조하는 것은 장애자를 "정상적인" 기능과 외관에 가장 가까운 상태로 바꾸는 것이었다. 제15장에서 서술한 것처럼 신체적으로 보통수준(average)이라는 개념은 정상적인 상태의 측정으로서의 역할과 의학적으로 이끌어낸 치료로부터의 "이상적인(ideal)" 성과로서의 역할을 하였다.

사회적 조절의 도구로서의 기능장애 모델
(The Impairment Model as a Tool of Social Control)

많은 재활 서비스의 긍정적인 영향에도 불구하고 장애의 연구자는 재활의 관점과 실행이 장애자에게는 중요한 부정적인 면이 있었다고 지적하였다. 이들은 세 가지의 서로 연관된 요소를 포함하고 있다. 첫째로 재활의 실행은 (환경의 요인, 특히 사회적 환경이 장애*에 어떻게 기여하는가를 고려하는 상대적인 생략에 대해서) 장애가 그 장애자의 문제라는 생각을 강화한다(Linton, 1998; Nagi, 1991; Scotch, 2001; Zola, 1972). 그 결과 그들은 "논쟁은 말할 것도 없거니와 …편견과 차별을 설명할 수 없다"(Longmore, 1995b, p.6). 둘째로 재활 전문직은 장애자의 조건 즉 장애의 본질 또는 의미가 전문직의 분류상의 설명적인 시스템 안에서 만들어낸 장애의 객관적인 서술에 자리매김이 된다는 의미에서의 전문가로서 간주된다. 더욱이 장애자는 순종하는 케어를 받는 사람이라고 기대된다(Zola, 1972). 셋째로 재활의 노력은 가급적 장애를 갖지 않은 사람처럼 보이게 하고 기능을 하게 하는 것에 의해서 장애자를 적합을 시키도록 강요하는 것이 정상적인 설명이라고 강조한다(Jeffreys, 2002; Scott, 1969; Zola, 1972).

이들 세 가지 요소의 결과는 재활계획이 사회적 조절인 것처럼 겉모습을 나타내어보였다. 이와 같이 작업치료는 개인의 문제의 개선보다는 오히려 사회적 규범의 유지에 맞춰진 과정으로서 해석될 수 있다. 즉, 작업치료는 주류의 가치, 사고, 실행 그리고 규칙의 정당성을 위협하는 클라이언트의 특징과 특성을 제거하는 것을 지향한다.

고전적 연구에서, Scott(1969)는 맹인의 재활이 그들을 보다 기능적으로 하는 것을 가능케 하는 목적과는 반대로 어떻게 그들이 유순하고

---

* 최근의 재활에서의 장애의 개념은 환경이 기능장애와 함께 장애를 만들어내는 것에 대해서 어떻게 기여하는가를 고려하는 것을 포함하고 있다. 재활의 현재의 패러다임이 장애의 환경적 측면을 인정하는 범위까지는 이것은 장애의 연구자에 의해서 영향을 받아왔다. 장애를 이해함에 있어서 환경적 요인의 편입을 구별하는 또 다른 특징은 장애 연구가 환경적 요인(특히, 환경의 사회적, 정치적, 경제적 측면)에 두는 강조점은 보다 강력하다(독점적이 아니라면).

의존적이 되도록 그들을 조직적으로 사회화하는가를 상세히 기록하였다. 이 과정의 첫 단계는 장애자가 자신의 장애에 대해서 이해하는 것을 무가치하게 하는 것을 포함한다. 예컨대 Scott(1969)는 맹인이 "통찰(insight)을 나타내어 보이는 것에 대해서 보답되고 그들의 문제에 대한 초기의 관념(notion)에 계속 집착하는 것을 교묘하게 비난을 받아왔다'고 언급하고 있다. 그는 치료사에게 받아들여질 수 있는 말로 그들에게 암시할 때 "그가 '정말로' 과거와 현재의 경험을 이해한다고 생각하게 되었다"라고 언급하고 있다(p.79). 이와 같이 장애자가 자기의 장애에 대해서 이해하는 것은 무가치하게 되고 공적이고 전문적인 정의로 대체되었다. 맹인은 보이지 않는다(blindness)라는 문제의 전문적인 개념에 따르는 행동의 방법을 학습하도록 설득되었으나, 그러나 많은 개념은 개인적 경험을 부정할지도 모른다.

재활의 노력이 장애자의 자기충족에 손상을 주는 문제에 대한 정의와 해결을 어떻게 밀어붙이는가의 또 다른 예는 선천적으로 다리가 없는 (하지결손이 있는) Jeffreys(2002)의 동생인 Jim에 대한 서술에서 설명되어 있다. 그는 Jim을 "비록 그 새로 고안된 장치가 그를 구속한다 하더라도, 그가 가능한 한 표준화된 것처럼 보이도록 한다는 생각으로 모든 가죽 끈(straps)과 플라스틱이 느슨한 바지(slacks) 밑에 가려진 몸에 꼭 맞도록 주문제작한 버킷(bucket)의 가장 위에 최신의 듀퐁사에서 만든 의족을 착용하고, 불안정하게 흔들리고 있었던(p.36) 것"을 상기하였다.

Jim의 운명과 근위축성 질병 때문에 척추를 지탱하기에는 너무나도 약해졌을 때에 무엇이 일어났는가의 McBryde Johnson(2003)의 서술과 대비하면 "15세 때에 나는 등의 보장구(back brace)를 던져버리고 나의 척주가 심하게 비틀린 S커브로 다시 형성되도록 하였다…. 나의 등뼈가 자연스런 형태로 된 것을 발견한 다음부터 나는 나 자신에 매우 만족하였다"(p.51). 이러한 아이러니(irony)는 그녀의 전략이 보다 편안한 신체적 존재로 끝나기는 하였지만 그것은 수술과 보장구가 그녀에게 보다 "정상적인" 외관과 기능을 준 것처럼 생각하는 의학적 양식에는 명백히 위배되었다.

McBryde Johnson의 이러한 의학적 조언의 거절과 Jim의 결과로서의 의족의 포기는 적절한 의학적 조언을 침해할 뿐만 아니라, 부정적인 사회적 반응을 불러일으킨다. 그들이 직면하는 딜레마(dilemma)는 많은 장애자가 직면하는 것이다. 그들은 실제의 신체적 자기에 적합하지 않은 구체적인 사례의 불쾌한 모드를 선택해야 하거나 또는 (의학적 및 사회적으로 정의된 것으로서) 신체적 표준의 붕괴에 견딜 수 없는 다른 사람의 고통에 직면해야 한다. 재활의 노력이 장애자를 사회적 규범과의 일치를 향해서 이끄는 정도까지 그들은 딜레마를 강화한다(Jeffreys, 2002; Linton, 1988; Zola, 1972).

경제적 문제로서의 장애
(Disability as an Economic Problem)

장애의 인식된 경제적 결과(즉, 스스로 돌볼 수 없거나 일할 수 없는 사람을 위해 필요로 하는 자원)(Albrecht & Verbrugge, 2000)는 항상 공적이고 정치적인 관심사였다. 국가마다 사회철학(Albrecht & Bury, 2001)에 따라서 장애에 상이하게 대처를 하여왔으나 복지정책의 개발은 세계적으로 장애자가 경제시장에서 본질적으로는 부정적 요인이라는 인식을 강조해왔다(Longmore & Goldberger, 2000).

서비스에 대한 의존성을 감소시키고 노동인구로 흡수되는 것을 강화하기 위해 계획된 재활서비스의 개발은 현대사회에 대한 장애자의 인식된 부담을 감소시키려는 관심에 의해서 형성되어왔다(Albrecht, 1992; Albrecht & Bury, 2001; Albrecht & Verbrugge, 2000). 재활의 문헌 전체를 통해서 꿰뚫고 있는 자립이라는 생각은 의존성이 개인의 위엄을 저하시키고 중요한 것은 다른 사람에 대한 부담을 만들어낸다는 바람직하지 않은 인간의 상태라는 숨겨진 뜻이 있었다는 것이다. 장애의 경제적 비용에 대한 우려는 관리 범주로서 장애의 생성을 강조하였다(Stone, 1984). 실제로 누가 장애자로서 적절하게 분류되고 따라서 장애에 대한 서비스와 공적 지원을 할만한 가치가 있는가를 결정하기 위한 복합적인 관료가 미합중국이나 어떠한 딴 곳에 존재한다.

일반사람과 정치가가 장애를 어떻게 바라보았는가의 결과로서 장애자가 경제적으로 자립한 존재(즉, 자기가 자신을 돌볼 수 있고 시장에서 노동력으로서 기여할 수 있는 것)가 되는 것을 방해한 제한을 가진 것으로서의 장애자의 이미지가 확고하게 자리를 잡았다. 더욱이 기능제한과 그들의 신변처리와 일과의 관계를 문서화한 재활사업의 개발은 생산적인 무능자로서의 장애자의 이미지를 강화하였다. 마지막으로 재활에서 임상가가 그 문제를 환경보다는 오히려 그 클라이언트 안에 자리매김할 때 임상가는 사회적 억압의 도구가 된다. 예컨대, Abberley (1995)는 작업치료사가 작업치료에서의 실패의 원인이 시종일관하게 자원 또는 기회의 결여와 같은 경제적 문제보다도 오히려 동기부여의 결여와 같은 클라이언트의 문제에 있다는 것을 문서화하였다. 반대로 작업치료사는 작업치료 성공의 원인이 클라이언트의 노력보다는 그들의 전문적 지식에 있다고 생각하였다.

장애를 연구하는 사람들은 현행의 경제적 관점을 그 지적 능력으로 향하게 하려고 하였다. 그들은 공적 자원을 고갈시키고 있는 장애자 대신에 그들이 사회적 억압의 희생자였다고 주장한다. 이 억압은 개인적 기능장애 또는 특징보다도 그들을 불필요하게 의존적으로 하여 시장에의 접근과 다른 형태의 시민참여로부터 그들을 제외시켰다.

억압으로서의 장애를 다시 공식화하는 것 (Reformulating Disability as Oppression)

장애 연구로부터 나오는 가장 강력한 주장의 하나는 "장애가 있는 사람은 억압되고 있다"는 것이다(Charlton, 1998, p.5). 이것에 의해서 장애인은 사회적, 개인적, 신체적 및 재정적으로 행복을 감소시키고 사회적으로 불이익을 받는 소수집단의 구성원으로 간주하는 식으로 사회로부터 취급된다는 것을 의미한다(Charlton, 1998). 장애인은 억압된 소수집단을 대표한다는 주장을 지지하는 것은 주택, 교육, 수송, 고용에서 비장애인보다 상당히 열악하다는 것을 묘사하고 있는 데이터이다(Louis Harris & Associates, 1998; McNeil, 1997). 장애인은 차별과 태도상의 장벽이 그들의 경제적인 자립과 사회참여에 부정적인 영향을 미친다는 것을 시종일관하게 보고를 하고 있다(Charlton, 1998; Hahn, 1985; Oliver, 1996).

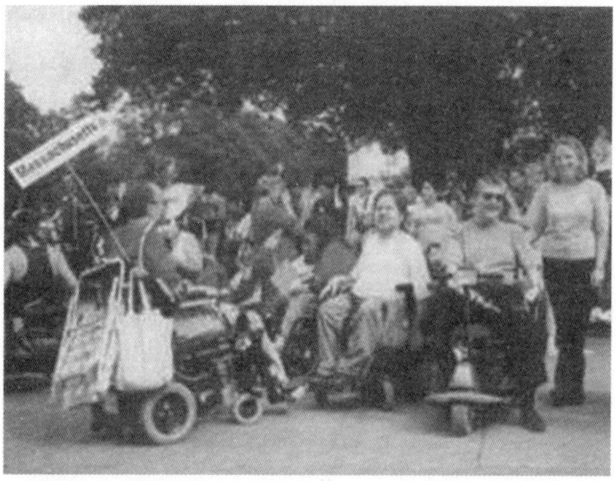

최고법원의 Garrett 대 Alabama 대학의 전미국장애인법(ADA)의 사건을 지원하기 위해 전미국의 활동가는 2000년 10월에 열린 Garrett Rally에 대한 지지를 보여주기 위해 참여하고 있다. 장애자의 권리를 옹호하는 것에 실망함으로써 대법정은 개인이 취업차별 때문에 주정부를 고소할 수 있는 이 법령을 상원이 가결하였을 때 권한이 없었다고 판결하였다. 장애자의 공동체를 손상시키기 때문에 이 판결은 ADA 하에서 주정부에 대해서 이들의 종업원에 의해서 일으켜진 소송의 결과로서 주정부에 손해배상의 소추 면제를 준다(Sharon Snyder와 Suburban Access Suburban Access Squad의 허가를 받아 사진을 게재).

마르크스주의자의 분석을 사용해서 Finkelstein(1980)과 Oliver(1990)는 장애가 없는 사람의 노동에 대한 자본주의 경제의 요청에 때문에 장애가 의학적 관리를 위한 문제로서 확인되었다고 논하였다. Finkelstein의 역사적 분석은 장애가 봉건사회로부터 자본주의사회에의 변환과 더불어 출현하였다고 제안한다. 이 변환 이전에는 기능장애가 있는 사람은 사회경제적 스펙트럼이 낮은 쪽의 끝에서 일하고 있었다. 현대 산업경제의 출현과 더불어 그들은 시장에는 적합하지 않다고 생각되어 고용으로부터 제외되고, 가끔 제도에서의 차별을 의미하는 의학적 관리의 문제라고 일임되었다. Oliver의 분석은 개개의 의학적 문제로서 장애를 보는 관점은 보편적이 아니라고 논함으로써 사회를 비교하고 있다. 이것은 오히려 개인주의와 자본주의의 생산을 강조하는 사회의 특징이다.

장애인은 사회적, 개인적, 신체적 및 재정적으로 행복을 감소시키고 사회적으로 불이익을 받는 소수집단의 구성원으로 간주하는 식으로 사회로부터 취급된다.

Longmore & Goldberger(2000)는 장애를 병리학적 문제로 간주함으로써 의학적 관점은 장애를 개별화하고 개인적인 것으로 하였다고 논하고 있다(p.2). 이것은 Albrecht와 Bury(2001)가 장애용품과 서비스를 상품화하는 것이라 부르는 것을 촉진하였다. 이것은 결과가 없는 것은 아니다. 예컨대, 경제적 인센티브는 재활 공급자를 클라이언트로 하여금 그들의 서비스에 대한 얼마간의 지속적인 의존성을 향해서 사회화하도록 유도할 수 있다(Scott, 1969). 장애가 있는 사람을 위한 자선단체 역시 장애를 연구하는 학자의 비판의 표적이었다. 두 가지 점이 지적되었다. 첫째로, 다수의 신체적으로 능력이 있는 사람들은 큰 사업으로서 운영되고 필연적으로 개인소득이라는 동기를 만들어내는 그러한 자선행위 속에서 일하고 있다. 이와 같이 이들의 단체는 장애자를 착취하고 있는 것처럼 보일 수 있다. 둘째로, 보다 중요한 것은 자선단체는 장애자의 지원이 "정부에 의해서 수행되어야 할 사회적 책임이 아니라 친절한 행위"라는 생각을 강화하고 있다(Wendell, 1996, p.53). 예컨대, 자급자족을 성취하는 것으로부터 사람들을 제약하는 공적 장애정책〔예컨대,

지역사회 생활에 대해서 노인의 집(nursing home)에의 배치를 촉진하고 노동시장에 들어가는 것을 방해하는 것]은 또한 비평의 표적으로 되어있었다(Longmore, 1995b; Oliver, 1990; Shapiro, 1995).

요약하면, 장애를 연구하는 학자는 장애자의 자급자족의 제약 때문에 그들이 사회에 대한 단순한 경제적 낭비라는 오랜 동안의 관점에 반대하고 있다. 오히려 사회가 장애자를 경제적으로 불리한 입장에 둔다고 논하고 있다. 장애자가 그 시장으로부터 내쫓고 대부분이 강요되는 제품이나 서비스로부터 이익을 얻는 장애산업의 표적으로 변모시켜 정책에 의해서 보다 자급자족적인 생활을 할 수 있는 것으로부터 방지될 때에 이러한 일은 일어난다.

장애의 사회적 구조
(Social Constructions of Disability)

Longmore와 Goldberger(2000)에 따르면, 장애자는 역사적으로는 아래와 같이 간주되었다.

> 대중문화 속의 희생자와 악인, 자선자금 모금에 의존적이고 감상적으로 되는 어린이들, 시혜를 구걸하는 거지들, 공공장소로부터 배제되는 "꼴사납고 넌더리가 나는 대상", 사회의 잠재적으로 의존성이 있고 또는 위험한 거류민(denizen), 빈민구제의 가치가 있는 대상자이지만, 국가로서는 가치가 없는 시민(p.5).

그들이 지적한 것처럼 일반적으로 보급되어 있는 장애의 이휘는 사회의 주류 속에서 장애인을 위한 장소는 거의 또는 전혀 없다.

어디에나 있는 사회에 의한 장애에 대한 오해나 이해부족은 연구자로 하여금 장애의 대중문화의 개념이 어떻게 생성되고, 예술, 문학 및 영화 속에서 영속되는가를 검토하게 하였다. Mitchell(2002)은 이야기가 다른 개인적 비정상이나 사회적 병을 구체적으로 표현하고 강조하는 문학의 장치로서 장애의 비정상성을 자유로이 사용한다 해도, 그들은 장애를 좀처럼 개인적 지식의 원천이나 사회적 또는 정치적인 부정의로서 다루지 않는다. 마음 아픈 최근의 예는 책과 그 후의 영화에서의 증오의 비유로서의 신체적인 볼꼴사나움과 이동의 제한을 사용한 Hannibal(Lustig & Scott, 2001)과 The Red Dragon(Davis & Ratner, 2002)이다. 역설적으로 개인이나 사회의 병과 장애의 특징을 한 쌍(pair)으로 하는 것에 의해서 부정적이고 바람직하지 않은 장애의 이미지가 강화되는 한편 장애의 개인적인 경험은 눈에 잘 보이지 않는다.

장애에 대한 인문과학적 접근은 장애는 항상 인간의 조건의 일부분인 다방면에 걸친 경험이라고 지적한다. 인문과학적 접근은 장애의 개선이 필요하거나, 바람직하기조차 하다는 가정에 대항하려고 한다. 오히려 이것은 인간은 상처받기 쉽고 나이를 먹고 어떠한 기능장애를 거의 변함없이 경험하는 신체를 갖는다는 사실에 없어서는 안될 현상으로서 장애를 인식하는 것을 논한다. 이러한 접근은 장애를 단순히 비정상으로서 다루기보다는 오히려 인간의 조건 속에 적절한 장소에 할당하려고 한다.

Goffman(1963)의 오명(stigma)이라는 개념은 장애에 대한 사회의 반응에 관한 현재의 논의의 많은 요소의 기초로 되어있다. 그의 기본적 논점은 주로 정신질환자에 대한 연구로부터 유도해낸 것으로 장애인은 그들의 신체적 또는 행동상의 이상이라는 점에서 문화적 규범을 침해한다는 것이다. 결과적으로 그들은 손상된 정체성(나쁘다, 바람직하지 않다, 위험하다 또는 약하다와 같이)이 주어지고 규범으로부터의 일탈을 최소로 하기 위해 (가끔 의학적 또는 재활 서비스를 가장하여) 다른 사람의 압력이나 노력을 받기 쉽다. 이들의 사회적 반응은 장애인을 적절히 적합하도록 강제할 뿐만 아니라, 침해되어 있는 그야말로 사회적 규범을 강조하고 재확인하는 데에도 도움이 된다. Davis(2002)가 논하고 있는 것처럼 장애인은 기능장애가 없는 사람이 규범의 범위 안에서 적합한 것을 다시 보증할 수 있는 과정의 일부로서 선발되었다.

오명(stigma)을 씌운다는 과정의 결과로서 Gill(2001)은 장애인이 장애가 있다는 것이 의미하는 것에 대한 다른 사람들의 잘못된 생각을 극복하기 위해서 반복해서 조우하고 싸우면서 잘못된 정체성(identity)과 맞붙고 있다고 주장한다. 그녀는 "장애에 대한 경험의 핵심은 현재 자신의 상태가 보이지 않고 다른 무엇인가로 보이고 있다는 것을 깨닫는 것"이라고 결론지었다(Gill, 2001, p.365). 이 논의를 예증하는 것으로서 French(1995)는 아래와 같이 적고 있다.

> 우리들이 장애의 현실을 전달하려고 할 때 불신은 신체적으로 건강한 사람들의 공통의 반응에 있고…사람들을 인식하는 일이 없는, 또는 나의 주위에 무엇이 일어나고 있는 것을 모르는 것과 연관된 고립감을 전달하려고 할 때, 보통의 반응은 꼭 알맞은 때이다" 나를 늙게 만들다"이다. 이러한 형태의 반응은 장애인을 "꼭 다른 누구와 같이" 되도록 하고…우리들이 정말로 어떻게 다른가를 아는 것은 문제가 있고, 다른 사람이 우리들은 같다고 주장할 때 혼란스러워지기 쉽고 우리들의 신뢰를 훼손시키기 쉬워진다(p.74).

장애에 관한 부정적인 고정관념(stereotype)이 장애인에 의해서 내면화되어 있는 일이 많다는 것은 놀라운 일이 아니다(Fine & Asch, 1988; Gill, 1997). 장애를 연구하는 학자인 Harlan Hahn(1985)에 따르면, 장애인의 정치적인 투쟁에 직면하는 가장 긴급한 문제의 하나는 긍정적인 정체성을 발달시키는 일이라 한다. 장애를 연구하는 학자가 만드는 중요한 구별은 이 정체성의 발전이 개인적인 과정이 아니라 사회적, 문화적, 정치적인 과정이라는 것이다(Longmore, 1995a; Longmore, 1995b). 즉, 일어날 필요가 있는 기본적인 변화는 우선 장애인을 평가절하하고 오명을 씌운다는 사회적 가치의 변환이다. Zola(1993a)가 언급하고 있는 것처럼 장애인을 "장애의 개념의 부정적인 부담에서" 자유롭게 하여야 한다(p.7).

요약 (Summary)

장애를 연구하는 학자가 전통적인 사회적이고 전문직적인 장애에 대한 관점을 비평한 다양한 방법은 장애가 사회적으로 마들어졌다는 사고방법으로 요약할 수 있다. Wendell (1996)은 장애의 사회적 구성이 "직접적으로 만들어진 질병, 상해 그리고 정상(normality)의 표준을 결정하는 미묘한 문화적 요인에 대한 빈약한 신체적 기능상태, 그리고 그 사회에의 완전한 참여로부터 충족시킬 수 없는 사람들을 제외하는(p.36)"

인 활기에 넘치고 새로 떠오르고 있는 학문의 영역을 대표하고 있다. 작업치료사는 문헌 속에서 볼 수 있는 일반적인 재활 특히, 작업치료의 비평을 진지하게 고려할 필요가 있을 것이다.

예컨대, 장애 체험의 개인사(personal chronicle)는 때로는 작업치료와의 부정적인 만남을 포함하고 있다. 예컨대, Callahan(1990)은 척수 손상 후의 재활 체험의 논의에서 작업치료를 아래와 같이 회상하고 있다. "나는 손으로 나무 조각에 샌드페이퍼로 문지르는 반죽용 밀대(roll-pin)와 같은 장치에 오랜 동안 손이 말려들어간 것을 기억하고 있다"(p.74). 그는 적절한 풍자로 이렇게 언급하고 있다. "내가 일을 바르게 처리하였다면, 샌드페이퍼 문지르기를 하는 사람으로서 내 앞에 밝은 미래가 펼쳐졌을 것이다(p.74)".

인류학자인 Murphy(1990)는 그의 작업치료 경험에 대해서 아래와 같이 회상한다.

> 나는 그 운동의 몇 가지는 우스꽝스럽다고 생각하였다. 그럼에도 불구하고, 우리들의 집을 방문하는 사람들은 아직도 내가 작업치료에서 만든 도어매트(doormat)로 발을 문지르고 있다. 〔나의 아내〕는 그 유래 즉 나에게 돌아온 모욕을 비밀로 하기로 맹세한 배려의 증표를 알고 있는 유일한 사람이다(pp.54-55).

반대로 Robert McCrum(1998)은 뇌혈관장애로부터의 재활과 회복의 설명에서 아래의 것을 회상한다.

> 내가 가장 깊이 굴욕적이고 울적하다고 알게 된 회복기의 부분은 작업치료이었다. … 나는 3살 어린이와 같이 밝은 색깔의 플라스틱으로 만든 알파벳 문자로 놀고, 바보 같은 간단한 인지 테스트를 받도록 강제되었다. 나는 day-glo사의 문자 블록을 갖고 휠체어에 앉아서 그 상황의 아이러니를 생각하는 것으로부터 벗어날 수 없었다(p.139).

문헌에서의 이들의 서술은 장애인의 목소리와 지식이 재활에서 일상적으로 무시된다는 초기의 논의를 강화하고 있다.

이 단원의 앞쪽에서 언급한 재활의 많은 과오를 수정하려는 작업치료에서의 노력이 확실히 있었다. 예컨대, 작업치료사는 장애인에게 영향을 주는 환경에서의 장벽을 인식하고 대처하려고 하였다. 그러나 초점은 가까운 환경(예컨대, 가족, 학교, 직장)에서의 물리적 장벽 또는 사회적 요인에 맞춰지는 경향이 있다. 일반적으로 작업치료사는 보다 광범위한 사회적 장벽(예컨대, 정치나 경제의 장벽)의 제거를 원조하는 것에 관여하지 않는다. 이들의 문제는 실행 속에서 마지막 수단까지 다 써서 작업치료사가 클라이언트의 옹호와 능력부여에 관여하는 것을 통해서 처리될 수 있다.

장애 연구는 조직적으로 비판하고 장애의 지배적인 패러다임을 바꿔놓으려고 한다. 이와 같이 지식의 모체는 작업치료의 실행에 대해서 중요한 도전을 주장하였다. 그것은 작업치료사가 실행에서의 증가하고 있는 변화를 초월하는 것, 그리고 그 대신에 장애인의 인식과 실행을 근본적으로 바꾸는 것을 추구하고 있다.

요약
(Summary)

- 장애 연구는 장애의 지배적인 관점에 도전하

고 수정하려고 하였다.

- 그것은 장애의 원인과 성질 그 자체에 관한 기존의 가설에 도전한다.

여러 학문분야에 걸치는 기반

- 장애 연구는 아래의 것을 포함하는 어떤 범위의 학문분야의 연구자를 매혹시켰다.
  - 사회과학
  - 정치적 및 경제적 개념
  - 성별(gender)이나 인종의 연구
  - 인문과학의 개념

장애의 개념을 해체하고 재건하는 것

- 장애 연구는 아래와 같다.
  - 장애에 대처하기 위해 사회적 및 전문적 개념과 접근에서의 편견과 그릇된 생각을 명확하게 하였다.
  - 장애의 대체개념과 행위의 의미를 제공하였다.

기능장애에 기초하는 의학적 문제로서의 장애

- 재활 전문직에 의해서 전개된 의학모델의 관점은 장애자의 신체적, 정서적, 감각적 또는 인지적인 기능장애에 기초한 것으로서의 장애의 개념을 만들어내었다.
- 장애의 연구자는 재활의 관점은 아래와 같이 한다고 지적하였다.
  - 장애는 그 장애인의 문제라는 생각을 강화한다.
  - 장애자의 조건에 대한 전문가를 전문직으로서 간주한다.
  - 가급적 장애가 없는 사람처럼 보이게 하고 기능하는 것에 의해서 장애인을 적합을 시키도록 압력을 가하는 것이 정상상태의 설명이라고 강조한다.

경제적 문제로서의 장애

- 복지정책의 세계적인 개발은 장애자가 경제 시장에서 본질적으로 부정적인 요인이라는 인식을 강조하였다.
- 서비스에 대한 의존성을 감소시키고 노동인구로 들어가는 것을 강화하기 위해 계획된 재활 서비스의 개발은 현대사회에 대한 장애자의 인식된 부담을 감소시키는 관심에 의해서 형성되었다.

억압으로서의 장애를 다시 공식화하는 것

- 장애를 연구하는 학자들은 자급자족에서의 장애인의 제한 때문에 그들이 사회에 대한 단순한 경제적 낭비라는 오랜 동안의 관점에 반대한다.
- 장애인이 그 시장에서 제외되고 대부분이 강매되는 제품이나 서비스로부터 이익을 얻는 장애산업의 표적으로 바뀌었다. 그리고 정책에 의해서 보다 자급자족하는 생활을 영위할 수 없게 되었다.

장애의 사회적 구성

- 장애자는 역사적으로 오해되거나 잘못 해석되어왔다.
- 장애에 대한 인문과학적 접근은 아래와 같다.
  - 장애는 항상 인간의 조건의 일부분인 다방면적 경험이라고 지적한다.
  - 장애의 개선이 필요하거나 바람직하기조차 하다는 가정에 맞서려고 한다.
  - 인간은 상처받기 쉽고, 나이를 먹고 어떤 장애를 거의 변함없이 경험하는 신체를 갖는다는 사실에 절대 필요한 현상으로서 장애를 인식한다.

◆ 오명을 씌우는 과정의 결과로서 :

· 장애인은 잘못된 정체성 즉, 장애가 있다는 것은 어떠한 의미가 있는가의 다른 사람의 잘못된 생각을 극복하기 위해 반복해서 만나는 일이나 다투는 일과 씨름한다.

· 장애에 관한 부정적인 고정관념이 장애인에 의해서 내면화되어 있는 일이 많다.

활동의 의미

◆ 장애 연구는 아래의 것을 강조한다.

· 장애인이 자기변호에 관여하고 차별과 싸우도록 능력을 부여하는 것.

· 장벽과 억압을 만들어내는 사회적 조건(문화적 신념과 태도, 공공정책을 포함한다)을 바꾸는 것.

연구

◆ 장애 연구의 학식은 아래의 것을 포함한다.

· 역사분석

· 철학적 연구

· 현상학적 조사

· 비판적 분석

· 사회과학의 경험주의적 전통

· 장애 연구의 중요하고 발전하고 있는 영역인 공동연구자로서 장애인을 수반하는 참여형 행동연구

고찰

◆ 장애 연구는 새로운 학문이기 때문에 아직도 정의가 내려지고 있는 단계이다.

◆ 비판은 그것이 많은 장애인의 경험과 관점을 대표하고 있지 않다는 것이다.

◆ 장애 연구는 생각하는 것과 행위를 계속 전환시킬 것인 학식의 활기차고 최근에 생겨난 영역을 대표한다.

참고문헌

Abberley, P. (1995). Disabling ideology in health and welfare: The case of occupational therapy. Disability and Society, 10, 221–232.

Albrecht, GL. (1992). The Disability Business: Rehabilitation in America. Newbury Park, CA: Sage Publications.

Albrecht, GL & Bury, M. (2001). The political economy of the disability marketplace. In Albrecht, GL, Seelman, K & Bury, M (eds.). Handbook of Disabilities Studies, pp 585–609. Thousand Oaks, CA: Sage Publications.

Albrecht, GL & Verbrugge, LM. (2000). The global emergence of disability. In Albrecht, GL, Fitzpatrick, R & Scrimshaw, SC (eds.). Handbook of Social Studies in Health and Medicine, pp 293–307. London: Sage Publications.

Americans with Disabilities Act of 1990. Pub. L. No. 101–336, 1991.

Asch, A & Fine, M (1988). Disability beyond stigma: Social interaction, discrimination and activism. Journal of Social Issues, 44(1), 3–22.

Balcazar, FE, Keys, CB, Kaplan, DL, et al. (1998). Participatory action research and people with disabilities: Principles and challenges. Canadian Journal of Rehabilitation, 12(2), 105–112.

Baylies, C. (2002). Disability and the notion of human development: Questions of rights and capabilities. Disability and Society, 17(7) 725–739.

Callahan, J. (1990). Don't Worry, He Won't Get Far on Foot. New York: Vintage Books.

Charlton, J. (1998). Nothing About Us Without Us. Berkeley, CA: University of California Press.

Crow, L. (1996). Renewing the social model of disability. In Barnes, C & Mercer, G (eds.). Exploring the Divide: Illness and Disability, pp 55–72. Leeds, UK: The Disability Press.

Davis, A (executive producer) & Ratner, B (director). (2002). The Red Dragon [motion picture]. United States: Universal.

Davis, L. (2002). Bodies of difference. In Snyder, SL, Brueggemann, BJ & Garland-Thompson, R (eds.). Disability Studies: Enabling the Humanities, pp 100–106. New York: The Modern Language Association of America.

Deegan, PE. (1991). Recovery: The lived experience of rehabilitation. In Marinelli, RP & Dell Orto, AE (eds.). The Psychological and Social Impact of Disability, 3rd ed. New York: Springer-Verlag.

Devlieger, PJ & Albrecht, GL (2000). Your experience is not my experience: The concept and experience of disability on Chicago's near west side. Journal of Disability Policy Studies, 11(1), 51–60.

Fine, M & Asch, M. (1988). Disability beyond stigma: Social interaction, discrimination and activism. Journal of Social Issues, 44(1), 3–19.

Finkelstein, V. (1980). Attitudes and Disabled People: Issues for Discussion. New York: World Rehabilitation Fund.

French, S. (1993). Can you see the rainbow? The roots of denial. In Swain, J, Finkelstein, V, French, S, et al. (eds.). Disabling Barriers, Enabling Environments, pp 69–77. Thousand Oaks, CA: Sage Publications.

Gill, C. (1997). Four types of integration in disability identity development. Journal of Vocational Rehabilitation, 9, 36–46.

Gill, CJ. (2001). Divided understandings: The social experience of disability. In Albrecht, GL, Seelman, K & Bury, M (eds.). Handbook of Disabilities Studies, pp 351–372. Thousand Oaks, CA: Sage.

Goffman, E. (1963). Stigma: Notes on the Management of Spoiled Identity. New York: Simon & Schuster.

Hahn, H. (1985). Disability policy and the problem of discrimination. American Behavioral Scientist, 28(3), 293–318.

Hahn, H. (1997). An agenda for citizens with disabilities: Pursuing identity and empowerment. Journal of Vocational Rehabilitation, 9, 31–37.

Jamison, KR. (1995). An Unquiet Mind: A Memoir of Moods and Madness. New York: Vintage Books.

Jeffreys, M. (2002). The visible cripple: Scars and other disfiguring displays included. In Snyder, SL, Brueggemann, BJ & Garland-Thompson, R (eds.). Disability Studies: Enabling the Humanities, pp 31–39. New York: The Modern Language Association of America.

Kitchin, R. (2000). The researched opinions on research: Disabled people and disability research. Disability and Society, 15(1), 25–47.

Linton, S. (1998). Disability studies/Not disability studies. In Linton, S. Claiming Disability: Knowledge and Identity, pp 132–156. New York: New York University Press.

Longmore, PK. (1995a). Medical decision making and people with disabilities: A clash of cultures. Journal of Law, Medicine & Ethics, 23, 82–87.

Longmore, PK. (1995b). The second phase: From disability rights to disability culture. The Disability Rag and ReSource, 16, 4–11.

Longmore, PK & Goldberger, D. (2000). The league of the physically handicapped and the Great Depression: A case study in the new disability history. [electronic version]. The Journal of American history, 87(3), 888–922.

Louis Harris & Associates. (1998). Highlights of the N.O.D./Harris 1998 Survey of Americans with Disabilities. Washington DC: National Organization on Disability.

Lustig, B. (executive producer) & Scott, R. (director). (2001). Hannibal [motion picture]. United States: MGM/Universal.

McBryde Johnson, H. (2003, February 16). Unspeakable conversations or how I spent one day as a token cripple at Princeton University. The New York Times Magazine, 152, 50–79.

McCrum, R. (1998). My Year Off: Recovering Life After a Stroke. New York: WW Norton.

McNeil, JM. (1997). Americans with Disabilities: 1994–1995. US Bureau of the Census Current Population Reports, pp 70–61. Washington, DC: US Government Printing Office.

Mitchell, D. (2002). Narrative prosthesis and the materiality of metaphor. In Snyder, SL, Brueggemann, BJ & Garland-Thompson, R (eds.). Disability Studies: Enabling the Humanities, pp 15–30. New York: The Modern Language Association of America.

Murphy, RF. (1990). The Body Silent: An Anthropologist Embarks on the Most Challenging Journey of His Life: Into the World of the Disabled. New York: WW Norton.

Nagi, SZ. (1991). Disability concepts revisited: Implications for prevention. In Pope, A & Tarlou, A (eds.). Disability in America: Toward a National Agenda for Prevention, pp 309–327.

정신역동이론은 적어도 부분적으로는 프로이드파의 정신분석에서부터 유래한 사고와 관계하고 있다. 그들은 동기부여, 감정, 인지 그리고 행동의 개인 내 및 대인관계의 요인에 주로 관심을 갖고 있다. 이 단원에서는 정신역동이론을 구성하는 모든 사고방법을 파악하려고 하는 것보다 오히려 전개되고 있는 신프로이드파(neo-Freudian)나 후프로이드파(post-Freudian)의 사고방법에 대해서 논이하고자 한다. 이들의 사고방법은 자주 정신요법에서 응용되고 있으나 여기서의 초점은 그 사람의 정신생활(내면생활)과 사람들이 일상생활, 대인관계, 자기에 관한 관심사 그리고 인생의 위기에 대처하기 위한 심리적으로 건강한 방법을 찾아내는 것을 격려하는 것에 맞춘다(Wolf, 1988).

현대의 정신역동적인 사고는 또한 프로이드가 리비도(libido)와 유아의 구강기의 성적 관심(oral sexuality)을 성숙된 이성에 대한 성적 관심으로의 전환에 초점을 맞춘 것과는 달리 문화적이고 대인적 측면에서의 행동을 이해할 것을 강조하고 있다(Munroe, 1955; Wolberg, 1977). 이들의 현대적인 개념은 작업치료 측면에서의 클라이언트의 행동의 이해와 작업치료사의 자신의 치료적 사용에 있어 연관성이 있다. 이 단원을 통해서 정신역동적(psychodynamic)이라는 용어는 여기서 강조되는 신프로이드파와 후프로이드파의 사고를 나타내기 위해 사용된다. 여기서 포함되는 것과 일치하지 않는 어느 것을 포함하는 다른 개념도 또한 정신역동론(정신역학)이라는 폭넓은 범주 하에서 문헌 안에 포함된다는 것을 유념해야 한다. 이 단원은 이들의 이론에 걸쳐서 상대적으로 일관된 이들의 개념과 테마만을 나타내고 있다.

여러 학문분야에 걸치는 기반 (Interdisciplinary Base)

위에서 언급한 것처럼 정신역동 이론에 영향을 미치고 있는 가장 보급되어 있는 사고는 프로이드의 원래의 연구이다. 그의 사고는 훗날의 학자에 의해서 광범위하게 다시 해석되고 수정되어 왔다. 이들의 저자들은 철학, 사회학, 인문과학 그리고 심리학의 개념에 의해서 영향을 받고 있었다. 그들은 또한 대인관계의 행동과 문화가 태도와 행동에 미치는 영향을 강조하는 사회과학에 의해서 영향을 받았다(Wolf, 1988).

조직화 (Organization)

이 단원에서 연구를 강조하게 되는 Gardner(1991), Harper(1974), Munroe(1955), 그리고 Wyss(1973)와 같은 정신역동 이론가들은 대인관계, 문화적 가치 그리고 자기응집성과 자기실현에의 동기(drive)를 인간행동의 주된 결정요인으로 보고 있다. 그들은 행동에 영향을 미치는 대인관계의 자기, 사회 그리고 문화의 역할을 강조하는 반면 생물학적 동기에는 별로 중요성을 강조하지 않았다. 이러한 현대의 정신역동적인 사고는 또한 대인관계의 경험(초기의 발달을 포함)의 역사가 사람이 느끼고, 행동하고, 지각하고, 세계를 해석하는 방법을 어떻게 형성하는가에 계속해서 초점을 맞추고 있는 한편, 인격발달의 역동적이고 전체론적인 관점을 나타내고 있다.

종합하면 정신역동적 사고를 구성하고 있는 생각(Ford & Urban, 1963; Harper, 1974; Wolberg, 1977)은 다음과 같다.

- 미래의 행동의 방향을 제시하는 데에 있어서 어떤 사람의 내적인 지각과 일어난 일의 해석의 중요성에 주의를 집중하는 현상학적 관점
- 보다 장기간에 걸친 지각, 감정경험, 인지적 해석, 행동의 패턴에 대한 문화와 초기의 대인관계의 영향
- 다른 사람과의 사랑과 생산적인 관계를 성취하는 것의 중심적 역할
- 긍정적 및 부정적인 개성을 키울 때의 환경의 역할
- 초기의 가족관계나 대인관계에 대한 강조
- 자기 응집성(그 사람의 내적 체험에서의 내부조정, 정신적 조직화, 안정성의 감각)을 획득하는 것에 대한 강조

이와 같이 개인이 어떠한 유전적 소질을 갖고 다양한 환경조건에 만난다는 것이 인정되는 한편, 이들의 주어진 것의 사용 또는 그에 대한 반응은 그들의 발달의 가장 중요한 결정요인이라고 생각된다(Dinkmeyer, Pew, & Dinkmeyer, 1979).

다른 저자들에 의해서 다양하게 정의되고 강조되고 있지만(Harper, 1974 ; Munroe, 1955 ; Wyss, 1973), 정신역동 이론은 인간을 다음의 내용을 포함하는 필요성이 부여된 것으로서 보고 있다.

- 안정적이고 예측 가능한 대인관계를 가지는 것을 포함하여 정서적이고 신체적으로 안전하다는 것을 느끼는 것
- 다른 사람과 연계되어 있다고 느끼는 것
- 생물학적으로 유래하는 욕구에 만족하는 것
- 정서적인 건강하고 행복하게 느끼는 상태(well-being)를 유지하는 것
- 그 사람의 재능과 노력이 다른 사람에 의해서 높이 평가되거나 칭찬받는다고 느끼는 것
- 다른 사람에게 인정되거나 받아들여진 그 사람의 감정, 지각, 행동을 가지는 것

적응적인 생활은 개인적 목표를 달성하고 자기의 가능성을 실현하는 방향으로 전진하도록 하는 것에 대한 책임을 받아들이는 것과 선택하는 것으로 구성된다.

인간이 발달하고 이들의 필요성을 충족시키도록 추구함에 따라 그들의 개인 내의 특징은 대인관계의 영향과 상호 작용을 한다. 이 과정의 결과로서 사람들은 현실에서 자기의 특유한 관점을 만들어내는 가설과 해석을 포함하는 어떤 종류의 개인적 논리(Adler, 1976)를 발달시킨다. 이 개인적 논리는 또한 세계에 작용하거나 응답하거나 하는 습관적 패턴을 포함하는 어떠한 우선순위를 포함한다(Dinkmeyer, Pew, & Dinkmeyer, 1979). 사고, 감정, 행위의 이들의 패턴은 발달의 초기에 학습된 보다 작은 단위에서부터 시작되고 그리고 마침내 보다 큰 패턴으로 함께 형성된다(Ford & Urban, 1963). 각각의 개인적 논리는 가족이나 사회적 영향과 마찬가지로 체질(예컨대, 인격에 영향을 주는 생물학적 특징)에서부터 전개된다.

개인은 기초를 이루는 개인적 논리에 의해서 살고 있다(즉, 현실의 주관적 표현을 형성하고, 감정을 형성하며 그리고 행위의 의미를 이해하는 개인적 진실, 신념, 허구). 그 결과로서 당연하다고 생각되는 관점이나 사고, 감정, 행동의 패턴은 무의식적이다. 즉, 사람들은 어떠한 가설이 해석이나 행위를 유도하는가에 대해서는 무의식적이

며, 따라서 어떻게 생활에서 일어난 일을 조직화하고 대처하는가는 무의식적인 경향이 된다(Mosak, 1979).

심리적으로 건전한 개인은 인생 및 인류에게 정직하게 관여하는 것에 의해서 유도된 다른 사람에 대한 이타적이고 유연한 관심을 나타내게 한다(Mosak, 1979). 건전한 자기의 발달은 안전감과 유대감을 키우고, 사고, 감정, 행위의 적응적 패턴으로 유도하는 사회적 조건(특히, 초기의 발달과정에서)을 경험하게 한다(Munroe, 1955). 이것은 현재의 사회구조와 가치에 대해서 의문을 던지거나 적응시키거나 하기 위해 내적인 자유와 자원을 발달시키는 것을 포함하고 있다. 이것은 또한 죽어야 할 운명과 같은 실존적 현실을 받아들이는 것, 생활과 연계된 필요한 상실을 수용하는 것, 그리고 자주 모순이나 어려움이 수반되는 사회적 상황을 성공적으로 조정하는 것을 포함한다(Fromm, 1947; Wyss, 1973). 개인적인 책임을 받아들이고 인간성에 연관성이 있는 태도를 이룩하고 실존에 대한 진실에 직면하는 것은 인생에서의 의미의 현실화로 유도한다(Fromm, 1947). 적응적인 생활은 개인적 목표를 달성하고 자기의 가능성을 실현하는 방향으로 전진하도록 하는 것에 대한 책임을 받아들이는 것과 선택하는 것으로 구성된다.

문제와 도전 (Problems and Challenges)

정신역동적 관점에서부터 확인된 문제는 개인이 낡은 행동적 및 인지적 패턴으로 새로운 상황에 유연성 없이 접근하고, 인생에 대한 제한적인/경직된 접근 또는 모순적인/비현실적인 접근을 하는 것으로 보고 있다. 정신역동적 이론가는 이들을 다르게 강조하지만 문제는 항상 불안과 대인관계의 갈등의 정도를 포함하고 있다. 이들의 문제는 다음과 같다.

- 사람들이 생활에 잘 대처하는 개인적 논리(Adler, 1976; Mosak, 1979). (이것은 다음의 것을 포함할지도 모른다. 너무나도 경직되고 제한된 목표와 행동, 일그러진 지각, 자기와 능력에 관한 부정확한 태도, 세계와 사람들에 관한 잘못된 태도, 완전주의와 같은 비현실적인 목표와 기준 및 다른 사람들에 관한 잘못된 결론 또는 특정 상황에 일어날 것인, 또는 일어나야 할 것에 관한 비현실적인 기대)
- 다른 사람을 희생하여 특정의 행동반응(개인에게 불안을 유발하지 않은 것)을 과도하게 강조하는 것과 마찬가지로 몇 가지의 또 다른 특징 또는 경향을 과도하게 강조하는 것에 의해서 사람을 과도하게 보상하도록 유도하는 열등감
- 문화적 측면으로부터 도출되는 경직과 강제
- 다른 사람을 배제하는 것에 대한 사람과 사람사이의 반응의 단일의 방식에의 과도한 의존: 예컨대, 관계에서의 안전을 추구하는 것, 자립 또는 다른 사람의 배제(Munroe, 1955)

적응적인 사람은 이들의 반응 사이에 균형을 이룬다. 어떤 사람이 사용하고 있지 않은 패턴과 연관성이 있는 필요성을 억제하고 지배적인 패턴의 필요성을 이상화하고 있다면, 오로지 하나의 패턴을 좋아하게 되고 사용할 때에 부적응이 일어난다. 예컨대, 언제나 사람들에게 접근하고 있는 사람은 다른 사람의 소원을 수동적으로 묵인하는 것의 중요성을 이상화할지도 모르

고, 그것에 의해서 자기의 행동에 대한 책임을 질 수 없게 되어 자율적으로 생각하거나 행동하는 것에 실패한다.

사고, 감정, 행동의 그러한 부적응의 패턴을 가진 사람은 일반적으로 다음과 같은 모습이다.

- 효과적이지 않은 행동을 사용하는 것을 고집한다.
- 자기의 필요성과 욕구의 적절한 주장을 무시한다.
- 너무나도 이상화되거나 또는 낮게 평가되거나 경시된 자기인식과 다른 사람들에의 귀속에서 반영되는 것 같은 자기응집성이 결여, 또는 두 극단 중 어느 것을 채택할까 망설이는 경향이 있다.
- 어려운 상황에 대해서 선택적으로 부주의하다.
- 현실에 대처하는 것을 방해하는 정신적인 집착을 갖는다.

이러한 경향은 긴축된 생활패턴, 대인관계의 어려움 그리고 비효율적인 대처를 초래할 가능성이 있다. 어떤 사람이 특히 스트레스가 많은 상황, 큰 생활의 변화 또는 정신적인 충격이 큰 사건을 만날 때, 이들의 징후적인 행동은 증대되어 한층 더 부적응에 이를 수 있다.

행위의 적용 (Action Implications)

사고, 감정, 행동의 부적응적 패턴은 대인관계에서 학습된 것이라 생각된다. 따라서 작업치료는 작업치료사의 행동이 클라이언트의 학습에 적극적으로 기여하는 특별한 부류라 간주된다. 작업치료사와의 상호관계는 안정적이고 예측 가능한 사람과의 관계에서 인지적, 정서적 그리고 행동적인 재체험을 하는 것을 가능케 한다.

대체로 말해서 정신역동의 이론가들은 치료적 관계를 교정적인 감정적 경험을 실행하고 내면화하기 위한 안전한 장이라 개념화한다. 작업치료는 클라이언트가 그러한 관계 속에서 성공하기 위해 적응적인 방법을 학습하는 한편, 사회적 관계 속에서 흥미와 투자를 전개하는 협력적인 과정이라 간주된다. 클라이언트가 생활에서 다른 사람과 관계하는 이들의 새로운 방법을 실현할 수 있도록 작업치료에서 관계되는 새로운 방법이 실행된다. 이와 같이 작업치료에서의 개인의 경험은 다른 대인관계의 상황으로 일반화될 가능성이 있다.

평가과정은 전형적으로는 (인원, 시간 등이) 제한이 없고 질문하는 것보다는 오히려 듣는 것으로 대부분 한정된다. 이 작업치료 상황에서의 회화는 작업치료사가 클라이언트의 사고, 감정, 행동의 양식과 그리고 이들이 클라이언트의 생활상황에 어떻게 영향을 주는가를 간파하기 위해 사용한다. 작업치료사는 클라이언트의 경력과 현재의 기능상태에 관한 정보를 수집하는 것에 의해서 클라이언트를 평가한다. 평가는 작업치료적인 관계가 전개됨에 따라 전개되는 진행중인 과정이다(Mosak, 1979). 작업치료사는 작업치료를 하는 동안 내내 클라이언트가 어떻게 생각하고 느끼고 또는 행동하는가의 가설을 검증하는 데에 도움이 되는 상세한 조사에 계속 관여한다. 이 과정에서 작업치료사는 클라이언트가 전형적으로 어떻게 생각하고 느끼고 생각하는가를 정확성과 공감을 증대시키면서 이해할 수 있게 된다.

작업치료의 과정은 작업치료사와 클라이언트가 동의한 목표를 확인한 동등한 관계를 성취하는 것을 지향한다. 작업치료는 또한 클라이언트의 통찰과 이해를 촉진하는 것을 지향한다(즉, 그들의 개인적 논리와 반응 패턴 및 그들의 비효과성 또는 증상을 인식하기 위해 학습하는 것)(Mosak, 1979).

작업치료는 클라이언트가 그러한 관계 속에서 성공하기 위해 적응적인 방법을 학습하는 한편, 사회적 관계 속에서 흥미와 투자를 전개하는 협력적인 과정이라 간주된다.

작업치료사는 통찰을 촉진하기 위해 클라이언트의 행동, 유머 그리고 우화(parables)의 해석 또는 설명을 사용할지도 모른다. 통찰은 인지적, 감정적 및 행동적 패턴에서의 변화를 달성하기 위한 최초의 단계라 간주된다. 통찰에 이어서 작업치료의 한층 더한 목적은 클라이언트가 행동의 새로운 목표 또는 보다 현실적인 목표를 확립하는 것과 현재의 행동에 대신하는 새로운 또는 보다 기능적인 선택지를 확인하는 것이다. 작업치료사에 의한 역할연기(role playing), 역할모델 그리고 달성 가능한 상호 장면을 포함하는 기법이 이 목적을 지원하기 위해 사용된다(Dinkmeyer, Pew, & Dinkmeyer, 1979; Mosak, 1979). 클라이언트에 대한 작업치료의 목표에는 다음의 내용이 포함된다.

- ◆ 자기의 행동과 결정에 책임을 지는 것
- ◆ 자기의 가치의 계층성(hierarchy)을 인정하고 믿는 것
- ◆ 감각의 자발성을 발전시키는 것

대부분의 경우 말의 주고받기에 관여한다. 작업치료사가 그 클라이언트의 대인관계의 필요성을 충족하는 새로운 방법을 개발하는 것을 지원하기 위해 정보를 심사숙고하거나 재해석을 하는 한편, 클라이언트는 현재와 과거에 관한 정보를 제시한다. 작업치료사는 클라이언트가 자기의 환경을 재해석하는 데에 있어서 기꺼이 그들에게 제안하거나 돕는다는 점에서 지시적이라 할 수 있으나, 정신 역학적 치료사는 그 치료에서 지시적 접근을 하려고 하는 정도가 다양해지는 경향이 있다. 예컨대, 자아심리학적 접근(Gardner, 1991)과 같은 몇 가지의 접근은 주로 공감적 경청(empathic listening)과 같은 비지시적인 테크닉에 초점을 맞추고 있다. 치료사는 또한 목표설정에 대한 책임을 공유함에 있어서 협동적일 것을 강조한다. 정신역동적인 치료는 원래 장기간에 걸친 비지시적인 과정이었으나 보다 최근의 저자들은 비교적 단기간의 치료에서 이들의 개념을 적용하는 접근을 개발하여 왔다.

요약하면 치료사가 치료에서 보여줄 것인 행동의 몇 가지는(클라이언트 및 제시되고 있는 문제에 따른다) 다음과 같다.

- ◆ 클라이언트가 선정한 소재를 경청하고 클라이언트의 경험에 대한 공감과 이해를 전달하는 형태로 이야기 된 것을 반영하는 것
- ◆ 클라이언트가 관점을 관철시키거나 또는 자기의 "개인적 논리"를 바꾸는 것을 돕기 위해 소크라테스식의 질문방법을 사용하는 것(예컨대, 의미를 밝히는 질문, 전제를 규명하는 질문, 이유와 증거를 규명하는 질문, 관점 또는 견해에 대한 질문, 의미와 결과를 규

명하는 질문)

- 클라이언트의 경력에 기초하는 명백한 일관성의 영역을 해석하거나 지적함으로써 현재의 설명하는 방법과 원점인 그들의 가족 안에서 하습한 것을 설명하는 낡은 방법 사이의 연계를 묘사하는 것을 돕는다.
- 억제된 감정을 가진 클라이언트에게 감정 표출을 촉진하는 것
- 클라이언트가 정당성을 입증하는 환경 속에서 자기주장 또는 자기표현의 새로운 방법을 발견할 수 있는 방법으로 공감 속의 자연스런 중단 또는 치료적 관계 속의 어긋남에 응답하는 것, 이와 같이 교정적인 감정체험을 제공하는 것(Gardner, 1991)

연구 (Research)

정신역동적 정신요법의 성과를 검증하는 많은 문헌이 있으며 그 효과를 지지하는 근거는 대부분이 설득력이 있다(Hemmings, 2000; Wampold, 2000). 그러나 이 문헌은 효과에 대한 특정의 요소를 확인하는 것이 곤란하였기 때문에 어는 정도 논쟁의 표적이 되는 것이 있다(Kopta et al., 1999). 더욱이 많은 연구는 지지하는 긍정적인 성과를 증명하는 추적조사 기간이 결여되어 있다. 그러나 대부분의 저자는 연구에 걸쳐서 하나의 일관된 발견에 동의하고 있다. 즉, 치료사의 특정 이론적 방향성은 클라이언트와의 신뢰적 및 수용적 관계를 확립하는 치료사의 능력보다는 중요하지 않다는 것이다(Roth & Parry, 1997).

고찰 (Discussion)

정신역동적 사고는 말의 과정에 주로 의존하고 있는 치료사에게 폭넓은 영향을 미치고 있다. 이 지식의 모체를 만들어내고 있는 개념은 정밀성이 높은 수준으로 전개되어 왔다. 이들은 정신요법이 실행과 결부되어 발전해왔고 널리 여러 학문분야에 걸친 문헌에 의해서 영향을 받고 있다. 이와 같이 이들은 중요한 지식의 모체를 구성하고 있다.

작업치료 실행은 그 역사의 대부분을 통해서 정신역동 및 관련되는 개념에 의존해왔다. 예컨대, Mosey(1970, 1986)와 Bruce & Borg(1987)는 관련된 사고에 기초하는 관계의 틀을 제시하여왔다. 그러나 작업치료는 보다 행위지향적인 치료과정을 필요로 하는 수행과 참여의 문제에 초점을 맞추고 있기 때문에 오늘날의 정신역동적 개념의 사용은 주로 클라이언트와의 치료적 관계에 정보를 주는 것이다. 즉, 치료가 클라이언트의 행위에 초점을 맞추는 한편, 치료사와 클라이언트의 관계는 중요한 보조적 수단이다. 정신역동 이론이 작업치료 과정의 중심적 요소를 설명하지 않지만, 이들은 클라이언트의 특징, 치료와 그 변화의 과정에 대한 반응을 이해하는 데에 도움이 된다.

작업치료사가 클라이언트의 문제가 유일하게 정신역동 이론에 의해서 확인되는 사람들을 만나는 일은 드물다. 그러나 신체적, 감각적, 인지적 장애에 대한 작업치료를 받는 클라이언트는 정신역동적 관점에서부터의 문제로서 확인되는 특징 중의 어떤 것을 보여줄지도 모른다. 아래의 것은 두 가지 예이다. 생리학적인 이상에 기초를 가진 중증의 정신장애를 앓은 사람(예컨

대, 정신병)은 또한 정신역동 이론에 서술되는 부적응 패턴의 많은 것을 나타낼지도 모른다. 신체장애가 된 사람은 스트레스 상황 하에서 필요한 대처를 하는 것을 방해할 정도의 부적응 패턴을 나타낼지도 모른다. 이들의 문제는 사람들이 자기의 장애에 적응하기 위해 필요로 하는 변화에 장애로서 나타날지도 모른다.

> **정신역동 이론이 작업치료 과정의 중심적 요소를 설명하지 않지만 이들은 클라이언트의 특징, 치료와 그 변화의 과정에 대한 반응을 이해하는 데에 도움이 된다.**

요약하면, 정신역동요법은 가지각색의 접근이 있고 여기서 요약된 것은 그 일부에 불과하다. 문헌의 보다 포괄적인 재검토를 위해서 독자는 문헌에 나타내는 논문을 참조하기 바란다. 작업치료사는 정신역동에 기초하는 치료에 관여하는 입장에 있지 않다(훈련에 의한 것, 또는 치료 상황에 의한 어느 것도). 그럼에도 불구하고, 정신역동적 전통으로부터의 지식은 치료사가 클라이언트에 대한 이해와 클라이언트와 상호 작용하는 양식을 형성하는 데에 도움이 될 수 있다. 예컨대, 작업치료사는 외상 후에 보조적 원조를 추구하는 것이 곤란한 클라이언트를 관찰할지도 모른다. 정신역동적 원리의 지식은 그 특정 클라이언트 안에서 추구하는 지원 또는 자기주장이 곤란한 보다 광범위한 패턴을 치료사가 인식하는 것을 지원할지도 모른다. 관계를 갖는 것에 융통성이 없고, 화를 내고, 거절하는 클라이언트의 치료에서 정신역동 이론의 지식은 작업치료사에게 이들의 반응에 관심을 갖도록 한다. 치료사는 이들의 행동을 관계를 가지는 것의 기초를 이루는 양식의 일부로서 인식할 수 있고 그들을 클라이언트의 이전의 관계와 그 사람이 직면하고 있는 현재의 스트레스 요인 사이의 상호관계라는 상황에서 이해할 수 있다. 더욱이 정신역동이론은 그들의 어려움이 실증되고 이해되는 클라이언트와의 의사소통 수단으로서 공감적으로 경청하는 것의 중요성을 이해하게 해줄지도 모른다.

요약
(Summary)

정신역동 이론은 아래와 같다.

- 적어도 부분적으로는 프로이드파의 정신분석에 유래하는 학파를 포함한다.
- 동기부여, 감정, 인지 그리고 행동의 개인 내 및 대인관계의 요소에 주로 관여한다.

여러 학문분야에 걸치는 기반

- 프로이드의 사고는 철학, 사회학, 인문과학, 심리학, 사회과학으로부터의 개념에 기초하여 널리 재해석과 수정이 이루어진다.

조직화

- 정신역동의 이론가는 대인관계, 문화적 가치, 자기응집성과 자기실현으로 향하는 동기를 인간행동의 열쇠가 되는 결정요인이라 보고 있다.
- 정신역동적 사고는 아래의 것을 강조한다.
  1. 사람의 내부 지각과 해석의 중요성에 주의를 집중하는 현상학적 관점
  2. 지각, 감정적 경험, 인지적 해석 그리고 행동의 보다 장기간에 걸치는 패턴에

대한 초기의 문화와 대인관계의 영향
3. 다른 사람과의 사랑과 생산적 관계를 성취하는 것의 중심적 역할
4. 긍정적 및 부정적인 개성을 육성하는 데에 있어서의 환경의 역할
5. 초기의 가족관계 및 대인관계
6. 자기응집성의 성취(내적 규범, 정신적 조직화, 그 사람의 내적 경험의 안정성 등의 감각)

◆ 정신역동 이론은 인간을 아래의 것을 포함하는 기본적 필요성이 부여된 것으로서 본다.
1. 안정되고 예측 가능한 대인관계를 가지는 것을 포함한다. 감정적 및 신체적으로 안전한 감각
2. 다른 사람과 연계되어 있다는 감각
3. 생물학적으로 유래하는 욕구를 충족시키는 것
4. 정서적으로 건강하고 행복하게 느끼는 상태(well-being)를 유지하는 것
5. 그 사람의 재능과 노력이 다른 사람에 의해서 평가되거나 칭찬된다는 감각
6. 다른 사람에 의해서 인지되고 받아들여진 자신의 감정, 지각 및 행동을 가지는 것

◆ 인간은 발달하고 이들의 필요성을 충족시키려고 함에 따라 자기 자신의 독특한 현실의 견해를 만들어내는 전제와 해석을 포함하는 어떤 종류의 개인적 논리를 발전시킨다.

◆ 정신적으로 건강한 사람은 생활과 인간성에 대한 진지한 관여에 의해서 유도되고, 다른 사람에 대한 이타적이고 유연한 관심을 발달시킨다.

◆ 적응적인 생활은 책임을 받아들이는 것과 개인적 목표를 충족하고 자기의 가능성을 실현하도록 전진시키는 선택을 하는 것으로 구성된다.

문제와 도전

◆ 정신역동적인 관점에서부터 확인되는 문제는 다음과 같다.
1. 사람들이 인생에 대처하는 개인적 논리
2. 다른 특징 또는 경향을 지나치게 강조하는 것이나 어떤 행동의 반응을 지나치게 강조하는 것에 의해서 사람을 과도하게 보상시키는 열등감
3. 문화적 상황에 유래하는 경직성과 강박관념에 사로잡힘
4. 다른 사람의 배제에 대한 대인관계의 반응의 단지 하나의 방법에 과도하게 의존하는 것

◆ 사고, 감정 그리고 행위의 부적응 패턴을 가진 사람은 다음과 같은 모습이다.
1. 효율적이 아닌 행동을 사용하는 것에 고집한다.
2. 자기 자신의 필요성과 욕구의 적절한 주장을 무시한다.
3. 자기응집성이 결여된다.
4. 곤란한 상황에 대해서 선택적으로 부주의하다.
5. 현실에 대처하는 것을 방해하는 정신적 선입견을 갖는다.

◆ 이러한 경향은 생활의 제한된 패턴, 대인관계의 어려움 그리고 비효율적인 대처로 끝나는 일이 있다.

행위의 의미

◆ 정신역동 이론가는 치료적 관계를 경험하고 실행하며 최종적으로 교정적 감정체험을 내

면화하기 위한 안심할 수 있고 신성한 영역이라고 개념화한다.

- 치료사는 그러한 관계에서의 한층 더 적응적인 방법을 학습하는 한편 클라이언트가 사회적 관계에서의 흥미와 투자를 전개하는 협동적 과정이다.
- 평가과정은 치료라는 상황에서의 회화는 클라이언트의 개인적 논리와 그것이 어떻게 클라이언트의 생활양식에 영향을 미치는가를 통찰하기 위해 치료사에 의해서 상용되는 비공식적인 것이다.
- 치료사는 클라이언트의 경력과 현재의 기능 상태에 관한 정보를 수집하는 것에 의해서 그 클라이언트를 평가한다.
- 치료의 목표는 클라이언트가 아래의 것을 학습하는 것을 포함한다.
  1. 그 사람의 행위와 결정에 대해서 책임을 진다.
  2. 그 사람의 계층성을 인식하고 신뢰한다.
  3. 감정의 자발성을 키운다.
- 치료는 클라이언트가 현재와 과거에 관한 정보를 나타내는 말의 주고받기를 포함하고 치료사는 클라이언트가 대인관계의 필요성을 충족시키는 새로운 방법을 키우는 것을 지원하기 위해 이 정보를 해석한다.

연구

- 정신요법의 성과를 검증하는 많은 문헌이 있고 그 문헌에서는 클라이언트와의 신뢰적 관계를 나타내는 것의 중요성을 강조하고 있다.

고찰

- 정신역동적인 사고는 주로 언어적 과정에 의존하는 치료사에게 널리 영향을 준다.
- 작업치료에서는 정신역동적 개념은 클라이언트와의 치료적인 관계를 알린다.

참고문헌

Adler, A. (1976). Individual psychology and crime. Journal of Individual Psychology, 32, 131–144.

Bruce, MA & Borg, B. (1987). Frames of reference in psychosocial occupational therapy. Thorofare, NJ: Slack.

Dinkmeyer, DC, Pew, WL & Dinkmeyer, DC, Jr. (1979). Adlerian Counseling and Psychotherapy. Monterey, CA: Brooks/Cole.

Ford, DH & Urban, HB. (1963). Systems of Psychotherapy: A Comparative Study. New York: Wiley.

Fromm, E. (1947). Man for Himself. New York: Holt, Rinehart, & Winston.

Gardner, JR. (1991). The application of self-psychology to brief psychotherapy. Psychoanalytic Psychology, 8, 477–500.

Harper, RA. (1974). Psychoanalysis and Psychotherapy: 36 Systems. New York: Jason Aaronson.

Hemmings, A. (2000). A systematic review of the effectiveness of brief psychological therapies in primary health care. Families, Systems & Health, 18, 279–313.

Kopta, SM, Lueger, RJ, Saunders, SM, et al. (1999). Individual psychotherapy outcome and process research: Challenges leading to greater turmoil or a positive transition? Annual Review of Psychology, 50, 441–469.

Mosak, HH. (1979). Adlerian psychotherapy. In Corsini RJ (ed.). Current Psychotherapies, 2nd ed, pp 44–94). Itasca, IL: FE Peacock.

Mosey, AC. (1970). Three Frames of Reference for Mental Health. Thorofare, NJ: Slack.

Mosey, AC. (1986). Psychosocial Components of Occupational Therapy. New York: Raven Press.

Munroe, RA. (1955). Schools of Psychoanalytic Thought. New York: Holt, Rinehart, & Winston.

Roth, AD & Parry, G. (1997). The implications of psychotherapy research for clinical practice and service development: Lessons and limitations. Journal of Mental Health, 6, 367–380.

Wampold, BE. (2000). Outcomes of individual counseling and psychotherapy: Empirical evidence addressing two fundamental questions. In Brown, SD & Lent, RW (eds.). Handbook of Counseling Psychology, 3rd ed, pp 711–73). New York: John Wiley.

Wolberg, LR. (1977). The Techniques of Psychotherapy, 3rd ed. New York: Grune & Stratton.

Wolf, ES. (1988). Treating the Self: Elements of Clinical Self Psychology. New York: The Guilford Press.

Wyss, D. (1973). Psychoanalytic Schools from the Beginning to the Present. New York: Jason Aaronson.

제 Ⅳ 부

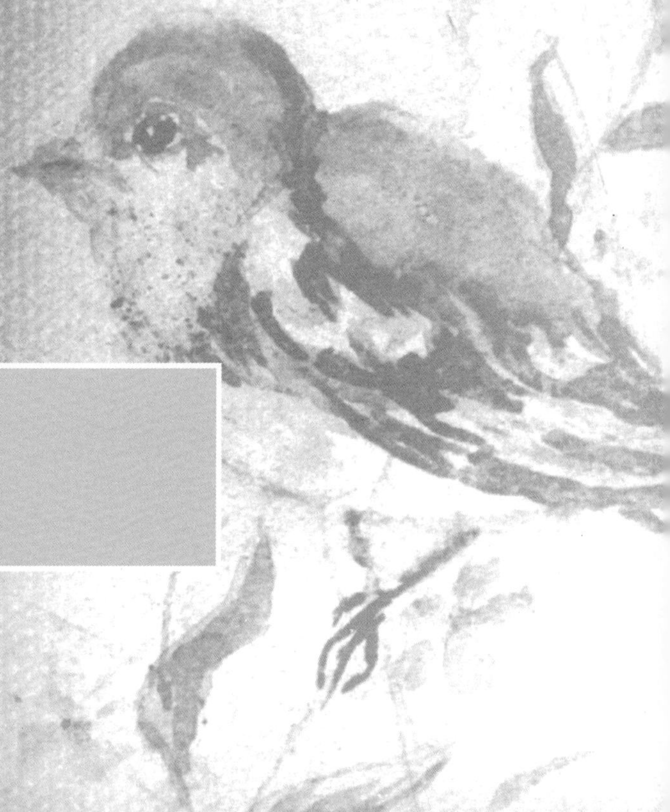

제 18 장

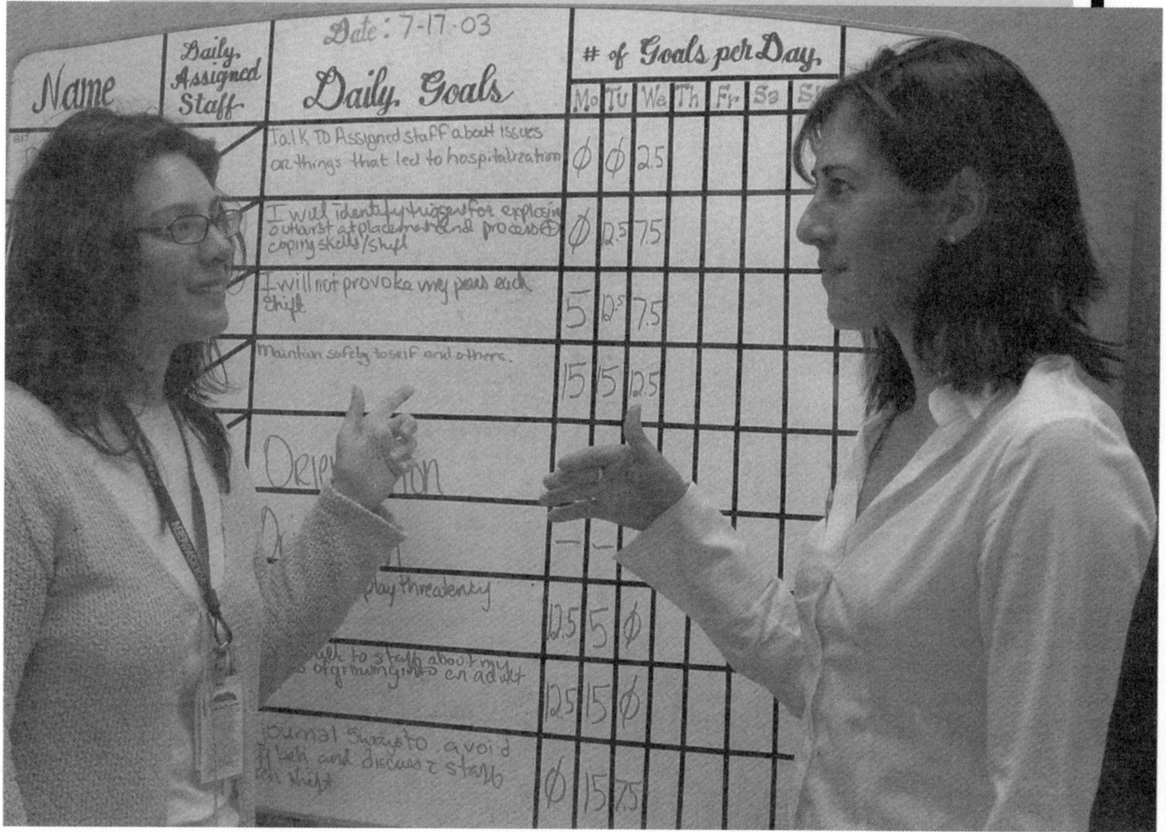
Date: 7-17-03
Name
Daily Assigned Staff
Daily Goals
# of Goals per Day
Mo Tu We Th Fr Sa
Talk To Assigned staff about issues or things that led to hospitalization
I will not provoke my peers each shift
Maintain safety to self and others.

전문직의 정체성과 유능성
(Professional Identity and Competence)

작업치료의 학생이 최초의 임상실습을 시작할 때, 학생은 두 가지의 큰 도전을 한다. 첫째는 전문직의 작업치료사로서 클라이언트와 동료에게 자기 자신을 소개하는 것이다. 둘째는 자기에게 할당된 클라이언트에 대해서 어떠한 일을 해야 하는가를 아는 것이다. 이들의 두 가지 도전은 작업치료사로서의 정체성과 유능성을 필요로 한다.

이 책은 이 분야의 개념적 기초가 작업치료사에게 전문직의 정체성(identity)과 유능성(competence)을 제공한다는 논의로 시작되었다. 사이에 들어간 단원은 작업치료에서의 특성이라 생각되는 아래의 것에 초점을 맞췄다.

- 작업치료 패러다임의 역사적 발전
- 작업치료 개념적 실행모델의 특성과 상태
- 작업치료 실행을 지원하는 관련지식의 종류
- 개념적 기초라는 이들의 요소가 실행가의 정체성과 유능성으로 어떻게 바꾸는가를 생각한다.

전문직의 정체성 (Professional Identity)

전문직의 정체성(identity)은 전문직의 구성원을 함께 결부시키고 자기 자신이라는 감각과 집합적인 공적 정체성을 주는 패러다임에 기초하고 있다. 각각 작업치료사의 전문직의 정체성은 개인적인 체험이라는 독특성을 반영한다. 또한 전문직의 일관성(coherence)은 모든 작업치료사가 공유하는 패러다임을 반영하는 공통의 정체성에 참여하는 것을 필요로 한다.

작업치료에서의 전문직의 정체성에 대한 역사적 도전 (Historical Challenges to Professional Identity in Occupational Therapy)

우리들이 제3장에서 본 것처럼 작업치료의 정체성은 그 패러다임의 전환에 의해서 변화하였다. 이 전문직은 인간의 생활의 영역으로서의, 그리고 치료적 도구로서의 작업의 관점을 받아들인 패러다임에 근거를 두었다. 이 시대 동안에는 이 전문직의 정체성은 클라이언트의 작업적으로 건강하고 행복하게 느끼는 상태를 지지하고, 장애에 의해서 야기된 도전에 대해서 사람들을 적응시키는 수단으로서의 작업의 사용에 초점을 두었다. 그 후의 기계론 패러다임의 시대 동안에는 장애를 회복하기 위해 작업치료의 관점에 활동의 사용을 채용하였다. 이 전환은 이 분야의 원래의 정체성의 상실을 초래하고 작업치료의 명쾌한 정의와 특성에 관한 명쾌성의 결여와 결부시켰다. 개개의 작업치료사는 작업치료란 무엇인가를 설명할 수 없을 때에(다른 사람에게는 많은 것을 말하지 않지만 자기 자신에게) 불쾌함과 좌절감으로서 그 정체성의 혼란을 경험하였다.

작업치료사가 명백한 전문직의 정체성이 결여되어 있었기 때문에 때때로 다른 전문직에 의해서 형성된 전문직의 이미지를 채택하거나(O'Shea, 1977) 또는 스스로의 역할을 자기의 작업장면 또는 전문성(specialty)에 의해서 정의를 내렸다(예컨대, hand therapy)(Barris, 1984). 작업치료사는 때때로 어떠한 특유한 작업치료의 관점이나 기능(skill)도 반영하지 않았던 일반적인 노동자로서의 역할을 담당하였다. 작업치료사는 스스로를 보는 대체하는 방법을 받아들일 뿐만 아니라, 그들을 반영한 실행에 관여하였다. 예컨대, 작업치료사가 자기의 실행의 중심적(때때로 정의되었던) 구성요소로서 다른 학문분야의 기술을 채용하였다〔예컨대, 신체적 재활에서의 순수한 운동이나 물리적 인자(physical agent)의 이용 또는 정신위생 장면에서의 언어적 정신요법의 사용 "Barris, 1984"〕.

전문직의 정체성의 문제는 이 분야의 패러다임의 핵심으로서 작업에 맞춘 초점으로 되돌아가기 위한 주된 이유의 하나였다. 제4장에서 논한 것처럼 현대의 패러다임은 작업치료를 아래와 같이 확인하였다.

- 인간생활과 건강하고 행복하게 느끼는 상태(well-being) 사이에서 작업의 역할에 특유하게 관여하는 것
- 생활의 작업에의 참여를 방해하거나 또는 위협하는 개인적 장애, 또는 환경적 요인으로 일어난 문제를 해결하는 데에 초점을 맞추는 것
- 치료적 인자로서의 작업 수행을 사용하는 실행

이 패러다임은 제2의 패러다임에서부터 장애라는 개념을 도입하고 생물학적, 심리사회적 그리고 환경적 요인이 작업적응에 어떻게 함께 영향을 주는가에 관심을 두게 되었다. 이것은 작업치료가 아래의 전략을 포함할 수 있다는 것을 인정한다.

- 신체적, 인지적, 감정적인 장애 그리고 작업수행에의 개입을 감소시킨다.
- 클라이언트에게 생활양식을 결정하게 하고 우선순위를 매기게 하며 다른 사람과 역할을 협상시키기 위해 스스로 옹호시킨다.
- 신체적이고 사회적인 장벽을 제거하고 작업참여를 강화하는 기회를 만들어내기 위해 물리적이고 사회문화적인 환경을 변화시키고 적응시킨다.

작업에 맞춘 현대의 패러다임의 명확한 초점은 전문직의 정체성 발전에서 중요한 단계이다. 그러나 이들의 사고만으로는 실행가가 작업에 집중하는 실행을 하는 데에 있어서 유능성(competence)을 개발하게 하는 것에는 충분하지 않다.

사실상 인간의 작업적 특성을 명료하게 표현하고 작업의 치료적 응용을 정당화하는 출판물이 현재는 많이 있으나 이 관점이 실행에서 일관되게 실현되고 있는 것은 아니다(Fisher, 1998). Christiansen(1999, p.556)이 주장하고 있는 것처럼 "건강과 행복을 가능케 하는 작업의 힘의 완전하고 순수한 인식은 전문직의 상황 전체에서 아직 전진하지 못하였다."

작업치료사가 이 분야의 패러다임으로부터 끌어낸 전문직의 정체성은 실행의 특성을 정의하는 것을 돕는다. 그럼에도 불구하고, 실행가는 더 실행할 수 있을 것을 필요로 한다. 그들은 건전한 개념적 실행 모델을 필요로 한다.

전문직의 유능성 (Professional Competence)

유능성(competence)을 생각하고 실행하려면 이 분야의 개념적 실행 모델의 이용이 필요하다. 그러나 작업치료사는 실행에서 바로 이들의 실행모델을 어떻게 사용하는 것일까? 이 장에서는 우리들은 무엇을 수반하게 되는가를 생각해보자.

문제에 이름을 붙이고 틀을 만드는 것 (Naming and Framing Problems)

전문직의 의사결정과 행위는 클라이언트의 문제에 이름을 붙이고 틀을 만드는 과정으로 시작된다(Schon, 1983). 실행에서 작업치료사와 클라이언트가 만나게 되는 문제는 바로 명료해지지는 않는다. 오히려 각각의 클라이언트는 보

통은 애매하고 복잡한 상황에 직면한다. 이들의 상황을 인식할 수 있는 문제로 바꾸는 것은 임상가(practitioner)가 불확실하고 불확정의 상황을 이해하기 위해 자기의 클라이언트를 지원하는 것을 필요로 한다. 작업치료에서 다뤄질 수 있는 문제를 확인하기 위해서는 작업치료사와 클라이언트는 복잡성과 불확실성을 이해될 수 있고 작용될 수 있는 어떠한 것으로 바꿔야 한다.

전문직의 의사결정과 행위는 클라이언트의 문제를 제시하고 틀을 만드는 과정으로 시작된다.

중요한 것은 문제의 특성을 확인하는 것은 잘못된 것을 명백하게 할뿐만 아니라, 어떠한 필요성을 바꿀 필요가 있는가, 또는 바뀌었는가를 특정화하는 데에 도움이 된다. 따라서 작업치료사는 문제에 이름을 붙이고(이것은 특정의 특징을 부여하는 것) 무엇이 바뀔 필요가 있는가의 틀을 만들기 위해 클라이언트에게 적용한다.

개념적 실행모델에 의해서 제공되는 이론은 문제를 확인하고 해결하는 과정을 촉진한다. 이론은 작업치료사가 개념상의 언어와 그 언어에 어울리는 기초를 이루는 설명을 제공하기 위해 문제에 이름을 붙이는 것을 가능케 한다. 따라서 예컨대, 인간작업, 감각통합, 생체역학 또는 운동조절 등의 모델을 사용하는 작업치료사는 아래와 같은 문제를 경험하고 있는 클라이언트를 만나게 된다.

- 개인적 인과관계(causation)가 불충분한 감각
- 실행장애(dyspraxia)
- 제한된 관절가동범위
- 낮은 근육긴장

이들 모델의 이론의 개념은 문제를 확인하기 위해 언어를 제공할 뿐만 아니라, 이들 문제의 원인과 결과의 설명도 제공한다. 예컨대 인간작업 모델은 개인적 인과관계의 불충분한 감각(능력의 신뢰성의 결여와 무효력감을 반영하는 것)이 수행의 불이행과 결부되어 능력의 상실 또는 결여를 경험하는 결과가 될 수 있다는 것을 나타낸다. 개인적 인과관계가 불충분한 감각은 사람들에게 능력을 유지하거나 또는 증가시키는 일들을 하는 것을 피하도록 유도할 수 있기 때문에 클라이언트를 한층 더 불리하게 한다는 것을 나타낸다. 생체역학 모델은 질병의 과정과 연관하여 관절의 구조의 변화가 운동범위를 어떻게 제한하는가에 대한 이해를 제공할지도 모른다. 이것은 또한 한정된 가동범위가 어떻게 일상생활에서의 작업의 수행에 영향을 미칠지도 모른다는 이해를 제공한다.

이와 같이 모델의 언어가 동기가 없다고 느끼거나 또는 움직이는 데에 어려움이 있는 클라이언트를 완전히 잘 이해할 수 있게 하고 다르게 변화시킬 수 있도록 도움을 준다. 더욱이 그것은 작업치료사와 클라이언트에게 클라이언트의 상황의 여러 가지 면의 의미를 정확히 지적하여 분명히 할 수 있도록 한다.

전문직이 문제에 이름을 붙이고 틀을 만들 때 그들은 클라이언트 상황의 실질적 특징에 이론을 그림으로 나타내게 된다. 현실의 세계에 이론을 그림으로 나타내고 이론상의 지식을 실제의 행동으로 변환하는 것은 복잡한 과정이다. 작업치료사는 어느 이론이 클라이언트의 문제

의 특성과 행동상의 의미를 명확히 언급하기 위해 가장 적절한가에 대해서 먼저 명확하게 언급해야 한다. 이에 더해서 작업치료사는 추상적인 이론상의 개념과 각각의 클라이언트의 특유한 상황의 일부인 구체적인 현상 사이의 피할 수 없는 격차를 줄여야 한다(Mattingly, 1988 ; Rogers, 1983).

> **전문직이 문제에 이름을 붙이고 틀을 만들 때 그들은 클라이언트의 상황의 실제의 특징에 이론을 그림으로 나타내게 된다.**

개념적 실행모델은 이론적 개념을 클라이언트의 상황에 그림으로 나타내는 과정을 촉진하는 기술을 제공한다. 각각의 모델로 이용하기 위해 개발된 다양한 평가법과 개념이 클라이언트에게 어떻게 적용할 수 있는가를 묘사하는 사례는 이 실제적인 일을 가능케 하는 중요한 자원이다. 평가는 개념을 현실세계로 전환시키는 구체적인 수단을 제공한다. 예컨대, 고니오미터(이것은 관절의 축을 따라서 이용할 수 있는 운동의 각도를 측정한다)는 가동범위라는 생체역학적 개념을 표현한다. 마찬가지로 감각통합 · 행동검사(제12장 참조)는 감각통합 모델의 개념을 조작 가능케 한다.

행동방침의 결정
(Deciding a Course of Action)

일단 치료에서 대처해야 할 문제에 이름을 붙이고 틀이 만들어진다면 행동방침은 결정되어야 한다. 이것은 작업치료사가 문제가 어떻게 해결되는가의 생각을 가져야 한다는 것을 의미한다. 모델의 고유한 조직화는 확인된 문제에 어떻게 대처하는가에 관해서 치료사의 의사결정을 촉진할 수 있다.

각각 모델의 이론은 그것이 작업을 방해하는 문제의 성질과 작업치료가 이들의 문제에 관련된 변화를 어떻게 이루는가에 대처하기 때문에 행동을 결정하기 위한 길잡이로서 도움이 된다.

예로, 운동조절 모델을 들어보자. 이 모델에 따르면 작업수행에서의 어려움은 시행되는 과제의 기능, 사람의 특징(장애를 포함한다) 그리고 환경에서의 상황이다(제11장 참조). 이 모델에 따르면 수행에서의 제한은 장애를 받은 운동능력, 환경의 상황 그리고 시행되는 과제의 기능이다. 이 모델은 또한 수행에서의 변화가 이들 요소의 어떤 단일 요소 또는 이들 요소의 조합을 수정하는 것에 의해서 달성될 수 있다는 것을 상세히 언급하고 있다. 이와 같이 이 모델을 사용하고 있는 작업치료사는 클라이언트의 장애를 조직적으로 회복하고 환경과 과제의 상황을 바꾸기 시작할 수 있다.

그들이 제공하는 이론에 더하여 모델은 또한 사례, 개입의 프로토콜(protocol), 행동방침을 결정하기 위한 수단과 모범으로서 사용되는 다른 종류의 기술을 제공한다. 가령 모델은 이러한 자원이 개발된 범위에 다양성이 있다 해도 작업치료사는 일반적으로 각 모델에 일련의 자원을 발견할 것이다.

이론과 모델과 연관된 다른 자원을 이용하는 것은 작업치료사가 각각의 모델과 연관되어 있는 문헌을 완전히 이해하고 의식할 것을 필요로 한다. 작업치료사가 클라이언트의 문제를 보고 해결하는 방법으로서 모델을 적극적으로 사용하기 위해서는 그 모델의 실용적 지식을 가져야 한다.

임상에서 개념적 기초를 사용함에 있어서 작업치료사의 책임
(Therapist's Responsibilities in Using the Field's Conceptual Foundations)

이 전문직은 작업치료 실행을 위한 주된 자원으로서 사용되는 패러다임과 개념적 실행 모델을 제공한다. 작업치료사의 책임은 다음과 같다.

- 패러다임을 인식하고 작업치료의 견해를 그 사람의 실행 접근으로 변환하는 것
- 실행에 적합한 모델을 선택하고 사용하는 것
- 실행에 적합한 관련지식을 선택하고 사용하는 것

다음에서는 이들 요소의 특징을 설명하겠다.

실행 접근을 확립하는 것
(Establishing a Practice Approach)

제1부와 이 단원의 처음에 논한 것처럼 패러다임은 작업치료 특성의 방향성을 제공한다. 패러다임의 테마는 매우 폭넓다. 따라서 작업치료사는 작업치료가 그러한 상황에서 클라이언트의 필요성에 대처하는 데에 가장 잘 이바지할 수 있는가를 결정하기 위해 항상 자기의 실행상황을 검토해야 한다.

예컨대, 학교라는 장에서 일하고 있는 작업치료사는 학교라는 상황에서 일어나는 아동의 작업역할에 초점을 맞출 것이다. 더욱이 작업치료로서 이용되는 작업의 종류는 바로 이용할 수 있는 교실과 운동장이 될 것이다. 한편 재가 케어(home health care)에서 일하고 있는 작업치료사는 작업치료의 측면에서부터 가족, 신변처리, 클라이언트의 살림살이에 관한 일 그리고 작업의 이용에 초점을 맞출지도 모른다. 직업재활(vocational rehabilitation) 프로그램에서는 작업치료사는 주로 근로자의 역할에 주목할지도 모르고 작업치료의 매체로서 산업적 과제를 사용할지도 모른다.

그 장면이 무엇이든 그 사람의 실행을 정의하는 중요한 요소는 아래의 것을 포함한다.

- 클라이언트의 작업적 건강하고 행복하게 느끼는 상태(well-being)에 관한 관심
- 클라이언트의 작업적 생활에 대한 영향이라는 점에서의 클라이언트의 문제에 대처함
- 주된 치료적 매체로서 작업을 이용하는 것

작업치료사가 패러다임의 세 가지의 핵심 테마와 관련하여 클라이언트의 필요성과 실행 장면을 어떻게 가장 잘 반영하는가를 주의 깊게 생각한다면 그 사람의 실행의 구성요소와 과정을 정의할 수 있을 것이다.

개념적 실행모델을 선택하고 사용하는 것
(Selecting and Using Conceptual Practice Models)

작업치료사는 보통 작업치료 모델의 하나를 자기의 실행을 유도하기 위해 선택한다. 개념적 실행모델에 의해서 제공되는 집합적 자원은 제2부에서 검토되었고 그리고 제13장에서 대체적으로 살펴본 대로이다. 사람은 모델을 자기의 실행에서 가장 적절한 모델을 효과적으로 선택하기 위해 그들이 제공하는 이 분야의 모델과 접근을 알아야 한다.

작업치료사는 자기의 클라이언트의 문제를 보고 설명하기 위해 가장 적합한 것을 이 분야의 모델로부터 주의 깊게 선택해야 한다. 예컨대, 척수손상이 있는 클라이언트는 현재 재활을 받고 있으나 의기소침하고 동기부여가 없는 것 같이 보인다. 그렇지만 생체역학 모델은 근육의

근력상실에 대한 척수손상의 특정 영향과 이에 수반하는 능동과 수동의 관절 가동범위, 근력, 지구력의 상실을 이해하는 방법으로만 도움이 된다. 이 모델은 또한 이들의 기능장애가 작업적 과제에서 어떻게 개인의 운동능력에 대해서 영향을 주는가를 생각하는 방법을 제공한다.

작업치료사는 자기의 클라이언트의 문제를 보고 설명하기 위해 가장 적합한 것을 작업치료의 모델로부터 주의 깊게 선택해야 한다.

생체역학 모델을 통해서 볼 때 클라이언트의 상황의 이 측면은 보다 이해할 수 있게 되고 문제의 특정 종류로서 틀이 만들어진다. 생체역학 모델이 클라이언트의 상황의 감정적이거나 또는 자극적인 차원에 대해서는 이야기되지 않고 있다는 점에 주의하는 것은 중요하다. 그러므로 클라이언트에 의해서 경험된 다른 문제에 이름을 붙이고 틀을 만들고 싶으면, 하나 이상의 모델을 필요로 한다.

예컨대, 인간작업 모델은 클라이언트의 동기부여의 상태에 대처하기 위해 사용될 수 있다.

이 모델은 척수손상이 클라이언트의 개인적 인과관계(필요한 능력이 있다는 감각), 흥미, 가치에 어떻게 영향을 미쳤는가에 관심이 있다. 이 모델은 작업치료사에게 능력과 조절의 상실, 미래에 대한 불안, 오래된 흥미에 참여하여 즐기는 능력의 붕괴, 장기간의 생활목표의 붕괴와 같은 클라이언트의 격앙된 감정을 묘사하도록 한다. 이들의 요인은 전체로서 본다면, 클라이언트의 동기부여가 없는 상태를 의지(volition)의 붕괴라 이름 붙인다.

이 두 모델은 모두 척수손상의 영향을 보다 전체적으로 개념화하는 방법을 제공하고, 그리고 작업치료사가 클라이언트의 상황의 두 가지 매우 다른 측면의 특성을 보다 심도 있게 볼 수 있게 한다. 생체역학 모델과 인간작업 모델은 근골격적인 문제와 동기부여의 문제에 이름을 붙이고 기능에 대한 그들의 의미의 틀을 만드는 방법을 제공한다(예, 기능적 과제에 영향을 미치고 있는 제한된 운동과 동기부여에 영향을 미치고 있는 의지의 붕괴).

다른 상황은 또 다른 모델을 필요로 할지도 모른다. 감각통합모델은 아동의 서투름을 이해하기 위해 사용된다. 인지지각 모델은 뇌졸중 환자의 기억과 문제해결의 어려움을 명백하게 한다. 각각의 사례에서는 실행 모델에 따라서 문제에 이름이 붙여지고 틀이 만들어진다.

각각의 실행 모델은 작업에서의 문제의 틀을 만들고 개개인의 작업기능을 강화하기 위한 관점을 작업치료사에게 제공한다. 모델은 작업이 작업치료적 적용으로 어떻게 사용될 수 있는가의 이론적 근거를 제공한다. 이와 같이, 이들은 작업치료사가 그 분야의 패러다임에 따라서 전문직의 정체성을 조작 가능케 하는 수단으로서 도움이 된다.

작업치료사는 그 사람의 작업기능 상태에 영향을 주는 생물학적, 사회심리학적 그리고 환경 상황의 전체론적 모습을 함께 제공하는 모델을 선택해야 하고 또한 사용해야 한다. 보통 하나의 실행 모델에서는 적절한 모습을 만들어낼 수 없으며 따라서 작업치료사는 자주 두 개 이상의 모델을 연계하여 사용할 것이다.

하나의 모델에 의해서 제시되는 전략의 효과는 다른 모델에 의해서 제공되는 통찰을 통해서 강화할 수 있다. 생체역학 모델과 인간작업 모델을 결합시키는 앞에서 보여준 예를 생각하면 우리들은 이 두 개의 모델로부터 이끌어낸 개입 목표가 함께 만났을지도 모른다는 것을 알게 된다. 예컨대, 척수손상이 있는 사람이 생활역할과의 연결 때문에 의미가 있는 치료적 작업에 참여한다면 생체역학의 목표는 강화될지도 모른다(클라이언트는 의미 있는 활동에서 보다 적은 피로밖에 느끼지 않고 보다 많은 노력을 할지도 모르기 때문에). 의지의 목표는 동시에 실현될지도 모른다(필요한 능력의 가능성이라는 감각과 흥미의 재생과 의미는 활동으로부터 나올지도 모르기 때문에). 모델을 결합하는 것에 의해서 작업치료사는 보다 전체론적이고 효과적인 접근을 성취할 수 있다.

관련지식을 선택하고 사용하는 것
(Selecting and Using Related Knowledge)

작업치료의 패러다임과 모델이 실행에서 사용되는 가장 기본적인 지식을 제공하는 한편, 임상가(practitioners)가 이 분야의 외부의 지식을 이용해야 한다는 상황은 항상 존재한다. 이 경우, 작업치료사는 관련지식을 사용한다. 예컨대, 위에서 논의한 클라이언트의 형태를 생각해보자.

척수손상이 있는 클라이언트에 대한 서비스를 제공함에 있어서 작업치료사는 이 분야의 밖으로부터의 어떤 범위의 정보를 사용할지도 모른다. 제16장에서 논의된 장애연구의 분야를 생각해보자. 척수가 손상된 사람은 장애인으로서의 새로운 경험과 사회적 상황에 들어가게 된다. 이 클라이언트를 다루고 있는 작업치료사는 장애연구로부터의 개념을 인지해야 하고 적절한 시점에서 이들의 개념을 사용한다. 마찬가지로 만일 작업치료사가 감정적으로 대처하거나 또는 대인관계의 과정과 고군분투하고 있는 클라이언트를 인식한다면, 정신역동적 모델은 도움이 되는 개념을 제공할지도 모른다.

관련지식을 사용할 때, 작업치료사는 아래의 것을 하는 것이 중요하다.

- 자기들의 개념적 실행 모델을 보충하기 위해 적절하고 연관성이 있는 관련지식을 선택하는 것
- 관련지식으로부터가 아니라 패러다임과 실행 모델로부터 자기들의 정체성과 실행의 주요 요소를 끌어내는 것

이와 같이 관련지식은 작업치료사가 전문직의 역할의 규정 내에서 기능하면서 실행을 위해 필요한 전체 범위의 지식을 갖는 것을 보증한다.

결론
(Conclusion)

작업치료의 개념적 기초는 실행가에게 정체성과 필요한 능력을 제공하는 기본적인 자원을 제공한다. 결국은 작업치료사는 자기들의 역할을 정의하고 실행을 조직화하기 위해 이 지식을 선택하고 활발하게 사용해야 한다. 개념적 기초는 작업치료사이기 위해 실행가의 가장 기본적인 도구이다.

참고문헌

Barris, R. (1984). Toward an image of one's own: Sources of variation in the role of occupational therapists in psychosocial practice. The Occupational Therapy Journal of Research, 4(1), 3–23.

Christiansen, C. (1999). Defining lives: Occupation as identity: An essay on competence, coherence, and the creation of meaning: American Journal of Occupational Therapy, 53, 547–558.

Harrison, D. (2003). The case for generic working in mental health occupational therapy. British Journal of Occupational Therapy, 66(3), 110–112.

Fisher, AG. (1998). Uniting practice and theory in an occupational framework. American Journal of Occupational Therapy, 54(7), 509–521.

Mattingly, C. (1988). Perspectives on clinical reasoning for occupational therapy. In Roberson, S (ed.). In Focus: Skills for Assessment and Treatment, pp 81–88. Rockville, MD: American Occupational Therapy Association.

O'Shea, BJ. (1977). Pawn or protagonist: Interactional perspective of professional identity. Canadian Journal of Occupational Therapy, 44, 101–108.

Rogers, JC. (1983). Clinical reasoning: The ethics, science, and art. American Journal of Occupational Therapy, 37(9), 601–616.

Schon, D. (1983). The Reflective Practitioner: How Professionals Think in Action. New York: Basic Books.

제 19 장

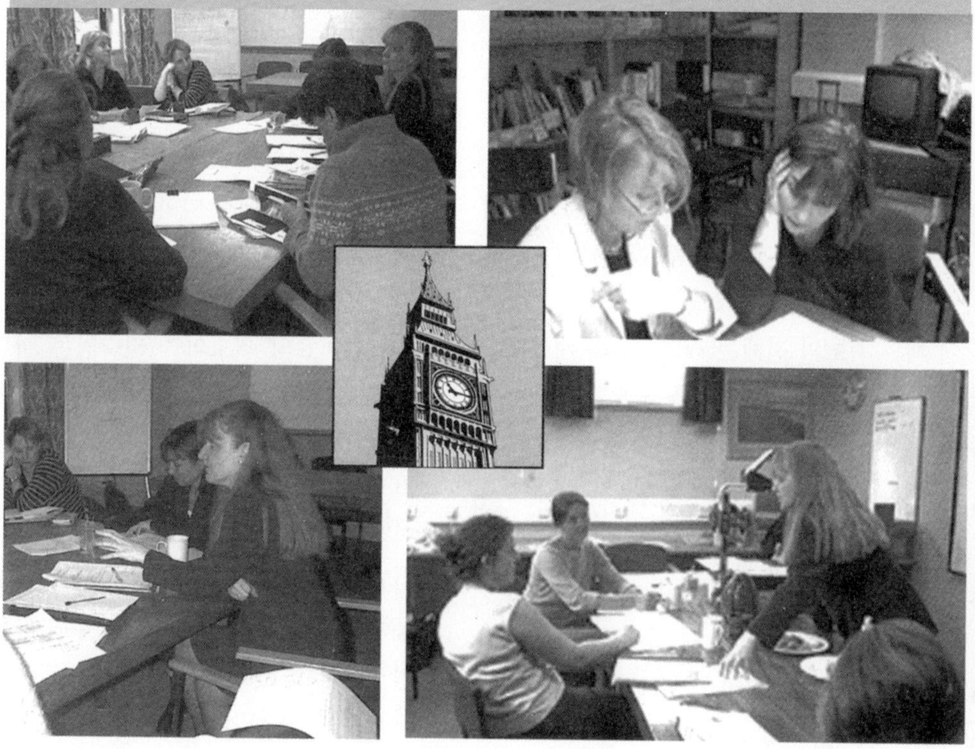

작업치료의 개념적 기초의 발전을 위한 미래의 방향

(Future Directions for the Development of Occupational Therapy's Conceptual Foundations)

영국 성과연구 · 교육 센터(United Kingdom Center of Outcomes Research and Education; UKCORE)의 후원 하에 임상가와 대학의 교수들이 흔히 나타나는 학문과 실행 사이의 격차를 메우기 위해 서로 손을 잡고 협력하였다. 세미나, 연구회, 사례검토회의, 기타의 활동을 통해서 그들은 개념적 실행 모델을 작업치료 서비스로 통합하기 위해 공동작업을 하였다. 더욱이 그들은 실행의 필요성과 상황이 이론의 개발과 연구를 형성하는 것을 보증하기 위해 협업하였다. 모든 참여자가 개념적 실행 모델을 개발하고 적용하기 위한 책임을 공유하는 학자-임상가의 역할을 떠맡았다.

전문직이 그 지식을 어떻게 조직화하고 전개해야 하는가의 문제에 대한 보편적으로 받아들여지는 해답은 없다. 그러나 알맞게 서술되는 시나리오는 학문이 작업치료의 미래의 발달을 위해서 취해야 하는 어떤 중요한 방향을 제시하였다. 이 마지막 단원에서는 작업치료사가 왜, 그리고 어떻게 개념적 기초를 만들어내고 적용하고 제안하는가를 설명하였다.

이 책의 최초의 전제는 작업치료의 개념적 기초가 아래에서 설명하는 것을 구별할 수 있다는 것이었다.

- 이 전문직의 가장 기본적인 테마, 관점, 그리고 가치를 반영하는 패러다임
- 실행의 기초를 이루는 임상의 이론을 명료하게 표현하고 응용하는 개념적 실행 모델
- 실행에서 사용되지만 임상에 의해서 만들어지는 일은 없는 관련지식의 수집

작업치료는 그 자체의 패러다임과 개념적 실행모델의 개발에 대해서 책임이 있다. 따라서 임상의 노력이 그 개념적 기초라는 이들 두 가지의 중요한 측면을 어떻게 촉진하는가를 생각하는 것은 중요하다.

패러다임의 발전 (Paradigm Development)

패러다임은 전체로서 전문직에 정체성을 주고 따라서 그 테마는 폭넓다. 패러다임은 이 분야의 구성원이 작업치료의 관점을 명확히 표현하고 공유함에 따라 개발된다. 더욱이 패러다임은 또한 다양한 사회정치적이고 역사적인 힘에 의해서 형성된다. 우리들은 작업치료의 패러다임에서 일어난 전환을 조사하는 중에서 이 과정의 증거를 보아왔다. 결국은 패러다임은 주로 작업치료의 범위 내와 이 분야와 건강의 케어에 영향을 주는 다양한 전문직, 과학, 경제, 정치 그리고 사회적인 경향 사이의 양자의 대화에 의해서 형성된다. 제1장에서 설명한 것처럼 작업치료사가 실행에서 이야기하는 이야기에서부터 이 분야에서 저술된 논문이나 저서에 이르기까지 어떤 범위의 활동을 포함한다.

작업치료의 최초의 패러다임은 서로 관계하는 많은 힘의 진술(deliverance)이었다. 이것은 19세기에 처음으로 북미에 도입된 유럽의 도덕적 치료의 개념에 기초하고 있었다. 이들의 도덕적 치료의 개념은 20세기 초에 북미에서 작업치료가 된 실행운동의 새로운 리더들의 개념과 통합되었다. 이 세기의 중반 무렵까지에 이 작업 패러다임은 의학으로부터 유도된 기계론의 관점과 대체되었다. Reilly(1962)는 이 패러다임의 변화가 원래 인간의 생활에서의 작업에 대한 관심에 기초하고 있었던 것으로부터 작업치료를 분리하였다고 최초로 인정하였다. 그녀는 이 분야의 작업에 대한 주의를 되돌리는 운동을 시작하였고 작업치료가 의학과는 독립된 그 자체의 지식기반을 개발해야 한다고 주장하였다. Reilly (1962)는 작업치료에 대한 적절한 학구적인 초점이 작업과 인간의 적응과의 관계에 맞춰져 있다고 제안하였다. 작업이라는 개념의 주위에 이 분야를 조직화한다는 생각은 Reilly가 1962년에 그것을 제안하였을 때에는 논쟁의 표적이 되었으나 다른 학자는 그 다음의 10년 동안에 서서히 그것을 받아들였다. 제4장에서 논의한 것처럼 작업은 현재 이 분야의 패러다임의 초점을 맞춘 주제로서 광범위하게 받아들여지고 있다.

작업과학 (Occupational Science)

인간생활과 건강하고 행복하게 느끼는 상태(well-being)에의 작업의 중요성에 대한 새로 발견된 열의(enthusiasm)는 작업과학의 발전에 반영되어 있다. 작업과학은 처음 제안되었을 때에는 "작업적 존재로서의 인간의 설명을 제공하는 과학적 학문분야"라 정의되었다(Clark et al., 1991, p.300). 작업과학의 제안자는 작업치료라는 전문직과 작업과학을 구분하고 있다(Zemke & Clark, 1996). 후자는 새로운 학문분야로서 작업치료라는 응용과학과는 분리되지만, 지지하는 것이라 제안되었다. 따라서 작업과학은 실행적 응용이라는 문제에는 직접적으로는 관계되지 않는 사회학 또는 생물학과 같은 것이라 상상되었다(Zemke & Clark, 1996).

그럼에도 불구하고, 작업과학의 제안자는 이 새로운 학구적인 학문분야가 임상에서의 유용한 지식을 만들어내기 때문에 작업치료로서는 당연히 이익이 된다고 주장하였다(Zemke & Clark, 1996). Zemke와 Clark는 다음과 같이 언급하고 있다. "작업치료사는 작업과학자로부터 작업에 대해서 학습할 것이기 때문에 작업과학은 작업치료사가 자기의 일을 인지하고 접근하는 방법의 변화를 만들어내기 쉽다(p.vii).

작업과학은 작업에 초점을 맞춘다는 Reilly의 간곡한 권고에 명백히 그 기초를 갖고 있다. 그럼에도 불구하고, 응용에 대한 직접적인 관여 없이 작업의 기본적 이해를 만들어낸다는 것에 중점을 두는 것은 작업치료의 학문은 "우리들의 분야와 연관성이 있는 연구 중에서, 실질적 임상에서 연구가 개발한다는 생각을 가진(p.299) Reilly의 주장(1969)과는 다르다. 이러한 이유 때문에 Mosey(1992)는 작업과학을 작업치료로부터 구분하도록 권유한다. 그녀는 작업치료 전문직이 실행을 전진시키기 위해 자유로이 응용과학적 연구를 추구하게 되는 한편, 그러한 구분은 작업과학이 그 자체를 비응용적 학문분야로서 확립시키게 될 것이라고 언급하였다. 작업과학의 제안자(Clark et al., 1993)는 Mosey와는 의견이 다르지만 학문분야와 전문직 사이의 보다 공생관계(symbiotic relationship)를 주장하였다. 그들은 대부분의 작업과학의 연구자가 작업치료사일 것이고 따라서 작업에 대한 그들의 연구는 "보다 직접적으로 실행을 고려한 방향으로 표적을 맞출" 것이라 언급하였다(Clark et al., 1993, p. 185).

Mosey는 작업과학이라는 학문분야와 작업치료라는 전문직의 구분이 애매하게 된다면, 양자 모두를 손상시킬 것이라고 반박하였다. 그녀는 작업과학이 이 전문직에 사용되고 있다면, 확립된 학문분야에 의해서 받아들여지지 않을 것이라 주장하였다(Mosey, 1993). 그녀는 또한 작업과학이 그 응용과학을 전개한다는 중대한 필요성이 있었기 때문에 작업치료는 관여해서는 안되고 작업과학을 지원하기 위해 그 자산을 투입해야 한다고 주장하였다. Mosey는 다음과 같이 말하였다(1993). "과학에 기초하는 전문직은 이론적으로 기반을 둔 안전하고 효과적이고 효율적인 행동을 위한 가이드라인의 집합을 개발하는 것에 집중하는 응용과학적 연구에 종사하는 일이 없이는 살아남을 수 없고 성공하는 일도 없다(p.752)". 작업치료가 사회에 의해서 높이 평가된다면 실행을 위한 지식을 만들어내는 것에 에너지와 자원을 집중시켜야 한다고 그녀는 논하였다,

작업과학은 소개가 된지 거의 15년이 지났고

명백히 작업치료에 기초하는 운동으로서 발전해왔다. Mosey의 추천에 반해서 자기 자신이 작업과학을 시행하고 있다고 말하는 사람들은 작업치료 전문직의 구성원이다. 작업과학을 서술하는 잡지, 논문, 책은 대부분이 오로지 작업치료의 학자에 의해서 서술되고 있다. 그리고 작업과학은 분명히 별개의 학문분야로서 발전하지 않고 오히려 작업치료 안에서의 운동으로서 발전해왔다.

저자들은 경우에 따라서는 응용적인 일을 작업과학의 일부에 포함시켰다(Clark, 1993; Zemke & Clark, 1996). 그러나 저자들은 주로 작업과학을 작업에 관한 가장 기본적인 지식을 만들어내는 노력으로서 계속 설명한다(Wilcock, 2001). 더욱이 작업과학의 제안자는 작업에 대해서 만들어낸 지식이 작업치료의 실행에 어떻게 긍정적인 영향을 미치는가에 대해서 계속 강조하고 있다(Carison & Dunlea, 1995; Clark, 1993; Clark et al., 1993; Wilcock, 2001). 이와 같은 주장에 반응해서 평론가는 작업과학이 실제로 실행에 정보를 주는지 아닌지 질문을 제기하였다(Forsyth, 2001a; Forsyth, 2001b; Summerfield-Mann, 2001). 작업의 연구가 확실히 작업의 실행에 기여하는지 아닌지에 대해서 질문할만한 가치가 있다.

작업과학의 제안자에 의해서 시사되는 것처럼(Zemke & Clark, 1996), 작업의 연구가 생활과 건강에서의 작업의 역할에 대한 작업치료사의 인식을 강화하는 것은 있을 수 있는 일이다. 이것은 Wilcock(2001)이 작업과학이 "작업치료가 규정하는 프로그램을 제공하지(p.60)" 않는 것에 반해서 그것이 실행에 대해서 사고방법을 제공한다고 적었을 때, 그녀가 의미한 것처럼 생각된다. 그러나 이 접근이 실행에 충분한 정보를 주는지 아닌지에 대해서는 의문이 남는다.

> **작업에 관한 이론이나 발견들이 실제 치료 상황에서 행해지는 것을 직접적으로 밝혀내지 못하고 있는 것으로 받아들여질 수 있다.**

이론과 임상의 격차
(The Theory-Practice Gap)

작업의 개념이 오늘날의 이 분야의 문헌에서 중심적인 초점으로 되어있는 것은 명백한 일이지만 일반적으로 임상에서는 반영되어 있지 않다(Fisher, 1998). Christiansen(1999)이 관찰하고 있는 것처럼 "건강과 행복을 가능케 하는 작업의 완전하고 순수한 인식은 이 전문직의 상황 전체에서는 아직 전진하지 못하였다(p.556). 마찬가지로 Wood(1998)는 작업에 관한 지식이 "복잡한 생활의 문제에 병적으로 직면할 준비가 되어있다고 느끼는 임상학자(clinicians), 더 강력한 개입을 만들기 위해서는 전문지식이 부족하다고 생각하는 임상학자, 전문직의 충분한 가치를 표현함에 있어서 말이 막힌다고 느끼는 임상학자, 그리고 그것에 의해서 표면상 실행을 현재의 사고에 맞추기 위해 그 발표된 연구와 학문을 적용할 수 없는 임상학자는 유감스럽게도 자세히 알지 못한다"고 주장한다(p.408). 이들 학자의 관찰에 반영된 것처럼 실행이 작업에 관한 학문에 단순히 뒤지고 있다는 것은 대학인(academician)의 일반적 관찰이다. 그러나 이 관찰은 작업에 관한 증가된 학문이 자연히 실행을 알린다는 작업과학의 주장에 모순이 되는 것처럼 보일 것이다. 그 대신에 작업치료에서의 개념과 실행 사이에 진행 중인 격차가 있는 것처럼 생각된다.

많은 분야의 저자들은 학구적인 지식과 실행 사이의 격차가 대학인이 지식을 어떻게 생산하는가에 따른다고 주장한다. 예컨대, MacKinnon (1991)은 대학인이 "방법론적으로도, 규범적으로도 이론이 그 자체에의 영역인 것처럼 실행에 앞서서 이론을 자리매김하고 이론과 실행과의 관계(p.13)를 가정하는 경향이 있다"고 주장한다. 이러한 관점은 무엇이 실행으로서 계속되어야 하는가를 특권적인 위치에서 이론을 구성하는 것이다. 어떤 현상의 특성에 대한 기본적 질문에 답하기 위해 만들어진 지식이 실행에서의 문제를 해결하기 위해 필요하다는 것과 같은 지식이 아니기 때문에 이론과 실행 사이에는 경계선이 존재한다(Boyer, 1990; Higgs & Titchen, 2001; Schon, 1983).

작업치료의 측면에서 이 주장은 작업에 관한 이론이나 발견들이 실제 치료 상황에서 행해지는 것을 직접적으로 밝혀내지 못하고 있는 것으로 받아들여질 수 있다. 작업을 이해하는 것과, 작업이 특정 클라이언트에게 특정 상황에서 작업치료로서 어떻게 사용될 수 있는가를 명백히 한다는 도전 사이에는 중대한 격차가 있다.

뇌성마비, 뇌졸중, 척수손상 또는 정신분열병(schizophrenia)이 있는 클라이언트가 그 사람의 생활의 도전의 모든 것과 함께 나타날 때, 인간의 생활에서의 작업의 역할에 대한 관찰은 임상가(practitioner)에게 무엇을 해야 할 것인가를 이야기해줄 수 없다. 작업치료 실행은 작업참여의 성취를 위해 클라이언트를 직접적으로 지원할 지식을 필요로 한다. 만일 그 분야가 작업에 기초하는 실행을 하도록 희망한다면 그것은 작업에 기초하는 실행을 하는 것에 관한 특별한 지식을 마들어내야 한다.

실행을 위해 지식을 개발하는 것
(Developing Knwoledge for Practice)

나는 제2장에서 개념적 실행모델이 작업치료의 특정의 이론적 관심, 실제적 관심, 과학적 관심을 반영한다고 주장하였다. 그림 19-1에 나타낸 것처럼 모델의 범위 내의 이론은 동시에 아래의 것을 설명하기 위해 조직화된다.

- 작업의 어떤 측면의 작용
- 관련되는 작업의 문제의 특성
- 이들의 문제에 대처하는 치료적 과정의 역동성

이 이론은 모델의 범위 내에서 치료를 실시하기 위한 특정의 도구와 전략을 포함하는 실행의 기술로 변환한다. 마지막으로 모델의 범위 내의 연구는 이론을 위한, 또한 이론으로부터 나오는 응용의 효과성을 위한 경험적 지지를 가져온다. 따라서 개념적 실행모델에 기초하는 연구는 기본적 목적과 응용적 목적의 양자를 포함한다.

기초연구는 이론에 의해서 제공되는 설명을 검증하는 것이다. 이와 같은 연구는 이론의 개념과 명제가 증거에 의해서 지지되는지 어떤지를 검토한다. 기초연구는 아래의 두 가지 의문으로 유도된다.

- 모델의 개념에 대한 증거는 있는가?
- 개념 사이의 관계에 관한 모델의 명제에 대해서 증거는 있는가?

이들의 의문은 모델의 이론에서 제공되는 설명의 정확성과 적절성을 개선하는 것과 관계가

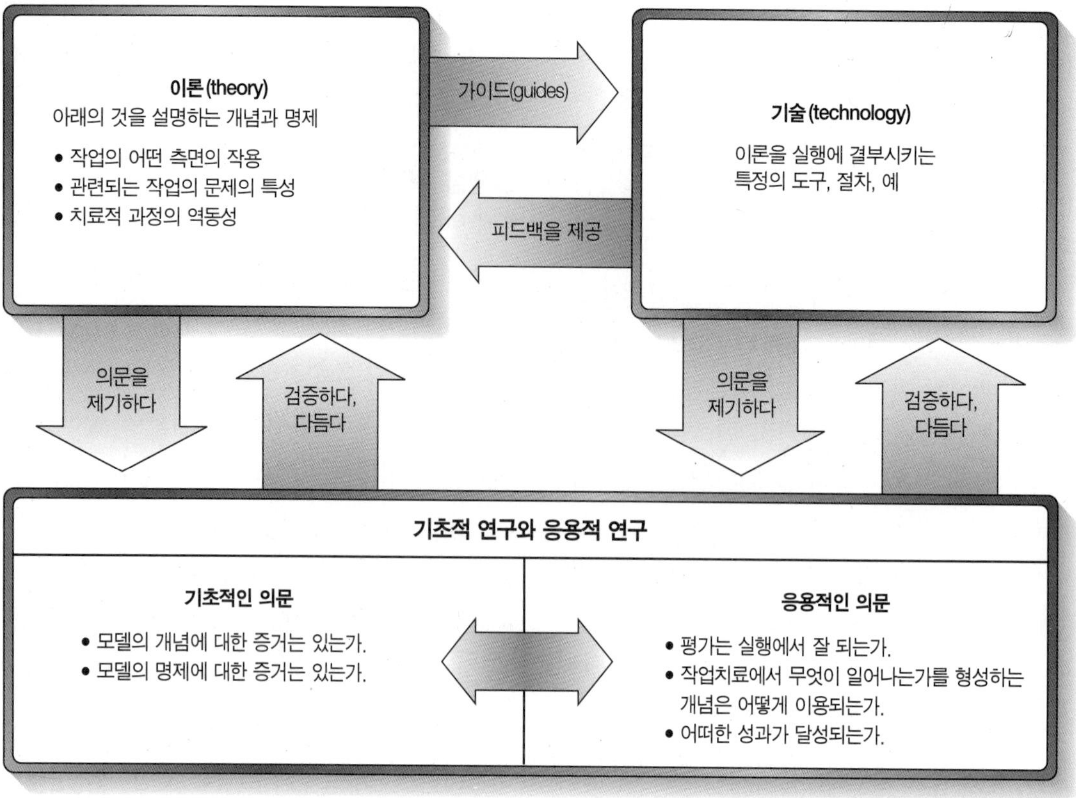

그림 19-1. 개념적 실행모델의 범위 내에서의 지식의 발전

있다. 이러한 의문으로부터의 발견은 이론에서의 우리들의 신뢰를 높이는 것과, 개념과 명제를 바꾸거나 제거하거나 추가할 필요성을 나타내는 것은 무엇인가이다.

응용연구는 문제를 해결하기 위해 이론을 사용하는 실제적인 결과를 조사한다. 이러한 연구는 보통은 아래의 폭넓은 의문에 대해서 대처한다.

◆ 모델에 기초하는 평가가 실행에 응용될 때, 신뢰할 수 있고 도움이 되는 정보를 제공하는가?
◆ 모델의 개념이 실행에서 조작가능하게 될 때, 작업치료에서 일어나는 것을 어떻게 형성하는가?
◆ 모델에 기초한 작업치료에서부터 어떠한 결과가 성취되는가?

중요한 것은 이론의 실제적 응용이 잘되어 가는 것을 보여줄 때, 이들은 작업치료의 실행에 대해서만이 아니라, 모델의 이론의 실행가능성에 대해서도 증거를 제공한다. 바꿔 말하면 이론이 실행에서의 과정을 예측하고 이해하고 통제하기 위해 사용될 수 있다면, 사람은 이론이 제공하는 설명을 보다 잘 신뢰할 수 있다.

사람이 기초적 연구목적과 응용적 연구목적을 구별할 수 있을 때, 이들의 두 가지 연구목적은 모델의 연구에 자연히 통합된다. 모델을 검증하는 연구는 전형적으로는 기초적 연구목적과 응용적 연구목적의 양자를 편입시킨다. 더욱이 개념적 실행모델의 범위 내에서 연구가 이루어질 때 이들의 주된 목적이 무엇이든, 이들의 응용적 연관성과 기초적 연관성의 양자를 가지는 경향이 있다.

예컨대, 주로 평가도구의 신뢰성을 검토하는 것을 추구하는 연구는 그들이 측정하도록 만들어진 기초를 이루는 개념에 대한 증거를 제공한다. 더욱이 이러한 연구는 자주 이론의 범위 내의 개념을 바꾸거나, 정교하게 만들어내는 결과가 된다. 예컨대 감각통합 · 행동검사에 관한 연구는 감각처리의 특성을 밝혀내었다(Bundy, Lane, & Murray, 2002).

마찬가지로, 주된 또는 유일한 목적으로서 이론의 검증 또는 개발을 하여 온 연구는 응용적 관심사에 공헌하여 왔다. 예컨대, 인간작업 모델에 기초하는 어떤 연구는 작업적 이야기(narratives)의 본질과 그들이 시간과 더불어 어떻게 형성되는가를 검증하여 왔다(Helfrich, Kielhofner, & Mattingly, 1994; Jonsson, Josephsson, & Kielhofner 2000; Jonsson, Josephsson, & Kielhofner 2001; Jonsson, Kielhofner, & Borell, 1997). 이들의 연구는 작업 정체성(occupational identity)과 그 발달을 검증하는 것에 주로 관여하였고, 작업치료사가 작업치료에서 이야기(narrative)를 바꾸고 발달시키기 위해 어떻게 클라이언트를 잘 지원하는가라는 것에 직접적인 관련성을 갖는다. 이와 같이 연구의 주된 목적이 기초적인 것이지만, 결과는 직접적인 응용적 관련성을 갖는다. 더욱이 연구는 임상적 유용성 때문에 계획된 모델의 범위 내에서 실시되었기 때문에 연구의 결과는 응용의 기술(technology)로 즉각 통합되었다. 이 경우, 연구를 위해 개발된 이야기를 분석하는 방법은 평가에서 사용하기 위해 변경되어 왔고(Kielhofner et al., 1998), 개입에서의 사고를 적용하기 위한 전략으로 검토되었다(Goldstein, Kielhofner, & Paul-ward, in press; Helfrich & Kielhofner, 1994).

따라서 그림 19-1에서 나타낸 것처럼 기초적 연구와 응용적 연구는 중복되고, 모델 내에서 상호 작용한다. 개념적 실행 모델은 이 분야에서의 이론적, 실제적, 과학적인 관심을 당연히 통합하고 이들의 활동 사이의 결합(cohesion)과 대화(dialogue)를 만들어낸다. 작업치료에서 이론화하는 것은 실행의 서비스에서 주된 것이기는 하지만 이론적이고 실제적인 관심은 상승효과가 있어야 한다. 따라서 그 개념적 기초를 발전시키는 가장 효율적이고 효과적인 방법은 개념적 실행모델을 전진시키는 것일 것이다.

그 개념적 기초를 발전시키는 가장 효율적이고 효과적인 방법은 개념적 실행모델을 전진시키는 것일 것이다.

실행의 학문을 통해서 모델을 개발하는 것 (Developing Models Through a Scholarship of Practice)

이제까지의 고찰은 개념적 실행모델이 이론, 연구, 실행을 당연히 통합하는 것을 설명하였다. 모델을 개발하는 일이 어떻게 시행되어야 하는가를 생각하는 것은 중요하다. 전형적으로는 이론과 연구의 적용이 실행가에게 맡겨져 있는 한편, 이론의 개발과 연구의 실시는 학구적인 역할에 있는 사람들을 위해 보존된 활동이었다. 마지막으로 서비스를 받는 클라이언트는 자주 이들 서비스를 수동적으로 받아들이는 사람이다.

작업치료에서의 지식발전이 학구적인(academic) 역할과 실행의 역할을 가진 사람들 사이의 협동에서부터 생겨나야 하고 또한 작업치료의 클라이언트도 포함하고 능력을 부여해야 한다고 강조하고 있다.

이 상황은 한편에서는 이론과 연구 사이의 분계선을, 다른 한편에서는 실행을 영구화하는 데에 도움이 된다. 내가 제3장에서 언급한 것처럼 실행의 학문은 작업치료에서의 지식발전이 학구적인(academic) 역할과 실행의 역할을 가진 사람들 사이의 협동에서부터 생겨나야 하고 또한 작업치료의 클라이언트도 포함하고 능력을 부여해야 한다고 강조하고 있다. 따라서 개념적 실행모델의 개발은 이론이 실행에게 알리고, 실행이 이론에게 알리는 적극적인 대화를 필요로 한다.

이와 같이 우리들은 이 단원의 처음에 나타낸 이상(ideal)으로 이 교과서를 끝낼 수 있다. 작업치료의 개념적 기초의 개발은 이론가, 연구가, 임상가 그리고 클라이언트가 개념적 실행모델을 다듬기 위한 협력관계에 들어가고 그들로부터 나온 서비스에 관여하는 노력을 통해서 가장 도움이 될 것이다.

참고문헌

Boyer, E. (1990). Scholarship Reconsidered: Priorities of the Professoriate. Princeton, NJ: The Carnegie Foundation for the Advancement of Teaching.

Bundy, AC, Lane, SJ & Murray, EA. (2002). Sensory Integration: Theory and Practice, 2nd ed. Philadelphia: FA Davis.

Carlson, M & Dunlea, A. (1995). Further thoughts on the pitfalls of partition: A response to Mosey. American Journal of Occupational Therapy, 49, 73–81.

Christiansen, C. (1999). Defining lives: Occupation as identity: An essay on competence, coherence and the creation of meaning. American Journal of Occupational Therapy, 53(6), 547–558.

Clark, F. (1993). Occupation embedded in a real life: Interweaving occupational science and occupational therapy. American Journal of Occupational Therapy, 47(12), 1067–1078.

Clark, F, Parham, D, Carlson, M, et al. (1991). Occupational science: Academic innovation in the service of occupational therapy's future. American Journal of Occupational Therapy, 45, 300–310.

Clark, F, Zemke, R, Frank, G, et al. (1993). Dangers inherent in the partition of occupational therapy and occupational science. American Journal of Occupational Therapy, 47(2), 184–187.

Fisher, AG. (1998). Uniting practice and theory in an occupational framework. American Journal of Occupational Therapy, 54(7), 509–521.

Forsyth, K. (2001a). Occupational science as a selected research priority [Letter to the editor]. British Journal of Occupational Therapy, 64(8), 420.

Forsyth, K. (2001b). Supporting occupational therapy [Letter to the editor]. British Journal of Occupational Therapy, 64(9), 464–466.

Goldstein, K, Kielhofner, G & Paul-Ward, A. (in press). Occupational narratives and the therapeutic process. The Australian Occupational Therapy Journal.

Helfrich, C & Kielhofner, G. (1994). Volitional narratives and the meaning of occupational therapy. American Journal of Occupational Therapy, 48(4), 319–326.

Helfrich, C, Kielhofner, G & Mattingly, C. (1994). Volition as narrative: An understanding of motivation in chronic illness. American Journal of Occupational Therapy, 48(4), 311–317.

Higgs, J & Titchen, A. (eds.). (2001). Practice Knowledge and Expertise in the Health Professions. London: Butterworth Heinemann.

Jonsson, H, Josephsson, S & Kielhofner, G. (2000). Evolving narratives in the course of retirement: A longitudinal study. American Journal of Occupational Therapy, 54(5), 463–470.

Jonsson, H, Josephsson, S & Kielhofner, G. (2001). Narratives and experience in an occupational transition: A longitudinal study of the retirement process. American Journal of Occupational Therapy, 55(4), 424–432.

Jonsson, H, Kielhofner, G & Borell, L. (1997). Anticipating retirement: The formation of narratives concerning an occupational transition. American Journal of Occupational Therapy, 51(1), 49–56.

Kielhofner, G, Mallinson, T, Crawford, C, et al. (1998). A User's Guide to the Occupational Performance History Interview-II (OPHI-II) (version 2.0). Chicago: Model of Human Occupation Clearinghouse, Department of Occupational Therapy, College of Applied Health Sciences, University of Illinois at Chicago.

MacKinnon, C. (1991). From practice to theory, or what is a white women anyway? Yale Journal of Law and Feminism, 4(13), 13–22.

Mosey, AC. (1992). Partition of occupational science and occupational therapy. American Journal of Occupational Therapy, 46(9), 851–853.

Mosey, AC. (1993). Partition of occupational science and occupational therapy: Sorting out some issues. American Journal of Occupational Therapy, 47(8), 751–754.

Reilly, M. (1962). Occupational therapy can be one of the great ideas of 20th century medicine. American Journal of Occupational Therapy, 16(1), 1–9.

Reilly, M (1969). The educational process. American Journal of Occupational Therapy, 23(4), 299–307.

Schon, D. (1983). The Reflective Practitioner. New York: Basic Books.

Summerfield-Mann, L. (2001). Supporting conceptual models of practice [Letter to the editor]. British Journal of Occupational Therapy, 64(9), 463–464.

Wilcock, AA. (2001). Occupational science: The key to broadening horizons. British Journal of Occupational Therapy, 4(2), 56–61.

Wood, W. (1998). It is jump time for occupational therapy. American Journal of Occupational Therapy, 52, 403–411.

Zemke, R & Clark, F. (1996). Occupational Science: The Evolving Discipline. Philadelphia: FA Davis.

찾아보기

가
가소성 192
가치 22
감각방어 223
감각정보 215
감각조절장애 223
감각통합 237
감각통합 모델 215, 216, 236
개념적 실행 모델 24
경험 136
계층성 조절 191
고유수용감각 218
고유수용성신경근육촉진법 198, 208
고찰 251
과제분석 132, 136
과제수행의 인지적 측면 136
과제환경 133
관절가동범위 91, 101
구두끈 매기 221
그네 215
근력 90, 101
기능적 동작 101
기능적 운동 90
끈 잡아매기 130

나
낚시놀이 215
놀이 48
놓기 60
뇌성마비 307
뇌졸중 307
뇌혈관장애 276
능동 가동범위 91, 101

다
단추 54
단추 끼우기 221
도수근력검사 94, 101

라
루드의 접근법 194

마
매듭용 끈 54
메타인지적 기능(metacognitive skills) 143
면접 176
목적 136

바
바디 메카닉스 101
반사 191
보바스의 신경발달적 치료 195
보상적 치료 101
부종 95

브룬스트롬의 운동치료 197

사
생체역학 237
생체역학적인 활동분석 101
속기 47
손가락 운동 53
손의 부목 57
수공예 48, 57
수동 관절가동범위 101
수동가동범위 91
수의적 운동행동 125, 136
수행능력 164, 167
스케이트보드 57
습관화 164, 166
시간 136
신경발달적 접근법 199
신체적 재조정 98, 101
실행(praxis) 221
실행장애 221

아
안뜰감각 218
알렌 인지 수준 검사 129
(Allen Cognitive Level Test, ACL)
양측통합 223
언어의 문제 264
역할 166
연구 85
연합학습 146
영적인 것 108
온실 46
운동기능 169
운동조절 201, 208, 237
운동학 90, 101
워크 하드닝(work hardening) 98, 101
유능성 7
유연성 91, 101
의사소통 169
의지 164
이론 84
인간작업 모델 164, 237
인지 수준 136
인지 제한 136
인지(cognition) 142, 143
인지-지각 237
인지-지각 모델 238
인지능력 136
인지수행검사 130
(Cognitive Performance Test, CPT)
인지장애 136, 237
인지전략 146
일상과제 목록 129
(Routine Task Inventory, RTI)

자
자립된 식사 55
작업 수행 107
작업유능성 170
작업적응 169
작업정체성 169
작업참여 168
작업치료의 그룹 활동 44
작업형태 167
장구 101
장애 연구 264
재가 케어 298
재봉 39
정신분열병 307
정체성 7
주의 136
쥐기 60

지각(perception) 142
지구력 91, 101
지식의 동심원 층 18
지퍼 54
직물 39

차
처리 136
처리기능 169
척수손상 307
추상적 학습 146

카
캐나다 작업수행 모델 237

타
타이핑 47
탁상활동 53
통상의 케어 136
통상적인 케어 131

파
패러다임 19
표상적 학습 146
필기(hand writing) 221

하
항상성 255
핵심적 구성개념 20
행동 136
행위의 관련성 260
환경적 보상 136
회복 93
힘줄 92, 101

기타
Bobath의 신경발달적 치료 208
Brunnstrom의 운동치료 208
Rood의 접근법 208